LE

PARNASSE MÉDICAL FRANÇAIS

ou

DICTIONNAIRE

DES MÉDECINS-POÈTES DE LA FRANCE

POITIERS. — TYPOGRAPHIE H. OUDIN.

LE

PARNASSE MÉDICAL

FRANÇAIS

OU

DICTIONNAIRE

DES MÉDECINS-POÈTES DE LA FRANCE

ANCIENS OU MODERNES, MORTS OU VIVANTS

Didactiques — Élégiaques — Satiriques — Chansonniers
— Auteurs dramatiques — Vaudevillistes —
Comédiens — Fantaisistes — Burlesques — Rimailleurs — etc., etc.

PAR

Le Dr Achille CHEREAU

LAURÉAT DE L'ACADÉMIE DE MÉDECINE, CHEVALIER DE LA LÉGION D'HONNEUR, ETC.

———————————

PARIS

ADRIEN DELAHAYE, LIBRAIRE - ÉDITEUR

PLACE DE L'ÉCOLE-DE-MÉDECINE

—

1874

AU LECTEUR

Ami Lecteur,

Il est d'usage que tout auteur mette une Préface à son ouvrage. C'est comme les trois coups frappés au théâtre avant le lever du rideau.

Ce livre aura donc sa Préface, d'autant plus nécessaire qu'il faut dire comment et pourquoi il a été fait.

Ayant été appelé à rédiger pour le *Dictionnaire encyclopédique des sciences médicales*, l'article *Médecins-Poètes*, le compilateur du présent recueil a dû faire de nombreuses recherches, et il a été fort agréablement surpris de pouvoir nouer connaissance avec une imposante légion de médecins qui avaient cherché dans le culte de la poésie une diversion précieuse à des travaux plus austères. Tous les temps, tous les pays ont fourni leurs pléiades de ces esprits distingués, que le visage sévère d'Hippocrate n'a pu arracher aux agaceries et aux coquetteries provoquantes des Muses.

Les médecins-poètes ont même eu leurs panégyristes : Thomas Bartholin, en 1669, a mis à les défendre son talent comme écrivain et son érudition[1]. Mais sa dissertation se réfère bien plus aux renseignements de toutes sortes touchant la médecine, qui abondent dans les grands poètes de l'antiquité, qu'aux médecins-poètes eux-mêmes. Pourtant, les curieux y trouveront, à la fin, une liste intéressante des membres de la profession qui se sont fait connaître par un grand talent en poésie.

Lizelius[2] et C. Elwert[3] ont rendu hommage aux médecins auteurs de cantiques sacrés.

Dans un Discours prononcé en 1750, pour l'ouverture des cours de la Faculté de Strasbourg, Spielmann[4] s'est attaché à démontrer la nécessité pour le médecin d'être familier avec la lecture des poètes de l'antiquité.

Le regretté Broeckx, d'Anvers[5], a donné une liste alphabétique d'une cinquantaine de médecins belges qui ont sacrifié avec autant de succès sur l'autel des Muses que sur celui d'Épidaure.

Sue[6], à l'occasion de Procope, parle des médecins qui ont joint aux talents d'Esculape ceux de Thalie.

1. Thomæ Bartholini. *De Medicis poëtis. Dissertatio.* Hafniæ, 1669, in-12 de 149 pages.
2. *De poetis medicis sacræ scripturæ interpretibus commentatio.* Spiræ, 1743, in-4º.
3. Pierer. *Allgem. Med. Annalen;* 1821; p. 786.
4. Voir dans les *Éloges de Vicq d'Azyr* celui de Spielmann.
5. *Dissertation sur les médecins-poètes belges.* Anvers, 1858, in-8º, 53 pages.
6. *Anecdotes médicales,* t. II, p 38.

Bouisson, professeur à Montpellier[1], a écrit une importante étude sur la *médecine et les poètes latins*.

Sous le titre de *Notice sur quelques poèmes médicaux*, Alibert, avec son talent ordinaire, avec l'élégance qui caractérise tous ses écrits, a fait ressortir les beautés qu'on trouve dans les compositions rimées de Fracastor, de Ste-Marthe, de Claude Quillet, de Haller, de Flemyng[2].

Mais la *Dissertation sur les médecins-poètes*[3], d'Etienne Ste-Marie, restera comme un modèle qui n'a pas été dépassé. Il était impossible de mieux montrer l'alliance qui s'est toujours formée entre la médecine et la poésie, alliance telle que les grands poètes de l'antiquité ont tous été très-instruits dans les sciences physiques et naturelles, et que depuis Andromaque jusqu'aux temps modernes, on peut compter un grand nombre de médecins qui, également distingués dans l'art de leur choix et le commerce des Muses, ont été ainsi proclamés doublement fils d'Apollon. Mais, hélas! ce n'est pas dans notre France qu'il faut aller toujours chercher ces grands esprits qui ont fait tant d'honneur à la littérature, et c'est le cœur serré que nous ne pouvons opposer que de rares compétiteurs aux Redi, Bellini, Blackmore, Haller, Akenside, Grainger, Darwin, Armstrong, Garth, Tode, Melli, Rasori, Ayala, Baynard, Camerarius, Closs, Ericius Cordus, De Neef, Dowman, Fiera, Fracastor, Freytag, Hebenstreit, Karakasse, Osiander, Pictorius, etc., etc.,

1. *Gazette médicale de Paris;* 1843, p. 637 et 653 ; 1844, p. 49 et 65,
2. Voir dans ce Dictionnaire l'article *Alibert*.
3. Octobre 1825, in-8° de 80 pages.

célèbres médecins qui se sont placés, les uns au second rang, et les autres au premier, où plusieurs figurent comme chefs, comme maîtres dans le genre poétique qu'ils ont choisi.

Du reste, quoi d'étonnant que ce rapprochement entre le temple d'Epidaure et les sources d'Hippocrène? Pourquoi chercher à saper l'union mythologique que les anciens supposaient entre la médecine et la poésie, union qui s'exprimait chez eux par une alliance réelle, un même Dieu protégeant la lyre et la coupe remplie du breuvage salutaire? L'étude de la médecine ne tient-elle pas à la nature entière? Cette science n'a-t-elle pas ses abstractions, ses doctrines métaphysiques? Pour peu que la nature ait doté un médecin de sensibilité et d'imagination, il n'est guère possible qu'en faisant du système général du monde, des merveilles de la création, des rouages étonnants de l'économie humaine, le sujet habituel de ses études, il puisse se défendre d'une secrète et violente inspiration qui lui fait abandonner, comme malgré lui, le style froid et didactique qui convient à une démonstration méthodique, pour le langage le plus élevé de la poésie. Quels plus grands poètes que Hippocrate écrivant son immortel serment! Van Helmont, Stahl, enthousiasmés à l'aspect de l'économie animale, de la magnificence de la nature! Haller traçant d'une manière religieuse et touchante les grandes pages de sa physiologie, et écrivant des Odes, des Elégies dignes des plus grands maîtres, pleines d'expression, de douceur, de sensibilité, de traits mâles et énergiques!

Barthès inspiré dans son beau livre, *la Science de l'homme!*
Zimmermann faisant vibrer toutes les fibres dans sa *Solitude!* Cabanis jetant sur le tableau des derniers
moments de Mirabeau les vives couleurs de sa jeunesse
poétique! Bonnet animant les pages de ses productions
par un style plein d'enthousiasme et d'inspiration! Linnée
caractérisant d'une manière charmante les familles des
plantes, donnant aux Liliacées le faste et la majesté, les
comparant aux princes et aux grands; voyant, au contraire, dans les Graminées, la classe obscure et nombreuse
du peuple, la plus réellement utile, celle qui fait la force
et la richesse de l'État!

Aussi, en dépit du préjugé qui atteint les médecins
qui osent se dire les amis du Parnasse, et des dangers
que court, pour eux, *l'honorarium,* le *pabulum vitæ,*
peut-on compter par milliers les hommes illustres qui
ont été à la fois de grands praticiens, de profonds penseurs, et des poètes distingués. Sans doute, la partie
technique et descriptive de la médecine, l'anatomie, la
matière médicale, ne sont susceptibles ni de développe-
ments oratoires, ni de couleurs poétiques. Mais la morale
de l'art de guérir, ainsi que le fait si bien observer
Étienne Sainte-Marie, l'aspect sous lequel il faut en
étudier les préceptes, les pratiques à suivre pour conserver la santé, les rapports de cet art avec la nature
entière, toutes les parties enfin de la littérature médicale, peuvent devenir, dans les mains d'un homme habile
et doué d'un beau talent pour l'expression, des sujets de
peintures à la fois brillantes et fidèles; car aucune pro-

fession n'offre des tableaux plus déchirants que la nôtre, aucune n'est capable de développer plus heureusement la sensibilité, la bienveillance, tous les sentiments généreux qui ont avec la poésie tant de points de contact.

Cela est si vrai que de grands poètes, tout à fait étrangers à la médecine, mais inspirés, les uns par une noble douleur ou par une grande infortune, les autres par la reconnaissance, d'autres par la pitié, d'autres par quelque grave sujet d'intérêt, ont laissé de beaux poèmes relatifs à cet art. Qui n'a pas lu l'Épitre de La Fontaine sur le Quinquina, celle de Saint-Péravi sur la Consomption, l'ode de Luce-Lancival sur le rob de Laffecteur, la description du Cabinet de Ruysch par Thomas, celle des Eaux de St-Sauveur par Bertin, le poème magnifique de Casimir Delavigne sur la Vaccine, les vers si beaux de Voltaire sur l'Hématose, &., &.? N'en déplaise donc à la foule, dont le jugement est le plus souvent mal étayé, les tendances poétiques d'un médecin décèlent en lui des qualités de cœur, une richesse d'imagination, des trésors de sensibilité, qui tournent au profit des malades qui leur sont confiés ; et l'exercice de *la folle du logis* n'est point incompatible avec les habitudes d'un esprit grave et méditatif.

> Un pasteur de santé peut-il, sans déroger,
> S'exercer dans un art aux cures étranger ?
> Pourquoi pas?... Apollon, Dieu de la Médecine,
> Des Beaux-Arts, dans le monde, a planté la racine.
> La poésie a droit, parmi les sept rameaux,
> De régner au-dessus de ces frères jumeaux,
> Soit par la forme, soit par la magnificence,
> Soit par la grâce, soit par la toute-puissance.
>
> (ANDREVETAN.)

« Bien qu'une sorte d'antithèse semble exister pour le vulgaire entre les abstractions de la science et les inspirations de la poésie, il n'en est pas moins vrai que, en dépit de ses attaches matérielles, peut-être même à cause de celles-ci, parmi toutes les sciences, c'est la médecine philosophique qui dispose le plus aux sentiments de l'âme, et prête le mieux aux méditations de la pensée. Or, penser n'est pas seulement *être*, comme le voulait le philosophe ; c'est, avant tout, *sentir*. L'exercice sévère du jugement n'exclut pas les élans du cœur, et le médecin, plus qu'un autre peut-être, est apte à saisir et à comprendre les sensations infinies qui font vibrer sans cesse les fibres intimes de notre être. Faut-il l'attribuer à ce que, par l'exercice continuel de ses sens ou par le développement même de l'instinct qui dirige ses aptitudes, le médecin acquiert mieux que d'autres cette sensibilité exquise éclairée par la raison, et qui se cache par devoir sous les dehors d'une indifférence sceptique? Je l'ignore. Toujours est-il que les médecins-poètes sont plus nombreux qu'en général on ne le suppose. S'il est donné à un si grand nombre de médecins d'interpréter par la voix consolante de la poésie les sentiments de l'âme, c'est que, par la nécessité même de notre profession, nous sommes en communion constante avec la nature, et que la connaissance parfaite du corps humain nous fait mieux comprendre les tressaillements de ses fibres, et saisir toutes les nuances de ses sensations. Le médecin seul, en dépit de l'épithète de matérialiste dont le gratifie un fanatisme stupide, est le véritable cardiographe de notre être. L'habitude, ou plutôt l'esprit d'observation déve-

loppe chez lui cette acuité des sens qui lui fait pénétrer
les plus mystérieux replis de notre conscience, et l'étude
philosophique de la nature donne à son intelligence cette
perspicacité lumineuse qui l'élève jusqu'à la conception
grandiose de l'harmonie finale des choses..... Il est bon,
il est sain, dans notre siècle où tant de sanglots sont
étouffés, de sauver de l'oubli la voix de ceux qui chantent. Chanter, c'est espérer, et l'espérance reconforte [1]... »

D'ailleurs, le médecin ne couche pas précisément sur
un lit de roses; sa vie, vie d'abnégation et de dévouement,
se passe dans une atmosphère qui n'est ni calme ni sereine.
Aux amertumes habituelles de la vie viennent se joindre
pour lui la lourde responsabilité de la vie des hommes,
les déboires, l'injustice, les fatigues corporelles et morales, les langueurs de l'esprit, le contact incessant avec
des scènes déchirantes. Et l'on voudrait lui interdire le
délassement le plus pur, le plus honnête, le plus conso-
lant, celui qui dispose le plus aisément à la bienveillance,
à l'humanité, au dévouement envers ses semblables, en
un mot, à tous les sentiments généreux qui doivent sans
cesse remplir son âme, et l'infiltrer, en quelque sorte, du
lait de bonté humaine, suivant l'expression de Shakes-

1. Ces belles paroles sont de M. le Dr Vanden Corput, professeur de
thérapeutique à l'Université de Bruxelles, qui, à en juger par plusieurs de ses compositions : *Ce que je voudrais; Nuits d'Été ; Nuits
d'Hiver*, etc., peut être mis au nombre de nos meilleurs médecins-
poètes contemporains. Ne pouvant le comprendre dans notre Dictionnaire, consacré exclusivement à des médecins français, nous sommes
heureux de rendre ici témoignage de son beau talent, en empruntant
à la lettre qu'il nous a fait l'honneur de nous écrire, les réflexions
qu'on vient de lire.

peare!... Après tout, chacun, dans la carrière où il est
entré, doit trouver des heures pour le repos, et peut,
selon la tournure de son esprit, les employer diverse-
ment. Cette partie de notre temps, qui n'appartient point
aux devoirs, est absolument à nous, et nous n'en devons
compte à personne. Un médecin qui fait des vers, même
détestables, et qui a la faiblesse de les lire à ses amis ou
de les publier, n'est pas plus ridicule que son confrère
qui perd une partie d'échecs, que Mead passionné pour
les tableaux, les gravures, les antiquités, et sans cesse
dupe des marchands; que Boerhaave jouant de la flûte
pour se délasser des fatigues attachées à l'exercice et à
l'enseignement de la médecine; que Tralles ayant à côté
de son pupitre un orgue sur lequel il jouait des airs;
que Burette, Bourdelot, l'un harpiste fameux, l'autre
fort habile sur la guitare; que Orfila se délassant des
admirables leçons qu'il faisait, en charmant ses salons par
sa belle voix et ses talents de musicien; que le médecin
peintre, graveur, tourneur, musicien, amateur de livres,
de médailles.

> Blâmez un médecin, si, jaloux du plaisir,
> Il n'a pour ses devoirs aucune exactitude ;
> Mais si, pour soulager tous ceux qu'il voit souffrir,
> Il fait de son *état* sa principale étude,
> Laissez-lui pour les arts un instant de loisir.
>
> (MAUCLERC.)

> Zoïles empesés ! quoi ! pour calmer sa rate,
> Faut-il qu'un médecin n'écrive jamais rien ?
> Faut-il qu'il se contente, en vous prenant la patte,
> De vous faire tirer la langue comme un chien ?
>
> (Dr POURRAT.)

Non aliis jucundius utiliusve otia nostra interpungimus, lassum
visitatione ægrorum animum corpusque refecturi.

(BARTHOLIN.)

Laissons donc aux médecins tous les amusements hon-
nêtes, et n'exigeons pas qu'ils renoncent à aucune des
perfections qui conviennent à une nature bien née. Elles
servent à délasser agréablement d'une application austère et des fatigues de la profession. Elles rendent leur
conversation plus enjouée et plus agréable ; ennemies de
la pédanterie si commune parmi certains savants, elles
répandent sur le disciple d'Esculape un air de noblesse,
de grâce et d'ingénuité.

Après tout, la médecine n'est pas seulement une
science, c'est aussi un art, — *ars medendi.* Science et art
s'y donnent la main. La première donne des principes
généraux, dirige la pensée, et s'acquiert par l'étude ; le
second invente des règles pour des cas déterminés. Il
dépend essentiellement du génie ; il a besoin pour se
produire de l'union d'un esprit pénétrant et d'une imagination active engendrant des idées nouvelles ; il supplée
souvent au silence de la science pour des cas isolés que
celle-ci n'a pas prévus. Si le médecin a besoin de profondes connaissances, de rectitude d'esprit, de patience,
de désintéressement, de sang-froid et de prudence, il ne
peut se passer de la gaieté, de l'imagination, de la fibre
artistique, en un mot, qui est la manifestation du sentiment, comme la science est celle du raisonnement.

Mais, disons-le hautement, beaucoup de médecins
versificateurs ont fourni eux-mêmes, sans s'en douter,

des armes à des censeurs impitoyables ; et plus d'un a
mérité ce sanglant quatrain :

> Heureux qui reçoit la mort
> Des mains du Docteur Valère !
> Car avant qu'il vous enterre,
> Par ses vers il vous endort.

Ce qu'on appelle la poésie médicale s'est trop aisément contentée de la chanson à boire, des toasts plus ou
moins bien tournés, de petits vers faits pour les boudoirs,
des ouvrages piquants et satiriques, et du genre descriptif ou didactique. Il semble qu'un plus beau rôle lui
soit assigné dans le champ du Parnasse, et qu'elle ait
tous les jours sous ses yeux des sujets touchants d'inspiration. Le but principal de la poésie est de parler à
l'esprit et au cœur ; son langage, ses tableaux ne vivent
que d'images ; elle est, dans l'âme humaine, le sentiment
vif du beau, du sublime et du ridicule ; elle est la plus
haute puissance de l'abstraction, de l'imagination, de la
raison, de l'enthousiasme.

Le poème de Fracastor sur la Syphilis restera toujours un chef-d'œuvre, parce que le pinceau est large,
l'imagination hardie, la versification harmonieuse, et que
le poëte agrandit son sujet ingrat en remontant aux
causes célestes, en montrant la main des Dieux s'appesantissant pour punir la terre ; la fiction, surtout, qu'il a imagi-
née pour retracer la découverte du mercure, est un tableau
digne des plus grands maîtres.

La *Pœdotrophia*, ou l'art d'élever les enfants, de
Scévole de Ste-Marthe, n'est pas moins digne d'admira-

tion, parce qu'elle emprunte à la fiction, à la fable, ses plus heureuses inspirations. Rien de plus beau que l'épisode d'Hercule, l'appui du ciel et le dompteur des monstres, atteint, pendant qu'il vivait encore au rang des mortels, du mal terrible connu sous le nom d'épilepsie ; revenant victorieux, couvert des dépouilles du lion féroce, traversant la grande forêt de Némée, et tombant tout à coup comme foudroyé sur la route qui mène à Corinthe ; la terre gémit sous son poids ; les rivages d'alentour répondent au bruit de sa chute : tel sur le mont Ida ou sur le mont Pelium, un pin abattu par le tranchant de la hache tombe, avec un fracas épouvantable qui fait retentir les bois, les rochers, les antres et les échos du fond des vallées.

Si Claude Quillet s'est rendu célèbre par sa *Callipédie*, c'est que, tout en donnant d'excellents préceptes sur l'assortissement des sexes, sur les secrets de l'union conjugale, sur l'allaitement, &., il revêt de couleurs poétiques les opinions de Galien sur le pouvoir de l'imagination des mères, sur les effets funestes de la haine, de l'horreur, de la crainte et du désespoir dans le cours de la gestation ; c'est que, dans des vers admirables, il rappelle les feux du vieux Saturne pour Phyllire, fille de l'Océan, d'où naquit le centaure Chiron ; qu'il marie ingénieusement l'agréable à l'utile, chante le péril des danses prolongées, les inconvénients des promenades tumultueuses, les délices des jardins solitaires, la salubrité des bosquets fleuris, où l'air est continuellement rafraîchi par la douce haleine des zéphirs ; c'est que ses vers sont

remplis de douceur, les tours vifs et animés, les ornements empruntés à la fable distribués de la manière la
plus ingénieuse et la plus piquante.

On peut en dire autant du *Dispensary* de Garth, écrit
dans le goût du *Lutrin*; de *l'Art de conserver la santé*
d'Armstrong, poème mis au nombre des ouvrages classiques de la littérature anglaise, remarquable par la con-
cision des préceptes, la vérité et la couleur des tableaux,
la hardiesse du style, les pensées neuves et originales
dont il abonde; du *Nosomachia* de Faustchius, du poème
héroïque de Kynalochius sur la procréation de l'homme;
du *Daphnis, seu de curâ Tertianæ*, de Pona; des vers
héroïques de Pulcharellus, sur l'art de conserver la
santé; du magnifique Dithyrambe, dans lequel Redi
chante avec grâce et élégance les vins de la Toscane, &.

Il est grand temps que la poésie médicale abandonne
le caractère léger, frivole et servile dont on peut, à bon
droit, l'accuser aujourd'hui, pour, à l'imitation des anciens, parler un langage noble et sévère, rendre avec
énergie et vivacité, des sentiments, des pensées, des
maximes, des règles et des pratiques utiles au bonheur. La langue française est aujourd'hui assez riche
et assez châtiée pour qu'un médecin de talent puisse
avec elle, non pas vaincre toutes les difficultés
presque annihilées par la langue flexible de nos pères,
mais exprimer avec bonheur les merveilles de la nature,
les beautés de l'art, les inspirations du cœur humain, et,
par une union fine et heureuse, marier les descriptions
véridiques et les fictions hardies.

Ce n'est pas le talent qui manque. Il est aussi incontestable que varié. Il sera facile de s'en convaincre en feuilletant ce Dictionnaire des médecins-poètes, nos compatriotes. Tous les genres de poésie y sont représentés, depuis l'ode, qui en est la plus grande expression, jusqu'au madrigal, au bout-rimé, et aux compositions fugitives.

Armés du fouet de la satire, Courval, Doppet, Dupré, Fabre, Gaillot, Giraud, Mareschal, Guitard, etc., flagelleront les charlatans, le mesmérisme, les vices de la société.

L'admiration ou la reconnaissance feront vibrer la lyre d'un grand nombre de médecins, et ils chanteront soit les vertus et les talents de leurs maitres, soit le génie ou les hauts faits de personnalités marquantes dans l'histoire et la littérature. On aura ainsi des morceaux inspirés par les grands médecins : M. A. Petit, Portal, Laennec, Dupuytren, Bichat, Larrey, Béclard, Piorry, par les généraux Harispe et Foy, par Richelieu, madame de Sévigné, Berryer, B. Constant, Casimir Delavigne, Victor Hugo, Talma, les Bourbons, les d'Orléans, les Napoléon, Lous XIII, Louis XV, le Premier Consul, le duc de Berry, Marie-Antoinette.

Les bienfaits de l'inoculation variolique, ceux beaucoup moins contestés de la vaccine, seront exprimés en beaux vers par Darluc, Gauthier-Desiles, Peysson.

Poulin, chirurgien militaire, mort à la fleur de l'âge, fera admirer de tous les vrais connaisseurs, sa traduction rimée des Saisons de Thomson.

Clerc, Quillet, Sarazin, Silberling, et jusqu'au charlatan Lacombe, prendront pour thèmes de leurs chants,
l'obstétrique, la puériculture et l'amour maternel.

Gentil, Lhomme, Sucret, rendront un éloquent hommage aux médecins français qui se sont dévoués dans la
fièvre jaune de Barcelone.

Andrevetan, Delaunay, Miquel, confieront aussi aux
Muses le soin de glorifier les devoirs du médecin, et les
ressources admirables de la médecine.

Barthés (de Saint-Pons), Dastros, Cyr.-Rigaud, Ader,
Aimé Piron, Combes, Moura, Ourgaud, etc., diront de
charmantes choses dans les patois si expressifs et si naïfs
du Languedoc, de la Gascogne, de la Bourgogne, et de
Toulouse.

Authenac, Cabanis, Dissaudeau, Dufouart, Dufour de
la Crespilière, Geffroy, Grille, Lalamant, Le Maistre,
Pétrequin, Régnier, etc., feront leurs délices des poètes
latins ou grecs, et ils donneront des traductions en vers,
d'Horace, de l'Iliade, de Plaute, Virgile, Juvénal,
Sophocle, Pythagore, Pétrone, Phèdre, etc.

L'art dramatique sera représenté par près de trente
médecins : Baumes, Beaunis, Benoit, Cl. Bernard, Bo-
gros, Cadet de Gassicourt, Cardailhac, H. Chaussier,
Colet, Colombat de l'Isère, de Cézan, Delile, Dubois,
Dutouquet, Charles Estienne, Fée, Guillemeau, Jean
Michel, Lartigue, Lassus, Le Roux des Tillets, Lostalot-

Bachoué, Mercier du Champ d'Asile, Mutel, Péchantré, Ant. Petit, P. Rousseau, etc., etc.

La chanson, soit légère et gaie, soit philosophique et politique, n'aura pas de mystères pour le dentiste Béranger, pour le chirurgien Boy, pour les Docteurs Bérard, Boussiron, Compérat, Constant, Delarue, Despaux, Duhem, Follot, Giboureau, Houzelot, Laronde, Lefranc, Lorne, Morel, Moussous, Poumiès, Tillé, Tillot, Toirac, Venot, Warmont, etc.

Bacqueville de la Vasserie, Borie, et deux anonymes, protesteront en vers, contre la doctrine révolutionnaire de Broussais.

Plusieurs médecins militaires, Aubas, Beaunis, Brad, Courcelles-Seneuil, Garon, Morin, Trinquier, etc., charmeront leurs loisirs par le culte pur et honnête de la littérature, et laisseront des morceaux fort remarquables de poésie. L'un d'eux (Brad) exprimera même dans le langage du Parnasse les préceptes de l'hygiène militaire.

La fable, l'apologue, ont été aussi cultivés avec succès par les médecins. Il ne pouvait en être autrement, à l'égard de ce genre gracieux et destiné à rendre saisissante une vérité morale. Nous recommandons celles de Bellouino, Bernier, Brès, Delétant, Desrivières, Guillemeau, Ordinaire, Péras, Ysabeau, etc.

Enfin, les disciples d'Esculape ne pouvaient pas faire autrement que de tourmenter cette pauvre poésie, et de

lui confier la mission difficile et ingrate de parler en
vers le langage purement médical, et de faire des cours
d'anatomie, de physiologie, de pathologie et de matière
médicale.

Que les Muses vous pardonnent, ô Ambialet, Bérigard, Bomier, Bourdon, Bulengerus, Cassal, Constantin,
Delaunay, Denis, Denisot, Fontenette, Hommeius, Odry,
Paulet, Provenchères, Sturmius, qui, soit sous une
forme burlesque, soit sérieusement, avez assujetti la parole du père de la médecine à vos vers.

Et vous :

Boussuet, Bouvart, Drouyn, Dufour, Du Port, Ferrand, Lespleigney, Maurès, qui avez versifié la maladie
et la mort d'une grande dame, le royal sirop de pommes,
la peste, la thérapeutique, et le reste;

Vous :

Charas, De La Grive, De Gorris, Grevin, Maginet,
devant qui n'ont trouvé grâce ni la thériaque ni la vipère;

Vous :

Abeille, Artance, Cl. Bimet, Gerberon, Quarré, Spon,
qui avez décrit dans le langage des dieux, les os et les
muscles du corps humain, leurs attaches, leurs fonctions;
dites si votre patience et vos talents n'eussent pas été
mieux employés... Vous devez regretter de n'avoir pas
fait comme Boussuet, Contant, Delacroix, Duchesne, Le
Roux, Marquis, Montbrison, Ursinus et d'autres, qui ont

trouvé de nobles inspirations dans les merveilles fournies par l'histoire naturelle, chantant, celui-ci les habitants des eaux, celui-là les étonnantes petites créatures appelées insectes, un autre les raretés botaniques qu'il savait si bien cultiver dans son jardin, un quatrième, les chastes et secrètes amours des plantes!... Que n'avez-vous été inspirés comme Du Rouzeau qui a célébré en vers bachiques les vignes d'Orléans! ou comme Allouel, De La Chesnaye, Demommerot, Du Tronchay, Geoffroy, Gérard François, Michel Lelong, Le Vacher de La Feutrie, L. Martin, qui ont exercé leurs talents sur les Préceptes de Salerne, et nous ont laissé là-dessus des traductions où souvent la grâce le dispute à l'exactitude!

Il y avait deux manières de rédiger ce *Parnasse médical :* ou faire un choix dans les nombreux morceaux composés par des médecins, et dessiner ainsi un jardin poétique tout émaillé de fleurs et fécond en fruits savoureux, ou bien abriter sous le même toit le talent et la médiocrité, l'inspiration et le grotesque. C'est ce dernier parti que l'on a adopté. Que l'on ne s'y trompe pas : nous n'avons pas voulu consacrer ce travail à la *poésie médicale*, c'est-à-dire aux seules compositions rimées traitant de sujets purement médicaux, et tombées de la plume soit de médecins, soit de littérateurs étrangers à la profession; appelant sur le terrain, neutre cette fois, du Parnasse, les médecins, les chirurgiens, les pharmaciens et les dentistes, nous les avons fusionnés dans une même famille. Le lecteur saura bien distinguer le vrai poète du simple aligneur de vers.

Les difficultés pour réunir les matériaux destinés à ce Dictionnaire ont été grandes. En effet, peu de médecins-poètes ont publié en recueil leurs compositions; la plupart ont laissé vagabonder, légers et capricieux, ces rejetons de leur imagination, lesquels, après avoir couru pas mal le monde, ont trouvé l'hospitalité dans des feuilles politiques, scientifiques ou littéraires. D'un autre côté, pour des raisons qu'il est facile de deviner, nos nourrissons des Muses ont maintes fois négligé de signer à l'acte de naissance de leurs enfants chéris, ou ils ont caché leur paternité sous le voile de pseudonymes souvent fort singuliers. Nous avons tâché d'enlever le masque, et nous pouvons dire que quatre-vingt-dix-neuf fois sur cent nous avons réussi.

Une autre remarque à faire, c'est que nous avons dû nous limiter exclusivement aux choses imprimées, et que nous avons dû impitoyablement, quoique souvent avec regret, priver nos lecteurs de faire connaissance avec un grand nombre de médecins attachés au culte de la poésie, dont les poches sont bourrées de morceaux de leur façon, mais qui ont jusqu'ici, soit par une modestie exagérée, soit par des motifs d'un ordre plus temporel, résisté aux prières de leurs amis. Après tout, cette « base de nos opérations », l'imprimé, a été pour nous une garantie et une source de liberté qui ne sont pas à dédaigner. Il donne aussi à l'ouvrage un caractère bibliographique qui sera apprécié par un certain groupe d'amateurs.

Enfin, que le lecteur ne s'attende pas à trouver dans ce recueil, *tous* les médecins français qui, dans un jour de délassement, de bonne humeur, ont laissé échapper une bluette, un madrigal, un quatrain, un petit et léger morceau de poésie. On sait que depuis la renaissance des lettres à laquelle notre profession a tant contribué par ses éditions et ses commentaires des auteurs grecs et latins, jusqu'au milieu du dix-huitième siècle, les médecins ont habituellement orné ou plutôt surchargé de leurs vers les frontispices de leurs livres, ou des livres de leurs amis, les préfaces, les avant-propos, les dédicaces, et jusqu'aux passages les plus remarquables du texte. On a ainsi une foule innombrable de madrigaux, de sonnets, d'odes, d'épigrammes, d'acrostiches, etc., signés par de dignes descendants d'Hippocrate. Nous n'avons cité ces petites pièces que lorsque leurs auteurs se sont fait connaître par des compositions de plus grande importance, et qu'ils ont acquis comme poètes une sérieuse notoriété.

Sur ce, ami lecteur, tu peux être assuré que « *c'est icy un liure de bonne foy* » et de confraternité. L'auteur, en publiant ce *Parnasse médical*, a eu pour but principal d'enlever le voile qui cachait un côté peu connu, encore moins apprécié, de la profession. Le labeur a été grand, les recherches longues et difficiles. L'œuvre est incomplète. Elle demande toute ton indulgence.

A. C.

LE

PARNASSE MÉDICAL FRANÇAIS

ou

DICTIONNAIRE

des

MÉDECINS-POÈTES DE LA FRANCE

ABEILLE (Scipion). Né à Riez, dans le département des Basses-Alpes, chirurgien du régiment de Picardie et des hôpitaux militaires en Flandres, Abeille, à l'exemple de son frère, Gaspard Abeille, que son esprit et ses vers faisaient rechercher dans tout le grand monde, ne put résister à l'impulsion qui le poussait à la poésie. Il mourut à Paris, le 9 décembre 1697, laissant une *Nouvelle Histoire des os selon les anciens et les modernes, enrichie de vers.* Paris, 1685; in-12. Les vers de Scipion Abeille prouvent qu'il avait un esprit facétieux et un caractère joyeux. Le coronal lui inspire ces rimes :

> Cet os est des plus curieux ;
> Il a part à l'honneur de porter la couronne ;
> Il sert de domicile aux yeux ;
> Et ce nom sacré qu'on lui donne
> Doit être respecté des hommes et des Dieux.
> Toutes les passions de l'âme
> S'impriment aisément sur lui :
> La crainte, le chagrin, la paresse, et l'ennui,
> Tout ce que la vengeance trame,
> La bonne, la mauvaise humeur,
> Il découvre, enfin, jusqu'aux secrets du cœur.

ADER (GUILLAUME). Médecin de Toulouse qui florissait au XVIIe siècle. Il a composé quelques pièces burlesques en patois gascon, en l'honneur de Henri IV. Je n'ai pu découvrir que celle-ci : *Lou catounet gascoun, Boudat à Mousseigne de Fontarailles.* Toulouse, 1612 ; in-8°. Dédicace datée de Gimont, le 1er octobre 1607. Le poème comprend cinq quatrains, dont voici le premier :

> Sibos sabe quauque petit passatge,
> Per binè eu moun ses tare sanè net,
> Escoute Amic lou petit Catounet ;
> Oun podes hè tout toun aprendisage.

Lou gentilhomme gascoun, Rey de France et de Navarre, boudat à Monseignou lou Duc d'Épernon. Tolose, 1610 ; in-8°. L'ouvrage est divisé, paraît-il, en quatre livres, et constitue un poème burlesque concernant les faits de guerre de Henri IV jusqu'en 1609.

AKAKIA (MARTIN). Né à Châlons, docteur de Paris en 1526, mort le 2 juin 1551, ce médecin distingué, qui fut attaché à François Ier, et dont le véritable nom était *Sans-Malice*, fut lié avec Clément Marot, dont il soigna la santé. Le célèbre poète ayant reçu de lui un quatrain, lui riposta par cette épigramme :

> Tes vers exquis, seigneur Akakia,
> Méritent mieux de Maro le renom,
> Que ne font ceux de ton amy, qui a
> Avec Maro consinité de nom.
> Tes vers, pour vray, semblent coups de canon :
> Et résonnance aux miens est si petite,
> Qu'aux tiens ne sont à comparer, sinon
> Du bon vouloir que ta plume récite.

Voir : *Œuvres de Marot*; La Haye, 1731, in-4°, t. II, p. 242.

ALARD (Marie-Joseph-Louis-Jean-François-Antoine). Docteur de la Faculté de Paris (1803), membre de l'Académie de médecine de Paris et de celle de Madrid, secrétaire de la Société d'Emulation, rédacteur du *Bulletin des sciences médicales*, médecin en chef de la maison de la Légion-d'Honneur de Saint-Denis. Né à Toulouse, le 1er août 1779 ; mort à Paris, le 20 mai 1850. Dans le *Moniteur* du 13 décembre 1826, on lit ceci :

« Le 3 de ce mois, Mgr le duc de Bordeaux visitait la « rotonde des éléphants, au jardin du roi ; le cornac pro- « posa à l'un des jeunes compagnons du prince de mon- « ter sur l'un de ces animaux. Sur le refus de l'enfant « très-intimidé, Mgr le duc de Bordeaux s'écrie en regar- « dant son gouverneur : Oh! moi, j'y monterais avec « bien du plaisir... M. le baron de Damas, qui saisit « avec empressement toutes les occasions de développer « et d'entretenir les heureuses dispositions de son royal « élève, lui en donna la permission. Aussitôt, le cornac « fait agenouiller l'éléphant, le prince monte dessus, s'y « tient seul, et fait plusieurs fois le tour de la rotonde, à « la grande admiration des nombreux spectateurs. Ce « trait de courage inspira sur-le-champ à M. le docteur « Alard des vers charmants, qui ont été remis au jeune « prince, et qu'il a emportés avec lui. »

Ces « vers charmants » du Dr Alard, au nombre de quinze, ont été imprimés par J. Pinard, rue d'Anjou-Dauphine, no 8 [1]. Nous les donnons, pour l'admiration de la postérité :

> Digne rejeton d'Henri Quatre,
> Aimable Prince, ô cher enfant
> Dont ma patrie est idolâtre !
> Dès que j'ai vu, sur l'éléphant,

---

1. Complainte adressée à Monseigneur le duc de Bordeaux, par M. le Docteur Alard, lors de la promenade que son Altesse Royale fit sur le jeune éléphant, au Jardin du roi, in-8o, une page.

Ton jeune héroïsme s'ébattre,
Et fier et joyeux et content
De ton premier trait de vaillance,
Je me suis dit au même instant :
Si, jaloux de notre puissance,
Quelque ambitieux conquérant
Ose troubler l'indépendance,
Le bonheur, la paix de la France,
Quand notre Henri sera grand,
J'ai déjà la douce espérance
De voir mon pays triomphant.

ALIBERT (Jean-Louis). Médecin des rois
Louis XVIII et Charles X, médecin de l'hôpital Saint-
Louis, professeur de thérapeutique. Né à Villefranche
(Aveyron), le 12 mai 1766 ; mort à Paris, le 4 novembre
1837. Tous ceux qui ont connu ce médecin célèbre
vantent son esprit naturel, son caractère rêveur et sentimental, l'élégance, le charme de ses causeries, ses
leçons pittoresques faites en plein air sous les tilleuls,
son goût pour les jeunes muses, pour les poètes lau-
réats, les jeunes avocats applaudis, les acteurs et les
actrices en vogue. Un tel homme devait être accessible
aux œuvres de l'imagination. Aussi lisons-nous dans
Quérard : « Une biographie moderne dit que le
« Dr Alibert est auteur de quelques pièces de vers, et
« d'un poëme sur les fleurs ; entre autres, M. P..., mé-
« decin de Montpellier, nous a assuré que ce poëme a
« été imprimé séparément en un volume in-18 ; mais
« tous nos efforts pour vérifier ce fait ont été inutiles :
« nous n'avons pu nous procurer ce volume ».

Nous avons été un peu plus heureux que Quérard.
Nous connaissons d'Alibert — *Quelques réflexions sur les
poëmes médicaux*, insérées dans le *Magasin Encyclopédique*, t. I, p. 526, et formant, par un tirage à part, une
brochure de 12 pages in-8°. Le médecin s'y montre
très-fin connaisseur de la poésie, et ses appréciations sur
les œuvres de Fracastor, de Scévole de Sainte-Marthe,

de Claude Quillet, de Fléming, de Bertin, de Geoffroy,
de Silberling, dévoilent un favori des Muses. Il y a encore
de lui une *Épître à Sophie sur quelques ridicules,* insérée
dans l'*Almanach des Muses* de l'an III, p. 83, et dont
voici quelques fragments :

> Le croiriez-vous, belle Sophie ?
> Ce monde, objet de votre amour,
> Et dont vous êtes si chérie,
> Ce monde est une comédie
> Où chaque acteur vient à son tour
> Amuser les hommes du jour
> Des ridicules de sa vie.
>
> Parcourez nos cercles brillants,
> Vous verrez des amants perfides,
> Des vieillards tendres et galants,
> Des docteurs à petits talents,
> Et des beaux esprits intrépides ;
> Des petits-maîtres indolents,
> Des belles aux yeux intrépides,
> Des hommes de bien fort timides,
> Et des parvenus insolents.
>
> La prude Hortense, à l'œil sévère,
> Soutient que mille adorateurs,
> Sans cesse occupés de lui plaire,
> N'en obtiennent que des rigueurs !
> Conclurez-vous de ce langage
> Qu'elle a constamment combattu ?
> Elle parle de sa vertu
> Comme un poltron de son courage.
>
> . . . .
> . . . .
>
> Vous l'avez vu, belle Sophie,
> Ce monde qu'on a tant vanté,
> Et vous seule avez évité
> Son ridicule et sa folie ;
> Aimable sans frivolité,
> Vertueuse sans pruderie,
> Dans un siècle de vanité,
> Vous rougissez d'être jolie.
>
> O vous qui régnez ici-bas
> Sans vous douter de votre empire !

> Vous, dont la grâce et les appas
> Sont un écueil pour la satire,
> Qu'il vous est doux de pouvoir rire
> Des travers que vous n'avez pas !

ALIEZ (Adrien). Né tout à la fin du siècle dernier, docteur en médecine dès l'année 1821, M. Aliez, qui pratique encore son art à Saint-Thibéry, petite commune du département de l'Hérault, a présenté au concours des jeux floraux de Toulouse quatre Odes, dont l'une a obtenu un souci réservé. C'était toute justice à l'égard d'un écrivain sachant faire passer des théories scientifiques dans des vers pleins de force, de précision et de clarté.

Les vingt-deux strophes consacrées aux merveilles que produit la *vapeur* sont fort belles :

> Elle part, elle fuit, la machine enflammée,
> Laissant tourbillonner de longs flots de fumée,
> Épanchant dans les airs ses soupirs haletants,
> Comme l'éclair rapide, elle passe, elle passe ;
> Fougueuse elle dévore, elle absorbe l'espace ;
>   Sa vitesse étonne le temps.

L'Ode *la Terre aux premiers jours* n'est pas moins remarquable. Le poète peint ainsi la venue de l'homme sur la terre :

> Et l'homme est apparu !... De son âme, élancée,
> Sur son front noble et pur rayonne la pensée,
> Pâle reflet de Dieu transmis au genre humain ;
> Il contemple, ravi, la nature féconde,
> Et s'avance à pas lents sur la scène du monde,
>   Tenant la femme par la main.

Dans une troisième Ode, celle qui est intitulée : *le Progrès au* XIXe *siècle*, M. Aliez a exposé et glorifié avec bonheur et avec une rare exactitude technique les conquêtes matérielles que la science a réalisées de nos jours. On dirait une page des *Découvertes modernes* de Figuier, mise en vers.

Homme, enfant du progrès, remplis ta destinée;
Que ton activité sagement ordonnée
Croisse sous l'œil de Dieu qui daigne la bénir.
Pour remplir ses desseins, vois, interroge, observe :
Et qui pourrait savoir tout ce qu'il te réserve
        Dans les trésors de l'avenir.

Enfin, l'Ode *les Mondes* est celle qui a été couronnée en 1854.

Gouffre mystérieux, plein d'œuvres infinies,
Où tout est consonnance, où tout est harmonies,
Plein de mondes épars balancés dans l'éther ;
Où la terre elle-même, étonnée et perdue,
Roule modestement dans l'immense étendue,
        Grain de sable au fond d'une mer !

. . . .

Sur des ailes de feu, que votre âme élancée
Auprès de Sirius monte avec la pensée ;
D'autres cieux sont ouverts ; reposons-nous, enfin :
Non, non, point de repos ; montez, montez encore,
Et de nouveaux soleils s'empresseront d'éclore,
        Et toujours, toujours, sans fin !

Plus loin, toujours plus loin, interdite, éperdue,
L'imagination demeure confondue,
Et se croit le jouet de rêves insensés ;
Elle n'ose sonder cet Océan céleste
A qui Dieu n'a pas dit, en l'arrêtant d'un geste :
        Suspends tes vagues, c'est assez.

. . . .

Seigneur, Seigneur, l'inerte et stérile matière
En vain pour te louer se lèverait entière :
Le souffle chauffe en vain le marbre de Memnon.
Dans l'espace sans fin où tu les as semées,
Cet immense alphabet d'étoiles enflammées
        Ne sait pas épeler ton nom.

Voir : *Recueil des Jeux Floraux:* 1849, p. 28 (*la Vapeur*) ; 1854, p. 23 (*les Mondes*) ; 1855, p. 44 (*la Terre aux premiers jours*); 1861, p. 31 (*le Progrès au* XIXᵉ *siècle*).

Il y a encore de M. Aliez une *Epître au Roy à l'occasion du premier jour de l'an.* Par M. Aliez, étudiant en médecine. Paris, 1820; 1/2 feuille in-8°.

ALLOUEL (J.-P.). Nous ne connaissons pas ce médecin. Nous n'avons pas même vu sa traduction des Préceptes de Salerne. Nous savons seulement que cette traduction a été imprimée en 1844, et qu'elle porte ce titre : *Préceptes de l'École de Salerne, ou l'Art de conserver la santé.* Traduction nouvelle en vers français, par M. J.-P. Allouel, membre des collége et Académie royale de chirurgie de Paris, docteur en médecine, chevalier des ordres du roi, chirurgien de S. A. S. Mgr le prince de Condé, chirurgien en chef du corps d'armée sous son commandement, ancien médecin des troupes de S. M. T.-C. A Londres, janvier 1844; in-12, de VIII et 100 pages.

·AMBIALET (PAUL-JEAN-LAURENT). Né à Saint-Laurent-de-Neste (H.-Pyrénées); membre de la Société académique de Tarbes, M. Ambialet a non-seulement mis en vers les Aphorismes d'Hippocrate, mais, de plus, il a rimé quelques poésies : une Ode anacréontique; la Fièvre inflammatoire; un morceau à M. Lordat; un autre à l'abbé Haderne; une pièce sur le Printemps; une Elégie à la mémoire de son père et de sa mère, etc. Le tout se trouve compris dans un petit volume portant ce titre : *Les Aphorismes d'Hippocrate mis en vers, et suivis de poésies diverses.....* Saint-Gaudens, 1856; in-12. Nous rencontrerons sur notre chemin plus d'un médecin français qui a exercé ses talents poétiques sur les Aphorismes du vieillard de Cos. D'aucuns s'en sont plus mal tiré que M. Ambialet, qui a rendu ainsi les deux premiers :

> La vie est courte, l'art est lent,
> L'occasion fuit promptement.

Le jugement est difficile,
Et l'expérience fragile.
A ce que doit le médecin,
Il faut que, pour la même fin,
Le malade, ce qui l'entoure,
Ce qui l'approche, tout concoure.

A toute extrême maladie
Qu'extrême moyen remédie.

AMOREUX (Pierre-Joseph). Médecin recommandable par son amour du travail, par la variété de ses connaissances, et par sa grande érudition. Né à Beaucaire, dans le département du Gard, il mourut en 1825. Son ouvrage, *la Guirlande de Julie, expliquée par de nouvelles annotations sur les madrigaux et sur les fleurs qui la composent* (1824; in-4°), est une dissertation poétique fort bien faite sur cette fameuse Guirlande, chef-d'œuvre de la galanterie, inventée par le duc de Montausier pour sa fiancée, Julie-Lucie d'Angennes, et à laquelle coopérèrent les artistes les plus habiles et les beaux esprits du temps : ceux-ci peignant admirablement ses fleurs, au nombre de vingt-neuf; les autres composant soixante et un madrigaux, plus gracieux, plus galants les uns que les autres.

ANDREVETAN (Claude-François). Docteur en médecine de la Faculté de Paris (17 août 1830) et de celle de Turin (4 juin 1852), membre d'honneur des Concours poétiques de Bordeaux (juin 1872), membre de l'Académie des poètes, de la Société Florimontaine d'Annecy, etc., M. Andrevetan est né d'un père commerçant, originaire du département de l'Ain, le 6 avril 1802, à la Roche-sur-Foron, dans la Haute-Savoie. Le démon de la poésie n'a pas cessé de poursuivre ce médecin, honorable et bon entre tous. Sa thèse doctorale même, sur la *Continence*, est émaillée çà et là de vers, et c'est en quatre vers qu'il la dédie à ses frères et à ses

1*

sœurs. Ce qu'il a rimé est considérable, et à cette heure
encore, à l'âge de soixante et onze ans, après avoir enfanté des milliers de vers, il annonce, pour paraître pro-
chainement, des Epîtres, des Epithalames, des Satires sur
les événements et les hommes du jour.

Le premier ouvrage poétique de M. Andrevetan, *le
Code moral du médecin*, a été favorablement accueilli
en 1842, non pas à cause de sa valeur littéraire, mais
comme l'œuvre d'un praticien plein de foi dans les
ressources sans nombre de son art. Il sera toujours lu
avec bonheur par tous ceux qu'un affreux scepticisme n'a
pas atteints. Seulement, le lecteur délicat devra glisser
sur certaines descriptions, fléau des morceaux didactiques, et qui déparent ce poème honnête et rassurant. Il
n'était guère besoin de montrer le spécialiste :

> Armé d'un cône creux d'une pommade enduit,
> Au berceau de la vie artistement conduit...

Au reste, notre Docteur n'enfourche pas orgueilleu-
sement Pégase, et sa modestie lui dicte ces accents :

> Ces nœuds étroits formés, haut et louable but
> Où tendent les soupirs de mon timide luth,
> C'est à vous d'en juger, pourrai-je, humble poëte,
> Avec le nénuphar qui blanchit sur ma tête,
> Tresser, non le laurier, car au sacré Vallon
> Autant vaudrait me dire accueilli d'Apollon,
> Mais la sauge, d'estime arbrisseau symbolique,
> Le lierre amical, l'olivier pacifique ?

Le Code moral du médecin, le poème *le Lac d'Annecy*,
dans lequel on trouve tant de charmants récits, les
Eglogues, les Idylles, les quatre chants sur Arcachon, et
tant d'autres produits de la muse, extraordinairement féconde, du médecin savoisien, sont connus de tout le
monde. Nous n'en parlerons donc pas. Nous aimons
mieux analyser un morceau, encore inédit, qu'une heureuse circonstance a fait tomber entre nos mains. Cela

est intitulé : *Mes tribulations et mes aventures critiques dans mon voyage entrepris, en 1870, pour joindre, comme médecin, les ambulances de l'armée du Nord; satire (195 vers) des mœurs féroces de la plèbe ignorante.*

En dépit de ses 70 ans, Andrevetan, le sac au dos, quitte donc sa belle Savoie, et veut rejoindre l'armée du Nord, décidé à se faire admettre dans une ambulance. Il arrive à Nancy, et là, au café Stanislas, il est pris pour un espion :

> Arrêté, puis mené devant le commissaire,
> Par deux sergents suivis d'un public sanguinaire.
> Du populaire, au seuil, sont consignés les gens,
> Et seul au cabinet j'entre avec les sergents.
> Au nom d'Andrevetan, l'officier de police
> Au tympan de l'un d'eux souffle par l'orifice
> Ces mots : « Républicain, hostile à l'Empereur ».
>
> Puis, se tournant vers moi, d'un ton d'acerbe humeur,
> Me dit : « Retirez-vous ! nous savons qui vous êtes.
> — Sur quoi, touchant ma vie, ont porté vos enquêtes?
> Je ne suis arrivé que d'hier à Nancy,
> Et n'ai sur nul sujet ouvert la bouche ; si,
> Pour convenir du prix à payer à mon hôte,
> Commander mes repas et demander ma note.
>
> — Je vous dis de sortir sans plus me répliquer ! »
> Me répète l'agent de rage à suffoquer.

Rentré à son hôtel, l'excellent docteur est chassé par le garçon, qui l'appelle Prussien. Le lendemain, il rencontre une escouade d'officiers de santé qui se dirigeaient vers le Nord.

> Le chef m'accueille bien; puis, me toisant des yeux :
> — « Pour service si dur, je vous trouve bien vieux.
> — J'ai, tout vieux que je suis, le cœur chaud du jeune âge;
> Et pour me juger mieux attendez mon ouvrage.
> — Eh bien ! à la commune allons vous enrôler. »
> Ignorant quel commis doit m'immatriculer,
> Je chemine avec eux à l'hôtel de ville,
> Heureux de la rencontre et l'esprit fort tranquille.
> A mon nouvel aspect, l'enregistreur : « Encor

Ici, vous ! » d'une voix volant à tout essor,
« Qu'une troisième fois céans on vous ramène,
Je vous fais d'un cachot traîner la géhenne ! »
Ce que dit l'insolent, si j'avais répliqué,
Marouffle, de le faire il n'aurait pas manqué !
Je me résignai donc à garder le silence.

Devant de telles menaces, de tels dangers, Andrevetan se décide à retourner dans son cher La Roche. Il est à la gare, il va prendre le train. Tout à coup, il voit :

..... Un homme obèse, épais, ventru en futaille,
Bousculé, tiraillé, frappé par la canaille,
Aux menaces de mort : « Prussien ! c'est un Prussien ! »
Il criait, le martyr : « Je suis Alsacien ! »
Il lui manquait le feu pour mourir holocauste.

Enfin, Andrevetan peut s'embarquer ; il arrive à Besançon. Cette fois, du moins, on va le laisser tranquille, et lui permettre de rejoindre sans encombre sa maisonnette et ses champs... Eh bien, non ! La fatalité s'en mêle. Touriste et désœuvré, il gravit un rempart ; une vigie l'aperçoit, donne l'alarme ; le poste sort ; cinq ou sept miliciens empoignent le disciple d'Esculape, et le mènent au poste. On retourne ses poches, on sonde ses habits. Rien... — Mais, fait observer judicieusement le caporal, à votre âge on a les cheveux gris... Bien sûr que vous êtes « un déguisé », et que vous vous êtes fait teindre :

« Ce qu'un chimiste a fait un autre le défait ;
Allons voir si son art constatera le fait. »
On croit mon passe-port être celui d'un frère.
— Pourquoi pas, ai-je dit, celui de mon grand-père ?
On m'a vu, soutient l'un, esquisser au crayon
Fossé, glacis, redan, escarpe et bastion.
En vain sur ma tablette on en cherche l'image.
Du commissariat on me conduit au chef ;
Ou y compte ma bourse, où, je dirai qu'en somme,
De quatorze cents francs restait encor la somme.

. . . .
Après cet examen à la maison commune,
A mon hôtel me mène un corps milicien,

Autour de moi marchant un policieu,
Ecartant la foule aux menaces criardes.
De ma valise on fouille et l'on sonde les hardes.
Aucun corps de délit ne s'y découvre.

. . . .

De rechef on m'emmène au commissariat,
Où des fouilles on fait rapport au magistrat.
On lui remet un livre, à l'état de brochure,
Au dos duquel son œil lit la nomenclature
De mes œuvres en vers, écrites en français,
De mètres renfermant trente mille à peu près.
Il lit même du texte une page. Ni Gœthe,
Ni de la Germauie aucun autre poëte
N'eût en ma langue écrit aussi correctement.
Et rien ne s'y trouva de l'idiome allemand.

. . . .

Pendant qu'on délibère
Si je serai jugé par un conseil de guerre,
Dans la ville on promène et montre mon portrait,
De Daguerre et de Niepce par un élève fait.
Nosnoblet, d'Arenthon, s'y trouvant de passage,
Du prétendu Prussien à l'aspect de l'image :
« Oh ! c'est, dit-il surpris, monsieur Andrevetan,
Mon docteur à La Roche, et j'en suis très-content. »

. . . .

Et d'un procès-verbal sans la formalité,
Je quitte Besançon, remis en liberté.

Voici la liste complète, nous le croyons du moins, des ouvrages poétiques du docteur Andrevetan :

1. *Code moral du médecin*, poème en six chants. Paris, chez l'auteur, rue Basse du Rempart, 44; 1842; in-8° de 243 pages.

Code moral du médecin, chants VII, VIII, IX et X. Paris, 1867; in-8°.

C'est, comme on le voit, la continuation du même sujet. La pagination s'y continue même (de 244 à 358), de manière à ce que les deux fascicules puissent être reliés ensemble.

2. *La Savoie poétique*, poème en six chants. 1845, in-12;

3. *Le Lac d'Annecy; ses environs, et les hommes célèbres qui l'ont illustré.* Bonneville, 1862 ; in-12 de 71 pages.

4. *Odes sur l'affranchissement de l'Italie.*

5. *Les Possédées de Morzine*, drame pastoral en deux actes. Genève, 1861 ; in-12 de 32 pages.

6. *La Sainte de Magland, ou l'Hypocrisie sacrilége*, drame villageois en trois actes. Bonneville, 1862 ; in-12 de 71 pages.

7. *Lamentations sur l'état déplorable de la civilisation en Savoie.*

8. *Fêtes de musiques et d'orphéons en Savoie*, poème narratif, descriptif et lyrique.

9. *La Décoromanie*, pentalogie dialoguée en vers.

10. *Le Triomphe de l'amitié*, drame en cinq actes et en vers.

11. *Le Mariage de réconciliation par dépit*, comédie en trois actes et en prose.

12. *L'Hôtelier vampire*, comédie en deux actes et en vers.

13. *Le Médecin disciple, rival de son maître*, comédie en trois actes et en prose.

14. *La Maistriade, ou vie, œuvres de J. de Maistre, et réfutation de sa doctrine*, poème en IV chants.

15. *Décentralisation littéraire*, poème en III chants.

16. *Le Dante en miniature : l'Enfer, le Purgatoire, le Paradis;* poème en III chants.

17. *L'Exposition universelle de 1867*, poème en I chant.

18. *Eglogues, Idylles, et Arcachon*, poème en IV chants. Genève, 1872 ; un vol. in-8° de 324 pages.

ANDRY (FÉLIX). Né à Paris en 1808, docteur en 1835 (20 août), M. Félix Andry, sous le pseudonyme de *Prosper Viro*, a fait appel au Dieu de la poésie pour défendre la théorie de Bouillaud sur le rhumatisme articulaire aigu. La cause demandait un avocat mieux inspiré. On ne lit plus l'*Epître à M. Requin, D. M. P., sur le rhumatisme articulaire aigu*, par le Dr Prosper Viro. Paris, 1838; in-8° de 31 pages. Cette Epître, sans aucune valeur poétique, contient :

1° Un mot au public (27 vers); 2° A M. Requin, lettre d'envoi (33 vers); 3° Epître (496 vers). Qu'on ne s'étonne pas de voir Requin mis ici principalement en cause, car c'était lui qui, avec Genest et Sestier, publiait alors les *Leçons de clinique médicale de Chomel*, ouvrage dans lequel les vues de l'illustre Bouillaud sont assez malmenées.

Nous connaissons encore du Dr Andry un poème intitulé : *Un touriste en Algérie;* plus de deux mille cinq cents vers pour parcourir le chemin qui conduit de Paris à Alger. Ce récit, semé d'incidents et d'épisodes, forme une lecture attrayante :

> Voyager, courir la montagne,
> Gravir les rocs, fendre les eaux,
> Gambader par monts et par vaux,
> Quand la gaîté nous accompagne,
> Quelle source de longs plaisirs !
> Quel bonheur digne qu'on l'envie !
> Doux passe-temps, féconds loisirs,
> Qui sèment par avance, au gré de nos désirs,
> D'impérissables fleurs le déclin de la vie !

L'auteur paraît se donner tous les ans cette douce jouissance :

> Pour ma part, j'ai plus d'une fois
> Savouré cette douce ivresse.
> . . . .
> J'ai vu Bade, les bords du Rhin
> Et les glaciers de l'Helvétie.
> . . . .

> Et le bâton en main, au sein des Pyrénées,
>> Escaladé d'un pied hardi
> La Brèche de Roland et le Pic du Midi.
>
> . . . .
>
> Nous avons dirigé nos pas vers l'Italie...
>
> . . . .
>
> Sous nos regards alors, et je les vois encore,
>> Comme un rêve fascinateur,
> Ont passé tour à tour ces villes que décore
> Ou l'art, brillant linceul dont l'éclat les colore,
> Ou des temps reculés le prestige enchanteur.....

Nous recommandons au lecteur le fragment relatif aux beautés que les murs jaloux d'un harem cachent à tous les regards. On le trouvera dans la *Gazette des Hôpitaux*, n° du 2 septembre 1845 (feuilleton). On ne lira pas sans plaisir, non plus, l'esquisse biographique que Prosper Viro a consacrée aux célèbres *charges et bustes de Dantan jeune* (1865 ; in-8° de 112 pages).

ANONYMES. Sous cette rubrique, nous groupons, dans leur ordre chronologique, les pièces de vers dont les auteurs nous sont restés inconnus, mais qu'à certains indices, il est facile de reconnaître comme appartenant à la profession médicale.

— 1. *Blasons de la goutte, de honneur, et de la quarte.* Lyon, 1547 ; in-8°. Ce petit livre, quoique indiqué dans un Catalogue imprimé de la Bibliothèque nationale, n'a pas été trouvé à sa place.

— 2. *Blasons anatomiques du corps humain.* Paris, 1550 ; in-16.

Le poète y chante ainsi les dents :

> Denz, non pas denz par cy par là semées,
> Mais l'une et l'autre ensemble bien serrées,
> Denz agencées, luysant comme cristal,
> D'une longueur moyenne et ordre égal ;
> Denz en grosseur et rondeur compétente,
> **Proportionnées en forme équipollente.**

— 3. *Le Médecin Courtizan, ou la nouvelle et plus courte manière de parvenir à la vraye et solide médecine.* A messire Dorbuno. Paris, 1559; in-4°.

Longue et violente satire contre les disciples d'Esculape. Le médecin courtisan y est ainsi dépeint :

> Ainsi donc advancé, il te fault contrefaire
> Du grand et du sçavant, et toutesfois complaire
> A ceux desquels tu peux arracher du profit,
> Avoir tous jours en main du Gingembre confit,
> Pour, en fin du repas, le présenter à table,
> Et te monstrer ainsi honneste et serviable ;
> Avec une cuillier en donner à Monsieur,
> Et à sa mieux aimée, affin qu'en sa faveur
> Tu sois le bien-venu, quand tu auras affaire
> De l'argent et support de son prothenotaire.

— 4. *Touche chirurgicale*, 1618; in-12 de 20 pages. Satire contre Riolan à propos de sa querelle avec Habicot, et touchant ce fameux squelette géant trouvé en janvier 1613, dans le Dauphiné, que Habicot soutenait être celui du roi Teuto-Bocchus. La pièce se compose de 38 sixains.

> Des corps pendus toucher fressure,
> Avoir les mains plaines d'ordure,
> N'est pas décent au medecin :
> Car on scait comme il faut qu'il touche
> Le poulx et la langue en la bouche ;
> Cela n'est-il pas bien vilin ?

— 5. *Pièces diverses contre les fauteurs de la purgation au commencement de la pleurésie, et antimoniaux.* In-4° (s. l. n. d.), 2 pages. Il y a des dixains, des sonnets contre l'émétique. Le meilleur est celui-ci :

SIXAIN SUR LA MORT DU PRINCE THOMAS PAR L'ANTIMOINE.

> Pour remettre en crédit l'Antimoine décheu,
> Le fourbe Renaudot a mis dans sa Gazette,
> Que le Prince Thomas, après en avoir beu,
> Donnoit un grand espoir de guarison parfaite.

Ce Menteur tout d'un temps disoit vray, disoit faux ;
Car il en estoit mort et guari de tous maux.

— 6. *Response au médecin réformé. Quatrain à l'apoticaire Des Pe Cé.* 1623; in-8° de 7 pages. C'est une suite de seize couplets, de six vers chaque :

> Et quant à noble homme Guibert,
> Duquel tu dis que l'on se sert
> Pour le bouffon de la marotte ;
> Tu diras véritablement,
> Qu'il sera cause en un moment
> Que tu chieras petite crotte.

— 7. *Stibii nexæ vindiciæ.* In-4°. — Morceau de seize vers que François Blondel, un des ennemis les plus acharnés de l'émétique, dirigea contre Guénaut, Rainssant et Vallot.

— 8. *Le nez pourry de Théophraste Renaudot, grand gazettier de France, et espion de Mazarin ; appelé dans les chroniques Nebulo hebdomadarius, de patria diabolorum. Avec sa vie infâme et bouquine, la décadence de ses Monts de Piété, et la ruine de tous ses fourneaux et alambics (excepté celle de sa conférence rétablie depuis quinze jours) par la perte de son procès contre les docteurs de la Faculté de médecine de Paris.* In-4° de 6 pages (1642). Le faux titre n'est pas moins ordurier :

Sur le nez pourry de Théofraste Renaudot, alchymiste, charlatan, empirique, usurier comme un Juif, perfide comme un Turc, meschant comme un renégat, grand fourbe, grand usurier, grand gazettier de France.

RONDEAU.

> C'est pour son nez, il luy faut des Bureaux
> Pour attraper par cent moyens nouveaux
> Des Carolus, incagnant la police ;
> L'on y hardoit Office et Bénéfice,
> L'on y voyoit toutes gens à monceaux,

Samaritains, Juifs, garces, maquereaux ;
L'on y portoit et bagues et joyaux
Pour assouvir son infâme avarice.

Un pied de nez serviroit davantage
A ce Fripier, Docteur de bas étage,
Pour fleurer tout, du matin jusqu'au soir ;
Et toutesfois on diroit à le voir,
Que c'est un Dieu à la chinoise plage
Où sans respect la mite a fait ravage ;
Pour le sentir il ne faut pas avoir
         Un pied de nez.

— 9. *Stibio et stibiatris soterium, seu Carmen sospitale in gratiam medicorum qui stibium sive antimonium venenis non esse accensendum, imo gravioribus morbis curandis idoneum, confirmarunt.* Lutetiæ, 1659 ; in-4° de 23 pages. A la fin, sous le titre de *Soterii clavis*, il y a les noms, titres et qualités des soixante médecins de Paris qui approuvèrent l'usage de l'émétique.

— 10. *Genius* ΠΑΝΤΟΥΛΙΔΑΜΑΣ *ad diam scholam apud Parisios empirico-methodicam in cauto nuper igne raptam in Lyra.* Parisiis, 1654 ; in-4°. Ce factum n'est pas signé. C'est grand dommage de ne pas connaître l'auteur de cette pièce, la plus étonnante qu'on puisse imaginer. Celui qui l'a écrite est certainement un médecin de Montpellier ; elle est dirigée contre l'École de Paris, et surtout contre Charles Guillemeau. On connaît le pamphlet de ce dernier, et dont le titre indique assez l'encre bourbeuse dont il s'est servi :

Margarita, scilicet e stercilinio et cloaca Lenonis ἀειῦ, *cotyttii baptæ, supercidici, barbari, solœcistæ, imo holoborbori, holobarbari, holosolœci verberonis, Curti, I Heroardi, verissimi aniatri , indignissimi , quot fuerunt , archiatri, ut vulgo loquuntur, nepotis purulentia. Ad solidos, lividos, indoctos, absurdos ejus amatores, admiratores, buccinatores, et infamis operæ diribitores.*

Eh bien! son antagoniste anonyme l'a encore dépassé

de cent coudées en injures et en gros mots. Il a consacré
133 pages à cette belle œuvre : 96 en prose latine, et
37 pour laisser la place à 1128 vers disposés en sixains.
La prose latine est elle-même émaillée de quelques
tirades rimées, ainsi que d'une chanson avec sa musique :
dessus, taille, haute-contre, basse, une orchestration
complète. Voici quelques sixains, pris au hasard dans
le tas :

> Cependant Escole, imposture,
> Plus antique que la Nature,
> Faictes aussitost que le Soleil
> Renferme toy dans ta coquille,
> Car je veux qu'un More te quille
> Si tu ne creuses ton cercueil.

> Las, que de maisons traversées,
> Que de familles renversées,
> Qu'aux saincts Innocents de trépas,
> Que d'enfermés aux cimetières,
> Que d'estendus au fond des bières
> Par l'art trompeur de tes appas !

> Que de citoyens sur la paille
> Par le dol de cette canaille,
> Qui vouloit affronter la mort,
> Et qui, croyant hors du sépulcre
> Ces pauvres avaleurs de sucre,
> Les fait passer sans passeport.

> L'un dit, ils ont tué mon père,
> L'autre, ils ont fait mourir ma mère,
> L'autre, avec trop de cruauté,
> Voit son parent sur la poussière,
> Parmy les os d'un cimetière
> Qui sert à vuider la Cité.

> Ne faites plus tant des Bravaches,
> Car vous n'estes plus que des Vaches,
> Vostre ancien scavoir n'est plus rien,
> Et vostre belle tarditive,
> Surjeon d'une ignare invective,
> Ne vaut pas la vesse d'un chien.

> P[atin], vieux cloaque d'ordures,
> Tabarin puant, sac d'injures,

Pensant t'accroistre du crédit
En médisant des hommes sages,
En te mettant au rang des Mages,
Tu t'es acquis un mauvais bruit.

. . . .

Adieu, c'est trop, je perds haleine,
Laissant cette Eschole inhumaine,
Adieu cohüe, adieu Docteurs,
Adieu Charpentiers, adieu Mores,
Adieu Tarins, adieu Pécores,
Adieu Patins, adieu Hableurs.

Et voilà les armes dont, en l'an de grâce 1653, se servait l'École de Montpellier contre son ennemie la Faculté de médecine de Paris !

— 11. *De stibio veneno, Carmen* (s. l. n. d.). In-8° de 268 vers hexamètres et pentamètres.

— 12. *Sonnet sur les médecins en général.* Cette pièce, qui a été certainement imprimée, se trouve manuscrite dans un recueil factice que possède la Bibliothèque nationale (T. 18; 121; t. VI, p. 686). Elle commence ainsi :

Qu'est-ce qu'un médecin ? C'est un homme inutile
Payé pour amuser un malade en son lit.

— 13. *Cerbère, allégorie à Monsieur* ***. Londres, 1740; in-8°.

— 14. *La peine et misère des garçons chirurgiens, autrement appelés Fraters, représentées dans un entretien joyeux, spirituel, d'un garçon chirurgien avec un clerc.* Troyes, 1735; in-8° de 24 pages. C'est un dialogue moitié prose, moitié vers. Voici comment le Frater dépeint les misères du garçon chirurgien chez son maître, assez fortuné pour tenir boutique :

L'on compose notre potage
Dans une écuelle à fond étroit,
Qu'on présente toujours froid
Afin qu'il enfle davantage,
Où surtout l'on n'épargne pas

Le reste du dernier repas.
Chacun prend sa croûte flottante
Sur son bouillon venant du seau,
Qui, de sa nature excellente,
Est toujours clair comme de l'eau.

. . . .

Il faut finir en diligence
Le plaisir de ce doux repas ;
Car Monsieur ne manquera pas
De nous prêcher l'abstinence.
Même bien souvent il nous lit
Le livre où Hippocrate a dit,
Pour précepte de médecine,
Qu'en notre puberté
Il faut peu chérir la cuisine
Pour conserver sa santé.

Cette bonne boutade mériterait d'être réimprimée.

— 15. *Brevet de Calotte pour le sieur P(rocope), médecin.* S. l. n. d. (1748); 10 pages, 180 vers. Cette pochade débute ainsi :

De par le Dieu porte-marotte,
A tous nos auditeurs de rotte,
A Mercure notre cousin,
A tout Génie, à tout Lutin ;
Salut, grâce, et meilleur destin,
Que ne vint onc de médecin,
Sçavoir faisons, qu'au sieur P...,
Diminutif d'ancien Esope,
Maléficié plus que lui,
Et tellement, que Bottentui,
Non pas même La Peyronie,
Et maint Docteur en chirurgie,
Ne virent magot si mal fait,
Ni médecin mieux contrefait.

Voy. PROCOPE-COUTEAUX.

— 16. *Brevet de Calotte pour les chirurgiens de Paris.* S. l. n. d. (1748); 6 pages gravées sur cuivre (par Daquin); en tête, une gravure représentant un buste de chirurgien, sur la tête duquel la Folie vient poser le bonnet doctoral.

> De par Momus, Dieu de la raillerie
> Et protecteur du peuple Calotin,
> A tous les gens convaincus de folie,
> Ayant brevet signé de notre main ;
> A nos féaux, dont l'illustre manie
> Sur l'univers faisant régner nos lois,
> De notre empire étend partout les droits,
> Salut, honneur, indulgence plénière.
> Ayant appris que le corps téméraire
> Des Médecins osoit avec succès
> Poursuivre encore un injuste procès,
> Et que joignant, avec l'impéritie,
> L'obscurité, le vain abus des mots,
> Ils séduisoient la plus grande partie,
> Et s'efforçoient de convaincre les sots.
>
> Nous ordonnons, en dépit de l'envie,
> Que tout Barbier, grâce à notre pouvoir,
> Foulant aux pieds scalpel et rasoir,
> Avec le nom de *maître en chirurgie*,
> Prenne bonnet des mains de la Folie ;
> Fait et donné dans la Chambre ratière.
> Signé Momus, plus bas La Martinière.

— 17. *Au Roy, sur le jugement du procès des Médecins et des Chirurgiens.* 1749; in-4° de 7 pages, 138 vers. Poésie inspirée par l'ordonnance de Louis XV, du 23 avril 1748, organisant la chirurgie en France. Nous en donnons la fin :

> Grand Roi, toujours guidé par cette intelligence
> Qui t'approche des Dieux, bien plus que la puissance,
> Toi qui connais le prix des talents et des Arts,
> Qui scais les ranimer d'un seul de tes regards ;
> Permets que ces mortels, dont l'heureux ministère,
> Puisqu'il est bienfaisant, est digne de te plaire,
> Par ta justice, enfin, confirmés dans leurs droits,
> Au cri d'un peuple entier osent mêler leur voix.
> Ton cœur sera content de leur reconnaissance;

A soulager nos maux appliquant leur science,
Par toi-même inspirés, comblés de tes bienfaits,
Ils les reconnaîtront en sauvant tes sujets.

— 18. *Vers contre M. Procope, docteur en médecine de Paris, au sujet de sa lettre contre la thèse de M. Louis.* 1750. Procope, toujours à l'affût quand il s'agissait d'aiguiser sa plume mordante, n'avait pas manqué de saisir l'occasion d'une thèse passée à Saint-Côme le 25 septembre1749, pour écrire et faire imprimer un libelle. C'est à cela que répond le morceau que nous classons sous ce n° 18. Il est suivi d'une fable : *Le Dogue et l'Agneau*, qui vaut la peine d'être reproduite :

Certain dogue hargneux menaçoit un Agneau :
     « Il faut, pour me venger, que j'arrache ta peau »,
          Disoit-il en se pourléchant.
« Que vous ai-je donc fait, dit l'innocente bête,
          Que vous paroissez si méchant ?
— De tes sots bêlemens tu me casses la tête.
— Pourquoi jusqu'à ma crèche oses-tu t'avancer ?
Jappe dans ton chenil et laisse-moi bêler. »

Quand, pour une vétille, un injuste caustique
          Prétend à tous en imposer,
     De son aiguillon on le pique,
          Pour l'empescher de trop jaser.

— 19. *Parodie sur l'air des Bourgeois de Chatres...* C'est un morceau de six strophes, de neuf vers chaque.

Saint Côme est en enfance,
Près de son dernier jour :
Louis en diligence
S'en va droit à la Cour,
Chez Pichault, et lui dit :
Que rien ne vous étonne,
Le secrétaire est aux abois.
Sur moi faites tomber le choix ;
Je suis bonne personne.

— 20. *Vers adressés à M. Le Dran, au sujet du Cordon de Saint-Michel, donné à MM. Morand et Pibrac...* Morand et Pibrac ayant reçu le cordon de Saint-Michel, le 8 mai 1753, reçurent en pleine poitrine ces deux épigrammes :

> Enfin, tous deux les voilà donc
> Décorés du fameux Cordon !
> Que ce Cordon, Le Dran, ne blesse point ta vüe,
> Dans le temple des Arts leurs bustes couronnés
> Frapperont toujours moins les regards étonnés
> Que l'absence de ta statue.

> Morand, tire moins de vanité
> Du glorieux Cordon dont tu fais l'étalage :
> Pibrac a le même avantage,
> Et Le Dran l'avait mérité.

— 21. *Nouvelle chanson historique sur un air vieux. Noël nouveau.* In-8° (s. l. n. d.). Cette chanson est dirigée contre la Société de médecine, établie en 1778.

> Or, écoutez, petits et grands,
> L'histoire de méchans enfans,
> Qui, pour assassiner leur mère,
> Ont trompé tout le ministère,
> Et pour exercer leur fureur,
> Ont compromis des gens d'honneur.

> Mais bientôt leur règne est fini,
> Jamais rien ne reste impuni ;
> Les deux chefs et chaque complice
> Auront affaire à la justice ;
> Puissent-ils, sortant de prison,
> Danser l'air de cette chanson.

Il y a douze couplets sur ce ton de complainte; le Noël en comprend trente-cinq.

— 22. *Epître à M. Tronchin.* In-8° (s. l. n. d.), 11 pages. Le succès étonnant à Paris du médecin ge-

névois Tronchin, l'ami de Voltaire, excita l'envie de plus
d'un confrère. L'un d'eux rima :

> Tronchin, je ris avec raison
> De voir courir à ta maison
> Ce tas de petites maîtresses,
> Coquettes, Prudes, et Lucrèces ;
> Cet essaim de blonds oisifs,
> Ces fiers et surdorés poussifs,
> Ces idoles de leurs carcasses,
> Enfin, tant d'hypochondres faces.
> N'en sois pas la dupe, crois-moi.
> C'est moins leur confiance en toi,
> Qui, dès le matin, à ta porte,
> Conduit leur nombreuse cohorte,
> Que la sotte contagion
> Qu'on appelle aujourd'hui bon ton ;
> Tu ne connais pas la faiblesse
> De nos citoyens de Lutèce :
> Tout leur plaît dans la nouveauté ;
> Sans elle rien d'accrédité.
>
> . . . .
> ... faire ainsi la médecine,
> Cette méthode sent l'urine.

— 23. *Le magnétisme démasqué. Epigramme faite
sur-le-champ après avoir lu le Rapport de MM. les com-
missaires nommés par le Roi pour l'examen du magnétisme
animal*, par un médecin du Dauphiné.

> Le magnétisme est aux abois :
> La Faculté, l'Académie,
> L'ont condamné tout d'une voix,
> Et l'ont couvert d'ignominie.
> Après ce jugement bien sage et bien légal,
> Si quelque esprit original
> Professe encore dans son délire,
> Il sera permis de lui dire :
> Crois au magnétisme,... animal !

— 24. *L'origine de la saignée.* Idylle à Mlle de Gr...
(*Mercure de France*, février 1760, page 57). Cette pièce

est signée M. A....., correspondant de la Société royale
des sciences de Marseille; elle fut inspirée à l'auteur par
la singulière aptitude de Mlle de Gr... à pratiquer la
saignée, opération qu'elle apprit pendant son séjour à
Perpignan, et qu'elle allait faire chez les malades pauvres.

— 25. *Le premier Ministre de la mort, apologue
adressé à l'auteur anonyme d'une apothéose ridicule et prématurée de M. le docteur Broussais, en vers très-prosaï-
ques, travestie sous le titre modeste de « Très-humble re-
montrance d'un ignorant », dédiée aux jeunes enthousiastes
de la doctrine physiologique; par un vieux praticien.* Paris, 1824; in-8° d'une demi-feuille. Nous n'avons pu
nous procurer cette pièce, qui a été imprimée à Versailles, chez Vitry.

— 26. *Epître à monsieur le baron Dupuytren,* par
H.... Paris, 1825; in-8° de 8 pages. Dans ce beau morceau, qui contient 170 vers, le poète s'adresse ainsi au
célèbre chirurgien de l'Hôtel-Dieu :

Dans ce vaste édifice où cent lits de douleur,
Du pauvre citadin que nourrit son labeur,
De l'enfant que surprit la flamme incendiaire,
Ou qu'un char imprudent a brisé sur la pierre,
Reçoivent jour et nuit les membres mutilés,
A ton nom, *Dupuytren,* tous souffrent consolés !
Ton art les rend aux champs, aux hameaux, à la ville,
Au riche de qui l'or sans leurs bras est stérile,
A leurs travaux divers, à leur toit désiré !

. . . .

La mort vient tôt ou tard : nés tous ses tributaires,
Nous irons sommeiller où sommeillent nos pères ;
Bichat, qui lui surprit ses antiques secrets,
En sa force, en sa fleur, est tombé sous ses traits ;
Des torches de la fièvre, holocauste si tendre,
Dans le lit sans réveil, Béclard vient de descendre ;
Leur art, leur art divin n'a donc pu les sauver ;
Les destins sont plus forts ! Puissent-ils conserver,

O docte Dupuytren ! le flambeau de ta vie,
Ce flambeau, clair fanal, qu'un bienfaisant Génie,
Comme au sommet d'un roc déchiré par les vents,
Pour les sauver suspend au chevet des mourants !
Poursuis, et, cher aux pauvres, aux belles, aux monarques,
Des talents, de l'honneur porte un siècle les marques.

— 27. *Les Médecins vampires, poëme anti-phlogistique,
dédié aux modernes Sangrado.* Paris, 1826; in-8°. Satire
amusante contre les Broussaisistes. Il y a une gravure
représentant la chambre d'un malade, lequel on aperçoit
mourant dans son lit. Purgon et Sangrado n'ont pu
s'entendre; chacun vante son système et veut à toute
force l'appliquer. On se chicane, on se dispute, on en
vient aux gros mots. Sangrado veut absolument saigner
le moribond; Purgon se précipite sur son antagoniste,
l'écarte, et s'apprête à jeter dans la bouche du malade
une drogue de sa composition. Mais Sangrado a l'œil sur
lui... Tout à coup il pousse le « cher confrère » sur le lit,
le renverse, jette la drogue par terre. Le malade, pendant ce temps-là, rend le dernier soupir; et Sangrado,

... qui voit fuir sa proie et son honneur,
Dans son bras sent renaître une nouvelle ardeur ;
Aux yeux de l'assemblée émue et consternée,
Il pratique à Purgon une large saignée....

— 28. *Ordonnance poético-médicale contre le choléra-
morbus, dédiée à tout le monde, par un anti-polypharmaque
ami de l'humanité.* Paris, 1832; in-8° de 8 pages, signé
F. R... Morceau de 136 vers, avec cette épigraphe : Ne
craignez que la peur.

Pour moi, rire, chanter, baller, voilà mon code ;
Pour ta santé, lecteur, adopte ma méthode.

— 29. *L'Art médical, ou les véritables moyens de parvenir en médecine,* poème accompagné de notes; par l'auteur de la *Physiologie philosophique.* Paris, 1843; in-8°

de 255 pages. Un fragment de la préface donnera une idée de ces pages malheureuses.

« A tous les jeunes docteurs présents et à venir, salut. Je viens vous apprendre à vous illustrer et amasser de grands biens dans la pratique de votre art, sans le secours de la science..... Oui, mes amis! sans que le savoir y concoure le moins du monde : ce qui vous sera fort commode assurément; et fussiez-vous les plus ignorants de tous vos confrères, je veux vous en rendre bientôt et les plus riches et les plus renommés. Ce qu'il faut en médecine : *c'est l'art d'éblouir*, sans lequel cette science est méconnue, délaissée, et condamnée à l'obscurité..... »

— 30. *Epître aux médecins sur le choléra-morbus.* Paris, 10 décembre 1849 (3ᵉ et 4ᵉ éditions). Signé : J. B. M. G., docteur en médecine, etc. 124 vers destinés à prouver que les drogues ne font rien contre cette maladie; que l'hygiène bien entendue, les préceptes d'Hippocrate, sont les seules armes qu'on ait à lui opposer :

> Esclaves des modernes, oubliant nos aïeux,
> Et savants sur l'anatomie pathologique,
> Nous laissons bonnement mourir le cholérique.
> La science n'est pas faite pour l'humanité,
> Suffit de beaucoup dire pour la postérité;
> Quant à la génération qui souffre et périt,
> Au lieu de la sauver on discute, on écrit...
> . . . .
> Il faut s'entourer de savants consciencieux,
> Aimant le divin Traité des Airs, des Eaux et des Cieux.

— 31. *Les Commandements de l'homœopathie* (*Union médicale*, 1854, n° 117). Il était impossible de plaisanter plus drôlatiquement la colossale niaiserie des temps modernes :

> L'allopathe tu banniras
> Et l'hydropathe mêmement;
> L'homœopathie adopteras,

Afin de vivre longuement ;
A ses cures toujours croiras ;
Ses globules tu goberas
Pour tout mal indistinctement ;
Avec lui ne discuteras
Le prix de son médicament ;
Ses visites tu solderas
Très-cher et très-exactement ;
L'apothicaire tu fuiras
Comme un animal malfaisant ;
Aconit tu fréquenteras
Et belladone-mêmement.

. . . .

— 32. *La fistule*, poème héroïcomique, par un fistuleux. 1856 ; 1|2 feuille in-8°.

ARNAL (JEAN-LOUIS). Docteur en médecine (31 décemb. 1834) ; né à Tarasson en 1808, mort à Paris le 8 décembre 1871. Arnal était poète à son heure. Une opération habilement pratiquée par M. Cusco, et qui le délivra des angoisses produites par une affection vésicale, lui inspira des strophes touchantes (*Union méd.*, 1869, n° 108).

Sisyphe encor vivant, je traînais sur la terre
Un bloc de pierre, hélas ! aussi dur que le fer ;
Et cependant des Dieux l'implacable colère
Destina, nous dit-on, ce supplice à l'enfer !

Je souffrais ! je souffrais ! Et dans ce moment même,
Où la douleur pour moi n'est plus qu'un souvenir,
Encor en y pensant, tant elle fut extrême,
Cher Cusco, vers mon cœur je la sens rebondir.

. . . .

Reçois les vœux ardents de ma reconnaissance,
Car de tous mes tourments il ne reste plus rien !
Sois béni, sois heureux, c'est ma douce espérance,
Et crois que ton bonheur fera toujours le mien.

ARTANCE (François). Docteur de Montpellier (1849), lauréat de l'Académie de médecine (1862), conservateur de la vaccine pour le département du Puy-de-Dôme. M. Artance est né à la Roche-Blanche, et exerce son art à Clermont-Ferrand. Grand amateur et habile connaisseur des vieux livres, possesseur de la plus riche bibliothèque de son département, il a rimé, étant étudiant à Paris (1845), plusieurs milliers de vers mnémotechniques sur l'anatomie descriptive, la zoologie et la toxicologie. Une partie, une toute petite partie de ce colossal et ingrat travail a vu le jour; le reste est enfoui, sans doute pour toujours, dans des cartons. La première partie (la seule imprimée) de l'ouvrage du D\ Artance porte ce titre : *Abrégé d'anatomie en vers français*, par F. Artance, élève de la Faculté de médecine de Paris. *Première partie, renfermant l'ostéologie, la syndesmologie, la description des dents et des cinq organes des sens.* Paris et Clermont-Ferrand, 1846; in-12 de 46 pages.

DE L'ŒIL.

L'orbite en pyramide où sont logés les yeux
Est faite de sept os bien unis entre eux ;
Ces os sont le frontal, et l'ailé sphénoïde,
Et le sus-maxillaire, et complexe ethmoïde.
Etc. etc.

ASSELINEAU (Jean). Médecin qui vivait à Orléans dans le XVIᵉ siècle. Si l'on veut avoir une idée de ses talents poétiques, il faut consulter les deux poèmes, *Roma* et *Venetiæ*, de Germain Audebert, magistrat d'Orléans, mort le 24 décembre 1598. Les vers latins d'Asselineau sont à la page 48 du *Roma* (1585, in-4°) et à la page 151 du *Venetiæ* (1583, in-4°). On y trouvera aussi une pièce de 20 vers latins, signés de Claude Maillard, également médecin à Orléans. Enfin, dans son recueil de poésies, au milieu du poème intitulé *Soteria*, Louis Alleaume, lieutenant général du bailliage d'Orléans, vante avec chaleur le médecin Asselineau, auquel une addition marginale, ou manchette, donne le prénom de Claude..., peut-être par erreur.

ASTROS. *Voy. :* Dastros.

AUBAS (Edouard). Médecin militaire, aide-major au 9ᵉ dragons, né à Toulouse en 1822, mort en 1865. J'en appelle au souvenir des officiers de l'armée d'Afrique, qui tous diront combien Aubas était pénétré du souffle poétique. Les *Moghrabines*, publiées en 1855 (in-8° de 309 pages), sont un recueil important, dans lequel se placent en premières lignes : Le Simoun, — le Chant d'amour arabe, — la Razzia, — la Danse des Almées, — l'Ambulance, — un Rêve aux bains maures, etc. Dans une dédicace aux mânes de son oncle, le général baron de Juchereau de Saint-Denys, le poète, que ses camarades avaient plaisamment baptisé du nom de Coconas, s'exprime ainsi :

> En lui, pauvre orphelin, j'avais un tendre père ;
> Son nom est le premier qu'enfant j'ai bégayé !
> Dans le frêle berceau de cet âge prospère,
> C'était lui qui cherchait mon regard égaré.
>
> . . . .
>
> Sa mort, depuis cinq ans, a courbé mon front triste ;
> Soldat aventureux, il fut un noble artiste,
> Les roses d'Orient embaumaient ses discours.
> Dans mon cœur eussent germé ces graines envolées.
> Ombre chère ! acceptez leurs fleurs étiolées,
> Car leur calice est plein de regrets et d'amour.

AUBIGNÉ (Nathan d') dit de La Fosse. Fils de Théodore Agrippa d'Aubigné, favori de Henri IV. Il naquit, le 16 janvier 1601, à Naneroy, près de Pluviers (Dordogne). Ayant suivi ses parents à Genève en 1620, il fit ses études à Fribourg, où il prit le titre de docteur en 1626. Tous ses ouvrages sont relatifs à la chimie.

Parmi eux on cite un *Carmen aureum et œnigma*, poème sur des sujets de chimie, que nous n'avons pas pu trouver.

AUDIBERT (L.-Ant.). Docteur en médecine, né à La Ciotat (Bouches-du-Rhône), en 1734. Il est auteur de deux poèmes, qu'il nous a été impossible de trouver :

1° *Louis XV sauvé*, poème, 1757, in-4° ; 2° *la Conquête de Mahon*, poème, 1766, in-8°.

Voir, à la suite des *Etrennes du Parnasse*, pour l'année 1771, le Catalogue des poètes vivant à cette époque.

AUDOUIT (Edmond). Ancien chirurgien de marine, né à Marans (Charente-Inférieure). Il a publié un *Album-Almanach des Demoiselles*, in-4°, oblong, avec quatre morceaux de musique, 1848 ; Notices sur chaque mois ; description des plantes ; nouvelles poésies ; et une comédie en un acte et en prose, intitulée *la Prédiction ;* voire même des charades et des logogriphes en vers. Nous avons remarqué *l'Hiver*, chanté par cinq strophes ; *l'Automne et l'Hirondelle* (cinq strophes) ; *le Printemps*, pour lequel M. Audouit accorde sa lyre, et en tire ces doux sons :

> La brise glaciale enfin s'est apaisée ;
> Des plus joyeux accents l'écho va retentir ;
> La Nature s'éveille, et sa bouche rosée
> Laisse échapper dans l'air le souffle du plaisir.
> > Sous sa douce haleine,
> > Les bois et la plaine
> > Oublient leurs autans ;
> > Va, ma Bachelette,
> > Suivre l'alouette
> > Qui court dans l'herbette
> > Sourire au printemps.

AUTHENAC (S.-P.). Tous les élèves en médecine d'il y a une cinquantaine d'années ont eu entre les mains le *Manuel Chirurgical* de ce médecin, qui eut un succès énorme de vente. Authenac, qui était d'Ilhet, petit village des Hautes-Pyrénées, et qui fut reçu docteur à Paris le 25 vendémiaire an X (1801), s'est essayé aussi dans la poésie. Il a traduit, ou plutôt imité en vers, la fameuse Ode d'Horace : *Diffugere nives, redeunt jam gramina campis,* et a su donner à ses vers de la grâce et de l'harmonie :

> La neige a disparu, le ciel est sans nuage ;
> La nature renaît, la terre s'embellit ;
> De ses flots vagabonds domptant l'humeur sauvage,
> La Seine rentre dans son lit.
>
> Amantes des beaux jours, les Grâces demi-nues
> Folâtrent en cadence à l'ombre des lilas ;
> Et d'un injuste effroi les Nymphes revenues
> Pressent les Faunes dans leurs bras.
>
> Plus aimable à mes yeux, la bergère attendrie
> Epure son bonheur au feu du sentiment,
> Et de mille baisers couvre la fleur chérie
> Qu'elle destine à son amant.
>
> Mais tandis qu'à l'envi, les oiseaux, le zéphyre,
> La verdure, les fleurs, invitent à l'amour,
> L'an qui se renouvelle, amis, semble vous dire
> Que nous devons mourir un jour.

. . . .

Cette gracieuse fleur d'Authenac est peu connue et très-rare ; elle est représentée par une demi-feuille in-4° d'impression, tirée à douze exemplaires seulement, et portant ce titre : *Imitation de l'Ode d'Horace, Diffugere nives, etc., lib. IV, Ode VII*; offerte au roi par S.-P. Authenac, auteur de la *Défense des médecins français*, etc. (1823); imprimerie de Rignoux.

Authenac a encore composé une *Ode au premier consul Bonaparte*, Ode qui n'a peut-être jamais été imprimée, mais qui a été lue par son auteur à la séance publique de la Société des Sciences, Lettres et Arts de Grenoble, le 9 germinal an IX (*Voy.* le *Magasin Encyclopéd.* de Millin ; année 1801, t. VI, p. 543).

AVENEL (Pierre-Auguste). Né à Rouen, le 25 février 1803; docteur en médecine, reçu à Paris; fondateur
et secrétaire du Conseil central de salubrité du département de la Seine-Inférieure. C'est dans une biographie
des Littérateurs modernes, publiée il y a quelques années,
que nous trouvons quelques détails sur ce médecin-poète,
qui fut lauréat de trente-huit concours de poésie. Ses
ouvrages sont nombreux. Nous indiquons les principaux :

1° *Un drame contemporain* (Revue de Rouen, 1835);
2° *Album littéraire*, 1854, in-8°; 3° *Boutade à propos du
progrès*, Rouen, in-8° de 35 pages; 4° *Poésies* (Ruche
normande, 1855); 5° *Or∴ de Rouen;* — *de la parfaite
Église; Fête de Saint-Jean au solstice d'été*, 1857; Toast
au major Dranguet; in-8° de 3 pages, sept couplets;
6° *Recueil de poésies*, 1857, in-4° de 370 pages; 7° *Mélanges*, 3 vol. in-8°, etc.

La *Boutade à propos du progrès* est une satire fine et
spirituelle contre l'homœopathie, le magnétisme, l'hydrothérapie, les tables tournantes, les concours de bestiaux, les
engrais, les chemins de fer, etc. Le poète, après avoir
confessé que

> Depuis trente ans, retiré dans sa tente,
> Il a laissé Pégase au râtelier,

Houspille de la belle manière les Hahnnemaniens :

> Modernes Bilboquet, qui parcourez la vie
> Sur le chemin doré de l'homœopathie,
> Un mot à vous, d'abord. — A tout seigneur, honneur !
> Vous, toujours à l'abri du nom d'empoisonneur ;
> Vous qui, livrant combat à la santé normale,
> Ne vivez que de gloire infinitésimale ;
> Lévites trop heureux, qui savourez l'encens
> Dont vos admirateurs asphyxient tous vos sens !
> Vous qui savez loger une officine entière
> En un coin reculé de votre tabatière.....

BABLOT (Louis-Nicolas-Benjamin). Docteur en médecine; né à Vadenay (Marne), le 9 sept. 1754; mort à Châlons-sur-Marne, le 24 sept. 1802. Bablot ne put résister à la tentation de faire connaître au monde entier les voluptés de toutes sortes que son union lui avait procurées, et d'écrire une espèce d'Odyssée épistolaire, dans laquelle, après avoir déclaré qu'il s'était marié, qu'il était devenu père, qu'il avait jeté son enfant dans les liens du mariage, il vante les douceurs de l'hyménée. *Le Petit Almanach de nos grands hommes* (1788, in-12, p. 23) se gausse à plaisir de notre médecin, et cite malicieusement ces quatre vers :

> Ah ! Pourrais-tu douter de mon amour encore,
> Cher amant, me dis-tu ? je t'aime, je t'adore ;
> Qu'ai-je dit, je t'adore ! Laissons sur ces grands mots
> Grimper l'amour charnel ; ce sont là ses tréteaux.

Le poème de Bablot, qui fut suivi d'un autre morceau sur la *Nécessité d'une religion naturelle* (1797, in-8°), porte ce titre : *Épître à Zelmis sur les avantages et les obligations du mariage*, par M. Bablot, conseiller du roi, docteur en médecine à Chalons-sur-Marne; 1783, in-12 de 109 pages.

BACHOT (Etienne). Il était du diocèse de Sens, fut reçu docteur à Paris le 30 juin 1648, mourut le 18 mai 1688, et fut enterré dans l'église de Saint-Gervais, âgé de plus de 80 ans. Bachot est une des célébrités de l'École de Paris. Il fut orateur et poète, estimé pour ses talents littéraires, puisqu'il fut célébré par deux académiciens, Benserade et Charpentier. Il est vrai que Bachot avait traduit en vers latins les sonnets de Benserade. Mais notre médecin-poète a laissé, en outre, un grand nombre de morceaux de sa façon.

Il a continué et terminé le livre de Laurent Joubert

sur les *Erreurs populaires* (1626, in-8°), et voici comment,
dans son avertissement, il parle à ses lecteurs :

> Si j'erre en ces erreurs, comme il pourroit bien être,
> N'erre point comme moi, si tu es meilleur maître ;
> Mais tâche d'en sortir ainsi comme je fais :
> Si l'œuvre ne t'agrée, approuve au moins l'essai.

Il a adressé au cardinal Mazarin un remercîment en
82 vers (*Eucharisticon pro pace*, Paris, 1660, in-fol.). Il
a publié une foule de pièces de poésies et de prose, qui
ont été réunies dans un volume, sous ce titre : *Parerga
seu horæ subcessivæ;* Paris, 1686, in-8°. Je cite un peu au
hasard : Querimonia Sequanæ ; Batavus vapulans ; Dola
expugnata ; Veneris impotentia ; Amor vesanus ; In trium
cordium tumulum ; Molieri comedi tumulus ; Fuketus
in carcere ; Amor sævius ; la Solitude de Saint-Amand,
etc., etc...

Rien de plus joli que ce dernier morceau, en vingt
strophes :

> Que j'aime la solitude !
> Que ces lieux sacrés à la nuit,
> Eloignés du monde et du bruit,
> Plaisent à mon inquiétude !
> Mon Dieu ! Que mes yeux sont contens
> De voir ces bois qui se trouvèrent
> A la nativité du temps,
> Et que tous les siècles révèrent,
> Estre encore aussi beaux et verts
> Qu'aux premiers jours de l'univers !

. . . .

BACQUEVILLE de la **VASSERIE**. Anti-brous-
saisiste, ce médecin n'a pu retenir sa muse, indignée de
voir tant de jeunes docteurs suivre le char du grand réformateur. Il l'a invoquée, et la déesse lui a inspiré un
dialogue en 74 vers, auquel il a donné le titre de : *Le
Docteur et la Dame* (Dunkerque, 1829, in-8°).

« L'auteur de cette plaisanterie, écrit Bacqueville
« dans sa préface, n'a d'autre but que de jeter le ridi-
« cule sur les exagérations que presque tous les jeunes
« médecins donnent à ce qu'ils appellent la doctrine
« de Broussais. Incapables de redresser dans leur pra-
« tique, comme ce médecin célèbre, les erreurs de sa
« théorie, ils prennent tout à la lettre, et marchent
« en avant. Périssent plutôt les malades que les prin-
« cipes... »

En vérité, la préface en prose vaut mieux que le
dialogue en vers. Le jeune docteur broussaisiste débute
ainsi :

> Je viens tout frais de Dieuville,
> Et mon catéchisme à la main,
> Aux vieux docteurs de cette ville
> Je ferai voir bien du chemin.
> Du grand Broussais je prêche l'Évangile ;
> Ou plutôt, c'est le mien, j'ai la priorité
> Sur lui ; et si je n'étais modeste,
> A ces messieurs je prouverais de reste
> Qu'il me doit ses succès et sa célébrité,
> Qu'en un mot tout Broussais, Madame, est dans ma thèse.

. . . .

BALLIAT (Jean). « Né à Lyon en 1682, fils de
Jacques Balliat, aussi chirurgien estimé de son temps,
Jean Balliat avait l'esprit cultivé. La science dans la
théorie et dans la pratique de la chirurgie ne l'avait
pas empêché de cultiver les belles-lettres. Il faisait des
vers français. Il est mort en 1752, laissant un fils,
Claude Balliat, aussi maître chirurgien. »

Cette notice est tirée de l'ouvrage de l'abbé Pernetti :
Recherches pour servir à l'histoire de Lyon; 1757, in-12,
t. 2, p. 206.

BALLISTA (Christophe). Ce médecin était de Paris, et vivait au milieu du seizième siècle. Attaché à Philippe de Platea, prélat célèbre, que des attaques fréquentes de goutte clouaient au lit, il a composé, sous le titre de *Concertatio in podagram*, un poème fort remarquable, de 411 vers, qui commence ainsi :

> In podagram validis concurrere viribus ardet,
> Mens mea, et audaci tela vibrare manu.

A la fin, il y a, entre la goutte et Ballista, un dialogue qui n'est pas moins plein de feu et d'entrain. Le médecin voue aux enfers et aux tortures de toute sorte l'horrible maladie :

> Mille cruces tibi debentur, suspendia mille.
> Mille ignes, mille et tormina, mille rotæ,
> Et tibi post fatum, debentur tartara mille,
> Pluraque quam possem dicere supplicia.

L'ouvrage de Christophe Ballista porte ce titre : *Christophori Ballista, Parisiensis, in Podagram concertatio, ad Reverendissimum in Christo Patrem, illustrissimumque principem Dominum Philippum de Platea, Sedunensem Episcopum. Adjectus est Dialogus inter Podagram et Christophorum Ballistam.* (S. l. n. d.). In-12, 1555.

BARADUC (Hippolyte-André-Ponthion). Docteur en médecine (1842) ; ancien interne des hôpitaux, ancien membre de la Société anatomique. Né à Clermont (Puy-de-Dôme), le 3 mars 1814, M. Baraduc, qui exerce avec distinction à Paris, est un petit homme à la figure douce et bienveillante. Il est la providence des pauvres de son quartier, et l'on est presque toujours certain de rencontrer dans son cabinet, à ses heures de consultation, des Sœurs de charité qui viennent l'entretenir de leurs protégés. Lorsque nous avons eu l'honneur de voir M. le Dr Baraduc, il était précisément en train de feuil-

leter un gros paquet de poésies, les unes imprimées,
d'autres manuscrites, fruits délicats d'un esprit porté à
la contemplation d'un Dieu toujours bon, toujours juste,
et parfaitement convaincu de l'existence d'une âme immortelle, qui ne quitte notre triste corps que pour s'élan-
cer dans les voies éthérées. Nous avons pu jeter un coup
d'œil rapide sur ces poésies, qui seront bientôt réunies
en volume, sous un titre qui n'est pas encore arrêté. Le
lecteur pourra y savourer tout à son aise, exprimés sous
forme rimée, les *quatre âges de la vie*, non pas physiolo-
giquement ni médicalement, mais moralement et senti-
mentalement. L'enfance y montrera ses ris et ses jeux,
ses petits chagrins, ses joies bruyantes ; la jeunesse chantera ses amours, ses passions, sa fougue et son ardeur;
l'âge mûr, le bonheur ineffable de l'époux et du père ;
la vieillesse se consolera de ses misères, en savourant
avec délices et avec regrets les souvenirs du passé.

Le talent de M. Baraduc tient de l'extase et de la
contemplation. C'est ainsi qu'après avoir chanté les
merveilles d'une ascension aérostatique, pendant laquelle :

> L'œil, ébloui, parcourt les cieux, la terre et l'onde,
> Tout fuit, et sous les pieds la plaine paraît ronde.

le poète, en redescendant sur la terre, salue d'un dernier regard la voûte céleste :

> Adieu ! beau firmament, nuages pleins de feu,
> Bois, monts, cités, palais, et vous, air pur, adieu !
> Adieu ! champs du soleil, adieu ! pays céleste !...
> De la terre déjà l'influence funeste
> Se fait sentir à nous et vient nous mordre au cœur !...
> Là-haut, nous étions grands... de toute la hauteur
> Qui nous montrait petits les objets de ce monde !
> A peine descendus... sur la surface ronde,
> Tout corps, imperceptible à nous du haut des cieux,
> Grandit et reparaît gigantesque à nos yeux !
> Nous grandissons aussi, notre âme est plus altière,
> Et nous voulons en rois dominer la matière...
> Aspirant au bonheur, sans le bien définir,

Nous fuyons le présent pour vivre en l'avenir !
Sans cesse nous prions, malheureux que nous sommes,
Le temps de transformer de frais enfants en hommes :
Ainsi, nous parcourons chaque jour un trajet
Qui voit naître et mourir quelque nouveau projet ;
Mais tout redevient beau, si nous avons dans l'âme
Ce rayon que Dieu mit dans un regard de femme !

BARBARIN-DURIVAUD (PAUL). « Docteur en médecine, bachelier ès lettres et ès sciences des Facultés de Paris » ; tels sont les titres que se donne M. Barbarin-Durivaud dans un poème épique et historique, *la Napoléonide*, qui a été imprimé à Limoges (1861, in-8° de 430 pages), avec cette épigraphe :

> Dessous l'écorce d'un grand nom,
> Une volonté ferme et un puissant génie
> Semble tomber du ciel pour sauver la patrie :
> Ce fut Louis-Napoléon.

Nous savons, en outre, que M. Durivaud est né à Cognac (Haute-Vienne) en 1805, qu'il fut reçu docteur en 1829, et qu'il habite aujourd'hui le petit village de Chéronnac.

Le titre du poème suffirait pour dire son but, alors même que l'auteur ne se fût pas donné la peine de l'annoncer dans sa préface. « Il m'est venu l'idée, écrit-il, de mettre en tableau, sous forme d'épopée, la route triomphale vers le trône, les vertus et les belles victoires au profit de l'humanité, du plus généreux, du plus ferme et du plus illustre des monarques. » Le Dr Barbarin, qui se qualifie de « Disciple d'Esculape, d'Hyppocrate, hélas ! par la nécessité », dédie son livre à ses enfants, et leur tient ce langage : « Mes enfants, je vous dédie cet ouvrage ; puisse-t-il vous inspirer cet orgueil national qui fait l'amour de la patrie : alors vous saurez aimer votre Prince illustre. La reconnaissance est la première des vertus. »

Ce poème ne comprend pas moins de 24 chants; il n'est pas sans mérite, et n'a que le tort de plaider une mauvaise cause. Voici le début :

Je chante ce héros dont le puissant génie
Rétablit l'ordre en France et sauva la Turquie ;
Dont le bras vigoureux, puissant comme son nom ,
Vainquit Rome outragée en sa religion ;
Lui rendit son pontife ainsi que sa puissance ;
Qui par les grands efforts de sa sage vaillance,
Arrachant l'Italie à son joug oppresseur,
Equilibra l'Europe et en fit le bonheur.

O Muse ! Esprit divin, grande âme du sublime,
Prête-moi les accents de ta voix magnanime.

BARBETTE (AUGUSTIN). Né à Niort (Deux-Sèvres), le 17 février 1797, docteur en médecine, inspecteur de la pharmacie dans les Deux-Sèvres, et ancien président de la Société de médecine de Niort. M. Barbette a donc dépassé soixante-seize ans. On ne le dirait guère à le voir rimer comme un jeune homme, toujours sous une forme fine, plaisante et caustique. Son *Lapin mousquetaire, ou Recette de cuisine*, est une badinerie fort amusante, en 62 vers, où

Est résolu le grand problème
Du rôti le plus succulent,
D'un mets délicieux que le divin Carême
Ne sut pas préparer malgré son beau talent.

Le *Dialogue entre un ci-devant jeune homme qui voudrait être aimé pour lui-même, et sa maîtresse qui ne voulait l'aimer que pour son argent*, est une pièce d'une bonne facture, agréablement tournée. On rit de bon cœur en entendant le vieux Céladon vanter : ses cheveux... d'autrefois ; ses traits... dont le printemps remonte à soixante ans; ses dents... en ozanore ; sa peau... de vieux parchemin ; sa tournure façonnée au corset; ses jambes... en échasses; son esprit, enfin, à défaut d'avantages physiques.

> Basile, ton langage
> Est un vrai radotage :
> C'est celui d'un vieillard
> Prétentieux, bavard.
> Ainsi donc, dans ta bourse
> Est ta seule ressource,
> Ton corps et ton esprit
> N'ayant plus de crédit.

Enfin, M. le Dr Barbette a écrit une *Epître au docteur Tillé* (*voy.* ce nom), un des médecins-poètes les plus distingués du Poitou. Cette Epître a une histoire, que voici :

Un médecin de la localité, le Dr X..., est entiché de magnétisme et de spiritisme; il en rêve sans cesse, il en maigrit. Les plaisanteries, les quolibets ont plu comme grêle, sur sa tête, lancés par des confrères moins crédules, entre autres par le Dr Tillé, qui s'est escrimé en vers, bien entendu, et par le Dr Moussaud, qui, sous le pseudonyme de *Gatepois, jardinier à Saint-Martin*, s'est armé, lui, de la vile prose, mais en patois poitevin. Prenant en pitié le malheureux docteur X..., le septuagénaire Dr Barbette se dit un jour : « Il faut pourtant venir au secours du confrère X...! » Il saisit sa bonne lame de Tolède, l'aiguise à neuf, et.... éreinte à son tour son bon ami X..., auquel il passe la plume, et qui est censé se défendre lui-même dans l'Épître en question. Il n'y a pas moins de 244 alexandrins. Le docteur X... (lisez le Dr Barbette) y vante ainsi les avantages et les merveilles de l'école spirite :

> . . . . Dans cette grande école,
> Qui prend le merveilleux pour unique boussole,
> Et qui sait en tirer ces utiles profits,
> Que ne dédaignent pas les clairvoyants esprits,
> Tout gît, je te l'ai dit, dans l'art du magnétisme,

Qu'est venu féconder le divin spiritisme.
A l'aide d'un sujet qu'endort sa volonté,
Le magnétisme peut rendre à tous la santé;
Il peut guérir l'anthrax, la goutte et les foulures,
Indiquer des onguents pour toutes les brûlures,
Endormir les douleurs, chasser le choléra,
Prévenir le typhus, la peste, et cætera,
Enseigner aux époux des procédés faciles
Pour avoir à leur choix des garçons ou des filles,
Faire entendre les sourds, parler tous les muets,
Et changer les vieillards en de jeunes muguets.

. . . .

Le divin spiritisme aspire à d'autres fins;
Sa pensée est plus haute, ses désirs sont moins vains :
Le corps n'étant pour lui qu'une vile matière,
Il le voit sans regrets redevenir poussière ;
Car il ne comprend pas, s'il est usé, perclus,
Qu'on veuille le garder quelques instants de plus.
Il préfère annoncer ces célestes programmes
Qui nous montrent partout la présence des âmes.
Suivant ce dogme saint, elles quittent le ciel
Au gré d'un *medium* et sur son simple appel,
Pour répandre sur nous, seconde Providence,
Les trésors infinis de leur expérience.
Tantôt c'est un savant, Descartes ou Newton,
Dont l'esprit évoqué prend congé de Pluton
Pour nous donner la clef de ces profonds systèmes
Qui sont pour nous, vivants, d'insolubles problêmes.
Tantôt de Montgolfier c'est l'esprit inventeur
Qui vient nous raconter avec quel grand bonheur
Il put, lorsqu'il quitta notre triste planette,
Monter jusques au ciel sans ballon ni lunette.
Tantôt c'est Salomon, que la grâce éclaira,
Et que tout Israël autrefois admira,
Qui veut, dans sa bonté, que sa voix nous dévoile
Ce que les vieux récits ont laissé sous le voile :
Il vient nous affirmer que l'on ne pêche pas
En se livrant parfois à de tendres ébats,
Et qu'il a pu souvent, sans cesser d'être sage,
De l'amour inconstant écouter le langage.
Bien qu'il fût, en effet, gendre d'un Pharaon,
Il épousa, dit-on, sept cents filles d'Ammon,
Sans compter que Saba lui donna cette reine
Dont il porta longtemps la séduisante chaîne.

BARBEU-DUBOURG (JACQUES). Docteur en médecine de la Faculté de Paris (1748); né à Mayenne, le 12 février 1709; mort à Paris, le 13 décembre 1779, et inhumé dans le cimetière de Saint-Germain-des-Prés. Ce médecin célèbre, botaniste distingué, et auteur d'une variété étonnante de travaux, aurait, de plus, signé un *Sommaire de chronologie en vers techniques*, publié à Paris, en 1781; in-8° de 2 pages. C'est e Calendrier de la Faculté de médecine de Paris pour cette même année 1781 qui nous annonce ce fait, que nous n'avons pas pu, d'ailleurs, vérifier.

BARBIER (JEAN). Ex-maire et ex-médecin de l'hôpital civil de Fondouck (Algérie); officier de santé, reçu en 1821. Honneur au courage de ce médecin! Dans un volume de 296 pages, et dans un poème interminable (*Abrégé des crimes de 93, poème en 17 drames; rêve politique dédié aux amis de l'ordre, de la paix et du travail;* Versailles, 1858, in-8°), il chante successivement : un Voyage dans l'immensité; la Rencontre d'un globe inhabité; l'Apparition de Satan; l'Insurrection des Montagnards aux enfers; le Tribunal révolutionnaire de Paris; Fouquier-Tainville; les Noyades de Nantes; l'Infâme Carrier, ses bateaux à soupapes; le Massacre des prêtres; les Mitraillades; les Horreurs commises dans l'église des Carmes; les Égorgements dans les prisons; l'Abbaye; la Princesse de Lamballe; les Assassinats de Lyon; ceux de Rouen, d'Orléans, etc., etc... Il termine par un chant sur les Rives de l'Enfer, le Pont du Styx, l'Arène infernale, le Supplice et la mort de 92 et 93. — Nous détachons de ce long poème quelques vers inspirés à l'auteur par l'histoire, apocryphe, du verre de sang bu par Mlle de Sombreuil. Billaut-Varennes s'adresse à l'héroïne :

> Tu montres un courage auquel je ne crois guère,
> Auquel je ne croirai qu'après preuve contraire;

2*

Tous ces beaux sentiments qui dorent tes discours,
Applaudis autrefois, sont sifflés de nos jours.
Mais n'importe, voyous, voyons si ton courage
Est en effet réel ou s'il n'est qu'un mirage.

Le monstre, après ces mots, saisit un gobelet,
Le remplit d'un sang noir qui partout ruisselait,
S'avance en souriant, le flaire et le présente
A sa victime en pleurs, qui frémit d'épouvante.

Ce sang, lui dit Billaut, a réchauffé le corps
De tes nobles parents, que j'ai fait mettre à mort :
Voici donc le moment de prouver ton courage.
Eh bien ! Si tu consens à boire ce breuvage,
A boire d'un seul trait ce sang ! ce sang humain,
Qui commence à cailler dans ta tremblante main,
Je te rends à l'instant la liberté, ton père,
Et les riches bijoux dérobés à ta mère.
Ce sang te fait horreur, tu détournes les yeux...
Où donc est ce courage et saint et merveilleux,
Qui venait enflammer, au nom de la nature,
Et ton cœur et ta voix, et ta noble figure ?
Allons ! n'hésite pas, car tu vois que ton bras
Tremblant en fait tomber la moitié sur tes pas...
Par l'enfer ! Dépêchons ! La tasse n'est plus pleine !
Bois-le, sans le sentir, et d'une seule haleine !
Je veux bien t'accorder deux minutes encor !
Ce court délai passé, Sombreuil, ton père, est mort !
Ma montre est dans ma main, une minute passe...
L'autre la suit de près... Maintenant, plus de grâce !

Souriant de bonheur, alors notre assassin
Saisissant un stylet qu'il cachait dans son sein,
Le portait sur Sombreuil comme un vautour avide,
Alors que notre enfant lui rend son verre vide...

BARNAUD (Nicolas). Médecin-alchimiste, qui vivait
au milieu du XVIIᵉ siècle. On lui doit un *Carmen de lapide*,
qui a été inséré dans le *Theatrum chymicum*, t. III,
n° 87.

BARTHÉS (Melchior). Pharmacien de 1ʳᵉ classe, reçu
à Montpellier en mai 1842; né à Saint-Pons (Hérault),

le 11 janvier 1818. Je n'exagère rien en disant que
M. Barthés a fait plus de 18,000 vers, la plupart inédits :
8 contes ou historiettes, 3 satires, 12 chansons ou romances, 22 épîtres, 6 descriptions ou narrations, 8 stances,
7 odes, 70 fables, 8 dialogues ; voire même deux comédies en cinq actes : le Plaideur (1841), l'Avare. Certaines
de ces poésies sont tristes, d'autres gaies ; les unes sont
sérieuses, les autres légères, quelques-unes burlesques.

> Èi rassegat sus moun biuloun,
> Quand èri triste uno coumplènto,
> Quand èri fièr un rigaudoun.

Presque tout cela est en patois du midi, c'est-à-dire en
ce langage imagé, riche, expressif, dont M. Barthés
s'est donné la mission de recueillir les derniers vestiges,
et de sauver ainsi d'un oubli néfaste le « jargon » expressif et naïf de ses pères. Sauf dix-sept pièces parues
dans la Revue de Saint-Pons, et dont nous donnerons la
liste à la fin de cet article, toutes les autres sont inédites.
C'est dommage, si l'on en juge par celles que nous avons
pu lire. Sa chanson Bibo lou bi (vive le vin) est un petit
chef-d'œuvre, et donne envie de boire :

> Bibo lou bi, la joyo dal pintayre !
> Se coumenças à ne beoure un bricou,
> May ne bebès et mens boulès bou'n trayre,
> Mens bou'n trasès et may l'atroubas bou.

Ses fables sont empreintes d'une douce philosophie et
d'une charmante simplicité, qualités qu'elles empruntent
surtout au langage dans lequel elles sont écrites. Mais,
selon nous, le morceau capital est l'Ode intitulée la
Pouesio (la Poésie).

> La Pouesio, aco's un albre
> Que pertout daouro sous ramèls ;
> Mais l'homme frex coumo lou malbre
> A lou cercà perdriò sous èls.

Aco's uno perletto fino
Que, amagado à l'escurizino,
Se douno pas à qui la bol ;
Et, tourtoureletto crentouso,
De la bouès la pus amistouso
Souben a poou, et pren lou bol.

Hurous lou que d'aquelo planto
Aymo lou perfum que nourris ;
Lou languimen jamay l'aganto ,
Crento pas la dent das soucis.
Lou qui sentis pas dins soun âmo
Beluguejà certaino flammo,
Es paoure sans aquel tresor ;
Mais l'homme qu'a l'âmo sansiblo,
De pensados la touto riblo,
A sa fourtuno dins lou cor.

. . . .

Que tout es gay dins la campagno !
Lou printemps pimpo lous ramèls ,
Dins la coumbo, su la mountagno,
Pioulou touto raço d'aoussèls !
Cado bertas a sa nizado :
La femo porto la becado,
Lou mascle canto soun amour ;
Penden que lou payre brezilho,
La mayre pesso sa famillo,
Aytal foou cadun à soun tour.

. . . .

En ce moment même, M. Barthés livre à la curiosité
de ses compatriotes languedociens un bien intéressant
ouvrage. C'est le *Glossaire botanique languedocien, français, latin, de l'arrondissement de Saint-Pons (Hérault),
précédé d'une étude du dialecte languedocien* (Montpellier,
1873, in-8° de 265 pages). Ce travail a dû coûter des
peines énormes à son auteur , puisque chaque plante y
est représentée par son nom patois ou néo-romain, son
nom français, son nom botanique ou latin, son nom de
famille, ses propriétés, ses usages, ses produits, ses principes immédiats, l'origine du mot patois. Mais voilà bien

le poète ! M. Barthés n'a pu résister à la tentation de
glisser à la fin de son Glossaire une bluette en vers
patois, de sa composition : *Uno belhado d'iber* (une veil-
lée d'hiver), *ou lou printems al pé dal fioc* (ou le printemps auprès du feu). Après tout, il a bien fait,
puisque dans cette pièce, qui a trait à la botanique,
l'auteur :

> Lous pès sus caufouiès ou dins la calibado
> Pla'spatat, coumo'n rei......

se fait, au beau milieu de l'hiver, un printemps à lui,
en chantant le retour de la belle saison, le réveil de la
nature, la pousse des pâquerettes et des violettes, le rou-
coulement des oiseaux, et le murmure des ruisseaux dans
la prairie.

> Cadoun soun goust :
> Eu décembre as cafés, as cafés en agoust,
> A b'autres la gourrino
> As trabals de l'esprit bous sa bira l'esquino,
> E ieu, ma panto es de rima.

> (Chacun son goût :
> Eu décembre aux cafés, aux cafés en août;
> A vous autres, la paresse
> Aux travaux de l'esprit vous fait tourner le dos ;
> Et moi, mon grand plaisir est de rimer).

Voici la liste des poésies de M. Barthés, insérées dans
la *Revue de Saint-Pons* :

1. Lou Lion, lou Chabal et lou Bioou. Fablo (13 mars
1859).

2. Epitro à Moussu Pierquin de Gembloux, inspector
de l'Acadèmio de Bourges, de l'Institut de las lengues,
etc. (15 mai 1859).

3. Minet et Fifi. Fablo (31 juillet 1859).

4. Lou Raynard. Fablo (23 oct. 1859).

5. Louiset, ou soubeni de la Fieyro que se tenguet à

Sant-Pous, lou 13 déc. 1832. Noubelo (18 déc. 1859;
1, 15, 29 janv., 12, 26 févr. 1860).

6. Noué (23 déc. 1860).

7. Bibo lou bi. Cansou (8 févr. 1863).

8. Lous tres Cos. Fablo (29 mars 1863).

9. L'Agasto et lou Roussignol. Fablo (17 mai 1863).

10. L'Ourage. Fablo (5 juillet 1863).

11. L'Ioou et la Pèyro. Fablo (30 août 1863).

12. L'Aze et lou Co. Fablo (13 mars 1864).

13. La Pouesio. A Moussu D..., à Labaou. Odo
(10 juill. 1864).

14. Lou Jougayre courrigeat, ou lou lieutenant-géné-
ral de Pouliço moussu d'Oumbrobal et lou Mousquetari
moussu de Nesly (Ayço se passet à Paris, en 1725). —
(18, 25 déc. 1864 ; 8 janv. 1865.)

15. Lou Curat et lou Pecadou (11 mars 1866).

16. A Moussu Lucien M., de Toulouso, al sujèt de
soun libre intitulat : Las Pimparèlos (13 janvier 1857).

17. Le Pèlerin, en vers français (19 mai 1867).

BATAILLE (CHARLES-AMABLE). Né à Nantes, le
30 sept. 1822, où son père exerçait la médecine, ce
chanteur célèbre, qui a été professeur de chant au Conservatoire, et qui avait acquis rapidement une grande
célébrité dans le *Val d'Andore*, dans le *Songe d'une nuit
d'été*, etc., a été entraîné, comme tant d'autres, par un
penchant irrésistible, dans la carrière artistique. Nous
croyons pouvoir assurer qu'il étudia la médecine à Caen,
qu'il fut reçu docteur, et qu'il exerça même quelque
temps dans sa ville natale. Il est auteur de deux ouvrages se référant à la science médicale, l'un sur la
Phonation (1861, in-8º), l'autre sur la *Physiologie appliquée à l'étude du mécanisme vocal* (1863, in-8º).

BAUDOIN, ou BALDOUINUS. Médecin originaire de
la Savoie, du XVIe siècle. Il a écrit un *Ars memoriæ;*
in-4°, imprimé en lettres gothiques, et en vers hexamètres, entrecoupés de longs commentaires en prose. Le
volume commence ainsi : *Incipit ars memorie venerabilis
Baldouini, sobodiensis, medice artis doctoris eximii.* Il se
termine par ces quatre vers :

> Si cupis esse memor, bis quatuor accipe claves :
> Esto vacans, mitis, sis sobrius atque benignus ;
> Ordo sit, et numerus tibi constituat imago ;
> Et quod concepit tua mens meditare frequenter.

BAUMES (JEAN-BAPTISTE-TIMOTHÉE). Docteur de la
Faculté de Montpellier; né à Lunel, le 20 janvier 1756;
mort à Montpellier, le 19 juillet 1828. Quérard attribue
à ce médecin célèbre une tragédie en cinq actes et en
vers, et une comédie en un acte et en vers. Il ajoute
que Baumes « en possède plusieurs autres en manuscrit ». La tragédie a nom de *Timoléon*, et aurait été
imprimée à Montpellier, 1813, in-8°. Cette assertion de
Quérard est vraie. Baumes, dans une lettre célèbre qu'il
a adressée à Chaptal (1808, in-4°), se déclare lui-même
l'auteur de *Timoléon.* Enfin, dans sa *Dissertation sur les
médecins-poètes*, Etienne Sainte-Marie écrit ceci : « Nous
apprenons de M. Baumes, dans sa lettre à M. Chaptal,
qu'il est l'auteur d'une tragédie non représentée, non
imprimée, mais lue plusieurs fois dans des cercles bril-
lans où les grands de ce temps-là se plurent à prodiguer
leurs suffrages à l'auteur ».

Nous n'avons pas eu tort, comme on le voit, de donner dans ce Dictionnaire une place à J.-B.-T. Baumes,
qu'il ne faut pas confondre avec P. Baumes, auteur d'un
poème intitulé *Louis XVI* (Montpellier, 1816; in-8° de
trois quarts de feuille).

BAVOLET. Apothicaire du siècle dernier, qui, paraît-il, s'amusait à rimer. Piron lui décocha cette amusante épigramme :

> Honneur à M. Bavolet,
> Qui, dans un généreux délire,
> A changé sa seringue en lyre,
> Et sa canule en flageolet.

BAZILLE (ÉMILE). Chirurgien militaire fort distingué. L'*Annuaire militaire* fait connaître qu'il était en 1869 aide-major de 1re classe à l'hôpital militaire de Teniet-el-Haad (Algérie). La témérité des bibliomanes n'a pas de limites : si M. Bazille n'est pas réellement l'auteur de la pièce dont on va lire des fragments, et qui a été publiée sans signature dans la *Gazette médicale de l'Algérie* (1862, n° 4), nous nous résignons à faire amende honorable; si, au contraire, nous n'avons pas été trompé, nous prions notre excellent confrère de nous pardonner cette indiscrétion.

LA MÉDECINE CAMPAGNARDE.

Vézelay, lisière du Morvan, juin 18...

A mon excellent Confrère X***

> Tu veux, mon docte ami, la peinture fidèle
> Des luttes que notre art, en ce pays rebelle,
> Soutient !... C'est incroyable ! et pourtant vérité !
> As-tu jamais douté de ma sincérité ?
> En face du soleil, donc, bien haut je proclame
> Que, pour l'âne bâté qui s'appelle manant,
> Plus on est ignorant, plus on vous dit savant !
>
> Sur un front de quinze ans, ornement du village,
> Quand *Nosos* fait planer un sinistre présage,
> Crois-tu qu'oubliant tout, affaires, soins, repas,
> Vers le toit médical, un père de famille,
> Une mère éplorée, accélérant ses pas,
> Accourent, s'écriant : « Docteur, sauvez ma fille ! »
> Erreur ! grossière erreur ! On attend... Le voisin

Est d'abord prévenu. Puis, maint autre témoin
Vient, augmentant le cercle autour de la malade,
Apporter un conseil : l'un dit « qu'une pommade
A la bouse de vache », appliquée en ce lieu,
En a guéri plusieurs, par la grâce de Dieu !
Sitôt dit, sitôt fait ! La masse chancelante
Sur l'abdomen s'étend en nappe verdoyante.
Un second, rappelant les savants plaidoyers
Que pour deux fois cinq francs on débite à Noyers,
Conseille à la pauvrette, en guise de tisane,
De boire son urine avec fleurs de bardane.
En vain les assistants se dressent à ce mot !
Le breuvage doré se décante, et bientôt
La malheureuse enfant, en proie à la torture,
Avale, en grimaçant, la bienfaisante ordure.

. . . .

Cependant si, malgré ces moyens merveilleux,
Ces agents... parfumés, il ne vient point de mieux,
Le désespoir conduit... chez moi ...! non pas encore !
On prévient... le curé !
                              Chez nous, la gent pécore
Et pieuse, en deux camps, parfaitement tranchés,
Se partage. Les uns, que je vénère assez
Pour les mettre à l'égal des bienfaisants génies
Dont la voix filtre au cœur de douces harmonies,
Versent le baume saint de la religion,
Sans parler... de tisane et de purgation !
Hommes sacrés ! telle est la mission céleste
Que Dieu vous envoya de là-haut ! mais, la peste
Soit de ces faux dévots, dont la béate main
Ose, indigne mélange ! (est-il plus grave injure
Que puisse faire au Ciel un serviteur parjure !)
Confondre l'huile sainte et l'huile de ricin !

. . . .

C'est ainsi, cher ami, que les fils d'Esculape
Ne sont jamais mandés qu'alors que la mort frappe.
Trop tard ! trop tard ! qu'importe à ces gens sans vertu ?
Avant tout ils voulaient... épargner un écu !.

. . . .

Ami, tu le vois bien, en ce pays bâté,
On croit à tous les dieux, Hippocrate excepté !

BEAUNIS (Henry-Etienne). Docteur de la Faculté de Montpellier (26 févr. 1856), professeur de physiologie à la Faculté de Nancy (1er nov. 1872), ancien médecin attaché à l'armée, M. Henry Beaunis, qui est né à Amboise (Indre-et-Loire) le 2 août 1830, a signé plusieurs travaux scientifiques et littéraires : une Anatomie générale et une Physiologie du système lymphatique (1863); de nouveaux éléments d'anatomie descriptive et d'embryologie (1870); des impressions de voyage (1871-1872); des articles de bibliographie, de critique et de littérature médicales (1873). En outre, nous connaissons de lui une œuvre dramatique portant ce titre : *l'Italienne*, scènes des guerres contemporaines, drame en un acte et deux tableaux, en vers; Alger, 1859, in-12 de 24 pages. C'est la mise en scène d'un de ces épisodes qui a dû se renouveler bien des fois : d'une Italienne, que le patriotisme enflamme, qui voit son époux tué par une balle autrichienne, et qui parle ainsi à son fils :

> Va donc, ô mon Luigi ! la cause qui t'appelle
> Est trop sainte à mes yeux pour que j'y sois rebelle.
> Qu'il m'apporte la joie ou bien le désespoir,
> Je veux jusques au bout accomplir mon devoir.
> Va donc, et ne reviens dans les bras de ta mère
> Que fils d'un pays libre et digne de ton père !

BÉGIN (Auguste-Émile). Docteur en médecine de Strasbourg (1823), fondateur de l'*Indicateur de l'Est* (1830), membre de la Commission chargée de publier la correspondance de Napoléon Ier, historien, biographe, archéologue. Ce laborieux, utile et consciencieux écrivain, est né à Metz le 23 avril 1803. Il a aussi écrit des poésies. Il y a surtout de lui un *Dithyrambe* composé pour honorer la mémoire du général Foy :

> Qu'entends-je autour de moi ? Quels lugubres concerts
> Troublent en ce moment le silence des airs !
> Pourquoi des cantiques funèbres

Frappent-ils mon oreille à travers les ténèbres?
    D'où partent ces gémissements?
    D'où vient cette voix qui me crie :
« Levez-vous et pleurez le deuil de la patrie? »
Je m'éveille à ces mots ; mais, hélas ! quels accents
    Pénètrent mon âme attendrie !
    Quels regrets et quelle douleur
Déchirent tout à coup et font gémir mon cœur !...

« Foy se meurt ! Foy n'est plus ! » Un éternel silence
Succède à ces transports de sublime éloquence,
Qui, jusqu'aux pieds des rois, portait la vérité,
Qui, pleine de grandeur, pleine de majesté,
Intrépide devant l'éclat du diadème,
Savait en imposer à la puissance même,
Calmait les passions, arrêtait mille abus,
Montrait les préjugés asservis et vaincus,
Et, pour les intérêts de tout un peuple libre,
Tenait les factions dans un juste équilibre.

. . . .

(Magalon, *Couronne poétique du général Foy;* Paris,
1826, in-8°, p. 227.)

BELLIOL (JEAN-ALEXIS). Les « hommes affaiblis »
forment la clientèle spéciale du docteur Belliol (né à
Marseille, le 20 janvier 1799), lequel vient à leur secours
au moyen de ses « Conseils », qui brillent à la vitrine de
nos libraires de Paris. Notre spécialiste ne s'est pas contenté de ce beau rôle: il s'est mis à rimailler, et sa muse
à lui, vieillotte, rabougrie et blafarde, lui a inspiré : *La
mort de l'archevêque de Paris, Denis-Auguste Affre.
Poème dédié à Mgr Sibour, archevêque de Paris.* Paris,
1849; in-8° de 33 pages, sans les notes et une dédicace
en vers. Plus : *Au roi des Français, en le priant d'accepter le nom de « populaire ».* Poème (1831).

BÉLOUINO (PAUL). Docteur en médecine (23 mars
1837), né aux Ponts-de-Cé (Maine-et-Loire). Il a pu-

blié un recueil de *Fables et Apologues* (1868, in-8° de
165 pages). Il y a non moins de soixante-douze de ces
petites pièces écrites sans prétention, et par cela même
fort agréables. En voici une qui fera juger des autres :

LA VIOLETTE.

Une charmante fleur,
C'est l'humble violette,
Emblême de candeur
Et de grâce parfaite.
Jamais autre bouquet
N'eut tant le don de plaire :
On l'offre à la bergère,
Et la reine le met,
Joyau de la nature,
Auprès des diamants
Qui forment sa parure
Et qui sont moins charmants.
Elle est jolie et bonne,
Elle guérit nos maux;
Le médecin l'ordonne
Au village, aux châteaux.
On la tient pour divine
En plus d'une maison,
Et pourtant sa racine
Est un poison.

Jugeons chacun sur son mérite,
Car qu'importe d'où sort
L'homme bon, l'homme fort
Qui fait voir une âme d'élite ?

BENOIT (Philippe). Ce pharmacien de Lyon a pro-
créé une *Virginie*, tragédie en trois actes, représentée à
Lyon en 1825. Nous n'avons pu nous la procurer, quoiqu'elle ait été imprimée la même année; mais nous
avons lu avec grand plaisir un très-beau poème intitulé :
Les Progrès de l'esprit humain, par Ph. Benoît, de
l'Académie de Lyon (1840, in-4° de 74 pages), et qui,
en près de 1450 vers, célèbre les conquêtes morales, in-

dustrielles et scientifiques du roi de la création. Il y a de magnifiques strophes dans ce poème, ou plutôt dans cette Ode immense, divisée en cinq parties. Nous ne pouvons, malheureusement, en donner que quelques fragments cueillis çà et là.

CRÉATION DE LA TERRE.

Quand, d'un signe de sa puissance,
L'Eternel eut créé la matière et le temps,
Il assembla les éléments,
Leur dit : Soyez la terre ! Et la terre en silence,
S'abaissant sous le doigt de Dieu,
Roula dans son orbite immense,
Comme un char, sous l'effort d'un coursier qui s'élance,
Roule sur son essieu.

IMPRIMERIE.

Pâle d'abord comme un rayon d'automne,
Faible comme un roseau qu'un souffle fait plier,
La parole, jetée en des moules d'acier
Que l'art de Guttemberg façonne
Au sein d'un modeste atelier,
En remonte en faisceaux éclatants de lumière :
Un moule a transformé sa faiblesse première
En un formidable levier.
Gloire à toi, Guttemberg ! gloire à l'œuvre féconde
Par qui l'humanité doit se régénérer !
Ah ! sans doute, il est beau de conquérir un monde :
Il est plus beau de l'éclairer.

SIÈCLE DE LOUIS XIV.

J'ouvre les pages de l'histoire,
Devant moi quel siècle est debout ?
Que vois-je ?... un même nom partout...
Un monarque despote, enivré de sa gloire,
Envahira-t-il seul le temple de mémoire ?
Louis à l'avenir semble parler en roi
Et dire avec orgueil : « *Le siècle entier, c'est moi* ».
Mais, pour justifier ce superbe langage,
Dans la postérité, quelle place l'attend ?
En vain du nom de *grand* quelques muses à gage
Ont salué son fastueux passage :
Ah ! c'est le siècle qui fut grand !

BÉRANGER. Dentiste à Beauvais (1849). *Le Banquet d'Amiens;* Paris, 1849, 1/8 de feuille in-8°. Tel est le titre d'une chanson en quatre couplets, composée par M. Béranger. Voici le dernier. Rappelons que cela se chante sur l'air des *Girondins :*

> Si quelque jour, en défendant la France,
> Quelqu'un de vous venait à succomber,
> Les enfants du Nord, je pense,
> Suffiraient pour les venger.
> Ce bouquet de famille (*bis*)
> Soit gravé dans nos cœurs.
> Vive notre patrie (*bis*).

BÉRARD (Jean-Baptiste). Docteur en médecine (7 févr. 1835), ex-chirurgien interne de l'Hôtel-Dieu de Nîmes, natif de Lunel (Hérault), ce médecin qui, en 1845, habitait Paris, rue Royale-St-Antoine, au n° 16, est auteur d'une chanson politique qu'il chanta au banquet offert, en 1847, à M. Bethmont par le Comité de l'opposition du 8° arrondissement. Elle se chante sur l'air : *Chagrins en arrière! chansons en avant!* et commence ainsi :

> De la Réforme en ce grand jour
> Plantons la bannière,
> Chantons, invoquons tour à tour
> Cette cause chère;
> Puisse la France, en écoutant,
> Sécher ses pleurs, mettre à l'instant
> Chagrins en arrière !
> Réforme en avant !

Voir l'impression qui en a été faite en 1847; in-8° de 4 pages.

BÉRAULT (Jean). De la Faculté de Paris, où il fut reçu docteur le 26 juin 1619; mort à Paris, sa ville natale, en août 1647. Guillaume du Val, qui a écrit l'His-

toire de Collége Royal de France, assure que Bérault
« traduisit de fort belles pièces et œuvres, dont les unes
sont imprimées, les autres prestes à imprimer » : Deux
amples et excellents Paranymphes ; Plaute et Arnobe,
traduits en français; les Caractères de Théophraste, avec
notes; l'Euphormion de Jean Barclay; les Discours moraux et politiques de La Rochepozay; les Florides
d'Apulée. Nous avons vu nous-même un morceau de
114 vers adressé à Louis XIII, et portant ce titre :
*Pompa triumphalis christianissimi Regis Ludovici XIII,
a Rupellâ captâ et fugatis Anglïs revertentis;* année 1628,
4 pages in-4°; signé : Jean Bérault, méd. et profess.
Regius.

BÉRIGARD (PIERRE). Quoique né à Florence, ce
médecin, neveu de Claude Bérigard, savant docteur de
Moulins, était Français. Il a mis les Aphorismes d'Hippocrate en vers léonins, sous ce titre : *Hippocratis Aphorismi rhythmici;* Udine, 1645, in-8°.

BERNARD (CLAUDE). Né à St-Julien (Rhône), le
12 juillet 1813 ; membre de l'Académie française, de
l'Académie des sciences et de l'Académie de médecine;
président perpétuel de la Société de biologie; professeur
de physiologie au Collége de France et au Museum
d'histoire naturelle, etc.

C'était à la fin de l'année 1834 : Claude Bernard dé-
barquait à Paris ayant pour tout bien... une tragédie
en vers, non représentée, bien entendu. Le jeune poète
prend son courage à deux mains, et va sonner à la porte
d'une célébrité littéraire de l'époque.

— Je viens, balbutia le pauvre Claude, vous prier,
monsieur, de lire une tragédie que je viens de faire, et
de me dire votre avis sur cette œuvre...

Et tirant de sa poche un rouleau de papier attaché avec une faveur rose :

— Tenez, la voilà... Je vais vous la laisser, monsieur, et reviendrai dans quelques jours chercher votre réponse.

— Écoutez-moi, jeune homme, répliqua aussitôt M. X... Vous paraissez honnête, intelligent... Vous m'intéressez beaucoup... Eh bien! croyez-moi... soyez avocat sans cause, médecin sans malades... tout ce que vous voudrez... mais, pour Dieu, abandonnez vos projets de littérature dramatique... Il y a peut-être en vous l'étoffe d'un Corneille, d'un Molière... n'importe... faites de la science pure... et vous vous y ferez un nom.

Le conseil fut suivi... et Claude Bernard acquit l'illustration que l'on sait.

La tragédie si bien enrubanée, et qui ne quittait jamais la poche de son auteur, avait pour titre : *Louis VI.* Elle est morte pour jamais, Claude Bernard l'ayant depuis longtemps vouée aux flammes; et, pour comble de malheurs, Morel, de Saint-Yon, l'habile aliéniste, est mort, lui aussi, emportant dans sa tombe le secret de ce drame qu'il savait par cœur, et qu'il récitait à qui voulait l'entendre.

BERNIER (Jean-Baptiste). Docteur de l'école de Paris (1841); né en 1812, à Brunehamel, petit village du département de l'Aisne, M. le Dʳ Bernier a composé un recueil de cinquante-cinq *Fables morales à l'usage de la jeunesse*, qui ont été imprimées à Paris, chez Moquet (1859, in-8° de 144 pages). Cela lui a valu l'entrée à l'Académie de St-Quentin, et est dédié « à Sa Majesté l'impératrice Eugénie », à laquelle il adresse ce compliment :

Vous ne repoussez pas le cri de l'infortune,
Mais, avec votre époux faisant cause commune,

Vous voulez tous les deux, dans vos heureux États,
Que de nouveaux bienfaits marquent partout vos pas.

Les fables de M. Bernier sont simplement jolies, sans prétention aucune. On lira surtout avec plaisir celle qui est intitulée *l'Enfant et la Pêche* :

Une leste et vive fillette,
A l'œil coquet, au minois de lutin,
Et logeant dans chaque fossette
Quelque riant amour, quelque blond chérubin,
Se promenait dans un jardin.
Elle aperçut, à travers un treillage,
Une pêche au teint velouté,
Que trahissaient, malgré l'épais feuillage,
Et son parfum et sa beauté.
On aurait dit qu'elle avait emprunté
Au papillon le duvet de son aile,
Et l'incarnat de la fleur la plus belle.
L'enfant s'approche : elle y porte la main ;
Mais déjà la fraîcheur a passé comme une ombre,
Le duvet s'est flétri soudain,
Et l'incarnat est devenu plus sombre.
La pêche alors lui dit avec douceur :
Ma belle enfant, comme nous l'innocence
Par ses parfums annonce sa présence ;
C'est aussi, comme nous, une fragile fleur,
Et le moindre contact en ternit la blancheur.
Prends garde qu'une main hardie
N'en souille les attraits par son toucher impie.
Veille la nuit, veille le jour ;
Et souviens-toi qu'innocence flétrie,
Comme la fleur, disparaît sans retour.

Nous pouvons encore annoncer, comme devant bientôt paraître, un autre recueil poétique de M. Bernier. Soyons indiscret : ce recueil, composé de morceaux variés, profanes et religieux, s'appellera : *De la terre au ciel.*

BESANÇON (Charles). Ce médecin exerçait, en 1839, au Petit-Montrouge, et demeurait route d'Orléans, n° 77. Nous renonçons à analyser ses *Montrougiennes*, en

*trois chants, précédées d'une Épître à la Liberté, avec
observations sur chaque chant.* Paris, 1839 ; in-8° de
111 pages. Nous nous contenterons de donner le sommaire de chaque chant :

1er ch.— Grand Concile des Jésuites tenu à Montrouge
après la révolution de juillet 1830, dans lequel ils déci-
dèrent, vu les circonstances critiques, leur dissolution et
leur déguisement, afin de s'emparer de toutes les places
du gouvernement; apparition de St Ignace; leurs statuts,
leur dispersion ; ou les hommes du jour devenus Jésuites.

2e ch.— Banquet national donné le 23 décembre 1837,
à la Barrière du Maine, chez le sieur Godard, marchand
de vin traiteur; annonce du banquet par Boisdur, tambour; prédiction de sa mort, par Blanvilin, médecin; sa
résurrection; enfin, la description de ce fameux repas,
qui fut donné moyennant trois francs par tête.

3e ch. — L'Administration de la commune de Montrouge, ou Epître à tous les Montrougiens.

Si au moins la forme sauvait le fond !... mais non !
Écoutez ce petit fragment :

> Pour dernier plat, Godard et marmitons
> Ont apporté trois énormes dindons.
> Le plus dodu va droit aux commissaires,
> Car du banquet ce sont les dignitaires !
> Ses flancs trompeurs, tel ce cheval de bois,
> Plein d'ennemis, prit la ville de Trois (*sic*).
> Le fin Godard voulut, par la surprise,
> Renouveler de ces Grecs la méprise :
> Ses flancs trompeurs, au lieu de fanfarons,
> Etaient remplis de gros et beaux marrons.

BESSIÈRES (EDME-BARTHÉLEMY). Médecin des
salles d'asile et des bureaux de bienfaisance; né à Paris,
en 1805; mort le 26 février 1871. C'était un petit
homme maigre, pâlot, souffreteux, extrêmement sensible·

au froid. Comme Méry, il mettait une douillette au milieu du printemps, et vantait les climats où règne constamment une température de 20 degrés. Bessières avait l'esprit fin, délicat comme son corps ; convive fort agréable, pourvu que la salle à manger fût une espèce d'étuve. Il se plaisait à réciter des vers de sa composition, que la société du Caveau eût insérés. Malheureusement tout cela est resté manuscrit ; et, parmi les choses imprimées, nous ne connaissons de lui que trois pièces :

1° *L'Abeille médicale*, morceau lu en 1857, au banquet de la Société de médecine du 1er arrondissement, et qui a été imprimé à part (in-8° de 7 pages) ;

2° Une pièce dans laquelle Bessières chante la rate, la fièvre intermittente, et le professeur Piorry ;

3° *Le Charlatan au Cannet, ou un mot sur les derniers moments de Rachel.*

Si vous avez bon pied, bon œil et bonne oreille,
Allez à la Pitié contempler la merveille
Qu'opèrent chaque jour quelques grains de sel
Sur les fébricitants, salle Saint-Raphaël.

. . . .
. . . . présentant toujours cette rate grossie,
Ce qu'un savant nomme la *spléno-macrosie*.
Pour apprécier bien cette congestion,
Il faut pratiquer l'art de la percussion.
Il apprend à juger, à connaître la rate,
Mieux que ne le faisait le divin Hippocrate,
Puisque cet art révèle aisément la hauteur
De la rate, et de plus indique sa largeur.
Mais il faut pour cela savoir tenir et mettre
Sur l'hypocondre gauche un léger plessimètre,
Et savoir percuter : le son sera mat, sourd
Tant que vous frapperez à l'endroit du viscère,
Mais au delà de lui la résonnance est claire.

. . . .

.BIGEL. Docteur en médecine de l'école de Strasbourg, membre de l'Académie médico-chirurgicale de

St-Pétersbourg, assesseur au Collége de l'empire de Russie, médecin du grand-duc Constantin, etc., etc.; né en 1769. Ayant quitté la France en 1802, il alla s'établir d'abord à Varsovie, puis à St-Pétersbourg, où il vivait encore en 1854, âgé, par conséquent, de 85 ans.

Le docteur Bigel, homœopathe de la plus belle eau, et qui a écrit des ouvrages sur cette niaiserie, a fait aussi, en une centaine de vers, une *Notice historique sur l'homœopathie*, notice qui a été mise au jour par un de ses admirateurs, Nicolas Pavliteheff, procureur général du sénat de Varsovie (1854, in-8°).

> Que l'ombre du grand homme entende chaque jour,
> Pour prix de ses leçons, l'humanité lui rendre
> Hommage, honneur, reconnaissance, amour,
> Et lise sur la tombe où repose sa cendre :
>   « Au martyr de la vérité,
>   Bienfaiteur de l'humanité ».
>
> BIGEL.

BIGOT (Guillaume). Né à Laval en 1502, ce médecin mena une vie fort agitée, malheureusement par suite de l'inconduite de sa femme. On cite de lui un poème sur l'expulsion de Charles-Quint de France : *Guil. Bigotii, Lavallensis, somnium, in quo imperatoris Caroli describitur ab regno Galliæ depulsio* (Parisiis, 1537, in-8°); mais surtout son *Catoptron*, ou Miroir, *ad emendationem juventutis factum* (Basileæ, 1536, in-8°). C'est une exhortation, en 244 vers, à la jeunesse, pour l'amener à vivre honnêtement et à abandonner les plaisirs malsains pour les fermes et solides études. Ce poème fait honneur au talent et à la noblesse d'âme de son auteur.

BIMET (Claude). Chirurgien juré de la ville de Lyon, et qui florissait dans le dernier quart du dix-septième siècle. Ce brave disciple de St-Côme a eu l'idée singulière de mettre en quatrains les descriptions des os

et des muscles du corps humain, et de faire la même
chose sur la circulation du sang. Son livre porte ce
titre :

Quatrains anatomiques des os et des muscles du corps
humain, ensemble un discours sur la circulation du sang;
Lyon, 1664, in-8°, avec cette épigraphe : *Virtus sibimet*
pulcherrima merces.

Bimet a le soin, du reste, de dire comment cette idée
lui a passé par la tête; nous lui laissons la parole : « La
nécessité de ce petit ouvrage est due absolument au
hazard, et plutost à une espèce de divertissement qu'à un
dessein sérieux. J'estois dans mon cabinet appliqué à la
lecture des plus excellens maistres de l'anatomie, et
peut-être dans ces jours où l'estude laisse à l'esprit toute
sa liberté et bonne humeur; en cet estat les rimes me
vinrent en la pensée; je fis des vers sur les matières que
je lisois, et je me trouvay poëte presque avant que je le
sceusse; je pris plaisir à cette nouveauté, et dans ce
sentiment je poursuivis ce que j'avois commencé; je
m'attachay au sujet qui estoit présent, et je mis en quatrains les traités des os et des muscles, auxquels j'ay ad-
jousté ensuite celuy de la circulation du sang. En faisant
tout cela, je ne songeai jamais moins au public; mais
j'ay creu ensuite que les apprentifs en chirurgie en
pourroient tirer quelque profit, la curiosité, peut-être,
les obligeant de lire en vers ce qu'ils n'estudient guère
par leur négligence. Au reste, comme je suis plus chirurgien que poëte, j'ay eu plus de soin du sujet que de
la composition, et des matières que des rimes; je me suis
attaché particulièrement à l'édifice, et j'ay assez négligé
les embellissements; mais si après tout les critiques ne
s'en contentent pas, je ne m'en soucies guères; comme je
n'ay pas prétendu que l'effect de mon divertissement me
procurast des éloges, je ne me suis pas fort précautionné
pour me mettre à l'abri des censures, qui ne m'empes-
cheront point de donner encor au public tous les autres

2***

Traittèz de l'Anatomie en vers, si je remarque qu'il en tire quelque profit. »

Et voilà comment notre chirurgien philosophe a rimé 320 quatrains pour l'ostéologie, 51 pour la myologie, et 77 pour la circulation du sang.

Au reste, honneur à lui! Il a défendu l'immortelle théorie d'Harvey, à une époque où le médecin anglais était le but d'attaques aussi farouches qu'insensées; et c'est avec bonheur qu'on entend Bimet s'écrier :

> Le respect que l'on doit à la vieille routine
> Peut-être empêchera ce glorieux dessein ;
> Mais scache qu'un esprit sage, pur, net et sain,
> La vérité chérit et vers elle s'incline.

> Rien n'est plus ancien que la vérité même,
> Et tout homme d'honneur doit suivre son party ;
> J'ayme beaucoup Platon, mais, lorsqu'il a menty,
> J'ayme la vérité plus que je ne l'ayme.

Ce sont les deux meilleurs quatrains de Bimet; les autres, lorsqu'il s'agit de descriptions, sont absurdes.

> Les deux mâchoires font ce qu'on nomme la face,
> Dont celle de dessous se meut apparemment,
> Et celle de dessus n'a point de mouvement;
> Autrement, nous ferions toujours quelque grimace.

BLACHE (ROMAIN). Docteur en médecine de la Faculté de Paris (1808), premier médecin en chef en retraite de la marine nationale, directeur de la Santé à Marseille, né sur les bords de la Méditerranée (à Toulon, croyons-nous), M. Blache s'est fait le chantre des *saisons et des travaux des champs en Provence;* et son imagination féconde, modérée pourtant par la sérénité et le calme du savant, a enfanté 4,488 vers, tous de dix pieds, sur le printemps, l'été, l'automne, l'hiver, les travaux des champs, la terre végétale, l'eau végétale, l'humus, l'engrais, la végétation, la vigne, le blé, et l'olivier. Tout cela rangé par dixains d'une grande uniformité. C'est un poème didactique dans toute l'acception du mot, affranchi même des évocations mythologiques. Aucun détail de la vie pratique agricole n'a échappé à M. le Dr Blache, qui se montre astronome, physicien, chimiste, physiologiste, météorologiste, agriculteur pratique fort habile.

> C'est à Saint-Cyr que sont ses vignes ;
> Le canton s'étend jusqu'à Signes.

Le livre de M. Blache est assez fraîchement éclos ; il a paru à Marseille, en 1872, chez le libraire E. Camoin (in-8° de 392 pages). Le printemps y est ainsi rimé :

> Saluons du printemps l'aurore :
> Le soleil franchit l'équateur,
> De tons plus vifs l'air se colore,
> La nue atteint plus de hauteur,
> Les jours se suivent moins rapides,
> Les horizons sont plus limpides ;
> L'éclat lumineux rajeunit,
> Dans une harmonie unanime,
> Et tout ce que la vie anime,
> Et tout ce que le cœur unit.

BLACUOD (HENRY DE). Professeur de chirurgie au Collége royal (1624-1627); né à Paris, le 24 mars 1588; docteur de la Faculté de Paris, le 22 juin 1610; mort à Rouen, le 17 septembre 1634.

Ce médecin distingué avait été intimement lié avec Louis Servin, avocat général à Tours, celui-là même qui, poussé par son attachement inviolable au roi et par son zèle patriotique, osa combattre l'injustice et les inconvénients de certains édits bursaux, s'exprima franchement devant Louis XIII, fut réprimandé par ce prince, et mourut le jour même, frappé d'une attaque d'apoplexie, suite de l'émotion qu'il avait éprouvée.

Le petit enfant du courageux magistrat inspira à Bla-cuod un horoscope, qu'il composa d'abord en latin, et qu'il rendit ensuite en vers français : *Caroli Servini, Ludovici Filii, Genethliacon; accedit hujusce poematis conversio in versus gallicos;* 1612, in-8°.

Le texte latin porte 74 vers; la version française en a 126, et se termine ainsi :

> Filez, fuzeaux, filez la trame bien-heureuse
> De cest enfant issu de race généreuse.
> Du costé maternel desja le brave Mars
> Estalle tout pompeux ses fanfarons estendars,
> Et plantant à l'entour ses superbes trophées,
> Fait voir des ennemys les forces triomphées ;
> Ainsi, cest Enfançon, doublement bien-heureux,
> Tirant des deux costés des présents plantureux,
> Haussera jusqu'aux Cieux sa louange immortelle,
> Pour y estre à la fin une estoille nouvelle :
> Voila mon seul oracle, oracle sans abus
> Dicté par Jupiter au prophète Phœbus.
> Doncques, fuzeaux, filez la trame bien-heureuse
> De cest Enfançon issu de race généreuse.

BLANCHETON (André-Antoine). Né à Vertaizon, petit village sur les bords de l'Allier, département du Puy-de-Dôme, le 3 août 1784, Blancheton fit ses études à Clermont sous le chirurgien Bonnet, acquit le grade de docteur à Paris, en 1808, et faisait, l'année suivante, la campagne d'Autriche en qualité de médecin de 1re classe, puis celle de Portugal, aux côtés de Massénat, son ami. Revenu à Paris, il était nommé médecin adjoint pour le traitement des maladies épidémiques, médecin consultant de Charles X. Il mourut, aveugle depuis plusieurs années, le 13 août 1830.

Une tendre sensibilité règne dans ses compositions; la plus douce mélancolie se peint dans tous ses vers, interprètes de la vertu se résignant à l'infortune et cherchant des consolations dans les arts. Blancheton excellait surtout dans le genre didactique et descriptif. Tantôt c'est à sa patrie qu'il s'adresse, et c'est le berceau de son enfance qu'il croit apercevoir dans la profonde nuit dont il est entouré :

> O Limagne enchantée ! Auvergne, ô ma patrie !
> J'espérais te revoir au déclin de ma vie,
> Mais le flambeau du jour se dérobe à mes yeux ;
> Que peuvent mes regrets et d'inutiles vœux !
> Peut-être pour jamais j'ai perdu la lumière,
> Pour jamais elle a fui mon humide paupière !
> Cependant, quelquefois, dans la profonde nuit,
> L'Auvergne m'apparaît, son image me suit.
> Oui, je la reconnais cette plaine fertile,
> Où je devais un jour me choisir un asile ;
> Je vois ces monts d'or, et ces muets volcans
> Qui jadis vomissaient la lave en flots brulans ;
> Je foule aux pieds ta cendre, effroyable cratère
> Dont la tonnante voix épouvanta la terre ;
> J'erre encore sur tes flancs, Puy-de-Dôme orgueilleux,
> Dont le hardi sommet ose braver les cieux...

Tantôt, il se sent inspiré par l'amour de la patrie, et rend hommage à ceux qui l'ont illustrée et ont répandu leur sang pour elle :

> Trois fois la vieille Europe, honorant nos drapeaux,
> Les aura vus flotter, vainqueurs et sans rivaux.
> Qui vous rendit si grands et si dignes d'envie ?
> Français, vous le savez : l'amour de la patrie !
> Seul il fait les héros, il enfante l'honneur ;
> C'est le feu qui dévore et consume un grand cœur.
> Il embrasa le vôtre, ô fils de nos montagnes,
> Daumat, d'Estaings, Desaix, noble et grand L'Hôpital,
> Delille, Dubelloy, Thomas, profond Pascal.
> Illustres dans les camps, ou fameux dans l'Ecole,
> Soyez de mon pays l'éclatante auréole !
> La gloire et le génie ont signalé vos pas
> Et brillent sur vos fronts au delà du trépas !

Voy. : *Souvenirs d'un aveugle*, par A. Blancheton. *L'Illusion* et *la Patrie*. Paris, 1827 ; in-8° de 24 pages. *L'Illusion* compte 158 vers ; *la Patrie* en a 123.

BLANDET (Edme-Antoine-Émile). Natif de Cou-
langes-la-Vineuse (Yonne), fils d'un père attaché successivement à plusieurs hôpitaux de Paris, M. Emile
Blandet fut reçu docteur le 20 mars 1840. Un an aupa-
ravant, il avait enfanté une satire contre les chefs de
l'école romantique. En voici le titre joyeux :

La Romantiade, poème lunatique dédié à MM. les
gens de lettres; Paris, 1839, in-12 de 24 pages; signé :
Satyricon, membre correspondant du défunt Hélicon. Es
presses pantagruéliques de feu Alcofribas. A. Microme-
galopolis, capitale du royaume de la Lune.

Nous sommes désolé de n'avoir pas pu mettre la main
sur cette curiosité.

BLAU (Viateur-Théophile). Docteur en médecine
de la Faculté de Paris, médecin en chef de l'Hôtel-Dieu
de Blois, médecin du collége de cette ville, de la gen-
darmerie, de l'école normale, membre du Conseil municipal, président d'une société chorale qu'il contribua à
fonder, Blau, né à Blois, faubourg de Vienne, le
18 novembre 1798, est mort dans cette ville le 17 avril
1862. Son fils, M. Edouard Blau, est bien connu dans
le monde dramatique, et est un des auteurs de *la Coupe
du roi Theulé*. Nous avons sous les yeux un recueil de
poésie de Viateur Blau : *Heures de loisir*, par un membre
de l'Orphéon. Blois, 1861 (2ᵉ édit.); in-8° de 94 pages.
C'est aimable d'un bout à l'autre, une douce philosophie
y règne; le poète a chanté lorsqu'il était déjà vieux :
l'âge a répandu dans ses vers je ne sais quel mélange de
mélancolie, de bonhomie, de sérénité d'âme et de gaîté.
On y voit tour à tour :

Figurer le plaisir, le vin et es amours.

Nous signalerons dans ce petit écrin : *le Lorgnon perdu*, dont voici les derniers vers :

> Du Ciel pour nous la bonté se révèle
> A chaque pas par ses dons précieux :
> La femme naît, comme la fleur nouvelle,
> Pour nos plaisirs, et surtout pour nos yeux.
> Tous les objets créés pour nous séduire,
> Gentil corsage et petit pied mignon,
> Pourront passer sans que je les admire :
> Ah ! plaignez-moi ! j'ai perdu mon lorgnon.

Mes vingt écus d'économie, gracieuse pièce de sept strophes :

> Aujourd'hui, la raison plus forte
> Dans le vrai chemin me conduit :
> Un malheureux est à ma porte
> Qui souffre en secret et languit.
> De mes vingt écus, je l'espère,
> Le meilleur emploi le voilà :
> Courons soulager sa misère ;
> J'aurais dû commencer par là.

Enfin, une boutade intitulée : *les Règles de l'hydrothérapie*, par un échaudé; véritable petit tour de force en 90 vers, se terminant tous par la même rime :

> Dès le matin, au jour levant,
> On sonne à votre appartement ;
> C'est votre *doucheur* vigilant
> Qui vous aborde en souriant,
> Et d'un drap mouillé fraîchement
> Vous couvre le corps promptement ;
> Puis vous frictionne rudement
> Sans trop vous écorcher pourtant
>
> . . . .
>
> Voilà quel est le dénouement :
> Après deux mois de traitement,
> D'ennuis, d'angoisse et de tourment,
> Quinze cents francs payés comptant,

> On s'en retourne constamment
> Plus malade qu'auparavant.

Cette boutade a été publiée par *l'Union médicale;* année 1860, n° 98.

BOGROS (Jacques-Michel-Edmond). Docteur en médecine de la Faculté de Paris (1848); bibliothécaire de la ville de Château-Chinon, de 1850 à 1870; membre de plusieurs sociétés littéraires, etc.; né à Château-Chinon (Nièvre), le 20 novembre 1820. Non-seulement M. Bogros a écrit une Histoire de sa ville natale (1864), mais il a encore fait paraître dans le *Bulletin de la Société nivernaise des Lettres, Sciences et Arts* (t. I, 2ᵉ série, année 1863), un certain nombre de pièces charmantes de poésies, parmi lesquelles il convient de citer : *Le soir dans la forêt; les Deux Tilleuls; les Bons Anges; la Rivière* (à l'Yonne). Il a également composé quelques livrets d'opéra, sur lesquels on pourra trouver des détails dans le *Dictionnaire des musiciens contemporains,* de M. F. Clément, articles *Sardanapale* et *Cléopatre.* L'un de ces opéras (*Les Roussalkâs*), musique de Mᵐᵉ la baronne de Maistre, a été joué avec succès au théâtre de la Monnaie, à Bruxelles, en 1870. Enfin, M. Bogros a encore signé un volume : *A travers le Morvand* (1873, in-12), où la poésie tient une assez large place.

On voit combien sont variés les aptitudes et les talents du Dʳ Bogros. Il y a surtout un chant des laboureurs, intitulé *le Blé,* mis en musique par M. Goyer, qui n'est rien moins qu'une perle :

CHŒUR.

> Chantons le blé, trésor du monde,
> Amis, dans un cœur fraternel,
> Chantons cet enfant immortel
> Qui naît de l'union féconde
> De la terre et du ciel.

Chantons le blé ; la divine semence
Tombe au sillon par le soc préparé ,
Et dans le sein de la terre commence
A s'accomplir le mystère sacré.
Chétif brin d'herbe, à peine il vient d'éclore,
Quand fuit l'automne au front décournonné ;
Mais le soleil semble sourire encore
Pour égayer le frêle nouveau-né.

Chantons le blé. L'Hiver, geôlier farouche,
Nous tient captifs et gronde sur nos toits,
Sa rude main flétrit ce qu'elle touche,
La fleur des champs et l'ombrage des bois ;
Mais lui, bravant le froid qui nous assiége,
Et dans le creux des sillons endormi,
Rêve au printemps sous son manteau de neige :
Pour le blé seul l'hiver est un ami.

. . . .

. . . .

Chantons le blé ; que les granges profondes,
Pour l'accueillir, s'ouvrent à deux battants :
Voici venir les chars aux gerbes blondes,
Les gars brunis et les marmots chantants.
Sous chaque chaume, où l'agape s'apprête,
Des moissonneurs l'essaim se réunit.
O saint travail ! c'est toi qu'ici l'on fête,
En te fêtant c'est Dieu que l'on bénit !

. . . .

BOISSEUIL (EUGÈNE-ANDRÉ). Docteur en médecine (1837), né à Bordeaux le 21 mars 1809, mort dans la même ville, au mois de novembre 1871. Boisseuil était bien connu à Bordeaux pour ses aptitudes poétiques: les banquets, les réunions confraternelles, le départ pour le grand voyage d'un disciple d'Esculape, étaient pour lui autant d'occasions de faire parler sa muse. On lira toujours avec plaisir *la Truffe et le Champagne*, charmant apologue qu'on pourra voir dans l'*Union médicale de la Gironde* (t. I, 1856, p. 101).

Un jour la Truffe et le Champagne
Se querellèrent tout de bon

3

C'était, je crois, à la campagne
D'un certain Docteur en renom.
— Partout je suis chéri des belles,
Disait le Champagne en gaîté ;
Je sais vaincre les plus rebelles
En leur versant la volupté.
L'esprit, avec mon gaz, à la ronde pétille,
J'inspire les propos joyeux,
Et, grâce à moi, le plaisir brille
Sur tous les fronts, dans tous les yeux.

. . . .

Nous ne pouvons trop recommander aussi une espèce d'hymne à la santé, et qui commence ainsi :

Il est parmi les biens que Dieu prodigue à l'homme,
Un bien auprès duquel les autres ne sont rien ;
Qu'on cherche à la Cour ainsi que sous le chaume,
But sacré de notre art, Hippocrate, Galien.
Ce bien que la cité court chercher au village,

. . . .

Ce bien des biens. . . . .
Ce céleste rayon, ami, c'est la *santé*.

BOMIER (JEAN). Natif de Niort ; docteur de la Faculté de Paris (16 mai 1580).

Les Aforismes d'Hipocrate expliqués en vers françois, par J. Bomier, P. N. D. M. P. Niort, 1596 ; in-8°.

Il y a 1,808 vers disposés en quatrains, les uns alexandrins, les autres de 12 à 13 syllabes. Quelle que soit l'étendue du texte latin de chaque aphorisme, Bomier les a toujours rendus en quatre vers :

Ier APHORISME.

La vie nous est brève, et longue la siense,
L'occazion est proute, et passe vitemant,
Le hazard dangereus en fole experiense,
La difficulté est grande au bon jugement...

BONAFOUS (Matthieu). Agronome, littérateur distingué, docteur en médecine de Montpellier, directeur du Jardin royal d'agriculture de Turin, l'un des administrateurs de l'institution agronomique de Grignon, membre du bureau de statistique près du ministère de l'Intérieur du royaume de Sardaigne, etc., ce savant est né à Lyon le 7 mars 1793, et est mort à Paris le 23 mars 1852. Bonafous ne s'est pas contenté de publier un grand nombre d'ouvrages sur l'histoire naturelle, l'agronomie ; il s'est trouvé poète à son heure, et on lui doit *le Ver à soie*, poème de Marc-Jérôme Vida, trad. en vers français, avec le texte en regard ; dédié à Frankin Bonafous, frère de l'auteur. Paris, 1840 ; gr. in-8°, avec une gravure d'après Louis Boulanger.

Cette traduction est suivie d'une foule de notes, qui en font un traité d'éducation. Voici le jugement qui a été porté par l'Académie de Lyon sur cette version :

« On ne s'attendait pas à trouver parmi les poètes le nom de M. Matthieu Bonafous, si populaire et si avantageusement connu dans le monde scientifique ; mais ce savant agronome a trouvé quelques loisirs pour la poésie. Quelque peu de foi que nous ayons de nos jours à l'utilité des poèmes didactiques, le soin que prend le membre associé de l'Académie de Lyon de reproduire, en vers français, le poème latin de Vida sur le ver à soie, nous ferait penser qu'il fait exception, et que s'il offre un délassement agréable aux lettres, la science y trouve des préceptes généraux, vrais et applicables. Toutefois, ce n'est pas sous ce dernier rapport que nous avons entendu et relu ce poème, qui est à la fois une traduction fidèle et une œuvre littéraire, dont M. Dumas, rapporteur près de l'Académie de Lyon, caractérise ainsi l'auteur : « J'ai éprouvé, dit-il, du plaisir à reconnaître que le poète traducteur est un disciple de l'abbé Delille : c'est le même choix d'expressions, la même politesse de langage, le même goût fin et délicat, etc. »

Pour justifier cet éloge, nous n'aurions qu'à citer beaucoup, si les bornes de ce livre ne nous forçaient à nous restreindre à ces beaux vers dans lesquels le poète chante le travail des devideuses :

> Avant que le zéphyr apporte sur son aile
> Avec l'encens des fleurs les sons de Philomèle,
> Les vierges des hameaux pour charmer les vallons,
> Unissent le travail à l'air de leurs chansons ;
> Et, submergeant d'abord leur féconde richesse
> Dans les flots écumeux qui bouillonnent sans cesse,
> De la chaudière ardente elles font voltiger
> Leurs fils aériens sur un cercle léger,
> Enlèvent tous les nœuds, et la soie éclatante
> Prend sous la roue agile une teinte inconstante.
>
> . . . .
>
>
> . . . .
>
> Dirai-je avec quel art leurs doigts ingénieux
> Transforment ces longs fils en tissus précieux ?
> Le fil au fil uni, sur un métier mobile,
> Se croise sous le jeu d'une navette habile ;
> Et tandis que leur pied, par mille et mille efforts,
> Du rouet babillard anime les ressorts,
> Elles font retentir le foyer domestique
> De leurs récits d'amour et de leur chant rustique.
>
> . . . .

BONFILS (François). Docteur en médecine (1802), professeur honoraire à l'Ecole de Nancy, né dans cette dernière ville en 1769, mort le 12 décembre 1851. Quoique déjà traduit en vers français, *l'Anti-Lucrèce* du cardinal de Polignac a tenté le talent de Bonfils, qui ne pouvait voir, sans les déplorer profondément, les tendances toujours croissantes de ses concitoyens vers la doctrine funeste d'Epicure, combattue si éloquemment par le fameux prélat. Notre médecin a essayé ses forces, mais il n'est pas allé au delà du 1er chant. Son œuvre est restée à l'état d'embryon.

Anti-Lucrèce, ou de Dieu et de la Nature, traduction libre, en vers français, du poème latin du cardinal de Polignac, texte en regard, par F. B. P. D. M. (F. Bonfils père, D. M.). Nancy, 1835; in-8° de 29 pages.

BONNECAMP (DE). Médecin qui vivait dans la dernière moitié du XVIIᵉ siècle.

On connaît de lui ces vers, qu'il composa, en 1680, à l'occasion de la guérison du Dauphin au moyen des préparations de quinquina importées en France par le chevalier Talbot :

> Autrefois un Talbot, ennemi de la France,
> La mit jusqu'aux abois par un fer inhumain ;
> Un Talbot, aujourd'hui, le gobelet en main,
> Par des coups plus heureux en sauve l'espérance.
> Malheur à Talbot l'assassin !
> Vive Talbot le médecin !

BORDEGARAYE (PHILIPPE-BERNARD DE). Né à Paris en 1648, docteur le 4 décembre 1698, mort à St-Domingue en 1728. Il demeurait en 1720 rue Guénégaud, et était fils de Bernard Bordegaraye, chirurgien à Paris. Il a traduit en vers français la *Requête du petit chien Pluton*, de Santeuil. Cette traduction se trouve dans les *Œuvres de M. de Santeuil...* avec les traductions par différents auteurs. Paris, 1698; in-8°, page 16. Pluton était un petit chien favori d'une princesse, mais qui, ayant été atteint de la gratelle, fut relégué au chenil, avec d'autres compagnons. Il recouvra bientôt la santé; mais son absence lui avait fait perdre les bonnes grâces de sa maîtresse. Dans un moment de bonne humeur, le prince engagea Santeuil à écrire une requête pour l'infortuné Pluton. Le poète se mit à l'œuvre, et eut bientôt versifié son charmant *Pluto Catellus; ad serenissimam Principem expostulatio.*

C'était bien osé que de chercher à rendre en français ce joli badinage. Bordegaraye ne s'en est pas mal tiré :

Epagneuls et Bichons, écoutez mon malheur ;
Et vous qui par mille caresses
Gagnez le cœur de vos maîtresses,
Beaux Doguins, beaux Levrons, partagez ma douleur.
Mon destin m'oblige à me plaindre,
Et je ne puis plus me contraindre.
Je vais tâcher de fléchir le courroux
De mon adorable Princesse.
Si je pouvais regagner sa tendresse,
Que mon sort ferait de jaloux !
Mais, hélas ! ce n'est plus la même,
Ce n'est plus ce Pluton qu'elle aime,
Pluton qui fut reçu dans la royale Cour
Avec tant de marques d'amour ;
C'est un banni, dont sa colère
Cause maintenant la misère.
Si cependant, d'un visage plus doux,
Elle veut voir Pluton à ses genoux,
Elle pourrait rompre mes chaînes.
Je lui dirais toutes mes peines :
C'est à l'infortuné Pluton
Que tout maintenant fait la guerre ;
Du lait tourné est sa boisson ;
Pour ses mets du pain bis, pour son lit c'est la terre.
Éloigné de votre palais,
Je ne suis plus compté du monde.
Est-ce vivre comme je fais?
Une meute qui toujours gronde,
Auprès de qui je parais moins que rien,
Et dont l'insolence est extrême! ...
Je ne me connais plus moi-même :
Je ne puis plus me nommer chien !

BORIE (Léonard). Ancien médecin en chef, des armées, membre de plusieurs sociétés littéraires ex-chirurgien-major de la garde nationale de Paris, médecin de l'hospice royal de Versailles; né à Tulle (Corrèze); reçu docteur à Strasbourg, le 9 mai 1811.

Au milieu de l'effervescence et de l'entraînement causés par les hardies innovations de Broussais, Borie ne céda pas à l'engouement général des jeunes médecins pour les théories aisées du grand réformateur, et, faisant appel à la poésie, il chercha à convaincre ses concitoyens du danger de la médecine dite physiologique. Tel est le but de son *Epître à M. le Dr Broussais*, dédiée à M. le baron des Touches, préfet du département de Seine-et-Oise. Versailles, 1824; in-8° de 28 pages. Hélas! ce n'est qu'une « enfilade » de 354 vers sans couleur, vieillots et sans verve, accompagnés de notes nombreuses. Si Borie adresse son Epître au préfet de Seine-et-Oise, « c'est, dit-il, parce que je me suis souvenu que vous n'étiez pas plus favorable aux sangsues en médecine qu'en administration », adorable réflexion, servie par une fibre amollie et sans ressort :

> Admirable docteur en physiologie,
> Qui croit nous faire vivre en nous ôtant la vie,
> Broussais, maître adoré d'imberbes sectateurs,
> Toi qui feras pâlir les plus grands novateurs,
> Et qui par tes écrits, toujours antifébriles,
> Formes, en moins d'un an, des médecins habiles !
> Si ton système, riche en funestes erreurs,
> Trouve encore parmi nous de fougueux sectateurs,
> Je tremble que bientôt nos villes florissantes,
> Nos populeux hameaux, nos campagnes riantes,
> N'offrent à tous les yeux que l'aspect déchirant
> Des excès que commet un délire effrayant.
>
> . . . .
>
> Adieu, Docteur, adieu, tu ne peux m'en vouloir,
> Je n'ai fait que remplir un pénible devoir.
> Moins *d'irritation*, surtout plus de franchise,
> Te feraient convenir de ta grande méprise ;

Et de ton *catéchisme* abjurant les erreurs,
Tu préviendrais encore de déchirants malheurs.

BOUCHARD (Charles). Docteur en médecine
(18 avril 1829), M. Bouchard exerce encore aujourd'hui
à Mâcon. Originaire de Dijon, il est membre de l'Académie de Mâcon, secrétaire général de la commission de
salubrité publique de Saône-et-Loire, dont il a rédigé les
rapports en 1846 et années suivantes, etc. Né poète, il a
publié un assez grand nombre de pièces, dont on trouvera plusieurs dans le Compte-rendu des travaux de la
Société d'agriculture, sciences et belles-lettres de Mâcon
(1833-1860; in-8°, p. 247 et suiv.). On y distingue : son
discours (en vers) comme récipiendaire de cette société;
un morceau charmant, intitulé *les Fleurs que j'aime;*
des strophes inspirées par l'inondation du mois de décembre 1840; un chant harmonieux, *les Tours de St-
Vincent,* adressé à George Sand; enfin, une autre composition, inspirée par l'inauguration d'un orgue dans
l'église paroissiale de St-Vincent de Mâcon. Il faut
choisir dans ce poétique jardin; et voici comment
M. Bouchard chante les fleurs :

Tout nous parle dans la nature;
Athée au sourire moqueur,
Pour confondre ton imposture,
Mille voix s'élèvent en chœur.
Ce monde éclatant d'harmonies,
Chef-d'œuvre du Dieu que tu nies,
Et dont tu railles les défauts,
Malgré ta stupide démence,
Le monde est un concert immense
Où ta voix seule chante faux.

.   .   .   .

Fleurs, c'est vous que ma voix implore !
Au souffle éthéré du printemps,
Hâtez-vous, hâtez-vous d'éclore!
Pour vous chanter je vous attends;
Ma muse, que l'oubli réclame,

Faible écho des soupirs de l'âme,
N'eut jamais de plus doux accents
Que quand les cordes de sa lyre,
Ivres d'amour et de délire,
Se parfumaient à votre encens. . . .

BOUDIN (JEAN). Docteur de Paris (16 février 1683) ;
doyen dans les années 1696 à 1699; mort à Versailles
le 24 octobre 1728, âgé de 70 ans. Il avait été médecin
du roi et du Dauphin. Nous ne connaissons de Boudin
que quatre vers, qu'on a mis sous l'un des portraits gravés du fameux Silva :

Il charmait les esprits par ses traits éloquents ;
Il portait dans les mains les trésors de la vie ;
Admiré du public et recherché des grands,
Il se rendit célèbre et terrassa l'envie.

BOUHIN (PIERRE). Agrégé au collége des médecins
de Dijon ; né à Saint-Seyne en 1639; mort à Dijon le
1er novembre 1710. On a de ce médecin des *Stances sur
la pitoyable mort des sieurs Cl. Bouhin et Simon Mielle,
mes frère et cousin*, arrivée à Mirebeau, la veille de Noël
1659. Dijon, 1659.

BOURDELIN (LOUIS-HENRY).

L'Art iatrique, poème en quatre chants, ouvrage posthume de L. H. B. L. J., docteur régent de la Faculté
de médecine en l'Université de Paris; recueilli et publié
par M. de L..., membre de plusieurs sociétés savantes.
Amiens, 1776; in-8° de 93 pages.

Les bibliographes se sont beaucoup occupés de ce
poème, et ont discuté la question de savoir à qui on devait l'attribuer. Les uns n'ont vu là que Joseph Philip,
doyen de la Faculté de médecine de Paris en 1780 ;
d'autres accusent de cette attaque un autre enfant de

3*

l'École célèbre de la rue de la Bûcherie, Louis-Henry
Bourdelin, qualifié de *le Jeune*, pour le distinguer de ses
homonymes, né à Paris le 6 mai 1743, |docteur le
23 août 1768, et mort phthisique à Amiens, en août 1775.
Pour des raisons qu'il serait trop long de donner ici,
nous sommes persuadé que la dernière interprétation est
la vraie, et que *l'Art iatrique* est bien de Louis-Henry
Bourdelin, le Jeune (L.-H. B. L. J).

Ce poème est une attaque violente contre plusieurs des
membres de la Faculté de Paris : Gardane, Portal,
Désessarts, Pajon de Moncets, Colombier, Bourru,
Bouvart, Élie de la Poterie, Dupuis, Messence, Le
Thieullier, Alph. Le Roi, Fumée, Borie, De Cézan,
Lorry, etc.

Le 3e chant commence ainsi :

> O Pocquelin, auteur inimitable,
> De qui la muse, en tout si profitable,
> A nos dépens égaya l'univers,
> Je ne viens point t'invoquer dans mes vers,
> Ni t'emprunter un grain du sel attique
> Qui distillait de ta veine comique.
> Un esprit sombre, observateur pesant,
> Oserait-il prendre le ton plaisant?
> Je viens, plutôt soumis avec décence,
> Mettre à tes pieds notre reconnaissance.
> Tel est mon but, que je dois t'avouer :
> Tu nous jouas, et j'ose t'en louer.....

BOURDELOT (Pierre-Michon). Abbé commenda-
taire de Saint-Martin-de-Massay ; premier médecin de
Christine, reine de Suède (1651); né à Sens, le 2 février
1613, de Maximilien Michon, chirurgien à Sens, et de Anne
Bourdelot. Il se fit recevoir docteur à Paris le 12 mai
1642, et mourut le 9 février 1685. La prise de Limbourg
par le duc d'Enghien, le 21 juin 1675, a fourni à ce médecin grand seigneur le sujet d'une pièce de vers français, qui a été imprimée (in-4°, s. l. n. d., de 7 pages),

mais qui est tellement nulle que nous nous garderons bien
de la reproduire.

BOURDON (J.-P.). Docteur en médecine, sur lequel
nous n'avons pu nous procurer aucun détail biographique. Nous savons seulement qu'il a converti en vers
libres les Aphorismes d'Hippocrate, sous ce titre : *Aphorismes d'Hippocrate*, traduction nouvelle en vers libres.
Falaise, 1825, in-8°, chez Brée l'aîné, imprimeur ;
72 pages, non comprise une préface de 4 pages. De la
préface de Bourdon, il n'est pas inutile de relever cette
déclaration :

« Entre autres sujets, pour me distraire, la traduction
en vers des Aphorismes d'Hyppocrate, de Delaunay
(*Voy.* ce nom), chirurgien, occupa surtout mes loisirs.
L'auteur, s'étant imposé l'obligation d'exprimer chaque
Aphorisme dans un sixain de vers de huit syllabes, a fait
plutôt une paraphrase qu'une traduction...; mon respect
pour Hippocrate ne me permettant pas d'altérer son ouvrage, je voulus essayer s'il ne serait point possible, en
conservant le style et les expressions d'Hippocrate, de
faire une traduction fidèle, ayant la forme poétique, ou
traduisant, ainsi qu'on l'appelle, en prose riante... Après
avoir délaissé ce travail pendant vingt ans, et l'avoir comparé avec d'autres productions, s'étant convaincu que la
sienne était aussi exacte et aussi fidèle que les plus approu-
vées, il a osé la publier, persuadé qu'elle a le mérite d'être
plus facile à retenir... »

Le lecteur jugera, comme nous, que Bourdon ne s'est
pas trop abusé ; car voici comment il rend le premier aphorisme du Père de la médecine :

La vie est courte, et l'art demande bien du temps;
L'occasion s'enfuit, juger est difficile ;
L'expérience trompe ; et pour vous rendre utile.
Des externes secours secondez vos talents.

Non, ce n'est point assez d'ordonner ce qu'il faut.
Faites servir encor tout ce qui vous entoure :
Assistants et malades, il faut que tout concoure,
Sinon l'art dans son but se trouve être en défaut.

BOURRÉE (Léon). Docteur en médecine (1835), exerçant à Châtillon-sur-Seine. Médecin de l'hôpital de cette ville, du chemin de fer de Lyon et des prisons, etc., etc..., M. Bourrée est l'éditeur intelligent d'un poème fort curieux d'Aimé Piron (*Voir* ce nom) : *l'Evaireman de lai peste.*

BOUSSIRON (B.). Né à Bordeaux, mort dans cette ville le 12 juin 1862. Tout ce que nous pourrions dire de cet excellent homme ne pourrait remplacer les lignes que lui a consacrées le Dr Vénot :

« Boussiron, excellent confrère, ravi trop tôt à l'affection de tous ceux qui le connurent ! — Cœur d'or, esprit ardent et privilégié, sachant allier aux graves préoccupations de la pratique médicale les élans d'une âme de feu, les joyeuses inspirations d'une nature riche et brillante. A ces divers titres, Boussiron était l'indispensable convive de tous ses confrères et amis. Pas de fête, pas de réunion sans lui. Il y apportait, avec le gracieux entrain de son caractère, le charme sympathique de sa causerie, et la verve intarissable de sa gaîté. Poète et musicien par instinct, il avait un répertoire à lui, pétillant d'esprit et d'originalité, dont il faisait valoir avec supériorité chaque composition. *Blondette, Glycère, l'Enfant et l'Oiseau, le Nuage et la Mer*, sont autant de jolis poèmes, auxquels Boussiron donnait une vie, un accent, une expression, révélant l'auteur et l'artiste dont ils étaient l'œuvre. »

C'est à Boussiron que Vénot a pu envoyer, sans craindre de se tromper d'adresse, un de ces couplets :

. . . Ta Glycère au vif regard
Comme tu la peins avec art,

Vidant sa coupe humide !
Dis-moi aussi tes deux oiseaux,
Voltigeant parmi les roseaux
        Avec la cantharide.
Enfin, tire de ton album
Couplets, ballades, galbanum.
        Et zon, zon zon ,
        Chante Boussiron,
Toi seul es notre guide !

Les poésies de Boussiron sont éparpillées un peu partout. Un grand admirateur de son talent nous a communiqué une mélodie et une pastorale de cet enfant chéri des
Muses. La première a nom : *Jeanne et le Batelier;* la
seconde, *le Nuage et la Mer,* a été mise en musique par
Victor Parizot.

Bons matelots, allons, courage !
Le vent se lève, il faut partir ;
Il faut abandonner la plage,
Demain le vent pourrait mollir.
Adieu ! noble pays de France,
Berceau de mes chères amours ;
La terre fuit, mais l'espérance
De vous revoir me suit toujours (*bis*).

. . . .

Matelots, voyez cette étoile
Briller à l'horizon du Nord;
Sur elle orientez la voile,
Ses rayons nous guident au port.
Après les douleurs de l'absence,
Les calmes et les ouragans,
Dieu nous fera revoir la France,
Nos fleurs, nos femmes, nos enfants ,*bis*).

BOUSSUET (François). Chirurgien et docteur en
médecine ; né en 1520, à Seurre en Bourgogne ; mort
à Tournus en 1592. Les amateurs se disputent, dans
les ventes, les deux ouvrages poétiques de ce médecin :

1. *De arte medendi Libri XII, ex veterum et recentiorum medicorum sententiis, omnibus medicinæ studiosis admodum utiles.* Authore Francisco Boussueto, surre-giano, doctore medico. Lugduni, 1557; in-8° de 287 pages.

2. *Francisci Boussueti, surregiani, doctoris medici, de naturâ aquatilium, carmen, in universum Guilielmi Rondeletii, doctoris medici, et medicinæ in scholis Monspeliensis professoris regii... cum vivis imaginibus,* opusculum nunc primum in lucem emissum. Lugduni, 1558, in-4°.

Ce dernier livre, sur le Traité des poissons de Rondelet, n'a pas grande valeur: ce n'est qu'une paraphrase, sans couleur et sans goût, des descriptions données par le médecin de Montpellier.

Mais le *De arte medendi* a fourni à Boussuet l'occasion de développer tous ses talents de poète.

BOUTREUX. Docteur en médecine (12 juin 1816), ex-chirurgien interne des hôpitaux d'Angers et de Paris, ancien chirurgien-major des armées impériales, et médecin des épidémies du canton de Chalonnes (Maine-et-Loir); né à Angers. M. Boutreux a aventuré, dans l'arène de la critique, trois gros volumes de *poésies*, qui ont paru dans les trois années 1853, 1854 et 1860. J'ouvre le premier volume, et je trouve ces morceaux: sur les Ages (4 chants), sur l'Étude (4 chants), sur la Promenade (2 chants), sur la Médecine (4 chants), sur les Sens externes (5 chants), sur l'Ambition; plus, des nouvelles et des poésies fugitives:

LES SENS (fragment).

Je vais chanter les sens, actives sentinelles,
Vigilants serviteurs dont les signaux fidèles
Vont soudain révéler aux yeux de la raison
La présence d'objets que cerne l'horizon.

En flots resplendissants, loin du globe solaire,
Sous la voûte d'azur sait jaillir la lumière ;
De l'être environnant qui sait la refléter,
Vers le globe oculaire elle va se porter ;
En limpides rayons de suite elle s'élance
A travers des milieux où plonge la science ;
De la mince cornée au sein du cristallin
Et de l'hyaloïde elle suit un chemin;
La pupille inconstante, à jamais favorable,
Laisse toujours passer un faisceau variable ;
Dans un tissu nerveux et sur un noir tapis
Les formes et l'éclat des objets sont produits.

. . . .

Nous aimons mieux :

LA VIOLETTE.

Combien je t'aime, ô violette !
Qui, sous le gazon enchanteur,
Viens savourer de la retraite
La paix, l'ineffable bonheur ;
En vain tu voudrais te soustraire
A nos regards, à notre main ;
Ton arôme, sûr de nous plaire,
Vers toi nous appelle soudain.

. . . .

Jamais tu n'as su de la rose
Imiter l'art souvent trompeur ;
Jamais ton calice n'oppose
A notre main le dard vengeur ;
On peut, violette suave,
Au sein d'un bocage enchanté,
Aller te cueillir sans entrave,
Pour te livrer à la beauté.

BOUVART (CHARLES). Né, vers 1572, à Montoire
(Loir-et-Cher); docteur de Paris, le 27 juillet 1606;
professeur au Collége Royal (1625) ; premier médecin
de Louis XIII (1627); mort le 24 octobre 1658, et enterré à St-Severin. Bouvart a eu le courage et la patience de raconter, en 1,665 vers français, la vie de la du-

chesse de Mercœur, et la maladie à laquelle elle succomba au château d'Anet, le 6 septembre 1623, à l'âge de 62 ans. Il faudrait autant de courage qu'il en a déployé, pour lire tout au long cette suite interminable de phrases rimées, dans lesquelles il serait impossible de trouver la moindre lueur poétique. C'est sec comme une prose scientifique, froid comme une observation médicale prise au chevet du malade.

Comme échantillon, écoutons Bouvart entamant l'autopsie de la princesse :

> Après que de son corps son âme fut sortie,
> Et que sa chaleur fut tout entière amortie,
> Monsieur se résolut, avant que l'inhumer,
> De faire ouvrir son corps et le faire embaumer ;
> Et nous ayant enjoint d'en faire l'ouverture,
> La vérité parut de nostre conjecture :
> Les costéz du thorax, au dedans retiréz,
> Retenoient ses poulmons un petit trop serréz,
> Qui rencontrans encor ceste chaleur esteinte,
> Peurent de son respirer aider à la contrainte.
> Mais son cœur, ferme et sain, point gros ny trop petit,
> Fit que l'âme plustot de son corps ne partit.
> On ne trouva partie au bas ventre offensée,
> Ny foye, ny boyaux, ny ratte interressée.
> L'estomach, la vessie, ensemble l'amarry,
> Et tout le mésentère assez beau, rien pourry.
> Il n'y eut que les reins qui, selon leur office.....

La brochure dans laquelle Bouvart a transmis à la postérité cette rimaillerie bizarre a pour titre :

Description de la maladie, de la mort et de la vie de madame la duchesse de Mercœur, décédée en son chasteau d'Anet, le 6 septembre 1623. Paris, 1624 ; in-4° de 77 pages.

BOUVIER (Henry). Né à Paris, quoique son père fût d'Orange (Vaucluse), le 22 janvier 1799, M. Bouvier est l'un des médecins les plus distingués de nos jours,

membre de l'Académie de médecine, agrégé libre de la
Faculté, bien connu par ses travaux en orthopédie. L'auteur de *l'Etiologie des difformités en général et des déviations de l'épine en particulier*, du *Mémoire sur les causes
et le traitement du pied-bot;* le collaborateur à la belle
édition que Béclard a donnée de *l'Anatomie de Bichat...*
n'a pas exclusivement manié le bistouri, les attelles, et
les extenseurs. Tout fraîchement éclos docteur, il a fait,
lui aussi, appel aux bonnes grâces des Muses. Le motif
était touchant : il s'agissait de verser des pleurs sur la
mort prématurée de Béclard, son maître, son ami, un second père pour lui. M. Bouvier s'en est très-bien tiré
dans une *Élégie* de dix strophes, intitulée : *Nos regrets*,
élégie sur la mort de M. le professeur Béclard. Paris
(s. d.), 1825; in-8° de 7 pages; 68 vers.

> Ils sont donc prononcés ces éternels adieux !
> Il nous quitte, il nous laisse, et pour un long voyage
> Il est parti sans nous ; et quel départ, grands Dieux !
> Par l'espoir du retour nous armant de courage,
> En vain nous l'attendons ; nos cœurs seront déçus :
>   Il n'est plus.
>
> . . . .
> . . . .
> . . . .
>
> Béclard ! ô mon ami, mon maître, mon appui,
> Je te vis, et soudain a cessé ma misère ;
> Et tant que tu vécus, pour moi l'espoir a lui.
> Ainsi qu'un tendre agneau séparé de sa mère,
> Je te demande, errant aux lieux où je naquis :
>   Las ! ton fils.

BOY (ADRIEN-SIMON). Chirurgien en chef de l'armée
du Rhin; mort en 1795, à Alzen, dans le département
de l'Ariége. Il était fils du chirurgien Simon Boy, natif
de Champlitte, en Franche-Comté.

Les Biographies de Michaut et de Didot lui attribuent les paroles du chant patriotique :

Veillons au salut de l'Empire !
Veillons au maintien de nos droits !
Si le despotisme conspire,
Conspirons la perte des rois.
Liberté ! que tout mortel te rende hommage.
Tremblez, tyrans ! vous allez expier vos forfaits !
Plutôt la mort que l'esclavage !
C'est la devise des Français.

. . . .

Ces paroles, Boy les aurait composées sur une mélodie d'un ancien opéra de Dalayrac, *Renaud d'Ast*, mélodie qui commençait par ce vers : « Vous qui d'amoureuse aventure... »

Disons, en passant, que M. Pierre Larousse, dans son dictionnaire, tout en reconnaissant Boy, « un poète obscur », comme l'auteur des couplets dont nous venons de donner le premier, fait de ce *chant de liberté* une poésie impériale, un chant personnifiant l'empire et commandé par l'empereur !

BRAD (JEAN-LOUIS). Né en Lorraine vers 1776, aide-major au 4ᵉ régiment d'artillerie à pied, Brad ne pouvait pas écrire une ligne sans que ce fût dans le langage d'Apollon. On lui doit :

1. *Le Berceau de Virgile*, ou *les Bergers de Mantoue*, intermède à l'occasion de la paix. 1810.

2. *Goffin, ou les malheureux de Beaujonc*, récit en vers. Alexandrie, 1812.

3. *L'Italie*, poème en IV chants. Alexandrie, 1813 ; in-8°.

4. *Les Maçons de Cithère*, poème. Paris, 1813 ; in-18.

5. *La mort de Louis XVI*, élégie. Grenoble, 1813; in-8° de 12 pages.

6. *Précis historique de la mission de 1818 à Grenoble*, suivi de *cantiques et de poésies* faits à ce sujet. Grenoble, 1818; in-8°.

7. *Le Drapeau des Dauphinois*, scène lyrique. Grenoble, 1815; in-8°.

8. *L'Anniversaire du 18 juillet*. Grenoble, 1817; in-8°.

9. *Hommage aux Beaux-Arts, ou le salon de* 1819. Paris, 1819; in-8°.

10. *Hygie militaire, ou l'art de guérir aux armées*, poème en quatre chants, suivi des *Loisirs d'un militaire dans la campagne de* 1809. Grenoble, 1816; Paris, 1819; in-8°.

Ce poème est à la fois descriptif, épique, dramatique, philosophique. « En effet, écrit l'auteur dans sa préface, il n'y a rien de si dramatique que la scène de nos combats, rien de si épique que la gloire, rien de si philosophique que le dévouement. De tout cela j'ai composé un poème, ou, si l'on veut, une masse de vers. Mon but a été de célébrer une science qui a rendu tant de services à nos héros, de rendre hommage à une classe d'hommes qui se dévouent généreusement à des fonctions aussi pénibles, aussi dangereuses qu'importantes, et souvent très-peu appréciées. »

Le poème de l'*Hygie militaire* est suivi des *Loisirs militaires*, dans lesquels Brad célèbre, dans des accents qui ne sont pas toujours au-dessous du sujet: les Adieux, le Bivac, la Marche, le Séjour, le Passage d'un fleuve, Promenades, Réflexions, une Bataille, le Champ de bataille, la Suspension d'armes, la Paix.

> Au long fracas des canons enflammés,
> Au même instant se mêle, s'associe,
> Le bruit voisin de la mousqueterie ;

Cent mille feux aussitôt allumés,
Des deux côtés ont doublé le carnage ;
On se rapproche, et le plomb foudroyant,
Comme la grêle au milieu de l'orage,
Siffle, et répand la mort de rang en rang.

. . . .

BRÈS (JEAN-PIERRE). Né à Limoges, le 7 juillet 1782 ; mort le 4 août 1832. On lui doit un assez grand nombre d'ouvrages de poésies, parmi lesquels nous citerons :

1. *Fables*, dédiées à la Fontaine. 1828, in-18.

2. *Les Paysages*, dédiés à Mme Dufrenoy. Paris, in-18, avec gravures.

Charmant petit volume, recueil délicat de poèmes sur les tableaux de la nature. On y distinguera surtout : *la Maison de Virgile*, *le Clair de lune*, *le Château*, *le Vieux Chêne*, *la Forêt enchantée*, *la Chute des feuilles*, *la Renaissance des feuilles*, etc.

Croissez, jeunes rameaux : Zéphyre, de retour,
Annonce Philomène aux échos d'alentour.
Venez, nymphes, venez, le cristal des fontaines
De l'hiver fugitif a su briser les chaînes.
Plongez vos belles mains dans les flots transparents,
L'herbe couvre les bords de vos ruisseaux errants,
Et déjà quelques fleurs, se penchant sur leur onde,
Retardent dans les prés leur course vagabonde.
Croissez, fleurs des bosquets ; déjà les verts rameaux
De leur mouvant feuillage ombragent les coteaux.
Pour la quinzième fois, tu vois les hirondelles,
O Naïs, voltiger sur les tiges nouvelles ;
Pour toi, dans la nature, aux rayons d'un beau jour,
S'élèvent à la fois le printemps et l'amour ;
Et, parmi tant de fleurs que t'offre la prairie,
Chromis seul sait toujours choisir la plus fleurie.
Croissez, ombrages frais, bocages fortunés,
Aux mystères d'amour par les dieux destinés.
C'est pour qui sait aimer que le printemps étale
Ses parures de fleurs, sa robe triomphale !

C'est pour qui sait aimer que les jeunes oiseaux
Mêlent leurs chants joyeux au murmure des eaux !
Toi que dans nos cités on nomme la plus belle,
Accours, Flore t'attend, le rossignol t'appelle !
Croissez, riants bosquets, couronnez-vous de fleurs :
Elle vient, la beauté que suivent tous les cœurs.
Ainsi, au bord des eaux, ma muse vous contemple ;
Vos dômes verdoyants vont devenir un temple.
Recevez-la ; montrez à ses yeux enchantés
Vos asiles profonds, vos naïves beautés.
Et puisse, à mes accents, que votre aspect inspire,
Quelqu'une de vos fleurs descendre sur sa lyre !
Croissez, vastes forêts, chênes majestueux ;
Couvrez d'ombrages frais les sentiers tortueux....

Voir encore : *Epître à mon parapluie.* (*Almanach des Muses*, 1822, p. 201).

BRETIN (PHILIBERT). Ce médecin était natif d'Auxonne (Côte-d'Or); il fut docteur de Bâle (29 juin 1595), agrégé au collége des médecins de Dijon, et mourut dans cette dernière ville. C'était un poète fort distingué dans le double genre tragique et érotique. Outre sa tragédie de *Podagrie*, qu'il composa en 1582, et une traduction des œuvres de Lucien (Paris, 1606, in-folio), on lui doit de charmantes poésies, qui ont été imprimées sous ce titre :

Poésies amoureuses, réduites en forme d'un discours de la nature d'amour; plus, les Meslanges, du mesme auteur. Lyon, 1576; in-8°.

Il y aurait beaucoup à glaner dans ce recueil plein de volupté et d'amour. Ecoutons seulement Bretin chanter la *Puissance d'amour* :

Amour, si grand est ton pouvoir,
    Si grand est ton empire,
Qu'on ne le scauroit concevoir,
    Et moins encor le dire.
Pour la mort on ne te voit feindre,
    Perdant cœur,

Ains, souvent elle semble craindre,
Toi vainqueur.

Tardive jouissance,
Vray but de mon espoir,
Encor n'a heu puissance
Sur moy le désespoir.
Mais attendant mon heure,
Afin que je ne meure,
Je veux chanter
Celle qui tant demeure
A mon cœur contenter.

Chantant l'anatomie
Que tantost je feray,
L'idée de m'amie
D'esprit j'embrasseray.
Je verray alors la forme,
Laquelle au vray conforme,
Le feint plaisir
Qui rend aux maux plus ferme
Mon amoureux désir.

. . . . . .
. . . ⸜ . . . .

Sa poitrine mignarde
Que le vent du souffler
Fait, quand dehors se darde,
Relenter, puis enfler,
Monstre deux testons, voire,
Mais deux boules d'yvoire.
Puis, sur le bord,
Deux cerises encores
Qui donnent vie et mort

. . . .
. . . .

BRETONNAYAU (René). Vernantes est un petit bourg du département de Maine-et-Loire : c'est là que naquit, vers la fin du xvie siècle, René Bretonnayau ou Bretonneau.

Ce médecin passe, avec juste raison, pour un des meilleurs poètes de son temps. Si l'on veut savourer tous les doux fruits de son imagination brillante et féconde, il faut lire *la Génération de l'homme et le temple de l'âme*, avec autres *Œuvres poétiques de l'Esculape*, de René Bretonnayau, médecin natif de Vernantes, en Anjou. Paris, 1583; in-4°.

Ce volume contient : 1° la Génération de l'homme : l'Effort de Vénus, l'Arc de Cupidon, la Génération ; 2° la Conception de l'homme, et de la stérilité, des causes d'icelle et de sa curation ; 3° le Temple de l'âme; 4° la Fabrique de l'œil; 5° le Cœur ou le soleil du petit monde; 6° le Foye, ou le temple de nature humaine; 7° le Phrenétique et sa cure; 8° le Mélancholique et sa cure; 9° la Colique et sa cure; 10° les Gouttes; 11° des Hémorrhoïdes; 12° la Décoration ou embellissement de la face; 13° le Singe.

C'est donc, comme on le voit, un traité abrégé de physiologie, d'anatomie et de pathologie, tourné en vers. Le poète s'est tiré avec bonheur, même des situations les plus scabreuses, et si les sujets qu'il chante sous forme didactique choquent la délicatesse des muses, par leur triste et mondaine actualité, l'invocation à Vénus, le poème du *Singe* et beaucoup d'autres morceaux charmants récompensent de la lecture du reste. *Le Singe*, surtout, le singe qui meurt submergé, et qui raconte lui-même l'ingratitude des hommes :

> N'est-ce pas ingratitude grande,
> Digne que la pareille on rende
> A quiconque me faist ce tort !
> Se rire et gosser de ma mort !
> Au lieu de me pleurer et plaindre !
> Laisser ma mémoire atteindre !
> Et pour cent mille gentils tours,
> Que pour toy j'ay faits en mes jours,
> Et pour maincte gaye singerie,
> Faut-il, ingrat, que tu ries
> Des trespassés ! . . . .
>
> . . . .

Singe je dy quant à l'espèce,
Mais presque homme quant à l'adresse ;
Voire qu'on l'eust pris bien aisément
Pour quelque docteur savant,
Ou pour quelque sage personne,
Tant il avait la trongne bonne,
Avec un accoutrement long,
Une cornette, un bonnet rond.

. . . .

BRIOIS (CLÉMENT-JULES). Docteur en médecine
(4 nov. 1841); natif de Latrecey (Haute-Marne). Le roman historique, la Tour Saint-Jacques, a placé M. Briois
au premier rang des médecins littérateurs; mais son auteur a semé, çà et là, quelques poésies de sa façon,
qui nous reviennent de droit.

1. La Croix de pierre, pièce de vers imprimée, en 1836
ou 1837, dans le Journal général de France, reproduite
dans un journal de la Mayenne, mais que nous n'avons
pas pu nous procurer.

2. Des articles charmants, moitié prose, moitié vers,
qu'un joyeux journal, l'Entracte des Gastronomes, a recueillis sous le titre général de Archéologie gastronomique.
On y voit passer successivement : les huitres, le porc et
la charcuterie troyenne, le feu, la grandeur et la décadence du pain d'épice, le choux et la choucroute, la vais-
selle des âges primitifs, le poivre et le piment. (L'Entracte
des Gastronomes, 19 et 29 février, 21 et 28 mars, 4 avril
1852; in-fol.)

3. Une chanson, le Mot d'ordre de l'Union médicale,
qui a été applaudie au banquet du journal l'Union médicale (mars 1859).

4. Un poème de 122 vers, lu au banquet de l'Association générale des médecins de France, le 30 octobre
1864. Cela a pour titre : un Songe prophétique, et a été

inséré tout au long dans *l'Union médicale*, année 1864, n° 134.

L'étroitesse seule de notre cadre nous empêche de reproduire ce dernier poème, un des plus remarquables, à notre avis, que la plume facile et élégante de M. Briois ait enfantés. Nous devons nous contenter des *Huîtres*. L'eau en vient à la bouche...

> Huîtres ! Comme à ce mot, qui le flatte et le touche,
> Un vrai gourmand sent l'eau lui venir à la bouche !
> Quel appel à la table est plus réjouissant ?
> C'est dire, avec un mot, couvert éblouissant,
> Petit salon doré du Rocher de Cancale,
> Opposant à l'hiver sa chaleur tropicale ;
> Déjeuner d'amateurs, bons mots, folle gaîté,
> Appétit matinal et franche liberté.
>
> Bien qu'à la lui ravir notre pays prétende,
> A la place d'honneur mettez l'huître d'Ostende,
> Le bijou délicat, hors de France pêché,
> Est le point de départ d'un *menu recherché !*
> Mais nos huîtres de Dieppe et celles de Cancale,
> Sans mériter sans doute une faveur égale,
> Avec la mignonnette et le jus de citron,
> Du quartier Montorgueil sont le plus beau fleuron.
> Que si vous demandez quel vin les accompagne ?
> Arrosez-les d'Arbois, de Pouilly, de Champagne,
> De Graves, de Sauterne, à voyager vieillis,
> Arrosez-les surtout avec un vieux Chablis.
>
> Retenez que décembre est le mois de l'année
> Qui la voit à Paris, dans la gloire amenée.
> Bien qu'on puisse aujourd'hui, grâce aux chemins de fer,
> Même pendant les mois qui ne prennent pas d'R,
> Recevoir aisément la marée assez fraîche,
> Réservons pour l'hiver l'honneur de cette pêche ;
> Laissons l'huître en son parc s'engraisser en repos :
> C'est peu d'être gourmand, il faut l'être à propos.

Une grosse indiscrétion : nous croyons pouvoir assurer que M. Briois tient en portefeuille un poème gastronomique en VI chants, que l'auteur, nous l'espérons, ne gardera pas toujours pour lui et ses intimes amis.

3**

BRISSEAU (Nicolas). Il naquit à Tournay. Admis au nombre des médecins de cette ville en 1696, il passa dans la suite à Douai, où il prit le doctorat, et devint même professeur. Brisseau, d'après plusieurs bibliographes, serait auteur d'un volume in-8°, publié à Douai en 1726, et qui porterait ce titre : *la Buvette des philosophes*, ode bachique sur leur histoire, rangée par ordre alphabétique. Cet ouvrage ne se trouve pas à la Bibliothèque nationale de Paris.

BRU (Augustin). Docteur en médecine, reçu le 11 mars 1840. Il exerce à Castres, dans le département du Tarn. Dans son pays, on le connaît aussi bien comme praticien fort habile que comme un poète inspiré. Nous croyons savoir que M. Bru a fait imprimer ou tient en portefeuille un grand nombre de poésies. Mais malheureusement nous n'avons pu trouver qu'une Ode de huit strophes, de huit vers chacune.

Voici la première :

> Le ciel est pur, la lancette sommeille,
> L'humble atelier résonne de gaîté ;
> Laissant mûrir la grappe sous la treille,
> Nos chers clients promènent leur santé.
> De cette trève à l'humaine souffrance,
> Mes bons amis, puisque Dieu nous fait part,
> Mêlant nos vins à la reconnaissance,
> Buvons ensemble au succès de notre art.

Cette Ode a été dite par son auteur au banquet de l'Association des médecins de l'arrondissement de Castres, le 29 août 1864, et a été imprimée dans le Compte-rendu (Castres, 1864, in-8°, p. 51).

BULENGERUS (Pierre). Il était de Loudun, et a paraphrasé en vers les Aphorismes d'Hippocrate : *Divi*

Hippocratis Coi Aphorismorum paraphrasis poetica. Authore Petro Bulengero, Juliodunensis medico apud Thoartios. Parisiis, 1587, in-12.

La version est suivie d'un grand nombre d'épitaphes composées par Bulengerus sur des hommes célèbres : Mangot, orateur ; Nicol. Bodin ; Colin, médecin de Fontenay ; Sauterre, médecin de Saumur ; Adrien Turnèbe ; Jean Stadius, mathématicien ; Louis Duret ; Pierre Ronsard ; Pierre Ramus ; Philippe Audebert, jurisconsulte ; Jacques Charpentier, médecin de Paris ; Guillaume Rondelet ; Charles Calvi, avocat de Loudun ; Michel Fabricius ; René Briaud ; Jacques Goupil, médecin ; Jérôme Cardan ; Etienne Jodelle ; Guillaume Postel ; Charles, etc., etc... Il n'oublie pas non plus sa fille, Antoinette Bulengerus, morte au mois d'octobre 1582.

La version paraphrasée des Aphorismes n'est pas un chef-d'œuvre ; mais on doit tenir compte à l'auteur de la fidélité avec laquelle il a su rendre la parole du Père de la médecine, tout en la noyant, pour ainsi dire, dans des Commentaires également en vers.

1er APHORISME.

Est breve quod nobis spatium conceditur ævi,
Et longa assiduos noctes diesque labores
Exigit ars. Præceps at vero occasio penna ;
Precipite fugit et dubia experientia rerum...

BUNEL (Guillaume). Docteur en médecine, professeur à l'Université de Toulouse dans le commencement du xvie siècle. Il est auteur d'un Traité d'hygiène en vers, contre les affections pestilentielles, imprimé à Toulouse en 1513. M. Richelet, dans ces dernières années, a réédité ce petit livre rarissime, dont le titre est : *Œuvre excellente et à chascun désirant soy de peste préserver, très utile. Contenant les médecines préservatives et curatives*

dès maladies pestilentieuses et conservatives de la santé.
Nouvellement composée par Monsieur Guillaume Bunel,
en la Faculté de médecine, docteur régent de l'Université
de Thle. Les quelles par luy sont ordonnées tant en latin
que en francoys par rime, affin qu'elles puissent à totes
gens profiter. Avecques plusieurs belles *Epistres de certains excellens personnages, en la louange de justice et de
chose publicque ; et aussi de leurs propres vertus, et faicts
magnifiques.* Techner; in-8° goth. 1836.

Le sujet du poème de Bunel lui fut sans doute inspiré
par les maladies contagieuses qui, depuis fort longtemps,
ravageaient les contrées où il se trouvait alors, et surtout
par la terrible peste de 1506. Le fléau se fit principalement sentir à Toulouse, où il enleva en peu de temps plus
de 3,000 personnes. Guidé par le désir d'être utile à ses
semblables, il imagina de rédiger en vers les conseils que
son expérience lui permettait de donner. C'est sur l'hygiène qu'il s'appesantit le plus, comme le meilleur préser-
vatif pour échapper au danger :

> Après acointer il se faut
> D'ung bon médecin catholicque,
> Non pas marranne ne ribauld,
> Mais soit approuvé en pratique,
> Et qu'il ait bonne théorique ;
> Car aultrement il y a dangier,
> A l'œuvre on cognoit l'ouvrier.

M. Desbarreaux-Bernard a consacré à Guil. Bunel une
excellente Notice (Séance publique de la Soc. de méd. de
Toulouse ; 1845, 126).

BURDEL (A.-EDOUARD). Docteur en médecine de
la Faculté de Paris (30 nov. 1842), médecin de l'hospice de Vierzon (Cher), son pays natal, vice-président
de l'Association des médecins du Cher, M. Burdel ne
laisse guère passer d'occasion de montrer que chez lui le

Parnasse et le royaume d'Esculape lui sont également familiers. Le 2 juin 1864, les médecins du département du Cher se réunissaient en assemblée générale pour discuter les intérêts de la grande Association des médecins de la France. Quelques heures après la séance, dans un banquet, où la plus franche gaîté ne cessa de régner, le vice-président, — c'était le D{ʳ} Burdel, — se levait... Il faut avouer qu'on s'y attendait ; car les habitués de ces agapes connaissaient les élans de la muse de leur aimable confrère. Qu'on juge des applaudissements qui retentirent dans la salle du festin lorsque le poète eut dit cet Apologue : *Une Association chez les animaux :*

> Un beau jour la tribu des chiens,
> Ou plutôt la classe savante
> De cette race intéressante,
> Fait publier partout que dans la Nation
> On se réunirait par fédération :
> Le but étant de former alliance
> Contre les préjugés et contre l'ignorance,
> Pour défendre la société
> Contre la basse avidité,
> Qui, sans honte et sans conscience,
> Se substitue à la science.
> N'était-ce pas, en effet, douloureux
> De voir que sous leur nez et jusqu'au milieu d'eux,
> De grossiers animaux, au poil rude et fangeux,
> S'arrogeaient mêmes droits et prenaient même titre,
> Voulaient avoir même voix au chapitre,
> Que diplômés et brevetés
> Par de savantes Facultés?
> Le renard imitant leur voix et leurs allures,
> Le cervier, le chacal, copiaient leurs tournures ;
> Il n'était enfin
> Truc, amorce, engin,
> Piéges, embûches, artifices,
> Escalades, déguisements,
> Dont n'usassent ces mécréants
> Pleins d'astuce et de maléfices.
> — Mais ce n'était pas tout, l'Association
> Voulait être la Providence
> De la veuve et de l'orphelin,

3***

Afin que l'honnête indigence
Eût toujours un morceau de pain.
Puis, prévoyante autant qu'humaine,
Voulait accorder à main pleine,
A l'infirme, au noble vieillard,
De gros quartiers de belle viande
Fraîche, savoureuse, friande,
Avec force couennes de lard.
   — Aussitôt, la République
Met le projet en pratique :
A toute la province on donne le signal,
On dresse les statuts ; puis chacun s'achemine
Pour former un bureau de l'État fédéral,
Où là, pour président, un vote général
Proclame le doyen de la race canine.
   C'était un chien de noble mine,
Superbement taillé, bien grand.
Un long poil soyeux, noir et blanc,
Que jamais un grain de poussière
   N'avait souillé,
Toujours brillant et bien peigné,
Ondulait comme une crinière
Tout autour de sa tête altière,
   Au front *rayé*.

   — Puis vient le tour du secrétaire :
C'était un griffon à l'œil vif,
Intelligent, ardent, actif,
Ayant conduit toute l'affaire ;
Souple au travail, jamais oisif,
Il cachait sous un air *simplice*
Un esprit fin et sans détour,
Un cœur loyal qui, chaque jour,
Prêchait le droit et la justice;
On disait de lui : c'est *la tour*
   De l'édifice.
   — Un chien *brun*, brave et bon terrier,
Fut en plus nommé trésorier.
De ce jour, l'Assemblée ouvrit tout grand ses portes :
Des cités et des bourgs, des champs, des ports royaux,
Chaque année accouraient de nouvelles cohortes,
Fières de partager sa gloire et ses travaux.
   Pourtant, si grand que fût le nombre,
   On voyait se tenir dans l'ombre
   Certains bassets, certains carlins,
   Certains roquets, certains mâtins,

Lesquels, montrant les dents, osaient d'un air superbe
     Hurler, grogner,
      Gronder, japper,
   Contre la République en herbe,
    Si touchante de fraternité,
De sage prévoyance et de vraie charité.
Quoi ! disait celui-ci, que veut cette cohue,
Cette troupe d'oisons, stupide et saugrenue ?
Mais avec leurs statuts, que veulent-ils, grands dieux !
Et que puis-je avoir, moi, de commun avec eux ?
      N'ai-je pas dans ma gibecière
      Du pain frais pour ma vie entière ?
      Et puis, que me fait tout cela,
      Leur président, leur secrétaire ?
      Je m'en moque comme de ça !

   . . . .

Eurent-ils donc raison ? eussent-ils pu mieux faire ?
Voici comment l'auteur raconte cette affaire :
Il vit, en terminant, qu'un d'eux devint boiteux,
Un second enragé, un troisième galeux.
(Toujours immérité), un revers de fortune
Vint contraindre le reste à japper à la lune.
Enfin, perclus, souffrants, rongés d'affliction,
Ils durent implorer l'Association,
Qui, toujours bienveillante et toujours charitable,
Voulut bien leur donner les débris de sa table.

   . . . .

Trois autres poésies du Dr Burdel ne sont pas moins bonnes. L'une, intitulée : *A mes jeunes confrères du Cher: le Vin vieux et le Vin nouveau*, a été insérée dans le Compte-rendu de l'Association des médecins du Cher; année 1865, Bourges ; in-8°, p. 15. Les deux autres : *la Fête de l'Association* et *un Rêve médical*, ont été bien vite saisies par le bon docteur Simplice, de l'*Union médicale* (Voir : *Union médicale;* 1861, n° 75; 1862, n° 58).

BUSSERON (PIERRE). Ce médecin ne nous est connu que par l'ouvrage suivant, en vers : *Sapphicæ Petri Busseroni medicam colentis facultatem horæ ad fides-*

simorum Christicolarum usum, de salutifero Christi adventu, de ignominiosá Illius morte, de condignis ejusdem Matris illibatæ Laudibus; cum septem monstris mortalibus et præconiis cælicolarum Delphineis in oris editæ. Lugd., 1538, in-12.

CABANIS (Pierre-Jean-Georges). Né à Conac, en 1757, mort le 5 mai 1808. Nous ne ferons pas la biographie de cet homme célèbre, qui fut tout à la fois un grand médecin, un grand philosophe, et un littérateur fort distingué. Nous voulons le montrer comme poète. Cabanis s'est essayé dans ce genre. Il s'était lié avec le poète Roucher, qui jouissait alors d'une grande célébrité; et les succès et les encouragements de son ami ne contribuèrent pas peu à le maintenir dans sa détermination de devenir un nourrisson des Muses. L'Académie de Paris venait de proposer pour sujet d'un prix la traduction en vers français d'un fragment d'Homère. Cabanis concourut; il fit plus, il entreprit la traduction entière de l'Iliade, mais il n'eut pas lieu d'être satisfait. Son début ne fut pas heureux : son travail n'obtint pas la plus légère attention, et son amour-propre reçut un coup, que les suffrages de quelques hommes instruits et indulgents ne purent l'empêcher de sentir, mais dont ils adoucirent l'amertume. Le jeune poète ne se découragea pas : il continua de faire des vers; à défaut de couronnes académiques, il rechercha le succès de salons et de sociétés ; il en obtint, dont plusieurs mérités, et jugés tels par des littérateurs distingués, flattèrent sa vanité. Mais tout cela ne suffisait pas à Cabanis ; sa mélancolie naturelle en était augmentée ; une existence aussi vide n'était pas faite pour lui; il le sentait ; des sujets plus élevés exercèrent ses méditations, et bientôt germa dans son esprit le plan de ses deux principaux ouvrages : le *Degré de certitude de la médecine*, et son *Traité du physique et du moral de l'homme*, qui placèrent leur auteur au premier rang des prosateurs et des philosophes.

Les essais poétiques de Cabanis sont au nombre de six :

1. Un morceau de 18 vers, adressé à Madame Helvétius.

2. La traduction d'une pièce de théâtre de Gœthe, intitulée *Stella*.

3. La traduction d'une Élégie anglaise de Gray, sur un cimetière de campagne.

4. La traduction de l'Idylle de Byron sur la mort d'Adonis.

5. Des fragments d'une traduction de l'Iliade (on les trouve dans les *Œuvres de Cabanis*, publiées de 1823 à 1825 ; t. V, p. 375; ainsi que dans le *Magasin encyclop.* de Millin; année 1809, t. I, p. 241).

6. *Serment d'un médecin, par M. P.-J. Cabanis, prononcé le jour de sa réception en 1783, dans les Écoles situées en face d'une église et près d'un hôpital* (Œuvres, t. V, p. 451). C'est une version paraphrasée, en 102 vers français, du Serment d'Hippocrate. Ils ont été réimprimés par M. le Dr Baratte, dans son *Essai de littérature médicale;* 1846, p. 25.

Les vers adressés à Mme Helvétius sont les premiers que Cabanis ait jamais faits. Il avait alors 31 ans. On nous sauragré de les reproduire ici, comme la première ébauche littéraire d'un homme qui ne se connaît pas encore lui même et qui hésite :

A Madame Helvétius, qui, à cinquante ans, croyant de bonne foi ne point vieillir, se plaint de ce que tous ses amis vieillissent de si bonne heure; par M. Cabanis, le plus jeune de ses amis.

> Si le temps, qui roule sans cesse,
> Amenait pour vous la vieillesse,
> Je n'oserais vous en parler ;

Mais les ans ont beau s'écouler,
Votre gaîté légère et vive,
Votre bonté toujours naïve,
Ce teint qui garde ses couleurs,
L'amour du soleil et des fleurs,
Enfin cette âme neuve et pure,
Tout dit que vous fixez le temps,
Et vous paraîtrez à cent ans
Sortir des mains de la nature.
Ce destin qui vous est promis
Sans doute a bien quelque avantage;
Mais vous y perdrez vos amis,
Car vieillir est notre partage,
Et bientôt, je vous le prédis,
Nous ne serons plus de votre âge.

(*Coresp. de Grimm;* Paris, 1821, t. XIV, p. 27, févr. 1788.)

CACHET (Christophe). Né à Neufchâteau (Vosges), ce médecin, après avoir fait ses études chez les Jésuites, à Pont-à-Mousson, alla étudier à Padoue, s'y fit recevoir docteur, et mourut à Nancy, le 30 septembre 1624, âgé de 52 ans. Cachet a été louangé par Guy Patin... Il le méritait. Le Parnasse n'avait pas de secrets pour lui. Ses *Exercitationes equestres*, ainsi nommées parce que le disciple d'Esculape les composait à cheval, dans les longues tournées qu'il faisait pour voir ses malades, se lisent encore aujourd'hui avec plaisir, et ont été imprimées à Nancy, 1622; in-8° de 234 pages.

Il y aurait beaucoup de choses à butiner dans ce jardin si varié, et dans lequel le poète exerce son esprit satirique contre les faux médecins, contre les calvinistes, contre le vice, les femmes, l'irreligion, les apothicaires, etc. Les femmes!... Ah! Cachet ne les ménage guère! Ici, il les compare au scorpion, et le hideux animal n'est pas le plus maltraité :

Plus lædit mulier quàm scorpio, utrique venerum
Serpit et ambiguo vulnere corda ferit...

Là, il burine dans des vers magnifiques la versalité de leur caractère :

> Blanditur, horret femina ; renuit, cedit;
> Jactat querelas, gaudet, angitur, ridet....

Une autre fois, le médecin lorrain chante, avec des accents dignes de Virgile, les bois qui entourent la ville de Pont-à-Mousson :

> Huc Phœbœa cohors ades, hac Permessidos unda
> Labitur, et blando recreat amne solum...

CADET DE GASSICOURT (CHARLES-LOUIS). Pharmacien et chimiste fort distingué, né à Paris le 23 janvier 1769, mort le 24 novembre 1821. Son *Dictionnaire de chimie* a joui, dans le temps, d'une grande réputation ; son *Formulaire magistral* a eu plusieurs éditions. Mais Cadet de Gassicourt ne s'est pas contenté d'être un savant, il a touché habilement à la littérature et à l'art dramatique. Ses ouvrages dans ce genre sont nombreux. Nous indiquerons les principaux :

1. *Mon Voyage, ou Lettres sur la Normandie*, suivies de quelques poésies fugitives. Paris, 1799 ; in-12, 2 vol.

2. *Le Poète et le Savant*, ou *Dialogues sur la nécessité pour les gens de lettres d'étudier la théorie des sciences*. Paris, 1799 ; in-8°.

3. *La Visite de Racan*, comédie-vaudeville en 1 acte. Paris ; 1798, in-8°.

4. *Le Souper de Molière*, comédie-vaudeville en 1 acte. Paris, 1798 ; in-8°.

5. *Finot, ou l'ancien portier de Monsieur de Bièvre*, proverbe archi-bête, en 1 acte. 1808, in-8° (avec de Chazet).

6. *Christophe Morin*, comédie-vaudeville ; etc., etc.

Un pharmacien, qui se fait un nom distingué dans la

littérature! c'est une cible sur laquelle la critique tire
sans même regarder. Aussi, Cadet de Gassicourt a-t-il
été le but des sarcasmes. Nous lisons dans la *Revue littéraire* de l'an VII : « Cadet de Gassicourt a renoncé à
« la poésie pour se livrer à la pharmacie. Le recueil de
« ses œuvres enveloppe des pilules d'opium, et le remède
« opère plus vite. »

CAFFE (Paul-Louis-Balthasar). Ancien interne
des hôpitaux, ancien chef de clinique à l'Hôtel-Dieu de
Paris, ancien chirurgien aide-major du 24e régiment de
ligne, agrégé de la Société académique de Savoie, rédacteur en chef et propriétaire du *Journal des connaissances
médicales*... Je m'arrête... L'énumération de tous les
titres de ce médecin remplirait une page. Disons seulement qu'il est né à Chambéry, le 29 décembre 1803, et
qu'il est fils de Charles-Joseph Caffe, commandant de
l'Hôtel des Invalides.

Tous ceux qui connaissent personnellement le Dr Caffe
seraient surpris de ne pas le trouver dans ce dictionnaire.
On est nécessairement poète lorsque, comme lui, on est
bon, fin, spirituel, causeur charmant, qu'on a le goût artistique, et qu'à un grand bon sens on allie une légère
pointe de malice et de scepticisme. Ce n'est pourtant pas
sans peine qu'un chercheur obstiné a pu soulever la robe
doctorale de M. Caffe, et y trouver blottie, bien malgré
elle, une petite Muse très-coquette et très-pimpante, qu'on
a fait causer et qui a dévoilé ses secrets. C'est grâce à son
bavardage que nos lecteurs pourront savoir que M. Caffe
— il y a bien longtemps de cela — a chanté tour à
tour : une belle inconnue, image fantastique de rêves d'a-
mour et de bonheur; les délicieux mystères de la nuit;
l'ivresse de la cigarette ; une idole moins fantastique
que la première ; enfin qu'il a composé, à l'occasion de
l'émigration, une chanson satirique de la plus belle eau.

Tout cela est fort joli... Mais j'aperçois le regard inquiet de mon éditeur, et, faute de place, il faut se contenter du morceau *la Nuit* :

Il est l'heure où la lune, au visage serein,
De ses feux languissants nuance le rivage,
Et sa pâle lueur, blanchissant le nuage,
S'en va mourir dans l'ombre du ravin.

Heure d'amour et de mystère,
Où l'esprit de Dieu se répand ;
Où le Ciel s'unit à la Terre
Par un mystique embrassement;
Où la prière en pleurs s'élance,
Sur les ailes de l'Espérance,
Vers le nuageux Océan,
Et comme une sainte rosée,
Sur l'âme de l'homme épuisée,
En grâces retombe et descend.

Viens, ô Loys... oh ! viens, ma belle;
La nuit est calme, solennelle,
Et pure comme le bonheur.
Dans les fleurs la brise soupire,
Dans les eaux la lune se mire,
Comme mon âme dans ton cœur !

Pourquoi regretter, ma coquette,
Ton boudoir si mystérieux?
N'as-tu pas des fleurs sous ta tête,
Pour plafond la voûte des cieux !
Pour glace une eau pure et discrète,
Pour lustre la lampe des Dieux,
Pour parfums et pour cassolette
Un air pur et délicieux,
Pour musique un chant de poëte
Qui s'inspira dans tes yeux !,

Coquette ! Oh ! non, c'est un blasphème !
Quand tu me presses sur ton cœur,
Quand ta voix murmure : je t'aime !...
Puis-je douter de ta candeur ?

Aimons-nous donc à faire envie !
Aimons-nous bien, ô ma Loys... !
L'amour est la seule oasis
De ce grand désert de la vie !

4

CAILLAU (JEAN-MARIE). Né à Gaillac, sur les bords du Tarn, le 6 novembre 1765, le docteur Caillau est mort à Bordeaux le 9 février 1820, après avoir été longtemps secrétaire général de la Société de médecine de cette ville. Né poète, les Muses l'auraient traité comme un de leurs plus tendres favoris, s'il eût pu se consacrer à leur culte : outre plusieurs ouvrages en prose, et des Éloges admirablement bien écrits, on lui doit :

1° Une traduction de la *Callipédie* de Claude Quillet (*Voy.* ce nom); 1798, in-12; avec des variantes et une notice sur l'auteur. Le pinceau délicat de Caillau peignit toutes les beautés du modèle et le surpassa par la pudeur et la décence des expressions.

2° *L'Antoniade;* 1808. Vers fort bien faits, saillies pleines d'esprit.

3° *Odes sur les jeux de l'enfance;* 1809.

4° *Épître au docteur Alfred G... sur l'Espérance, considérée dans l'exercice de la médecine;* Bordeaux, 1811; in-8° d'une demi-feuille.

5° *Apologues, Fables.* Ces Fables, recueillies par le *Magasin encyclopédique* de Millin (3ᵉ année, 1797, t. 3, p. 536 ; t. 4, p. 557 ; 4ᵉ année, 1798, t. 1, p. 120), sont : le Linot et le Bouvreuil; les Chevaux et le Baudet; le Rat et la Lunette d'approche; le Chien basset et le Danois; le Cerf et la Biche; le vieux Rat et ses enfants.

Près de mourir, Caillau emprunte pour la dernière fois le langage des grandes douleurs et des grandes joies, la poésie :

> Adieu, chers objets que j'adore;
> Ne pleurez point autour de mon lit de douleur :
> Nous devons nous revoir pour nous aimer encore,
>   J'en suis certain, dans un monde meilleur.
> N'allez pas ici-bas, dans un moment d'ivresse,
> Élever à ma cendre un monument d'orgueil.
>   Je ne veux de votre tendresse
>   Qu'un modeste emblème de deuil.

> Sans faste, autour d'une urne cinéraire,
> Exprimez les travaux auxquels je me livrai.
> N'oubliez point ma devise ordinaire :
> Le simple est le cachet du vrai.
> Qu'une mère surtout, jalouse de ma gloire,
> Vienne sur mon tombeau déposer quelques fleurs ;
> Qu'elle dise en versant des pleurs :
> Il aimait les enfants, chérissons sa mémoire.

De toutes les poésies de Caillau, son *Epître à l'Espérance* est une des plus remarquables. Aussi a-t-elle remporté à l'Académie des Jeux Floraux, qui l'a insérée dans son Recueil (année 1811, p. 4), le 2ᵉ prix, consistant en une violette d'argent. Cette pièce, en 178 vers magnifiques d'ampleur, se termine ainsi :

> Ainsi tout s'adoucit à la voix d'un ami,
> Ainsi la faible vigne embrasse son appui ;
> Et telle dans nos champs, sur la terre embrasée,
> Tombe en gouttes d'argent la céleste rosée.
> Charme heureux ! charme pur d'un prestige flatteur,
> Qui de cet univers fait un monde enchanteur,
> Qui des faibles mortels, par de douces chimères,
> Console l'infortune, adoucit les misères,
> Et sur l'homme qui souffre, exerçant son pouvoir,
> Lui conserve la vie en lui donnant l'espoir !

CAMPAN (Bernard). Cet écrivain dramatique et satirique est peu connu, et a même été oublié par presque tous les bibliographes. Il a cependant donné des preuves d'un grand talent de versification. On a de lui cinq tragédies, les unes en vers, les autres en prose : *Zacharie; Tibère et Caprée; Marie de Clèves; Thamar; Constantin le Grand;* — deux comédies : *le Misanthrope de vingt ans; Géronte;* — et six satires : *le Théâtre; le Poète sceptique; les Nobles; le Parasite; le Pessimiste; l'Ignorant.* Tout cela a été publié à Montpellier, entre les années 1846 et 1850.

Bernard Campan, qui était né à Montpellier le 18 novembre 1778, et qui y avait été reçu docteur le 16 ventôse an VIII (sa thèse est *un Essai sur la variété de couleur des hommes*), est mort dans la même ville, le 15 mai 1853.

CANTEREL (Robert). Il était de Pontoise, et élève de Jean Tournier, fameux médecin de Paris, mort le 5 décembre 1624. C'est en l'honneur de ce savant maître que Canterel a composé, en 56 sixains, un hymne qui a été imprimé : *l'Esculape françois*, hymne, par R. C. P. R. N. Paris, 1614; in-8° de 19 pages.

L'Esculape français est, on le devine, Tournier lui-même. Le poème est fort remarquable pour l'époque où il a été composé. L'auteur, on le sent, a le cœur plein de son sujet :

> Filles qui lancez de Parnasse
> Les chauds rayons de vostre face,
> Pour eschauffer les froids esprits,
> Or faites-les sur moy descendre,
> Moy plus froid qu'une Salemandre,
> Car tous les miens sont en débris.
> . . . .
> Vous estes feu, moy je suis glace,
> Soufflez dessus moy, froide masse ;
> De vostre feu, vivant alors,
> Chaud de poulmons, chaud de poitrine,
> Et d'un cœur chaud diray cet Hymne
> En chants nombreux et bons accords
> . . . .

CANU (Ferdinand). Docteur en médecine (21 août 1815); né à Rouen, il a exercé successivement à Allou-ville (Seine-Inf.) et à Yvetot.

Nous connaissons de ce confrère quatre morceaux poétiques de son cru :

1. *La Rouennaise*, hymne national, avec ce refrain : *Napoléon, Gloire et Patrie*, chanté sur le théâtre des Arts, à Rouen, et de la Montausier, à Paris, pendant la durée des Cent Jours (1815).

2. *Clorine et Irval, ou la Montagne des deux amants*, poème en 3 chants, cité avantageusement par le *Constitutionnel* du 13 octobre 1823, qui dit : « Style harmonieux, mouvement remarquable, descriptions pittoresques, vers tournés avec talent et élégance ».

3. *Strophes au chêne d'Allouville, et autres poésies, suivies d'un précis historique sur l'hospice Asselin d'Yvetot.* Rouen, 1858; in-8°, 96 pages; une gravure.

M. le Dr Canu va nous dire l'origine et le but de ce dernier morceau :

« Mes strophes au chêne d'Allouville n'avaient pas d'abord dû franchir le cercle étroit de l'amitié; lues et bien accueillies dans cette sphère intime, une plus haute ambition m'y fut suggérée. Offrir à notre gracieuse souveraine l'expression poétique d'une reconnaissance inspirée par ses libéralités en faveur de la chapelle du Gros-Chêne, la tentation était séduisante, mon vieux dévouement pour la famille impériale m'y poussait : je succombai. Mais comment monter à un honneur si élevé, gravir la pente escarpée et glissante qui y conduit? Comme celle de Bethléem, mon heureuse étoile me guida : un bon et puissant génie me prit par la main; grâce à lui, j'atteignis le sommet désiré.

« Le 22 mai dernier (1858), je recevais de la main de l'Empereur l'annonce que ma poésie avait été l'objet de la gracieuse attention de S. M. l'Impératrice, et qu'à cette occasion elle avait daigné m'honorer du présent d'une épingle d'or, à l'aigle impérial... »

Les strophes sont au nombre de 20, et suivies de poésies diverses : *Mon retour à la Campagne; la Paix*, etc... Le tout précédé d'un Sonnet à l'Impératrice Eugénie :

MADAME,

Un vieux roi des forêts illustre ma patrie :
Rois, prélats, pèlerins, savants, l'ont visité ;

> Moi, chantre de sa gloire, ô princesse chérie,
> J'offre humblement ces vers à Votre Majesté,
>
> C'est que ce chêne antique est un temple à Marie,
> Dont l'autel radieux, dans ses flancs abrité,
> Resplendit de vos dons; c'est qu'un bon peuple prie
> Pour vous, pour son César, pour sa postérité.
>
> L'empire en vous contemple une Hélène nouvelle.
> Seul un trône ici-bas était digne de vous;
> Vos vertus, dans les cieux, vous feront immortelle.
>
> Madame, à ce bon peuple, ah! comme il serait doux
> Que vous vinssiez, au bras de votre auguste époux,
> Visiter, un beau jour, le vieux Chêne-Chapelle!

4. Une *Offrande poétique* à l'Association des médecins de la Seine-Inférieure. Ce morceau, de 48 vers, lu au banquet de cette association, le 3 juin 1862, a été inséré dans le Compte-rendu de l'Assemblée générale (Rouen, in-8°, p. 22).

CAP (PAUL-ANTOINE). Ancien pharmacien de Paris, né à Mâcon en 1789. Il a écrit de nombreux mémoires sur l'histoire des sciences et sur celle de sa profession; il s'est fait, de plus, connaître par des travaux littéraires; son *Éloge de Casimir Delavigne* lui a valu d'être couronné par l'Académie de Rouen; son édition, en 2 volumes, des œuvres du poète Senecé (XVIIe siècle), est fort recherchée des amateurs. Nous savons, en outre, que M. Cap est un musicien-amateur très-apprécié dans les cercles d'amis, et qu'il a composé un assez grand nombre de couplets, qui ont été mis en musique par Aug. Franchomme, Schnectzoëfer, Chardon, et d'autres. Un des plus jolis est celui-ci :

> Rives du Var, de la Durance,
> Où s'écoulèrent mes beaux jours,
> Ciel ravissant de la Provence,
> Me faudra-t-il vous regretter toujours ?
> En vain ces beaux lieux que j'admire
> Brillent à mes yeux éblouis,
> Mon cœur gémit et soupire,
> Mon âme vole vers mon pays.

CARDAILHAC (H.-P.). Médecin de Paris; né à St-Jean-d'Angély, sa thèse est du 19 décembre 1835. C'est lui, si nous ne nous trompons, qui, sous le pseudonyme de Augustin Lagrange, a coopéré à la composition d'un grand nombre de pièces de comédies, dont les principales sont :

1. Avec M. Benjamin Antier : *Mademoiselle de la Vallière et madame de Montespan*, drame historique en trois actes, suivi d'un épilogue, ou *Dix-huit ans après*. 1831; in-8° de 56 pages.

2. Avec MM. de Rougemont et Lafitte: *Jeanne Vaubernier, ou la Cour de Louis XV;* comédie en trois actes (jouée à l'Odéon le 17 janvier 1832). Paris, 1832, in-8°; 1836, etc.

3. Avec M. Eug. Cormon : *les Honneurs sans préfet*, comédie-vaudeville en deux actes. Paris, 1832; in-8°.

4. Avec M. Eug. Cormon : *un Aveu*, comédie-vaudeville en un acte. Paris, 1833, in-8°; 1837, in-8°.

5. Avec M. Eug. Cormon : *Flore et Zéphire*, folie-vaudeville en un acte. Paris, 1834 et 1836; in-8°.

6. Avec M. Eug. Cormon : *le Gueux de mer, ou la Belgique sous Philippe II*, drame en trois actes. Paris, 1835; in-8°.

7. Avec le même : *le Prisonnier d'une femme*, comédie-vaudeville en un acte. Paris, 1836; in-8°.

8. Avec le même : *les Trois Jeannettes*, vaudeville en un acte. Paris, 1836; in-8°.

9. Avec le même : *le Mariage en capuchon*, comédie-vaudeville en deux actes, imité de l'espagnol. Paris, 1838; in-8°.

CARON (CHARLES-ALFRED). Docteur en médecine (23 mars 1842); né à Beauvais; auteur d'un *Guide pratique de l'alimentation du nouveau-né*. C'est dans ce petit et utile livre, publié cette année même, que nous trouvons, faisant suite à la préface, des conseils rimés (76 vers) aux mères et surtout aux pères de famille. M. Caron y fait un tableau enchanteur de la compagne de l'homme :

> La femme, être divin, délicieuse amie,
> Que Dieu nous a donnée, en cette triste vie,
> Pour partager nos maux, apaiser nos douleurs,
> Servir à nos succès et pleurer de nos pleurs,
> Pour charmer le foyer de sa grâce adorable,
> Et, devant les ennuis, pour être encore aimable,
> Vous la condamnez donc au supplice attristant
> De voir, à peine né, s'échapper son enfant !
> Ne savez-vous donc pas ce qu'est une nourrice,
> Ce sein qu'a desséché la hideuse avarice,
> Et ce lait dont on vend les restes superflus,
> Que l'on vendra comptant, en beaux et bons écus ?

CASSAL (JEAN). Chirurgien à Dijon, natif de Roudes, en Rouergues. On lui doit une traduction en vers français des Aphorismes d'Hippocrate. Il déclare non sans orgueil, que c'est lui qui a mis le premier les Aphorismes en vers français. Quoi qu'il en soit, son livre a paru sous ce titre :

Les Aphorismes d'Hippocrate, prince des médecins, traduits de latin en vers français, par maître Jean Cassal, natif de Roudes, en Rouergues, chirurgien à Dijon. Lyon, 1592 ; in-8°.

CATALAN (L.-J.-E.). Ce dentiste avait eu la pensée d'éditer un Rabelais « mis à la portée de tout le monde ». Il parut en effet, en 1829, quelques feuilles de cet ouvrage, intitulé : *Galerie rabelaisienne,* ornée de 76 gravures... Mais la publication en resta là, et le papier déjà noirci fut mis au pilon.

CATINAUD (MARTIAL). Officier de santé, reçu en 1816 ; il exerce à Limoges (Haute-Vienne). Reçu mé-

decin en 1816... cela veut dire que M. Catinaud est né
non loin de l'année 1791, et qu'il a, par conséquent,
quelque chose comme quatre-vingts ans aujourd'hui. On
ne le dirait guère à l'Ode en quatre strophes qu'il a composée pour le banquet de l'Association des médecins du
département de la Haute-Vienne (21 septembre 1862).

> Aujourd'hui la médecine,
> Qui pourrait l'imaginer !
> Abandonne la doctrine
> Pour venir ici dîner.
> Hippocrate, tu t'étonnes ;
> Ah ! ne sois pas rigoureux,
> Et pour cette fois pardonne
> Ou ferme, ou ferme les yeux.

. . . .

CAVALIER (César-Jules). Docteur de la Faculté
de médecine de Montpellier (août 1822); chef de clinique, membre de l'Athénée royal; né à Saint-Tropez
(Var); fils de P. Cavalier, également médecin, attaché,
en cette qualité, à l'hospice civil de Draguignan.

Ce médecin a voulu imiter le fameux poète italien
Alexandre Tessoni, qui, au XVIᵉ siècle, a écrit son
Sceau enlevé (Secchia rapita), poème héroïco-comique,
fort malmené par Voltaire, et mis, au contraire, par
Apostolo Zeno, au-dessus du *Lutrin !*... Il a, lui aussi,
chanté *le Nouveau Sceau enlevé, ou la Dracéniade*, poème
héroï-comique, suivi de *la Pierre de la Fée*, légende
provençale. 1841; in-12 de 234 pages, plus une planche.

Ce poème, écrit dans le genre du *Vert-Vert* de
Gresset, lui a été inspiré par un vieux registre des déli-
bérations de la commune de Draguignan, faisant mention de la perte, en 1652, du cachet de cette commune,
appelée autrefois *Dracenium*. Il est extrêmement médiocre,
en cinq chants, et en vers de dix syllabes.

M. Cavalier avait d'abord publié son œuvre sous le

4*

pseudonyme de Jean-Jérôme Hermolaüs ; la seconde édition, qui a paru en 1842, in-8°, est signée par le docteur Jules C...

CHAMBEYRON (ANTOINE-MARIE). Ce médecin, natif de Lyon, docteur le 11 décembre 1826, est auteur de trois Épîtres, adressées l'une à Marc-Antoine Petit, la seconde au pseudonyme Lamon, la troisième « A mon esprit ».

L'Epître à Marc-Antoine Petit forme une petite brochure de 15 pages (Paris et Lyon, 1823, in-8°).

L'Epître à mon Esprit (Paris, 1828, in-8°) est précédée d'une *historiette*, et forme en tout une feuille.

L'Epître à Lamon, sur les moyens de réussir dans l'exercice de la médecine, est également une brochure de 15 pages (Paris, 1823, in-8°).

C'est un tableau, assez vivement tracé (358 vers), des difficultés sans nombre que le jeune médecin honnête rencontre pour se créer une position honorable dans la capitale, et une peinture vigoureuse des moyens illégitimes que des confrères moins scrupuleux mettent en jeu pour se faire ouvrir les portes des honneurs et des places. Le jeune poète est à la fin écœuré devant tant de scandales, et il s'écrie :

Quant à moi, dans Paris, connu non plus qu'à Rome,
Je suis tout simplement le fils d'un honnête homme ;
Et puisqu'un pareil titre ici ne mène à rien,
Enfin désabusé d'un si frêle soutien,
Renonçant aux honneurs qui semblaient me sourire,
Sous le toit paternel, Lamon, je me retire.
Là, soustrait par mes soins à la commune loi,
Mes amis béniront l'art que j'appris de toi ;
Peut-être ces lauriers que mon orgueil regrette
Embelliront aussi ma paisible retraite.
Oui, la gloire est partout pour les cœurs généreux,
Et l'on meurt assez grand quand on fit des heureux.

CHAMPIER (Symphorien). L'un des médecins les plus extraordinaires du xvi° siècle, philosophe, historien, antiquaire, rimeur. Natif de Saint-Symphorien-le-Châtel, gros bourg du Lyonnais, aujourd'hui Saint-Symphorien-sur-Coise, il mourut vers l'année 1540.

On n'a pas de Champier des pièces versifiées de longue haleine : tout son bagage poétique se borne à des épîtres, ballades, rondeaux et doubles rondeaux, semés çà et là dans la *Nef des princes, la Nef des Dames vertueuses, les Chroniques d'Austrasie*. C'est dans le premier de ces livres qu'on peut voir une satire très-violente contre le beau sexe, intitulée *la Malice des femmes*. Au reste, on est obligé de dire que, dans les vers de Champier, il serait difficile de trouver de la grâce ou de l'élégance ; rien, dans le rhythme et la cadence, qui flatte l'oreille : c'est la prose rimée qui marche à pas comptés, « sesquipedalia verba », rien de plus.

Voyez le magnifique livre de M. Allut : *Etude biographique et bibliographique sur Symphorien Champier* (Lyon, 1859, in-8°).

CHARAS (Moïse). Né à Uzès, département du Gard, en 1618, mort le 17 janvier 1698. Il fut un des plus illustres apothicaires-chimistes de notre France. Sa *Pharmacopée royale et galénique* a été traduite dans toutes les langues de l'Europe. Son *Traité de la Thériaque*, ses *Nouvelles Expériences sur la vipère*, sont des ouvrages très-soignés, remplis de renseignements utiles. De plus, Charas était poète ; il ne pouvait pas s'habituer à publier quelque ouvrage scientifique sans l'accompagner de quelque pièce de poésie. C'est ainsi que « l'Avertissement au lecteur » de l'ouvrage sur la Thériaque (1668, in-8°) est un morceau de 111 vers, et que le *Traité de la vipère* (1669, in-8°) est suivi de *l'Echiosophium*, poème didactique de 518 vers, dans lequel est faite l'histoire de la vipère, tant au point de vue anatomique que sous celui de ses vertus thérapeutiques.

Ses talents littéraires l'avaient fait, du reste, apprécier des gens doctes de son temps, et on pourrait citer encore de lui un huitain latin qu'il adressa à Dufour, médecin (*Voy.* ce nom), et que ce dernier inséra dans son Recueil d'épigrammes publié en 1669.

CHATEL. « Physicien-dentiste » d'Orléans, ce brave arracheur de dents, non-seulement a publié une *Histoire de France* en 12 pages in-8°, mais, de plus, il y a ajouté des détails sur la mort du duc de Reichstadt, sur le procès des Vendéens, et huit quatrains ayant pour mission de répondre à ces questions de haute philosophie : Qui êtes-vous? Qui vous a créé? Qu'est-ce que Dieu? Qu'est-ce que l'âme? Quel est le sort qui nous attend après la mort? Que prescrit la justice? La paresse n'est-elle pas aussi un vice?

Au reste, pour que nos lecteurs puissent se délecter avec cette étonnante brochure, nous en copions exactement le titre :

Histoire de France, ou principaux événements des règnes des rois Clovis, Dagobert, Charlemagne, Hugues-Capet, Louis IX, Louis XI, Charles IX, etc., suivis d'un coup d'œil sur la France. — Philosophie et morale. — Détails sur la mort du duc de Reichstadt.— Procès des Vendéens à Blois. Rédigés par le sieur Chatel, physicien-dentiste. Orléans, s. d. (1833); 12 pages.

CHAUSSIER (HECTOR). La maxime : « Tel père tel fils », n'est guère applicable à Hector Chaussier. Le père avait été un anatomiste sévère, un dialecticien serré ; le fils se lança dans le ciel bleu du vaudevilliste. Docteur en médecine de Montpellier (8 juin 1827), il mourut à Paris, après avoir obtenu de grands succès dans le mélodrame, quoi qu'en eût dit son savant et respectable père, qui avait des raisons pour trouver détestables les pièces de son fils.

Hector Chaussier a écrit pour le théâtre, soit seul, soit en collaboration avec Martainville, Bizet, Hapdé, Chateauvieux et Bonel. Citons : *le Concert de la rue Feydeau* (1795); *Anacréon à Surène* (1797); *les Diableries, ou Gilles Hermite* (1797); *le Parachute* (1798); *Maria, ou la forêt de Limberg* (1800); *le Pacha, ou les coups de la fortune et du hasard* (1799); *le Gros Lot* (1800); *un Trait d'Helvétius* (1800); *l'Enfant Jésus* (1801), etc., etc.

CHEVALIER (GUILLAUME). Docteur en médecine, né à Saint-Pierre-le-Moutier (Nièvre). Il résidait, en 1646, à Mougon, village situé près de Niort. Ses œuvres poétiques sont dédiées à Baudéan, comte de Parabère, gouverneur du Poitou. Elles se composent de quatorze Odes sur la nature, la vertu, la sagesse, la vérité, l'homme, le corps, etc., et ont été imprimées sous ce titre :

Œuvres ou Mélanges poétiques, où les plus curieuses raretéz et diversitéz de la nature divine et humaine sont traictées... Nyort, 1646 ; in-12 de 168 pages.

L'Épître adressée au comte de Parabère est datée de Mougon, le 11 mars 1646. Chevalier ne se fait pas illusion sur la valeur de ses vers :

> Pour moy, je ne suis point capable
> D'attrait de vers qui soit goûtable ;
> Je suis trop rude dans mes chants ;
> Les simples sont cela que j'aime,
> Et n'ay de plaisir plus extrême
> Que la solitude des champs.

Cependant, dût notre poète souffrir là-haut dans sa

modestie, nous signalerons comme un excellent morceau sa description poétique des *Sens* :

> Les sens, fidelles espions,
> Sont mis autour des bastions
> De cette belle forteresse ;
> Et là, d'un indomtable soin,
> Gardent nuit et jour leur maîtresse,
> En toute rencontre et besoin.....

CHEVALIER. Il était médecin à Paray (Saône-et-Loire), en 1757. Voilà tout ce que nous savons de lui : il a fait insérer dans le *Mercure de France* (juillet, 1757 ; p. 39), sur l'immortalité de l'âme et l'existence de Dieu, une Ode en quinze strophes, protestation contre les idées matérialistes, qui commençaient à se faire jour à cette époque :

> Esprits enivrés de prestiges,
> Dupes d'un cœur voluptueux,
> Quel aveuglement, quels vertiges,
> Ont fasciné vos faibles yeux ?
> Ce n'est pas l'encens de la terre
> Qui va grossir l'affreux tonnerre,
> Prêt à fondre sur les mortels ;
> L'orgueil, par un nouveau blasphème,
> Ose du Créateur suprême
> Sapper le culte et les autels.

> . . . .

> En vain, un auteur téméraire,
> Par un sophisme séduisant,
> Du premier flambeau qui m'éclaire
> Veut obscurcir l'éclat brillant.
> Je rejette son faux système,
> Je sens ma faiblesse en moi-même,
> Hors de moi je cherche un soutien :
> Le vrai Dieu qu'on m'a fait connaître,
> Le Dieu puissant qui m'a fait naître,
> Est lui seul ma force et mon bien.

> . . . .

CHEVERRY (Joseph-Léonard). Médecin de la Faculté de Paris (19 août 1820); né à Rochefort, le 6 novembre 1795, d'une famille qui vint se fixer à Provins, alors qu'il était encore fort jeune. Il mourut à Vic, en Touraine, le 5 août 1840. Ses œuvres portent quelquefois ses prénoms seuls, d'autres fois le pseudonyme de Etcheverry. La passion de la poésie le surprit de bonne heure, car à 17 ans, et étant encore élève du lycée impérial, il composa un poème de 332 vers sur la bataille de Lutzen (Paris, 1813, in-8°). Il n'est pas besoin de dire que le jeune homme y exalte l'empereur Napoléon, et chante, en rimes pompeuses, les hauts faits du conquérant :

> Un jour, quelque génie, affermi sur ses ailes,
> Dirigeant son essor par des routes nouvelles,
> Pourra, sans perdre haleine, à travers cent climats,
> Suivre NAPOLÉON de combats en combats,
> Parcourir de ses faits tout le cours poétique,
> Et publier son nom sur la trompette épique.

> . . . .

Puis arrive la Restauration... Voilà notre poète fort penaud; sa carrière brisée peut-être... Cheverry se tire habilement du guêpier dans lequel il s'est imprudemment engagé... Il reprend en sous-œuvre son poème de Lutzen, l'arrange de la bonne façon, c'est-à-dire au goût du jour, jette au vent l'encens qu'il avait brûlé pour le héros, ne chante plus que les guerriers, la gloire nationale, et réédite, ainsi expurgée, son œuvre primitive, et les six vers que nous venons de rapporter se transforment en ceux-ci :

> Un jour, quelque génie, affermi sur ses ailes,
> Cherchant par son essor des régions nouvelles,
> Pourra, sans perdre haleine, en de lointains climats,
> Suivre de nos guerriers les rapides combats,
> Et, confiant leurs noms à la trompette épique,
> Redire à l'univers leur voyage héroïque.

On doit encore à Cheverry :

1. *Début poétique, ou choix de poésies diverses.* Paris, 1823 ; in-8° de 212 pages, comprenant : Dithyrambe sur les excès politiques ; la Renaissance des arts sous François Ier ; la Bataille de Lutzen (2e édition, bien entendu); Epître d'un jeune poète à son père ; la Guerre amoureuse ; le Commis-Voyageur; Molière et ses rivaux; Charlemagne ; Traduction libre de l'art poétique d'Horace, etc.

2. *Les deux Écoles, ou le classique et le romantique,* comédie en 3 actes et en vers ; 1825 (en collaboration avec Ader).

3. *L'Enthousiasme,* comédie en 3 actes et en vers. Paris, 1827 ; in-8° (représentée à l'Odéon).

CICÉRON (Jean-Jacques-Auguste). Natif de la Guadeloupe, docteur en médecine de Montpellier (août 1817). N'étant encore qu'étudiant, il a composé, en collaboration avec son camarade Des Alleurs (*Voy.* ce nom), une bluette en 1 acte, mêlée de vaudevilles, et qui a paru sous ce titre : *le Gros Lot, ou il faut tenir sa parole,* par MM. Charles D... et Auguste C..., étudiants en médecine. Montpellier, 1817; in-8°. Nous connaissons encore de lui une chanson qui a été insérée dans le recueil appelé *le Caveau moderne* (1810, in-16, t. XIX, p. 145), et qui porte ce titre : *Eloge du front.* Elle est signée par Cicéron, marchand de bonnets carrés à la Pointe-Saint-Eustache.

CLAIRAT (Louis). Docteur en médecine (29 janv. 1829), ex-chirurgien principal dans la garde nationale de Paris, etc.; né à Chinon (Indre-et-Loire). Outre plusieurs mémoires afférents à la pratique et à la responsabilité médicale, M. Clairat a écrit des pièces de poésie.

Nous lui connaissons :

1. *Un Souvenir* (24 vers), à des amis de Gunnerburg (*l'Éclair*, 6 nov. 1852).

2. Des *Stances à Miss Florence Nigthingale*, cette courageuse et dévouée demoiselle anglaise, laquelle, s'arrachant tout à coup aux charmes d'une société élégante, aux douceurs d'une existence princière, alla organiser des hôpitaux en Crimée (*la Semaine*, *Magasin universel*, 23 nov. 1856).

3. *Un Chant*, en 160 vers, destiné à célébrer les beaux jardins de Gunnerburg-Lodge, à six mille environ de Londres (Paris, 1860; in-8° de 15 pages).

4. *Un Remerciement* (44 vers), adressé à Thomas Boddington, dans le château duquel le Dr Clairat reçut, dans les jours affreux de la dernière guerre, une hospitalité digne de la nation anglaise (Gunnerburg, 25 déc. 1870; in-8°, 3 pages).

5. *Une Objurgation* (56 vers) contre l'empereur d'Allemagne et ses deux démons, de Moltke et Bismarck, intitulée *Guillaume le Maudit* (1871, in-8°, 4 pages).

6. Enfin, une sorte de chanson, en dix couplets, intitulée : *Départ, Adieux* (Paris, in-4°, 1/2 feuille).

Le poème *les Jardins de Gunnerburg - Lodge* nous semble être l'œuvre capitale du Dr Clairat ; il se recommande par un grand talent de description, dans laquelle les Muses ne perdent pas leurs droits.

CLERC (A{\sc lexis}). Médecin qui exerçait avec honneur à Rive-de-Gier (Loire), en l'année 1824. Cette année-là, il a publié : *la Maternité, ou Épîtres aux femmes sur les devoirs d'une bonne mère avant et après ses couches*, première Épître. Lyon, 1824, brochure in-8°. Ce poème, plus utile par les bons conseils qu'il donne, que joli, l'auteur le dédie à sa femme, à laquelle il s'adresse ainsi :

Le devoir, chère Yllis, m'éloigne de la France ;
Par de tendres écrits embellissons l'absence.
Soyons vrais : parlons-nous des pensers du réveil,
Des longs chagrins du jour, des erreurs du sommeil !
Ecrivons nos désirs, nos craintes, nos alarmes,
En un mot, s'il se peut, traçons jusqu'à nos larmes.

Un soir, las des ennuis et des travaux du jour,
En cherchant le sommeil, je rêvais à l'amour.
La crainte, le soupçon, l'affreuse jalousie,
De leurs traits déchirants me peignaient mon amie.
Ici, je te voyais près d'un fat orgueilleux,
Applaudir à son geste et répondre à ses yeux ;
Là, le vieillard glacé regrettait sa jeunesse ;
Ton pied pressant le sien ranimait la vieillesse ;
Le riche avec orgueil étalait son trésor ;
Et quand tu m'oubliais je t'adorais encor.

Mais d'un songe imposteur pourquoi tracer l'histoire,
Et d'un fantôme vain effrayer ta mémoire ?
Laissons cette chimère ; et, tranquille un moment,
Ecrivons en docteur et non pas en amant.

COLET. Médecin fort à la mode dans le milieu du XVIIIe siècle, et qui donna au théâtre deux pièces, savoir :

1. *Le Bacha de Smyrne*, comédie en un acte, en prose, avec divertissements ; jouée par les Italiens, pour la première fois, le 9 septembre 1747.

2. *L'Isle déserte*, comédie en un acte, en vers, imitée de Métastase ; donnée au Théâtre-Français, le 23 août 1758, et représentée onze fois.

COLOMBAT, de l'Isère (MARC). Fondateur d'un institut orthopédique, consacré spécialement au traitement du bégaiement ; né à Vienne (Isère), le 28 juin

1797; docteur de Paris, en 1828; mort à Paris, le 11 juin 1851.

Colombat, de l'Isère, a publié un assez grand nombre de poésies, dont voici la liste, — au moins les principales :

1. *L'Etudiant et le préjugé*, comédie; 1825.

2. *M. et Mme Frontal, ou Cranomanie et Romantisme*, comédie critique en un acte, mêlée de vers (Paris, 1830, in-8°.

3. *Le comte Albert, ou l'Anniversaire*, drame en 3 actes.

4. *Rêveries d'un convalescent* (Paris, 1833, in-8°).

C'est un recueil de poésies, dans lequel on trouve un drame en 3 actes, en vers, intitulé : *Minuit ou le Remords*. Il contient : le Retour du printemps (ode) ; la Mort de Byron ; la Naissance d'un traître à la patrie ; mes Vœux (stances) ; Tableau des eaux de Vichy ; le Mouton et le Buisson (apologue) ; le Marquis et le Dandy ; la Femme fidèle et le Mari prudent ; Au beau sexe (ode); A Pichat, de l'Isère, auteur de *Léonidas*, de *Turnus*, de *Guillaume Tell;* l'Anonyme (ode bachique) ; l'Argent ; le Cranomane ; Pot-Pourri ; Cavatine ; enfin, trois épigrammes, dont nous donnons ici un échantillon, *le Duel :*

> Contre certain docteur qui se plaint d'un affront,
> Je dois au pistolet terminer la querelle ;
> Mais je crains bien de perdre et ma poudre et mon plomb,
> Car, même en l'atteignant au front,
> Je ne pourrais jamais lui brûler la cervelle.

Le Tableau des eaux de Vichy est très-amusant. En voici quelques fragments :

> Grands amateurs de spectacles,
> Venez, venez donc aux eaux ;
> C'est le séjour des miracles,
> C'est le remède à tous maux.
>
> On y trouve des fiévreux,

Et des conseillers goutteux,
Des fous, des saints-simoniens,
Des Turcs, des Juifs, des Chrétiens,

Une frayeur cholérique
Réunit seule en ce lieu
Le Chouan, la République,
Avec le juste milieu.

La femme d'un inspecteur
Y vient pour des maux de cœur,
Et celle d'un intendant
Pour guérir un mal de dent.

Une amante abandonnée
Vient y chercher un amant,
Et la beauté surannée
Croit rajeunir en buvant.

Grands amateurs de spectacles,
Venez, venez donc aux eaux,
C'est le séjour des miracles,
C'est le remède à tous maux.

Ici... l'on voit un milord
Qui s'amuse comme un mort,
Pendant que sa milady
Déjeune avec un dandy.

Là. . c'est un vieux personnage
De ses membres tout perclus,
Qui maudit, couvant sa rage,
Les faveurs de Vénus.

. . . .
. . . .
. . . .

Grands amateurs, etc.

COMBES. Médecin et chirurgien. Il est l'auteur de deux chansons inspirées par le retour de Napoléon de l'île d'Elbe.

La première se chante sur l'air de la *Marseillaise*, et a quatorze couplets :

Peuple français, le Dieu des armes,
Le tant pleuré Napoléon,

Vient tarir ton malheur, les larmes,
Te délivrer du roi Bourbon (*bis*) :
Reprends courage, enfin ton père
De l'île d'Elbe est de retour :
Traîtres ! il n'est plus insulaire ;
Il est à Paris, à sa Cour.

Aux armes, ses soldats, À bas le roi Bourbon ;
Marchez, volez, redonnez-nous le grand Napoléon,

La seconde chanson a pour air : *Avec les jeux dans le village;* mais Combes a le soin d'avertir qu'on peut la chanter aussi sur l'air de la *Marseillaise,* en y ajoutant le refrain : Aux armes., etc.

Chassons les Bourbons de la France,
Ils veulent nous charger de fers,
Et nous plonger dans l'indigence ;
Partez, méchants, partez, pervers ;
Sortez du sein de la patrie,
Ah ! vous tirez sur ses enfants !
Sors, sors, cruelle tyrannie,
Va pleurer à Londres, à Coblentz *(bis).*

Il y a huit couplets comme celui-là.

L'œuvre de Combes a été imprimée :

Chant guerrier sur le retour miraculeux de l'Empereur Napoléon de l'île d'Elbe en France, par M. Combes, médecin et chirurgien. Paris, in-8° de 8 pages (s. d.).

COMBES (JEAN-EMMANUEL). Docteur en médecine de la Faculté de Paris (1835); né à Toulouse, le 12 décembre 1808. Après avoir lu son livre, étonnant de verve et d'entrain, *De l'état actuel de la médecine et des médecins en France* (1869), on reste convaincu que M. Combes a dû butiner dans le champ fleuri du Parnasse ; et c'est ce qui est en effet arrivé. A force de peines et de recherches, nous avons mis la main sur quatre brochures dont il ne peut nier la paternité :

1. *Las Coursos de Toulouso*. Toulouso, 1846; in-8° de 15 pages.

2. *Las Coursos de 1847. Satiro Toulousaino*. Toulouso, 1847; in-8° de 31 pages.

3. *Bido de la bienhourouso Germèno, countado per un ancien de Pibrac*. Pouëmo. Toulouse, s. l. n. d. (vers 1852); in-8° de 4 pages.

Inauguration de la statue élevée par la ville de Toulouse à P. P. Riquet de Bonrepos, auteur du canal des deux mers. Ode par le docteur E. Combes, médecin de la Ville. Toulouse (s. l. n. d.), in-8° de 7 pages.

Les amateurs du patois toulousain feront bien de savourer cette poésie piquante et parfumée, celle surtout qui chante la vie de la bienheureuse Germaine (Bido de la bienhourouso Germèno), bergère de Pibrac, canonisée il y a une vingtaine d'années; non moins qu'une Élégie de très-bonne facture, qui coupe d'une manière fort agréable la satire sur les courses de l'année 1847 :

> Helas ! coumo uno flou qué brillo pès jardins,
> Bejebi, s'a disio, sur aquelis gradins,
> Per abança ma mort, uno angetto poulido
> Doun l'el a rambouillat l'escaouto de ma bido.

> Soul, parmi les flanurs que l'y fasion la cour,
> Surprenguey un regard à trabets sa perpeillo ;
> Et sa bouco discréto al bord de moun aoureillo
> Murmuret qualquè mot... coumo lè mot d'amour.

> . . . .
> . . . .

> Adiou, angetto ! adiou ! dins moun âmo inquiéto
> Estouffarey les cants d'uno lyro discréto,
> Et moun dargnié soupir ber tu s'enboulara,
> En murmurant un nom què digus nou saoura !

COMPÉRAT (ALFRED). Docteur en médecine de la Faculté de Paris (31 décembre 1836), ancien chef de

clinique ophthalmique, M. Compérat est né le 12 janvier
1811, à Sens (Yonne), où il a définitivement dressé sa
tente. C'est une perte pour les réunions médicales, pour
les banquets parisiens, où ce charmant médecin-poète
chantait, comme il savait les chanter, les choses fines et
délicates qu'il avait composées.

Lorsque Toirac et Compérat étaient de la partie, la
joyeuseté était à son comble. Les vieux entouraient
Toirac, qui les *ravigotait* avec ses couplets au gros sel,
tandis que les jeunes préféraient les chansons légèrement
vinaigrées, fines et spirituelles, de Compérat. On riait
de bon cœur lorsque Compérat, qui ne « se débouton-
nait » que devant un auditoire ami, chantait, sur l'air :
Je suis Français, mon pays avant tout ! ces délicieux couplets :

> C'est à Paris que l'amour platonique
> Va refleurir et plus pur et plus beau ;
> C'est à Paris que la Vénus pudique
> Va de l'hymen ranimer le flambeau.
> Courbez vos fronts, ô beautés familières ;
> Car, sachez-le, c'est au quartier Bréda
> Qu'on trouvera maintenant des rosières.
> J'suis pas curieux, mais j'voudrais bien voir ça.

> Bientôt, dit-on, le fluide électrique,
> Dont le pouvoir est vraiment sans pareil,
> Est destiné, par son éclat magique,
> A remplacer la lune et le soleil.
> Un pauvre aveugle, à l'humeur guillerette,
> Emerveillé de ce prodige-là,
> Se dit tout bas, en secouant la tête :
> J'suis pas curieux, mais j'voudrais bien voir ça.

> . . . .

> Le vieux Paris va bientôt disparaître
> Sous le marteau de nos démolisseurs :
> Consolons-nous, c'est pour notre bien-être,
> Et pour celui de tous nos successeurs.
> On dit pourtant que les propriétaires
> Vont à leur tour... qui jamais le croira ?

Tous les trois mois payer leurs locataires.
J'suis pas curieux, mais j'voudrais bien voir ça.

. . . .

L'art si charmant de la photographie,
A remplacé le crayon des Latour ;
Pour une obole on vous *personnifie*
En un clin d'œil, à toute heure du jour.
C'est merveilleux ! mais, voyez, quelle tuile !
Bientôt Phœbus, le maître en cet art-là,
Ne fera plus que des portraits à l'huile.
J'suis pas curieux, mais j'voudrais bien voir çà.

La crinoline, accessoire incommode,
Va le céder à plus simple appareil ;
C'est fort heureux, car cette sotte mode
Tenait vraiment trop de place au soleil.
Mais quel objet aura l'honneur insigne
De détrôner cette despote-là ?
Tout simplement une feuille de vigne.
J'suis pas curieux, mais j'voudrais voir bien ça.

. . . .
. . . .

Nos poètes les plus en renom signeraient ces vers-là,
ainsi que cette jolie pastorale :

Tout plaît dans la nature,
Le ciel bleu, la verdure,
Le léger papillon
Aux ailes diaprées,
Et les fleurs empourprées
Croissant dans le sillon.

La vieille croix de pierre
Qu'abrite un vieux lierre
Au détour du chemin ;
Et le lézard timide
Qui, sur la dalle humide,
S'ébat dès le matin.

Oh ! ce qui plaît encore
Au lever de l'aurore,
C'est la senteur des bois ;
C'est le gentil ramage
Des oiseaux du bocage
Chantant tous à la fois.

C'est la blanche aubépine
Où l'abeille butine
Dès qu'ont fui les autans ;
C'est l'églantine rose
Dont chaque fleur éclose
Est fille du printemps.

C'est la douce rosée
Par le bon Dieu versée
Sur la prairie en fleur ;
Céleste récompense
A qui met la semence,
Pour prix de son labeur.

. . . .
. . . .

Mais ce qui parle à l'âme
C'est l'amour d'une femme,
De l'ange aux yeux d'azur
Que Dieu mit sur la terre...
C'est l'amour d'une mère,
Des amours le plus pur.

Heureux qui, dans ce monde,
A la terre féconde
Donne tous ses instants !
Il peut compter d'avance
Sur sa reconnaissance. . .
Heureux l'homme des champs !

On souhaiterait aux collectionneurs des poésies modernes de posséder les petites perles de M. Compérat ; elles sont d'autant plus rares qu'elles ont été tirées à peu d'exemplaires, et destinées à des amis. En voici les titres :

1. *Un Candidat à l'Académie de médecine en tournée de visites.* Pot-pourri. Sens, in-8° de 12 pages.

2. *Actualités médicales.* Couplets chantés au banquet annuel de la Société médico-pratique de Paris. Paris, 1859 ; in-8° de 4 pages (*Un. méd.*, 1859, n° 136).

3. *Boutade sur l'Académie de médecine.* Couplets chantés dans un banquet médical. 1861 ; in-8° de 8 pages.

4. *Flânerie d'un médecin à travers les rues de Paris, ou les prodiges du présent et de l'avenir.* Revue en 12 ta-

4**

bleaux. Chanson chantée au banquet annuel des anciens élèves du collége de Sens, le 5 décembre 1863. Paris, 1864 ; in-8° de 7 pages.

5. *Une Macédoine de proverbes.* Chanson chantée au banquet annuel des anciens élèves du collége de Sens, le 1er décembre 1866 ; in-8° de 3 pages.

6. *Les Journaux d'aujourd'hui,* par un abonné grincheux. Chanson chantée au banquet annuel des anciens élèves du collége et du lycée de Sens, le 1er décembre 1868 ; in-8° de 7 pages.

7. *Les Modes en 1867.* Chanson chantée au banquet annuel des anciens élèves du collége et du lycée de Sens, le 1er décembre 1867 ; in-8° de 4 pages.

8. *Une Réunion électorale, ou les professions de foi à la ville et à la campagne.* Chanson chantée au banquet annuel des anciens élèves du collége et du lycée de Sens, le 1er décembre 1869 ; in-8° de 3 pages.

9. *Où trouver un gai refrain?* In-8° de 3 pages.

10. *Nos bons aïeux.* Étude de mœurs ; in-8° de 3 pages.

11. *Le Travail.* Chanson chantée au banquet qui a suivi la cérémonie de 'la bénédiction du pont de Champigny. Mars 1869, Sens ; in-8° de 3 pages.

12. *Sous le ciel.* Églogue ; in-8° de 3 pages (*Union médicale,* 1867, n° 81).

13. *Une Leçon de philosophie pratique.*

14. *A la santé de la France!*

15. *C'est un plaisir que je ne comprends pas.*

16. *La Bouteille et le Wist, ou les mercredis du docteur Boinet.*

17. *Le sergent Larose.*

CONSTANT, dit **PÉRARD** (Charles). Médecin exerçant à Hénin-Liétard (Pas-de-Calais). Fils d'un officier de santé, petit-fils d'un chirurgien-major des armées de Louis XVIII, M. Constant est né à Oignies (Pas-de-Calais), le 13 avril 1820, et fut reçu officier de santé à l'école d'Arras, en 1839. Il a publié un Recueil de *chansons* de sa façon : Douai, 1845, in-12.

Nous savons aussi de bonne source que ce médecin, dont les aptitudes sont très-diverses, est inventeur d'une liqueur qu'il a appelée *hygiophile;* qu'il est très-habile dans l'horticulture, dans les préparations d'objets d'histoire naturelle (oiseaux, mammifères), dans le dessin, qui lui a valu deux premières médailles d'argent, dans la musique, au nom de laquelle il a fondé une société de musique-fanfare. Nous savons encore que M. Constant tient en portefeuille pas mal de poésies inédites :

La Rose (une vingtaine de vers);

L'Échelle du bonheur (100 vers);

L'Orgueilleux (46 vers);

La première Communion (76 vers);

Les Plaies de la société (360 vers);

Le Chemin de la misère (100 vers);

M. Constant doit être un gai convive et un cœur tendre. Ses chansons d'amour, sans être des chefs-d'œuvre, sont par-ci par-là fort jolies ; ses chansons bachiques donnent envie de boire le vin qui y est célébré. Il y a, sur *la Femme de commerce d'Hénin-Liétard* une chanson en patois artésien fort bien tournée :

> Connichez-vous din l'ru' d'l'Aby,
> Unn' fimm' qualle est toudi din s'n huis ?
> Ubin ché-qu'alle est d'din sin lit
>   Criant dé s'poitrenne
>   Qu'all'perd és'nh aloenne
> Et qu'alle a s'n estomma brûlé
> Pour avoir du potage à lé.

Il y a aussi deux chansons moitié en vers, moitié parlé : l'une, pleine de malice, est intitulée : *le Médecin et le Pharmacien;* l'autre, qui nous a fait bien rire, s'appelle : *le Fabricant de sucre indigène.* Dites par un artiste de talent, ces deux pièces feraient courir Paris.

CONSTANTIN (Robert). Médecin et professeur de belles-lettres à l'Université de Caen, sa patrie. Il mourut à Montauban, le 27 décembre 1605, âgé, dit de Thou, de 103 ans, laissant une traduction en vers grecs et latins des Aphorismes de Hippocrate (1596), et de savantes annotations sur les deux poèmes de Serenus Samonicus et de Rhemnius (Lyon, 1549 et 1564, in-8°).

CONTANT (Jacques et Paul, père et fils). Jacques Contant était né à Poitiers, où, après avoir fait de bonnes études sous l'apothicaire François Carré, et après avoir parcouru l'Italie, il ouvrit lui-même une officine. Il mourut vers 1620, laissant un fils, nommé Paul, qui se voua, avec non moins de distinction que son père, à l'étude de la botanique. Après avoir parcouru différentes parties de l'Europe, dans le but unique de s'instruire, Paul Contant, de retour à Poitiers, y établit un jardin botanique, fort riche, en comparaison de ceux qui existaient alors en France.

En 1608, Paul Contant fit imprimer un poème de 2,500 vers, sous ce titre :

Le Jardin et cabinet poétique de Paul Contant, apothicaire de Poitiers ; in-8° de 99 pages, sans l'Épître dédicatoire adressée à Sully, et plusieurs pièces de vers, dont une Ode à la louange de la pharmacie, dédiée à Du Sin, apothicaire à la Rochelle. Dans ce poème, où il a pris pour modèle de versification Du Barthas, Paul Contant décrit les plantes qu'il avait rassemblées, et leurs vertus médicinales, ainsi que les quadrupèdes, les oiseaux et les poissons qui formaient son cabinet. En voici le début :

> Je chante les beautés de la terre nouvelle,
> Les émaux printaniers de sa robe plus belle;
> Je chante les vertus des plus mignardes fleurs,
> Que l'aube au teint vermeil embellit de ses pleurs.
> Je chante un beau jardin qui ne craint la froidure
> Des gelés Aquilons, le Temps ni son empire,
> Mais qui, tout verd, tout gay, tout riant et tout beau,
> S'éternise en mes vers en dépit du tombeau.

Dans l'Épître dédicatoire, l'auteur annonce la suite de son *Jardin*. Elle parut effectivement, sous le titre de *Second Eden*, à la suite d'un ouvrage de son père dont il fut l'éditeur, et qui fut publié à Poitiers en 1628, in-fol., sous le titre de : *les Œuvres de Jacques et Paul Contant, père et fils*, maitres apothicaires de la ville de Poitiers. Poitiers, 1628, in-fol.

Le *Second Eden* est une longue nomenclature rimée de toutes les plantes dont il est fait mention dans l'ouvrage de Jacques Contant.

CORLIEU (AUGUSTE). Docteur en médecine (27 août 1851); né à Charly (Aisne), le 26 mars 1825. Nous connaissons de ce médecin érudit, et très-amateur des études historico-médicales, trois essais poétiques sur la *Blénorrhagie, Saint-Côme, Hippocrate, la médecine au* XIXe *siècle*, en 288 vers (Voir : *Gazette des hôpitaux*, février 1857; *l'Union médicale*, 24 juillet 1858). La meilleure de ces pièces, à notre avis, est le *Banquet d'Hippocrate*, qui a été écrit en 1870 :

> Le Dieu de Cos, pour fêter sa naissance,
> Dans un banquet convia ses enfans;
> On causa fort, on but en abondance,
> Des cris joyeux partaient de tous les bancs :
> Le bon vieillard, retrouvant sa jeunesse,
> Aucun souci ne troublait son bonheur,

4***

Et tout rempli d'une douce allégresse,
En gais refrains il épanchait son cœur.

Quand Thémison, l'antique méthodiste,
Vint à parler du *strictum*, du *laxum*,
Puis Galien, savant thérapeutiste,
Préconisa le Diascordium.
Mais Paracelse, habile en alchimie,
Vint renverser Thémison, Galien :
« Il n'est, dit-il, que cabale et magie;
« Pour bien guérir, c'est l'unique moyen ».

. . . .

Pour faire un whist, vont à la même table
Stahl, Morgagni, Lisfranc et Dupuytren ;
A la bouillotte, on vit (chose incroyable !)
Brown et Broussais, Hahnnemann et Cullen.
Au menuet brillaient Rufus d'Ephèse,
Averrhoès, Capuron et Portal ;
Roux, dans un coin, discourant à son aise,
Avec Chaussier fumait le caporal.

. . . .

℟ COURCELLE-SENEUIL (Jean). Docteur en médecine, médecin aide-major aux dragons de l'Impératrice (13 mars 1857).

Nous saluons dans M. Courcelle-Seneuil un poète inspiré, et que la vénalité de notre époque n'a pas détourné du commerce des Muses. Il a débuté au Parnasse par une très-belle Ode, en 45 strophes, sur les massacres du Liban, dans laquelle on remarque celle-ci, relative au rapt des jeunes filles :

Pour les harems elle est vendue
Parmi des tas de vil butin,
Défigurée, à demi nue :
Être esclave, c'est son destin.
Heureuse encor lorsque l'injure
Peut, dans cet avilissement,
La sauver de la couche impure
De l'assassin de son amant.

L'Epître à M. X..., un ami, un savant, qui avait tenté de détourner le Dᵣ Courcelle-Seneuil du culte d'Apol-

lon, et l'avait engagé à écrire un livre de science, objet,
selon lui, mieux en rapport avec ses aptitudes, suivit de
près l'Ode précédente :

> Quoi ! tu penses, mon cher, qu'il faut briser ma lyre,
> Plutôt que de chanter lorsque mon cœur m'inspire !
> Tu crois que le Parnasse est tellement ardu
> Que je n'y puis monter, que c'est fruit défendu ;
> Et, si je ne peux m'élever jusqu'au faîte,
> Qu'il faut que je recule, ou bien que je m'arrête !
> Mais, avant le sommet, on trouve des degrés ;
> Tel qui n'atteint en haut peut arriver auprès.
> Pourquoi donc, si le vers vient tout fait sous ma plume,
> Lorsque le fer est chaud et posé sur l'enclume,
> Ne frapperais-je pas d'un effort vigoureux,
> Pour jeter en éclats tout ce bloc lumineux ?
> Par des mots bien choisis, bien sentis, l'esprit brille ;
> Par des vers bien tournés, la lumière scintille,
> Et chaque éclat fait luire aux yeux de l'univers
> La raison et le sens embellis par ces vers.
> Qu'importe que j'écrive en vers ou bien en prose,
> Si j'arrive à mes fins, lorsque je me propose
> D'être utile avant tout ? — Or, tel était l'objet
> Qui m'a fait aborder et traiter mon sujet.
>
> Je sais bien qu'aujourd'hui, dans le monde, on préfère
> Un livre positif aux accords d'Apollon,
> Et que le sentiment n'est plus qu'une chimère,
> Du moment où la Bourse envahit le salon,
> Dès que, par son produit, s'escompte la pensée.
> Mais je tiens en mépris cette erreur insensée ;
> Nous vivons par le cœur autant que par les sens :
> Malheur à qui n'est pas sensible à ses accents...

La même année, notre poète faisait paraître, sous le
titre bizarre de *la Procynarnocupidomachie*, et sous le
voile de l'anonyme, un poème héroï-comique, extrêmement remarquable, inspiré par l'histoire drôlatique d'un
chien volé à Méaux, et qui donna lieu à un procès dans
lequel il y eut quatre jugements, dont un en Cour impériale, sept plaidoyers, et une dépense de plus de 1,500 fr.

La Procynarnocupidomachie et l'*Epître à M. X...* ont
été réimprimées ensemble, considérablement augmen-

tées, en 1865, et forment un beau volume in-8° de 175 pages. Seulement, le titre primitif du procès héroï-comique y est modifié, et s'est transformé en *la Pro-cynomachie* (de προ, pour; χιων, chien; et μαχη, dispute).

COURRADE (Augustin). *Voir* l'article Durand-Fournier.

COURVAL (Thomas SONNET de). Né à Vire, en Normandie, en 1577, de Jean Sonnet, seigneur de la Pin-çonnerie, et de Madeleine Le Chevalier, Thomas de Courval est un des meilleurs poètes satiriques du commencement du XVII° siècle ; ses deux principaux ouvrages sont :

1. *Satyre ménippée contre les poignantes traverses et incommodités du mariage.* Paris, 1610 ; in-8°, avec por-trait.

2. *Satyre contre les charlatans et pseudo-médecins em-pyriques.* Paris, 1610 ; in-8° de 335 pages, avec por-trait.

Les satires de Courval sont dirigées contre la simonie et les dérèglements du clergé ; contre l'or, qu'il appelle le chancre de la vertu et la gangrène de l'âme ; contre la corruption des gens de justice et la cupidité des fi-nanciers, lesquels, dit-il, vont butinant,

> Les dépouilles du peuple, et, comblés d'abondance,
> Font trophée aujourd'hui des deniers de la France.

Le poëte poursuit sa croisade impitoyable par des traits acérés contre la bêtise humaine :

> Populaire ignorant, grosse masse de cher,
> Qui a le sentiment d'un arbre ou d'un rocher.

contre les charlatans :

> Quelque autre charlatan, resveur, melancholique,
> Grimassant son discours, fait le docte en pratique,
> Suant, crachant, toussant, pensant venir au point,
> Parle si finiment que l'on ne l'entend point.

contre les spagyristes :

> O funestes corbeaux, qui toujours croassez !
> O bourreaux carnassiers, quand serez-vous lasséz !
> Vray Dieu ! jusqu'à quand verra-t-on opposés
> Aux armes de raison vos poisons déguisés !
> Jusqu'à quand verra-t-on, chimiques malheureux,
> Parmi nous vos fourneaux, vos essenses, vos feux,
> Vos alambics retors, moittes de menterie,
> Distiller parmy nous l'huile de tromperie,
> Dont, meschans, vous usez pour mettre promptement
> Les pauvres languissans dedans le monument !

De Courval n'épargne pas non plus les femmes, et c'est là même le but de sa *Satyre Ménippée,* laquelle n'est, d'un bout à l'autre, qu'une attaque violente contre le sexe faible. Par six satires, auxquelles l'auteur s'est plu à donner des titres étranges tirés du grec : Antizygogamicie, Clero-ceranie, Tyrannidoylie, Dysalopénie, Thymitithélie, sa mordante hyperbole n'épargne rien ; il qualifie le mariage :

> D'horrible enfer, de gouffre de misères,
> De déluge d'ennuis, de foudre de colère,
> De torrent de malheurs, ou d'océan de maux,
> D'arsenal de chagrins, magasins de travaux.

En résumé, les satires de De Courval sont extrêmement curieuses, exubérantes de feu, d'ardeur et de colère ; elles donnent de fort intéressants détails sur les mœurs du siècle, et nous ne nous étonnons pas que la librairie moderne ait réédité la *Satyre Ménippée;* 1864; in-8°, avec portrait.

COUSINOT (Jacques). Premier médecin de Louis XIII et de Louis XIV; professeur au Collége royal; né à Paris en 1590, il mourut le 25 juin 1646, et fut inhumé à Saint-Séverin. La naissance de Louis, dauphin, premier fils de Louis XIV, lui inspira un poème qui a été imprimé sous ce titre : *Delphinus Gallicus;* 1662, in-fol. Quoique indiqué dans un catalogue de la bibliothèque nationale de Paris, il n'a pas été trouvé sur les rayons.

CRINON (CALIXTE). Aujourd'hui pharmacien à Paris, M. Crinon est né à Saint-Prix (Seine-et-Oise), le 28 septembre 1839. Son âme généreuse et fière n'a pu voir sans frissonner d'indignation les Prussiens déshonorer sous leurs pas lourds le sol de la France. Confondant dans le même anathème l'homme de Sedan,

> Parjure, libertin, despote sans courage,

et ses

> Ministres, magistrats, députés, sénateurs,
> Maréchaux de salon, généraux de parade,
> Qui marchiez au combat comme à la cavalcade,

et Guillaume,

> . . . . ce roi vicieux,
> Qui boit, comme il se bat, en invoquant les cieux,

et Bismark,

> Ministre ambitieux, diplomate arrogant,

M. Crinon, disons-nous, a fait lithographier un morceau de sa composition, lequel, intitulé : *Vengeons-nous !...* et portant cette date : 19 novembre 1870, fait appel à la vaillance, au courage des Parisiens, et crie sus à la bande du Nord :

> Combattons en poussant ce cri patriotique :
> Mort à nos ennemis ! Vive la République !

CUSSON (PIERRE). Docteur en médecine, professeur de mathématiques à Montpellier ; né dans cette dernière ville le 24 août 1727, mort le 13 novembre 1783. Il était fils de Nicolas Cusson, négociant, et de Catherine Bertrand. Nous donnons une place dans ce recueil à Pierre Cusson, non pas que nous ayons vu quelque poésie de lui, mais parce que Vicq d'Azyr, qui a écrit son éloge, et Etienne Sainte-Marie parlent de ses talents en versification.

« Cusson, dit Vicq d'Azyr, avait eu pendant sa jeunesse du talent pour la poésie ; mais il avait bien fallu y renoncer, car on ne permettait pas à un médecin de faire des vers. » (Eloges; 5me cahier, page 103.)

« Cusson père, écrit à son tour Étienne Sainte-Marie, célèbre médecin et professeur de Montpellier, a publié une Ode si honnête, qu'on ne peut citer ni le sujet, ni le titre de cet opuscule, ni même l'anagramme sous laquelle il a déguisé son nom. » (*Médecins-poètes*, page 40.)

CUSSON (. . .). Fils du précédent, et médecin comme lui, a signé, non pas de son nom, mais de son anagramme l'étonnante pièce que voici :

Ode à la merde, avec des notes, par M. de Peressoncu, D. E. M. M. P. A. P. D. B. D. L. D. M. D. M., Montpellier ; 1807 ; in-8° de 20 pages.

Cette ode, que nous n'avons pas vue, mais qui es mentionnée dans la *Biblioteca scatologica*, p. 25, justifie amplement son titre :

> Gourmands, qui des mets les plus rares
> Goûtez à peine les douceurs ;
> Vous, de Flore amateurs bizarres,
> Et vous, partisans des senteurs :
> Sur vos délicieuses tables,
> Dans vos parterres agréables,
> Dans vos sultans, dans vos sachets,
> Fut-il jamais rien que n'efface,
> Par son parfum, son goût, sa grâce,
> Un ambigu d'étrons tout frais...
>
> . . . . . . , ...
> . . . .

DABAT. Médecin exerçant à Tarbes (H.-Pyrénées) en 1724. C'était un amant passionné des Muses, mais amant souvent malheureux, et qui ne jouissait pas toujours des bonnes grâces de ces déesses maudites. C'est lui-même qui nous l'apprend... en vers. Son Élégie, *Alcipe, amant de Clémence*, est destinée à nous initier aux tourments de son cœur (Voir : *Mercure de France*, septembre 1724, p. 1,917). Nous connaissons encore de Dabat deux morceaux, recueillis pareillement par le *Mercure*.

L'un est une cantate, intitulée *Narcisse* (*Mercure*, juin 1725, p. 1283).

L'autre, une *Ode au Laurier* (*Mercure*, janv. **1725** ; p. 28), composée de dix strophes. La première donne envie de lire les autres :

> Arbre dont l'aimable verdure
> Sans se flétrir voit les moissons,
> Arbre dont la belle parure
> Brave l'hiver et ses glaçons ;
> Rameau dont l'immortel feuillage,
> D'une si gracieuse image,
> En tout temps enchante nos yeux :
> Laurier, le beau feu qui m'inspire
> Asservit aujourd'hui ma lyre
> A chanter ta gloire en ces lieux.

DACIER (JEAN). Natif du diocèse de Langres; médecin de la Faculté de Paris, où il fut reçu le 4 juillet 1580.

On a de lui, en vers latins, un quatrain, deux chants très-courts et un *Tetrastichon*, insérés à la suite du petit livre intitulé : *Brevis tractatus de dispensatione confectionis Alkermès, celebrata Trecis*, anno 1599, per Claudum Bourgeois, Trecensem pharmacopœum ; in-8°.

Le *Tetrastichon* de Dacier se compose de douze quatrains, dans lesquels sont louangées les substances qui entrent dans la composition de l'alkermès.

DANGUY DESDÉSERTS. Médecin de Landernau, poète et romancier, il a écrit dans les *Revues de Bretagne* sous le pseudonyme de *Lennoch*.

D'AQUIN DE **CHATEAU-LYON.** Né en 1720, et mort en 1796. Il est le fondateur d'un ouvrage périodique charmant : *Almanach littéraire, ou Étrennes d'Apollon*; 1773 et suiv., in-12. Chose singulière ! Rivarol n'a pas trouvé l'occasion d'aiguiser sa plume mordante contre ce recueil, dont il parle, au contraire, avec éloges, dans son *Petit Almanach*. « Tout le monde connait le recueil charmant des *Étrennes d'Apollon*. Ce sont de ces livres qui à la longue donnent une supériorité décidée sur ses voisins... Quand nous aurions cent bouches et cent voix, nous ne pourrions compter tous les services que cet honnête citoyen, rédacteur, poète, prosateur et médecin, a rendus aux corps et aux esprits de la capitale, et la foule de noms que son recueil a sauvés de l'oubli... »

Il y a dans l'*Almanach littéraire* quelques petites pièces de d'Aquin.

Vers à M. de La Lande... (année 1782, p. 58) :

> Tout connaisseur, La Lande, admire ton talent,
> Mais ce qui paraît incroyable,
> C'est qu'à force d'être savant,
> Tu n'as pas oublié le grand art d'être aimable.

Vers pour mettre au bas du portrait de M. Le Gentil... (année 1782, p. 92) :

> Auteur d'un excellent ouvrage,
> Dans Paris et dans l'Inde, il se fit estimer.
> Eh! qui pourrait ne pas l'aimer?
> Il agit, il vécut, il écrivit en sage.

Quatrain sur l'incendie de l'Opéra (année 1782, p. 141) :

> La musique nous est fatale :
> Pour et contre on se déchirera.

5

Comment calmer l'une et l'autre cabale ?
Gluck a fini par brûler l'Opéra.

(Il faut savoir que le soir de l'incendie de l'Opéra, on représentait l'*Orphée* de Gluck.)

Voir encore, pour les petites poésies de d'Aquin, le même *Almanach littéraire* : 1785, p. XXI, p. 65, p. 240; 1786, p. 96 (morceau de 170 vers), 1787, p. 69; 1788, p. 16 (179 vers); 1789, p. 150, p. 82; 1790, p. 12, p. 98.

Satire sur la corruption du goût et du style; Liége, 1759 ; in-8°. *Eloge de Molière,* en vers; Londres, 1775 ; in-8°. *Contes mis en vers* par un petit cousin de Rabelais; Paris, 1775 ; in-8°. D'Aquin assurait, en effet, qu'il appartenait à la famille de l'auteur du *Pantagruel.*

DARLUC (MICHEL). Professeur de botanique à Aix; né à Grimaud, près de Fréjus, en 1717 ; mort à la fin de 1783. Darluc, paraît-il, a composé un poème français sur l'*Inoculation de la petite vérole.* Vicq d'Azir, qui a fait l'éloge de ce médecin, lui rend justice comme excellent praticien, mais est beaucoup plus sévère lorsqu'il le juge comme versificateur. Voici, du reste, ses expressions :

« M. Darluc a été, dans la Provence, un des premiers
« fauteurs de l'inoculation. Sans doute il aurait dû se
« contenter de l'appuyer par ses écrits, et de la répandre
« par ses conseils, sans s'exposer aux risques de la cé-
« lébrer en vers. Le succès de quelques vers publiés
« dans sa jeunesse, et accueillis par Voltaire, lui avait
« fait espérer que cette entreprise ne serait pas au-des-
« sus de ses forces. On vit avec indulgence son enthou-
« siasme pour une méthode qu'il pratiquait mieux qu'il
« ne l'avait chantée; mais il ne se pardonna jamais de
« s'être trompé sur son talent, et si une critique sévère
« et juste inscrit son nom dans la classe des poètes mé-

« diocres, il faudra au moins le compter dans le très-
« petit nombre de ceux qui se seront fait justice, en se
« montrant repentants et confus. » (Vicq d'Azir, *Eloges*,
5ᵉ cahier, p. 176.)

DASTROS (Joseph-Jacques-Léon). Docteur en
médecine de Montpellier (thermidor an XI) ; né à
Tourves (Var), le 15 nov. 1780; mort le 31 décembre
1863. Le bagage poétique de ce médecin n'est pas très-
considérable, mais il rachète par la qualité ce qu'il peut
perdre par la quantité. Nous connaissons, de lui, huit
Fables de la Fontaine traduites en vers provençaux. Il
est impossible de rendre avec plus de bonheur le tour
gracieux, simple et facile de l'immortel fabuliste. Le
traducteur ne dut pas seulement son succès à l'antique
et naïf idiome qu'il a employé; il le doit surtout à son
talent.

Les *Fables* rendues en vers provençaux par Dastros
sont : le Corbeau et le Renard; le Loup et le Chien; les
Animaux attaqués de la peste ; les Femmes et le Secret;
le Mulet se vantant de sa généalogie ; l'Alouette et ses
petits, avec le maître d'un champ; le Chat, la Belette et
le petit Lapin; les deux Pigeons.

On pourra lire ces choses charmantes dans le *Recueil
des mémoires et autres pièces de prose et de vers, qui ont
été lus dans les séances de la Société des amis des sciences,
des lettres, de l'agriculture, et des arts*, à Aix, 1823;
in-8° (t. II, p. 449); 1827, in-8° (t. III, p. 381). Nous
ne pouvons mieux faire que de donner *Lou Croupatas et
lou Reinard* (le Corbeau et le Renard).

> Un croupatas su d'un aubre quilha [1],
> Un froumai dins loubec, anavo far gala ;
> Lou Reinard attira per l'ooudour de la toumo [2],

1. Perché.
2. Fromage mou.

Li fet soun coumpliment à paou-près veici coumo :
« Lou bèu èstre vous sie, moussu lou croupatas,
Moun Diou, que sias poulit ! moun Diou, que sias bellas !
Es pas per vous flattar, mais s'avès un ramagi,
       Qu'assourtisse vouestre plumagi,
Sias bèn lou pu compli deis habitans deis boues ! »
Tout jouïoux doou prepau, lou croupatas s'estiro,
S'enhauso su seis pès, s'esspoumpis et s'admiro,
       Et per mounstrar sa bello vouas,
       L'arimaudas [1] ! vous durbet un gavagi.
Que l'aurias mès lou poung ; poouf-oou-soou lou froumagi.
Lou Reinard l'empouignet, vous demandi, leou leou;
Et diquet : « Beou moussu, apprenès qu'un maneou [2]
Viou toujour eis despens doou matou que l'èscouto.
Mi liçoun voout-i pas un froumai ? » Testo souto,
Lou croupatas diquet, fouert matat [3], et confus :
Suffis, n'a prouu d'un cooup, mi taloun'arant plus ?

Au reste, ce goût pour la poésie, Dastros l'avait apporté de la maison paternelle: c'était, en quelque sorte, chez lui, un héritage de famille. Son père s'était distingué par sa grande facilité à parler le langage des Muses. Le fils ne pouvait dégénérer. Etant élève à l'école de Montpellier, après les cours sérieux et les travaux du jour, il payait largement son écot dans les réunions de jeunes gens, en débitant soit quelque joli conte pour rire, soit quelques petits vers de sa façon : stances, épigrammes, madrigaux. Ses amis pleurèrent son départ de Montpellier, par ces vers :

       Son naturel aimable et doux,
       Ses talents que chacun admire,
       Feront époque parmi nous,
       Et seront regrettés de tous :
       Plus n'aurons de conte pour rire.

Dastros, qui avait épousé Rose-Madeleine Rostan, la sœur de l'éminent professeur de Paris, devint l'un des membres les plus aimés de la Société des poètes proven-

---

1. L'animal.
2. Flatteur.
3. Triste, humilié.

çaux, dont le congrès eut lieu le 21 août 1853. M. J.-B. Gaut, son secrétaire, a publié les poésies qui furent dites dans cette mémorable réunion : *Rounavagi deis Troubaires;* Aix, 1854; in-18. On y trouvera trois Fables de notre médecin, en vers provençaux : *les Animaux malades de la peste*, et deux autres, qui sont absolument de sa composition : *l'Esquiroou et lou Reinard; Mestre Simoun et soun ai.*

Voy. : Castellan, *Notice biographique sur Dastros;* Mémoires de l'Acad. d'Aix, 1867, IX, 397.

DAULIN. Ce médecin était de Bordeaux. Un recueil bibliographique lui attribue cet ouvrage, que nous n'avons pas pu nous procurer : *Burdigaliæ urbis antiquissimæ et celeberrimæ descriptio encomiastica, versibus latinis compréhensa.* Bordeaux, 1677; in-4°.

DAVASSE (JULES-JEAN-BAPTISTE-LOUIS-MARIE). Docteur en médecine de la Faculté de Paris (mai 1847); ancien médecin du Bureau de bienfaisance du 3ᵉ arrondissement, et des Crèches, etc.; né à Toulouse le 26 mars 1819. Une maladie implacable l'a contraint de renoncer, presque dès ses débuts, à la carrière médicale à Paris, et d'adopter en province une retraite où il pût encore utiliser le reste de ses forces. Il est aujourd'hui retiré dans le beau domaine de Ravenoville, tout près de Ste-Mère-Eglise (Manche), où il demande à la culture des lettres, et à la poésie en particulier, un refuge et quelques consolations. Sa modestie trop grande l'avait jusqu'ici empêché de se produire au grand jour. De bons amis l'y ont, en quelque sorte, poussé par force, en l'engageant à concourir aux Jeux Floraux, qui lui ont donné, pour une Elégie, *Adieux à Toulouse*, le prix du genre : un souci, la fleur symbole mélancolique de la destinée du lauréat! Il n'y a pas longtemps de cela : en 1872. Cette jolie pièce, dédiée à Mme Vve J.-P. Tessier, vient d'être imprimée à Toulouse (in-8° de 7 pages).

> Toulouse ! mon pays, ma ville souveraine,
> Qui portes à ton front, sur ton écrin de reine,
>   La grâce et la beauté !
> Par les siècles anciens entre toutes choisie
> Pour tenir à la main ton sceptre, ô poésie !
> Je te salue au loin, ma riante cité !

. . . .

M. Davasse est encore l'auteur inspiré de *Pâques fleuries*, Idylle, composée l'année dernière :

> De Pâques fleuries
> Que j'aime le temps,
> Charme des prairies,
> Aube du printemps !
>
> Les fleurs virginales,
> Sous le clair soleil,
> Ouvrent leurs pétales
> Au matin vermeil.
>
> Reine bien-aimée
> De l'écrin fleuri,
> Jacinthe embaumée
> A déjà souri.
>
> Parmi les bruyères
> Reprennent essor
> Belles primevères
> Et jonquilles d'or.
>
> De ces jours de fêtes,
> Bouquets diaprés,
> Mille paquerettes
> Enchantent les prés.

. . . .

> Avec les fleurs naissent
> Le miel et le lait,
> Les agneaux qui paissent
> Sur le serpolet.

. . . . . .

> Revenez encore, ô Pâques fleuries !
> Avec les rameaux, les fleurs et l'enceus,

Avec les beaux jours des fêtes chéries,
Et vos souvenirs toujours renaissants.

. . . .

DAVESNE (Frédéric-Auguste). Docteur en médecine de la Faculté de Paris (22 mars 1821).

La Syphilis, poème en deux chants, par F. A. D***,
étudiant en médecine. Paris, 1818 ; in-8° de 16 pages.
Signé à la fin : Aug. D***.

C'est un poème de 378 vers, qu'on lit avec plaisir, et
qui est écrit sous une forme attrayante. Voici comment
l'auteur montre le mal affreux s'appesantissant d'abord
sur le peuple, et montant ensuite jusque sur les marches
du trône :

Tout fier d'un tel progrès, le monstre cette fois
Osa monter enfin sur le trône des Rois ;
Le monarque éprouva sa rage meurtrière.
Vois ton royal amant, sensible Féronnière,
Tout rempli des douceurs d'un amour clandestin,
Voler où l'entraînait son penchant libertin.
Sèche tes pleurs jaloux... l'ingrat, il t'a trahie !
Mais de la syphilis il ressent la furie.
Hélas ! plains son malheur et ne l'accable pas ;
Sans doute il t'aime encor, il doit fuir de tes bras.
Et toi, sublime Henri, toi dont le nom rappelle
Un nom cher aux Amours, toi, de la Gabrielle
Et de tous les Français l'ornement et l'orgueil,
Ton ardeur vint aussi donner en cet écueil.
Ah ! pourquoi loin des bras de la tendre d'Estrées,
Ton cœur va-t-il chercher des amours insensées !
As-tu donc oublié les délices d'Anet,
Et ces galants boudoirs et ce riant bosquet
Où, quand tu languissais aux genoux de ta dame,
L'inflexible Mornay vint surprendre ta flamme !
Reviens, reviens enfin près de ta Gabrielle ;
Henry, tu fus volage, elle est encore fidèle.

. . . .

La préface, également en vers, mérite d'être retenue :

A vous, deux mots, messieurs les Zoïles,
Gens d'humeur triste et de mœurs difficiles !

Je le sens bien: ce nom de syphilis
Doit exciter vos dédaigneux mépris :
« Pauvre insensé, que t'a fait notre oreille !
« Jamais vit-on baliverne pareille ?
« Qui t'engage à rimer malgré Phébus
« Ta faible prose et tes sales rébus ? »
Messieurs, sachez qu'une oreille pudique
Peut écouter ma muse poétique ;
Mais, j'y consens, soit, blâmez mon projet :
J'ai chanté sans connaître mon sujet.

Si l'on nous demande pourquoi nous nous permettons d'attribuer ce poème au docteur Davesne, nous répondrons qu'après avoir consulté les thèses soutenues à la Faculté de médecine de Paris, entre les années 1818 et 1825, nous en avons trouvé une, ayant pour sujet *la Puberté*, défendue le 22 mars 1821, et qui est de Frédéric-Auguste Davesne. Ce serait bien extraordinaire que nous n'eussions pas rencontré juste.

DE CÉZAN (LOUIS-ALEXANDRE). Docteur-régent de la Faculté de médecine de Paris (7 août 1766); il était fils de Jacques Cézan, chirurgien, et de Thérèse-Jeanne Matthieu, et naquit à Paris le 1er mars 1740. On cite de lui une comédie, imitée de l'anglais, et intitulée : *les Femmes de bonne humeur, ou les commères de Windsor*, comédie de Shakespeare (sans date); in-12. Cette pièce est tirée du tome IV, p. 125, d'un ouvrage qui est intitulé : *Extrait de pièces non traduites de Shakespeare.*

DECHAMBRE (AMÉDÉE). Docteur en médecine de la Faculté de Strasbourg (1844); rédacteur en chef de la *Gazette hebdomadaire de médecine;* directeur du *Dictionnaire encyclopédique des sciences médicales;* membre honoraire de l'Académie de médecine de Belgique ; né à Sens (Yonne), le 12 janvier 1812.

C'est dans le journal qu'il dirige avec un grand talent qu'il faut chercher les poésies du docteur Dechambre.

On les trouvera : année 1857, p. 1 et 513; année 1858, p. 113 ; année 1865, p. 821 ; année 1870, p. 542 ; année 1871, p. 161 et 653. Elles ont ces titres : *Ode à Bichat; Souvenir médical*, Elégie ; *Episode de la vie médicale; Aux chirurgiens des ambulances; la Visite; le Nouveau-Né.* Nous savons aussi que les incendies allumés sous la Commune, et dont M. Dechambre a été une des victimes les plus éprouvées, lui a dévoré un petit manuscrit de 1,500 à 1,800 vers.

Les poésies de rédacteur en chef de la *Gazette hebdomadaire* se lisent et se scandent avec plaisir. N'y cherchez ni le genre bachique, ni le toast rimé, ni le tour satirique, modes le plus souvent employés dans la poésie médicale. La corde lyrique de M. Dechambre est plus haute, plus étendue, et c'est généralement dans l'existence si dramatique des médecins qu'il puise ses inspirations.

Dans la pièce intitulée : *le Nouveau-Né*, et qui ne comprend pas moins de quarante-quatre stances de quatre vers alternés, le poète a chanté fort agréablement les joies si pures de la maternité, et a appelé les bénédictions du ciel sur ce petit être qui doit devenir demain un homme et un citoyen :

> C'est que près d'un berceau vous avez, jeune mère,
>   Mis un autre berceau ;
> Que vos vœux sont comblés, et que dans la volière
>   Chante un second oiseau:

Le morceau sur les *Pyrénées* (64 vers) offre des passages d'une grande beauté. Il n'était guère possible de saisir une poésie plus vigoureuse, plus acérée, pour buriner l'image grandiose de cette nature bouleversée.

> Vastes blocs accroupis comme des sphinx géants ;
> Pics inclinés pour voir dans les gouffres béants...
> Pyramides de rocs, tours pleines d'effroi,
> Où le tonnerre sonne un étrange beffroi...
> De cendre et de granit entassement énorme,

5*

Polypes monstrueux de la terre difforme,
Aiguilles dont la pointe, invisible à nos yeux,
Déchire la vapeur errante dans les cieux.

On voudra lire aussi les strophes consacrées à la mémoire de Bichat. On sera profondément ému en scandant l'Elégie inspirée par un douloureux épisode médical. On applaudira le *Discours* (en vers) lu au banquet annuel des anciens élèves du collége de Sens (Paris, 1850 ; in-8° d'un quart de feuille). Mais la perle de l'écrin poétique de M. Dechambre, c'est, pensons-nous, *la Visite*, où le portrait moral et physique de Récamier y est si finement photographié, que tout le monde y a reconnu l'heureux praticien :

C'était un grand vieillard, sec, de droite stature,
La faux du temps avait entaillé sa figure ;
Mais, bien plus que les ans, les pensers obstinés
Avaient marqué leur pli sur ses traits ravinés.
De ses cheveux blanchis les indociles mèches,
Au feutre à larges bords faisant partout des brèches,
Neigeaient sur les revers et sur le haut collet
D'un paletot tombant plus bas que les mollets.
Ses sourcils emmêlés, sorte de ronce grise,
Couvraient d'étranges yeux, comme aux hommes d'église
On en voit quelquefois, pour qui le temporel
N'a pas plus de secrets que le spirituel.
Et de fait, des sommets où le renom se fonde,
Il regardait souvent au delà de ce monde.
Il était bienfaisant ; on le disait bourru,
Et même assez peu tendre au client accouru.
Quoique l'on ne citât, de ce que la richesse
Compte de favoris ainsi que la noblesse,
Pas un seul cabinet plus hanté que le sien.
C'était ce qu'on appelle un grand praticien.
Un jour il fut prié, par une lettre expresse,
D'aller, dans un logis dont on donnait l'adresse,
Visiter au plus tôt Madame Bourrichon.
« Bourrichon ! se dit-il. Est-ce que c'est un nom ?
« Je n'ai jamais connu, certes, d'Adam ni d'Eve,
« Madame Bourrichon. D'ailleurs, si je ne rêve,
« Dans ce cul-de-sac sont des bouges affreux,
« Où le prix de mes soins est trop haut pour des gueux. »

DEL 155

La lettre, cependant, disait : « Je vous conjure ! »
Bref, il part et met pied devant une masure.
« Madame Bourrichon ? — Corridor du sixième !
— Du sixième, bon Dieu ! » Il monte tout de même.
Sur la porte laissée, une clef attestait
Qu'on entrait sans frapper. Il entre ; elle dormait.
D'un œil inquisiteur il parcourt la mansarde
Et s'assied. Elle, au bruit se réveille, et, hagarde,
Rajustant son bonnet, expose au médecin
Que, d'un mal de poumon ne voyant pas la fin,
Elle s'adresse à lui, prince de la science ;
Qu'elle attend le salut de son expérience ;
Qu'elle a tort de l'avoir mandé dans un taudis,
Mais qu'elle l'a connu chez ses maîtres jadis ;
Et que certainement madame la comtesse
Ne la blâmerait pas de cette hardiesse.
Il scrute la poitrine, interroge le son,
Et tous les bruits que fait la respiration.
L'examen terminé, la formule prescrite :
« — Dix francs, sera-ce assez, Monsieur, pour la visite ? »
Mais lui, se redressant et grossissant sa voix :
« - Non, je ne grimpe pas, Madame, jusqu'aux toits
A moins de trois louis ! » Puis, tirant de sa poche
Soixante francs en or, de la dame il s'approche,
Les glisse dans sa main, gagne le corridor,
Et, s'il n'était défunt, courrait, je crois, encor.

DE LA CHESNAYE (NICOLE). Ce personnage, qui
vivait sous Louis XII, était-il médecin ? Nous n'en
sommes pas certain. Ce qu'il y a de sûr, c'est qu'il a
écrit un livre de médecine, une espèce de traité d'hygiène, dans le goût de l'Ecole de Salerne. Cet ouvrage,
devenu très-rare, et par cela même fort recherché, porte
ce titre : *la Nef de santé, avec le gouvernail du corps humain, et la condannacion des bancquets, à la louenge de
diebte et sobriété, et le Traicté des passions de l'âme...*
Paris, 1507 ; in-40 gothique ; Vérard, gravures sur bois.
L'ouvrage est divisé en quatre parties. La première contient la *Nef de santé*, en prose. La deuxième, le *Gouvernement du corps humain*, en prose. La troisième, une
moralité en vers, intitulée : *la Condannacion des banc-*

quets à la louenge de dieltę et sobriété. La quatrième renferme un traité, en rimes, *des passions de l'âme qui sont
contraires à la santé.*

DELACOUR. Pseudonyme de LARTIGUE.

De LACROIX (DEMETRIUS). *Voy.* TRANT (Patrice).

De la GRIVE (LOUIS). Apothicaire juré de la ville
de Lyon. Il a rendu en vers français le fameux poème
d'Andromaque sur la Thériaque, sous ce titre : *la Thériaque. Au Roy.* In-4° (s. l. n. d.). Le titre de départ
porte : *Paraphrase sur les vers d'Andromachus, des vertus
et composition de la thériaque.* Cette paraphrase se compose de 42 sixains, soit 252 vers. Le poëte-apothicaire
s'adresse ainsi au roi :

> Agréez donc, grand prince, en ce loisir heureux
> Que vous vous procurez, que j'étale à vos yeux,
> En ces vers, un effet de nos humbles services.
> Ne dédaignez pas ma muse, et rabaissant humain,
> Votre Auguste grandeur, benin, portez la main
> A ce que je fais veoir sous vos plus saints auspices.

DELARUE (LOUIS-FRANÇOIS). Docteur en médecine de la Faculté de Paris (23 avril 1839); ancien interne de Lisfranc; né à Herbelay (Seine-et-Oise), le
8 septembre 1808. Heureux homme que le docteur Delarue! Toujours gai, voyant les choses couleur de rose,
et trouvant que tout est pour le mieux dans ce bas monde
en général, et dans l'exercice de la médecine en particulier!... les couplets, qu'il ne manque pas de chanter
dans les banquets, aux cérémonies de mariage, à l'occasion d'une distribution de décorations, dans les agapes
de la garde nationale (car M. Delarue a été chirurgien
au 11e bataillon), se ressentent de l'aimable disposition
de son âme; et l'on ne peut qu'inviter les médecins mo-

roses et chagrins, à faire chorus avec le docteur Delarue, et à chanter, sur l'air du « Grenier », *les Rois et les Médecins.*

Dans ce bas monde où toujours on désire,
Des pauvres rois le vulgaire est jaloux,
Et l'homme heureux comme un roi, c'est tout dire,
C'est l'homme riche et puissant entre tous !
Le médecin emprunte à la sagesse
Des biens plus sûrs et de meilleur aloi ;
Amis, le ciel nous traite avec largesse :
Un médecin est plus heureux qu'un roi (*bis*).

Jugeons-les mieux, ces maîtres de la terre,
Ils ont aussi leur maître, c'est l'ennui ;
Ils sont assis où gronde le tonnerre ;
Nous n'avons, nous, rien à craindre de lui.
Ces rois, en butte à tant de résistances,
A qui souvent l'émeute a fait la loi,
Oseraient-ils braver nos ordonnances ?...
Un médecin est plus puissant qu'un roi (*bis*).

. . . .

Un conquérant dans ses fureurs guerrières,
Ne veut souffrir ni rivaux, ni voisin ;
A coups de sabre, il brise les barrières:
Un conquérant vaut-il un médecin?
Versant tous deux le sang qu'on leur confie,
L'un est aimé, l'autre inspire l'effroi,
L'un fait périr, l'autre sauve la vie :
Un médecin est plus chrétien qu'un roi (*bis*).

. . . .

Il y a, du Dr Delarue, beaucoup d'autres chansons, imprimées soit séparément, soit dans les Comptes-rendus de la Société médicale du 2e arrondissement :

1° *Coup d'œil poétique sur Alexis Soupault,* marchand de sucre et de café en gros... Paris, 1855; in-8° d'une 1/2 feuille. 2° *L'Hymen n'est pas l'esclavage...* 22 juin 1861 ; in-8° de 3 pages. 3° *Justice et Faveur...* 15 octobre 1861; in-8° de 3 pages. 4° *L'Argent et la Considération...* 31 déc. 1861; in-8° de 3 pages. 5° *Couplets* (cinq)

chantés au banquet offert à M. Gibot, commandant du
11ᵉ bàt. de la garde nationale, in-8° de 2 pages. 6° *Le
rouge est bien porté...* 19 nov. 1866 ; in-8° de 3 pages.
7° *La lancette repique...* 13 janv. 1868; in-8° de 3 pages.
8° *Pour réussir en médecine, il faut percer...* 16 janv.
1869; in-8° de 4 pages. 9° *Suite du mot percer...* 15 déc.
1869; in-8° de 3 pages.

M. Delarue a encore composé une quinzaine de vers
au sujet de la décoration des Dʳˢ Deschamps et Josat
(9 fév. 1869); un *Épithalame,* inspiré par le mariage de
M. E. Riché avec Mˡˡᵉ Marie Vasselle; un long morceau
à *l'Armée d'Italie;* une chanson en 18 couplets, intitulée
Lanterne magique... 22 janv. 1861; etc., etc.

DELAUNAY. Chirurgien vivant au milieu du
xvııᵉ siècle. Les bibliographes citent de lui une *Traduction en vers français des Aphorismes d'Hippocrate,* laquelle aurait été imprimée en 1642; in-8°.

DELAUNAY. Docteur en médecine. Nous regret-
tons beaucoup de ne pouvoir donner à nos lecteurs
quelques détails biographiques sur ce médecin fort
distingué, qui fut aussi un littérateur de premier ordre.
Nous croyons qu'il appartient à l'Ecole de Paris ; mais
nous avons à choisir entre trois homonymes : Claude-
Charles Delaunay, qui était docteur-régent vers 1745;
Jacques-Marie Delaunay, qui prit sa première inscription
en 1751; enfin, Jean-Louis-Charles Delaunay, de Rouen,
que nous voyons élève en médecine en 1757. Quoi qu'il
en soit, notre Delaunay a signé un morceau, bien joli et
bien pur, de poésie. Cela a nom : *L'esprit du sage médecin,* poème par M. Delaunay, docteur en médecine et
membre de plusieurs Académies littéraires. Paris, 1772;
in-8° de 13 pages.

DEL 159

Lorsqu'en 1824, le docteur Jouenne publia sa traduction de l'ouvrage de Pasta : *Du courage et de la patience dans le traitement des maladies* (Paris, in-16), il eut l'heureuse idée d'enrichir son petit livre du poëme de Delaunay. C'était rendre un juste hommage au chantre du vrai médecin. Le poëme de Delaunay, que nous avons lu dans l'édition originale, contient 104 vers, outre une petite dédicace rimée adressée aux étudiants en médecine :

> Soyez mes principaux lecteurs ;
> Élèves d'Esculape, agréez cet ouvrage.
> Je n'ai pas cru devoir l'étendre davantage:
> Son supplément est dans vos cœurs.

La morale la plus pure, les conseils les plus salutaires règnent dans ces 104 vers. L'auteur débute en rendant ainsi hommage à la profession :

> Hé quoi ! l'on aurait vu le Dieu brillant des vers
> Célébrer des talents dangereux ou futiles,
> Chanter l'art inhumain de dépeupler les villes,
> De dévaster les champs, d'effrayer l'univers,
> Et ne jamais daigner consacrer la mémoire
> D'un Art qui de son fils éternise la gloire ;
> D'un Art qui, réprimant les fureurs de la mort,
> Rend un aimable époux à son épouse en larmes,
> D'une famille en pleurs dissipe les alarmes,
> Balance les destins et tient l'urne du sort !
> D'Apollon, en ce jour, l'influence indomptable
> Me force à crayonner le portrait vénérable;
> Les favoris du Dieu par qui, du noir séjour,
> Hyppolyte revint à la clarté du jour....

Puis Delaunay dépeint d'une manière charmante les devoirs du praticien, les écueils qu'il doit éviter, etc. C'est un véritable code médical en quelques pages.

Écoutons-le recommander la discrétion :

> Des plus grands secrets souvent dépositaire,
> Parlez plutôt moins bien, et sachez mieux vous taire.
> Un fait que vous narrez établit un soupçon,
> Et le soupçon conduit aux sources des mystères.

Notre poëte veut aussi que le médecin soit initié à la littérature :

> Crainte que votre état n'endurcisse vos mœurs,
> Associez votre art à la littérature :
> Mais imitez l'abeille, et tirez de ses fleurs
> Le parfum le plus doux, l'essence la plus pure.
> Oui : soumettez, vous dis-je, aux grâces de l'esprit
> L'excès de gravité que peut donner l'étude ;
> Savoir d'un moribond charmer l'inquiétude
> Est toujours un remède, et souvent il suffit.

. . . .

Deux ans après la publication de *l'Esprit du sage médecin*, Delaunay traduisait en prose le beau poëme latin de Geoffroy, *Hygieine*. Mais dans les réflexions qui précèdent cette excellente traduction, il s'est essayé à rendre en vers quelques passages de Geoffroy (*Voy.* ce nom), notamment le prélude. L'ouvrage de Delaunay porte ce titre :

L'Hygieine, ou l'art de conserver la santé, poëme latin de M. Geoffroy, traduit en françois par M. Delaunay, docteur en médecine, et membre de plusieurs Académies littéraires. Paris, 1774; in-8°.

DELÉTANT (Claude-Auguste). Docteur en médecine de la Faculté de William, dans l'État de Massachussets, autorisé à exercer en France par ordonnance royale; médecin de l'Intendance sanitaire, des prisons, etc. M. Delétant, qui est bien le fils de ses œuvres, est né à la Rochelle, le 15 février 1802. Atteint depuis une vingtaine d'années d'une surdité presque complète, il s'est consolé par le commerce avec les Muses. A quelque chose malheur est bon ; car, sans cette infirmité, nous n'eussions pas eu sans doute un volume que M. Delétant a publié en 1867. Il est intitulé : *Fables et contes en vers* par le docteur A. Delétant (grand in-8° de 272 p.). C'est, on peut le dire, un chef-d'œuvre typographique pour une

petite ville de province, par la beauté du format, du
papier et des caractères (grand cicéro) ; il fait grand
honneur à son imprimeur, J. Deslandes, de la Rochelle.
Ouvrant donc ce livre soigné, nous y trouvons : cinquante et une Fables, distribuées en cinq livres ; treize contes,
et un poème héroï-comique, le Chat du zouave. La Muse
du médecin Rochellais est correctement et simplement
vêtue, prude, honnête et soucieuse de sa dignité ; mais
elle n'a ni la grâce, ni la naïveté, ni la bonne humeur
de la jeunesse : il lui manque le trait acéré, la saillie, la
liberté d'allures ; tout le monde ne possède pas la naïveté
spirituelle et moqueuse, ce don divin du bonhomme
La Fontaine. Une des plus jolies Fables de M. le docteur
Delétant est celle de l'Enfant et le Nénuphar :.

Un enfant s'amusait au bord d'une rivière,
Tantôt courant après un papillon,
Tantôt cueillant sur le gazon
La paquerette printannière ;
Quand, tout à coup, à son regard ,
S'offre un superbe nénuphar,
Dont le vent balançait la corolle dorée.
La fleur tente notre marmot,
Qui veut la cueillir aussitôt.
Mais d'herbes hautes entourée,
.Placée à plusieurs pieds du bord,
La plante se trouvait d'un difficile abord ;
Puis la rivière était profonde.
Que fait notre imprudent? Le corps penché sur l'onde,
D'une main il s'accroche à quelque faible jonc,
Sans songer au péril de sa folle entreprise :
Risquant ainsi vingt fois de faire le plongeon,
Vers l'objet de sa convoitise
Il étend l'autre main, parvient à le saisir,
L'agite fièrement au-dessus de sa tête,
Et, l'œil rayonnant de plaisir,
Vite à sa mère il court présenter sa conquête.
Mais, dans son inconstante humeur,
Soit dégoût, soit étourderie,
L'enfant, bientôt après, délaissait cette fleur, ·
Pour laquelle il venait de hasarder sa vie.

Frivole dans ses goûts, versatile et léger,
L'homme, pour un caprice, affronte le danger.
Recueille-t-il le fruit de sa persévérance,
On le voit, effleurant la coupe des plaisirs,
Répudier bientôt, avec indifférence,
Ce qui faisait l'objet de ses ardents désirs.

DELEUZE (Joseph-Philippe-F.). Né à Sisteron (Basses-Alpes), en 1753, mort vers l'année 1810, ce médecin a traduit (en prose), et sous le titre de : *Amours des plantes*, le joli poème de Darwin : *The botanical garden*. Il a rendu pareillement dans notre langue *les Saisons* de Thomson, et a fait précéder ses traductions de réflexions sur la poésie qui dénotent de sa part un grand goût et un fin esprit d'appréciation.

DELGAY (J.-B.). Né à Lavardac (Lot-et-Garonne); docteur de Paris (24 juil. 1832). *A mon cheval*, élégie, tel est le titre d'une pièce présentée au concours des Jeux Floraux de Toulouse (*Recueil*, année 1838, p. 62). C'est, sur un ton très-gai, une allocution fort singulière, dans laquelle un jeune homme exhorte son cheval, lancé au galop, à redoubler de vitesse pour ne pas faire attendre une belle dont il a obtenu un rendez-vous. La tournure de la phrase est originale, l'expression est d'une franche vivacité.

De la prestesse, allons, quatre postes à l'heure !
  Au galop, gentil coursier noir !
Peut-être que, placée au seuil de sa demeure,
  Elle attend et cherche à nous voir.

J'ai compté sur ton zèle eu donnant ma parole ;
  Seconde l'ardeur de mes vœux :
Au galop ! au galop ! comme l'oiseau qui vole,
  Vole sur tes jarrets nerveux.

Je l'aime tant, ami ! comme toi l'herbe fraîche
  Dans les prés où tu vas paissant,

Comme toi les grains d'orge apportés à ta crèche
Et savourés en hennissant.

. . . .
. . . .

Nous avons parcouru quatre postes à l'heure :
Arrête, gentil coursier noir ;
Je l'aperçois de loin au seuil de sa demeure ;
Son œil brillant a dû me voir.

DELILE. Médecin du siècle dernier, sur lequel nous
n'avons pu nous procurer de renseignements. Tout ce que
nous savons, c'est qu'il était premier médecin de l'évêque
et prince de Liége, en 1734. C'était un esprit très-fin, et
disposé à la raillerie. On lui doit deux comédies :

1° *Le Docteur Fagotin*, comédie en trois actes, 1732,
in-12. C'est une satire contre Procope-Couteaux (*Voyez*
ce nom) ; 2° *l'Emblème de la calomnie*, comédie en trois
actes, avec des intermèdes ; 1734, in-12.

Cette pièce est en prose, mais entremêlée de chansons.

DE MACHY (JACQUES-FRANÇOIS). Pharmacien en
chef de l'hôpital de St-Denis ; directeur de la pharmacie
centrale des hôpitaux de Paris ; né à Paris, le 30 août
1728 ; mort le 7 juillet 1803.

De Machy était très-lettré ; outre ses *Nouveaux dialogues des morts*, publiés en 1755 (in-12), il a, suivant Quérard, enrichi l'*Almanach des Muses*, le *Mercure* et
d'autres journaux littéraires, de beaucoup de poésies fugitives, quelquefois signées, souvent anonymes. Il a
composé aussi quelques comédies du second ordre, restées
manuscrites. M. Robert a consacré à de Machy une notice fort intéressante (Précis analyt. des travaux de
l'Acad. de Rouen ; 1807, VI, 143). Il le représente
comme un poète aimable, un prosateur distingué, à
l'esprit pétillant, vif et enjoué, auteur de quatorze comédies en prose, de quelques épigrammes, de plusieurs sa-

tires, de Fables, de chansons, de pièces de morale, de
pièces critiques, enfin de deux notices sur lui-même : l'une
à 30 ans, intitulée *Vie d'Agathon* ; l'autre, à 61 ans, intitulée : *Éloge ou notice sur ma vie*. Chaque jour de sa
vie aurait été, pour ainsi dire, marquée par quelque
production nouvelle.

DEMOMMEROT (J.-B.). Docteur en médecine de la
Faculté de Paris (30 août 1839), membre de l'Université, né à Autun (Saône-et-Loire), M. Demommerot a
traduit à sa façon les Préceptes de Salerne. Il la fait
dans un livre dont le titre est : *l'Art de conserver et
de rétablir la santé, ou préceptes d'hygiène de l'École de
Salerne*, traduction nouvelle avec le texte en regard, et
des remarques critiques ; suivie de *l'École de Paris,
ou Traité d'hygiène moderne en vers français*. Paris, 1841 ;
in-8°.

Notre honorable confrère ne nous paraît pas avoir été
heureux dans sa version, qui est froide et sans couleur.
Il n'a pas mieux réussi dans son Traité d'hygiène moderne, qu'il commence ainsi :

> Je vais, comme autrefois l'École de Salerne,
> Écrire les conseils de l'École moderne.

DENIS (Paul). D'après Van der Linden, ce médecin serait auteur d'une traduction en vers latins des
Aphorismes d'Hippocrate, traduction qui aurait été imprimée, et qui porterait ce titre : *Aphorismi Hippocratis
carmine redditi*. Vérone, 1599 ; in-4°.

DENISOT (Gérard). Il était de Nogent-le-Rotrou,
et fils de Nicolas Denisot, poète et peintre célèbre. Docteur de la Faculté de Paris (26 novembre 1548), il mourut en 1594. A sa mort, on trouva dans ses papiers un

poème latin et grec sur les Aphorismes d'Hippocrate.
L'acquéreur de la bibliothèque de Guillaume Joli en fit
présent à la Faculté de médecine, et Jacques Denisot,
petit-fils de Gérard, a fait imprimer ce poème, qui ne
manque pas de mérite, et en y ajoutant quelques épigrammes latines du même auteur. Il porte ce titre : *Hippocratis Aphorismi versibus græcis et latinis expositi*, per
M. Gerardum Denisotum, olim in celeberrimâ Parisiensis
Academiâ clar. medicum. *Cujus Selectiora aliquot Epi-
grammata addita sunt huic operi, studio et sumptibus Jacobi Denisot nepotis, in lucem editi.* Parisiis, 1634 ; in-8°
de 166 pages.

Le premier aphorisme est ainsi rendu :

> Vita brevis, longa ars, præceps occasio, fallax
> — Usus, judicium denique difficile est.
> Nec satis officium medici est, ægrum atque ministros,
> Externaque in studio convenit esse pari.

Les Épigrammes sont au nombre de 26, et très-variées.
Il y en a contre les femmes, les moines, les filles impu-
diques, la calomnie ; sur divers personnages, héroïques
ou autres, sur Galien, Héraclite et Démocrite, la Vénus
de Praxitèle, Diogène, Aristipe, etc., etc.

La plus curieuse est celle dirigée contre les moines. Il
est bon de rappeler que Denisot était de la religion réformée :

> Si monachi, cur tot? Si tot, cur nomine soli?
> O ficto monadis nomine quanta manus?

DES-ALLEURS (Charles-Alphonse-Auguste-
Hardy). Professeur de clinique à l'École de médecine
de Rouen, vice-président du Comité central de vaccine,
chef du service médical de l'Hôtel-Dieu; né à Rouen
en 1796 ; mort dans la même ville, le 5 avril 1854. Le
docteur Des-Alleurs, n'étant encore qu'étudiant en médecine, composa, en collaboration avec son camarade

Cicéron, une bluette en un acte, mêlée de vaudevilles : *le Gros lot, ou il faut tenir sa parole*, par MM. Charles D... et Auguste C..., étudiants en médecine. Montpellier, 1817 ; in-12. Devenu plus tard membre de l'Académie de Rouen, il charma plusieurs fois cette compagnie par des pièces de vers pleines de malice et de gaîté. Telles sont les *Révélations d'un journaliste* (84 vers), insérées dans un des Recueils de l'Académie (année 1825, p. 339). Tel est encore un amusant Apologue : *Les deux habits*, dont la première exposition est conçue en ces termes :

> Au Temple, ce vaste Bazar,
> Où l'on peut acheter du luxe de hazard,
>   Près d'une robe de marquise,
> D'un vieux manchon, d'un casque de pompier,
>
> . . . .
>
> Figuraient deux habits de couleur différents :
>   L'un chamarré de broderies,
>   D'un beau drap rouge de Sédan,
>   Avait trois mois aux Tuileries,
>   Habité sur un Chambellan.
>   L'autre de couleur vert sombre,
>   Et de simples galons orné...
>
> . . . .

C'était l'époque des malheurs de Napoléon. Le courtisan, par économie, mais voulant conserver la belle apparence, avait substitué le paillon à l'or fin. L'habit rouge, qui ne soupçonnait pas l'imposture, conserve son insolent orgueil au milieu de la friperie. Arrive un acheteur pour les valets d'un nouveau ministre. Le rouge, après avoir pâli sur l'étalage, passe, pour un louis, sur le dos d'un pauvre comédien ; pour 6 fr., en gage ; puis, pour moins, dans la garde-robe d'un bateleur. Enfin :

> Chez un danseur de corde, il faisait la parade.

DESBARREAUX-BERNARD (Tibulle). Docteur
en médecine (22 févr. 1825) ; professeur honoraire de
l'École de médecine de Toulouse ; né dans cette ville le
20 novembre 1798. Saluons, dans ce patriarche de la
profession, l'un des médecins les plus distingués de notre
temps, par son savoir, son goût exquis pour la bonne
littérature, et ses profondes connaissances bibliogra-
phiques. On sait que sa bibliothèque est une merveilleuse collection des livres les plus rares, que les connaisseurs lui envient. M. Desbarreaux-Bernard est de plus
un poète. Il l'a bien prouvé le 10 mai 1846. Ce jour-là,
l'Hôtel-de-France, à Toulouse, avait mis ses plus beaux
atours : il s'agissait de recevoir les membres de la Société
de médecine, qui se réunissaient pour fêter dans un banquet un anniversaire. Bientôt se trouva réunie à la
même table la fine fleur des enfants d'Esculape, ayant
à leur tête leur président de la veille, M. Desbarreaux-
Bernard. Dieu sait si l'on rit, si l'on but... A la fin du
banquet, le président se levait, tenant en main le verre
traditionnel de vin de champagne, et disait, comme un
poète sait le faire, un des plus charmants « Remercie-
ments » que oncques on ait entendus.

> MESSIEURS,
> Songeant hier à la grande journée
> Qui clôture, ce soir, mon règne d'une année,
> J'éprouvais, je l'avoue, un terrible souci,
> En cherchant le moyen de vous dire merci !
> Moi, perdu dans vos rangs, pauvre soldat indigne,
> Moi, votre élu deux fois ! — Honneur trois fois insigne !
> Que faire pour quitter le fauteuil dignement?
> J'invoquais en mon cœur les saints du firmament,
> Et surtout saint Tibulle, — un saint peu catholique,
> Lorsque ce nom romain de poète érotique
> Me rappela les jours, enfouis depuis longtemps,
> Où je chantais aussi mes amours de vingt ans,
> Où je faisais rimer *ma dame* avec *ma flamme*,
> Dans des vers aux Chloris qui *régnaient sur mon âme !*
> . . . .
> . . . .

Je quitte le fauteuil : — comme un roi de la fève,
Je termine, en trinquant, mon règne qui s'achève ;
Je rentre dans la foule, ainsi qu'un vieux romain.

. . . .

Gros-Jean j'étais jadis, Gros-Jean me revoilà ;
Dictateur périmé, je dis comme Sylla :
— Écoutez ! que ma voix remplisse cette enceinte !
J'ai présidé sans peur, et *je dîne* sans crainte !

M. Desbarreaux-Bernard a écouté les prières de ses
confrères, et il a confié à J.-M. Douladoure, imprimeur
à Toulouse, le soin de transmettre à la postérité cette
pièce charmante. Il l'a fait sous la forme d'un petit in-8°
carré, portant ce titre : *Petit remerciement à Messieurs
de la Société royale de médecine;* imprimé pour l'usage et
avec approbation de la Compagnie. La préface, signée
Tibulle D. R., est presque aussi jolie que le poème.

Outre une autre allocution, également en vers, qui
charma tant les convives du banquet de la même Société,
au mois de mai 1857 *(Union médicale,* 1857, n° 59), le
savant et vénérable bibliophile de Toulouse est encore
l'auteur d'une fable, *la Diligence,* écrite en 1850 ; d'une
Epître intitulée : *Conseils d'un provincial à un homme
de lettres et à un commis voyageur;* enfin, d'un curieux
ouvrage sur les *Lanternistes* (Paris, 1858; grand in-8°),
étude fort bien faite sur les réunions littéraires et scientifiques qui ont précédé, à Toulouse, l'établissement de
l'Académie des sciences. M. Desbarreaux-Bernard fait
voir comment, en 1640, sous l'inspiration de Pélisson et
de Malapeire, se sont fondées, dans la patrie d'Isaure,
deux réunions académiques, lesquelles, fusionnées bientôt, sont devenues la *Société des Lanternistes,* qui décer-
nait chaque année un prix au meilleur sonnet. *Les Lanternistes...,* nom bizarre, que la voix populaire a donné
et octroyé définitivement aux membres de cette société ;
lesquels se réunissaient le soir, une fois par semaine, et
étaient obligés, pour se rendre au lieu de leurs réunions,

de se diriger au moyen de petites *lanternes*, à travers des rues obscures et en mauvais état.

Nous voudrions donner l'*Epître à un homme de lettres et à un commis voyageur;* mais l'espace nous manque. Il est pourtant bien tourné, ce morceau dans lequel M. Desbarreaux-Bernard, répondant tout à la fois au littérateur qui se plaint que sa vie est un cours intermittent,

> Dont l'onde tourmentée a pour double rivage,
> L'extrême indépendance ou l'extrême esclavage,

et au commis voyageur, qui marche toujours,

> Nouvel Ahasverus,
> Entre les piqués blancs et les piqués écrus !

leur adresse cette apostrophe :

> Je vous vois bien venir avec vos gros sabots ;
> Vous aimeriez assez vivre dans le repos,
> A votre fantaisie, évitant toute affaire,
> Et sans cesse occupés à ne jamais rien faire !
> O folle ambition ! ô désirs insensés !
> D'un pareil sort bientôt que vous seriez lassés !
> Le seul loisir qui soit exempt d'inquiétude,
> C'est le loisir acquis par la sollicitude !
> Lorsqu'il est acheté par des privations,
> Le repos que l'on goûte est plein d'émotions ;
> Que chacun de vous deux à l'obtenir s'exerce :
> Poète, par les vers ; marchand, par le commerce ;
> Un jour vous dormirez, soyez-en convaincus,
> Rimeur sur vos lauriers, marchand sur vos écus !
>
> Mais je suis bien naïf, dans mes saintes colères,
> De prendre au sérieux vos pleurs épistolaires,
> Qui peut-être ne sont, avec vos airs d'humeur,
> Qu'un de ces jeux d'esprit chers au peuple rimeur !
> Nous connaissons, parbleu ! ces poétiques ruses
> Qui datent des beaux jours de l'*Almanach des Muses*,
> Lequel, bon ou mal an, publiait chaque hiver
> Quatre cents désespoirs pour des *Iris* en l'air,
> Qu'on nommait *Cœur de roche*, ou *Superbe ennemie*,

5**

Ce qui menait l'auteur droit à l'Académie.
Si l'immortel fauteuil a tenté votre cœur,
Soit; mais, je vous préviens, je rirai du vainqueur.

Voir : *Trois Épîtres;* in-8° (s. d.); Toulouse, imprimerie de J.-M. Douladoure; 19 pages. La première Épître est de M. Émile de Labédolière; la seconde, de M. Jules de Renoult; la troisième, du docteur Desbarreaux-Bernard.

DESPAUX (M.-B.-Victor). Natif de Miélan (Gers), reçu docteur le 31 juillet 1838, M. Despaux, qui exerce aujourd'hui, croyons-nous, à Crouy-sur-Ourcq, est bien apprécié dans les assemblées annuelles de l'Association des médecins de l'arrondissement de Melun, où il manque rarement d'égayer le banquet final par des chansons de circonstance, pleines d'entrain et de bonne humeur. Nous en connaissons trois : la première, qui se chante sur l'air bien connu, *La Boulangère a des écus,* fit son apparition à Meaux, le 25 août 1864; la seconde a été dite le 11 juillet 1869; la troisième, imprimée séparément (Paris, 1855, in-8°, 1/4 de feuille), a pour but de glorifier la *Chute de Sébastopool.*
Deux couplets feront connaître la « manière » de notre spirituel confrère :

Dans les hameaux et les bourgades,
Autrefois un pauvre martyr,
Prodiguait à tous ses malades
Les secrets de l'art de guérir ;
De l'Arabie en Grèce, à Rome,
Pour s'instruire il alla, dit-on,
Plein d'espérance et d'abandon ;
Reconnaissez notre patron :
C'était l'infortuné Saint-Côme !

. . . .

Écoutez-moi, chers camarades,
Suivez mon conseil amical ;
La gratitude des malades
Conduit tout droit à l'hôpital !

Payant fort cher notre diplôme,
Faisons-nous payer largement ;
Nous vivrons moins modestement,
Et nous pourrons boire gaiment
A la mémoire de Saint-Côme.

DESPRÈZ (Jacques). Docteur en médecine de la
Faculté de Paris (23 mars 1680); mort le 8 janvier 1701,
et enterré à St-Sulpice; il avait fait d'excellentes études
en philosophie et dans les Belles-Lettres. Il donna des
preuves de sa grande habileté dans la versification latine, le jour même de son doctorat, en lisant un remerciement adressé particulièrement à Morand, son président
d'acte. Il est en 281 vers et a été imprimé :

*Ad clarissimos scholæ Parisiensis medicos Jacobi des
Prez, doctoris pileo donato à quo, mœrentis animi lapsu
dimotus fuerat, Carmen gratulatorium, M. Antònio Joanne
Morand præside; pronunciatum, die XXIII martii,* An.
Dom. MDCLXXX ; in-4° s. l. n. d.; de 12 pages.

DESRIVIÈRES (Louis-Simon). Docteur en médecine (1836). Né a Montmorillon (Vienne), le 17 décembre 1808, M. Desrivières a concouru, non sans gloire,
pour l'agrégation ; il a fait pendant dix à douze ans un
cours libre d'accouchements, qui a été fort suivi. Ce
brave et excellent confrère possède , de plus, la fibre
poétique. Nous avons là sous les yeux ses *Fables et
Historiettes,* son *Discours improvisé sur la formation de la
terre,* son *Kheyam français, ou mon broc et mon verre,*
traduction en prose d'un antiquissime poète persan. Tout
cela est charmant. Nous sommes tellement embarrassé
pour faire un choix dans les cent sept Fables que
M. Desrivières a écrites , que nous prenons tout bonnement la première du Recueil : *l'Anguille.*

Devant ses auditeurs distraits,
Un jour Démosthènes,

A la tribune d'Athènes,
Traitait les plus grands sujets,
Quand, par artifice oratoire,
Il se met d'une anguille à leur raconter l'histoire,
Et tous aussitôt d'écouter.
« Eh quoi ! dit-il alors, on va nous attaquer,
Notre ruine est certaine,
Et vous ne m'écoutez qu'à peine !
O grands enfants ! vous devriez rougir ! »
Puis, l'orateur, profitant du silence
Qu'il doit à cette incidence,
Put son discours utilement finir.

Parlez raison, de vous on doute,
Dites des riens, on vous écoute.

La préface du *Kheyam français* est une mirifique page en prose, telle qu'il la fallait à 512 propositions philosophiques, humoristiques et pantagruéliques, inspirées par le jus de la treille.

« Ça, mes amis, j'ai soif et je veux boire. Que l'on m'apporte un broc plein de vin, et non une bouteille, car il me semble que la mégère, avec son éternel glou glou, ne verse son contenu qu'à regret.

« Honneur ! mille fois honneur à l'immortel et saint patriarche qui le premier eut la merveilleuse idée de planter la vigne et d'en tirer le divin jus que nous buvons. »

Et le *Kheyam français* va sur ce ton durant plus de 170 pages !!...

« Vous me lirez donc, chers amis, et croyez que si vous buvez à mes santé et gloire, moi, de mon côté, je ne faillirai pas à former pour vous les souhaits les plus chaleureux, mon broc et mon verre en mains.

A LA VOTRE, DONC, AMIS !

DESRIVIÈRES,

D. M. P. »

DEVILLE (Pierre-François-Albéric). Médecin et littérateur ; professeur d'histoire naturelle à l'Ecole cen-

trale du département de l'Yonne ; né à Angers le
15 avril 1794. On a de lui une foule de petites poésies,
fort légères, galantes, dont les fleurs, la rose surtout, et
l'amour font presque tous les frais. Tout cela est gracieux, mais affété, et sent la mièvrerie. Citons-en seulement deux exemples :

Couplet à un aimable botanophile, le jour de son mariage avec Mlle Rose H...

Lorsque, dans les champs d'alentour,
Vous cherchiez des roses nouvelles,
Eussiez-vous pensé que l'Amour
Se glisserait dans l'une d'elles ?
On ne vous verra plus voltiger
Sur chaque fleur à peine éclose :
Le papillon le plus léger
Se fixe en voyant une rose.

Vers gravés sur un oranger :

Oranger dont la voûte épaisse
Servit à cacher nos amours,
Reçois et conserve toujours
Ces vers, enfants de ma tendresse ;
Et dis à ceux qu'un doux désir
Amènera dans ce bocage,
Que si l'on mourait de plaisir
Je serais mort sous ton ombrage.

Les petits livres de Deville — ils sont tous sous le
format in-18, et généralement ornés d'images champê-
tres, ou tirées de Cythère — sont assez nombreux. Nous
citerons :

1. la Corbeille de roses, ou la jolie rosière. Paris, 1816 ;
in-18 de 164 pages.

C'est un mélange de petits morceaux sur la rose, et
de différents auteurs : Blin de Sainmore, Le Bailly,
Le Gay, Parny, Cambry, Millevoye, Lavo, Favart, Con-
stant Dubos, Arsène, Coupé, Aubert, Brazier, Vigée,
Constance de Salm, Du Putel, Berquin, Dupaty, Ségur,
Grozelier, Léonard, Bernard, Danchet, etc. etc. Deville

5***

en a signé aussi un certain nombre : la Rose et l'Aconit, la Rose et le Plaisir, à Mlle Rose G..., la Fleur d'amour, A la rose, l'origine de la beauté, Qui s'y frotte s'y pique, romance, Il faut aimer, couplets à Mlle Rose Deville. Il y a aussi un conte en prose : *Rose, ou le triomphe de la reconnaissance.*

2. *Le Bouquet de Flore;* in-18 de 68 pages; petit ouvrage de Deville seul.

3. *Les Métamorphoses de l'amour,* chansonnier dédié aux dames; in-18.

Recueil d'un grand nombre de pièces de divers auteurs : Garon, Grétry, de Piis, Despréaux, de Brévannes, etc. etc. Il y en a plusieurs de Deville : Origine de l'amour; l'Amour à l'école; l'Amour auteur dramatique; l'Amour bijoutier; l'Amour chanteur ambulant; l'Amour comédien; l'Amour distillateur; l'Amour escamoteur; l'Amour horloger; l'Amour hôtelier; l'Amour magicien; l'Amour marchand de meubles; l'Amour marchand de vin; l'Amour parfumeur; l'Amour peintre; l'Amour vinaigrier; le Testament de l'Amour.

Le livre est terminé par le *Calendrier de Cithère,* où chaque mois est accompagné d'un horoscope en 6 ou 7 vers.

4. *Délassements poétiques.* Paris, 1824; in-18.

Enfin, sans parler de son *Arnoldiana,* de son *Biévriana,* de son *Révolutiana,* Deville est encore auteur de deux comédies-vaudevilles : *l'Heureuse Supercherie,* représentée à Auxerre en 1803; *la Mnémonique en voyage,* représentée, en 1808, à Nantes, Saumur, Orléans.

DIME (J.-L.-Fr.). Ancien médecin de l'Hôtel-Dieu de Lyon, reçu docteur en 1827, est regardé par ses compatriotes comme un des meilleurs chansonniers de notre temps. On signale surtout ses couplets, pleins d'ironie et de malice, sur la *Conicine*, ses *Adieux à l'Hôtel-Dieu*, où se trouvent tracés avec une finesse exquise plusieurs portraits satiriques de ses collègues. Ces choses charmantes ont été imprimées. Mais où ?... Nos instances, nos prières sont restées infructueuses, et se sont heurtées contre une modestie qui serait impitoyable si elle ne commandait le respect.

DISSAUDEAU (François). Natif de Châtellerault ; docteur de la Faculté de Paris (8 février 1605) ; Mort en mai 1623. Ce médecin, qui était de la religion réformée, a publié des remarques savantes sur les comédies de Plaute : *Fran. Dissaldei animadversiones in Plauti comœdias omnes.* Salmurii, 1611 ; in-12.

DOPPET (François-Amédée). Docteur-médecin, ensuite général au service de la République française ; né à Chambéry en mars 1753 ; mort à Aix en Provence, vers l'année 1800. Doppet était un littérateur fort distingué ; il a écrit des romans, des nouvelles, une pièce satirique contre Mesmer et le magnétisme animal, et qui est intitulée : *la Mesmériade, ou le triomphe du magnétisme animal*, poème en trois chants, dédié à la Lune. Genève, 1784 ; in-8° de 15 pages. La préface est curieuse à donner :

« Dédier un ouvrage au monde lunaire est un projet plus sage qu'on ne saurait s'imaginer ; c'est une région très en état de juger un poème comme celui-ci. De plus, mon héros étant en grande vénération dans ce pays-là, je crois que j'ai raison d'y porter mon hommage. Puissent les lunatiques qui veulent bien errer sur notre misérable planète faire passer dans leur patrie mes épiques vœux, en assurant, pour moi, leurs compatriotes, que je suis,

avec vénération,

De tous les habitants de la Lune le très-humble serviteur.

D..... »

La Mesmériade n'est pas un chef-d'œuvre, tant s'en faut; mais les vers sont facilement faits et ne manquent pas de force. En voici le début :

> Silence à Pétersbourg, et qu'on se taise à Rome;
> Peuples, écoutez-moi, je vais peindre un grand homme;
> Ma muse va chanter un étonnant docteur
> Qui n'est pas d'Hippocrate un obscur sectateur.
> Maîtrisant la santé comme la maladie,
> Sa main donne partout une nouvelle vie.
> Rien ne résiste au tact de son doigt magical,
> Et la mort, grâce à lui, ne fait plus baccanal.
> O vous qui reposez dans les demeures sombres,
> Vous de qui les docteurs divinisaient les ombres,
> Vous dont les longs traités français, grecs ou latins,
> Ont pu pour quelque temps servir aux médecins,
> Sortez de vos tombeaux, osez venir répondre
> Au sublime Mesmer tout prêt à vous confondre.
> Venez, vous le verrez, la baguette à la main,
> Frappant de tout côté, mais sans frapper en vain;
> Vous verrez sous ses pas naître une apoplexie,
> Qu'il guérira soudain par la même magie ;
> Vous verrez tous les maux renaissants tour à tour,
> Sous ses doigts prendre vie et mourir en un jour.

. . . .

DORNIER (AIMÉ-MARIE). Docteur en médecine (27 févr. 1817) ; né à Bourg-en-Bresse, le 29 janvier 1783 ; attaché, en 1829, au bureau de bienfaisance du 7ᵉ arrondissement de Paris. Les droits de Dornier à une place dans le *Parnasse médical français* sont établis sur deux poèmes de sa composition, écrits à plus de dix ans l'un de l'autre. En 1829, en effet, il enfantait, en 356 vers, une *Épître à Sa Majesté Charles X, roi de France*

et de Navarre, dédiée à S. A. R. Madame la Dauphine.
Paris, 20 octobre 1829 ; in-8°, 18 pages ; chez l'auteur,
rue d'Orléans, n° 5, au Marais :

> Bourbons ! je suis heureux si la postérité
> Rend justice au tribut de ma fidélité ;
> Et plus heureux encor si, chantant votre gloire,
> Mon nom suivait le vôtre au Temple de Mémoire !

Puis, en 1840, il envoyait à l'Institut, au concours
du prix d'éloquence, l'*Éloge de Mme de Sévigné, poème à
sa gloire; suivi d'une nouvelle biographie de cette femme
célèbre et d'une collection de lettres ou fragments de lettres
choisies, qui ont fondé ce poème* (Paris, 1841 ; in-8° de
48 pages).

Ce poème est en quatre chants, et est renfermé dans
448 vers. En voici un fragment :

> Parler de Sévigné, de son art admirable,
> De ses hauts sentiments, de son esprit aimable,
> C'est émouvoir les cœurs des peuples généreux,
> C'est les entretenir d'un sujet digne d'eux.
> Mais en offrir l'éloge à l'Institut de France,
> Et de ce corps d'élite encourir la sentence,
> C'est par trop s'exposer, c'est jouer ses labeurs,
> C'est perdre l'avenir de vers admirateurs.
> Mais on est si flatté d'acquérir quelque gloire,
> Que chacun veut prétendre aux palmes de Mémoire.
> Si d'un noble concours nous n'obtenons le prix,
> C'est assez du bonheur de l'avoir entrepris.

> . . . .

> Mânes de Sévigné, daignez guider ma lyre,
> Soutenir mes accents par un léger sourire,
> M'élever assez haut pour traiter mon sujet,
> Et me mettre au niveau d'un aussi digne objet.
> Pour chanter Sévigné, que nos accords s'unissent.
> Et du bruit de nos vers que les cieux retentissent ;
> Qui sut mieux mériter nos chants majestueux,
> Que ce modeste auteur d'actes affectueux ?...

DROYN (Gabriel). Médecin de la Faculté de Paris, où il fut fait licencié le 18 juin 1584. Il était originaire d'Autun. Il a écrit, sur le *Royal sirop de pommes, antidote des passions mélancoliques* (Paris, 1615, in-8°), une prose mêlée de vers... fort mauvais, et indignes de la liqueur qu'il avait la prétention de chanter.

DUBAIL (Eugène). Né à Paris, en 1806; pharmacien et chimiste. Ses études littéraires et scientifiques approfondies, une élocution facile, semblaient le destiner au professorat. Retiré des affaires, et sans ambition, il se livra de bonne heure à ses goûts artistiques, surtout à la poésie, qu'il pratique avec autant de facilité que de distinction. Il ne pouvait en être autrement d'un rosiériste passionné, vivant à quelques lieues de Paris, au milieu de ses fleurs chéries. Les poésies de M. Dubail sont souvent légères, courtement vêtues ; d'autres expriment un ardent amour de la liberté, du droit et de la justice, la haine du despotisme, de quelque part qu'il vienne. Tel est le morceau : *les Vieux Sapins*, écrit en 1866 :

> Helvétie ! Helvétie ! ah ! la réalité
> Nous échappe... Qu'au moins nous berce ton image,
> Qu'elle charme nos yeux, et, par un doux mirage,
> Nous fasse encor, parfois, croire à la liberté !

La carte qui accompagnait l'envoi, fait à Malézieux, d'un panier de fine champagne est charmante :

> Voulez-vous bien, cher Malézieux,
> Accueillir mes six demoiselles ?...
> Elles ne sont jeunes ni belles...
> Pour nous, je crois, cela vaut mieux.
> Mais, en revanche, ces donzelles
> Auront un mérite à vos yeux :
> C'est un *esprit* délicieux
> Qu'on voudrait savourer sans cesse ;
> C'est une éternelle jeunesse
> Qui renaît quand tout se fait vieux ;

Ce sont des cœurs pleins de tendresse,
Toujours trop prompts à s'enflammer,
Qui n'ont qu'un but : se faire aimer,
Aimer jusque dans la vieillesse.
Ces Syrènes, vous le savez,
Font parfois battre la campagne...
Qui sont-elles ? — Vous devinez...
On les nomme Fine Champagne.

Et ces mélancoliques strophes :

Assis au rivage des mers,
Quand je sens l'amoureux zéphyre,
Agiter doucement les airs,
Et souffler sur l'humide empire,
Je suis des yeux les voyageurs,
A leur destin je porte envie ;
Le souvenir de ma patrie
S'éveille et fait couler mes pleurs.

Je tressaille au bruit de la rame
Qui frappe l'écume des flots,
J'entends retentir dans mon âme
Les cris joyeux des matelots !
Un secret désir me tourmente,
De m'arracher à ces beaux lieux,
Et d'aller, sous de nouveaux cieux,
Porter ma fortune inconstante !

Mais quand le terrible aquilon
Gronde sur l'onde bondissante,
Que, dans le liquide sillon
Roule la foudre étincelante,
Alors je reporte les yeux
Sur les coteaux, sur le rivage,
Sur les vallons délicieux
Qui sont à l'abri de l'orage...

Et je m'écrie : « Heureux le sage
Qui rêve au fond de ces berceaux,
Et qui n'entend, sous leur feuillage,
Que le murmure des ruisseaux ! »

DUBOIS. Ce médecin, sur lequel nous n'avons pu nous procurer aucun détail biographique, est auteur d'une comédie en un acte et en prose, jouée à Marseille en **1714**, et imprimée à Troyes; in-12. Elle porte ce titre : *le Jaloux trompé.*

DUBOIS (JEAN). Né à Lille, au XVIe siècle, il étudia la médecine et prit le bonnet de docteur à Louvain; puis il se rendit à Valenciennes, où il exerça sa profession, et fut principal du collége. Lorsque Philippe II fonda l'Université de Douai, en **1562**, il nomma Dubois à la chaire de médecine. Le nouveau professeur mourut dans cette ville, le 6 avril **1576**. Jean Dubois a fait précisément servir ses talents de poète latin à célébrer une école naissante, sur laquelle on ne voit pas, au reste, qu'il ait répandu quelque éclat. Son Éloge ou *Encomium,* a été imprimé à Douai (**1563**), et porte ce titre : *Academiæ nascentis Duacensis et professorum ejus, Encomium.*

DUBOIS (JEAN-BAPTISTE). Né à St-Lô, à la fin du XVIIe siècle; mort dans la même ville, le 5 avril **1759**. Après avoir été médecin de la princesse de Conti et professeur au Collége de France, Jean-Baptiste Dubois cultiva avec succès les lettres et la poésie. Quelques-unes de ses chansons sont restées dans la mémoire des amateurs, et se chantent encore peut-être aujourd'hui. Il avait un véritable talent pour la poésie; il ne manqua jamais, pendant les dix dernières années de sa vie, de présenter ses hommages en vers français à un auguste prince dont il était protégé lorsqu'il venait à Paris, et dont il célébrait religieusement l'anniversaire. Bordeu parle de lui, et le critique par ces mots empruntés à Freytag : *Exiguunt carmina festivum ingenium; quamobrem à medicis raro optima panguntur.* Liron, dans ses *Singularités historiques* (t. I, p. 436, in-12), est moins sévère pour Dubois, avec lequel, du reste, il était en correspondance. « Il continue, écrit-il en 1731, à cultiver de temps à autre la poésie française, et nous avons

vu de lui en ce genre plusieurs pièces remplies de sentiment et versifiées avec beaucoup d'aisance. » La Mettrie,
dans sa *Politique du médecin de Machiavel*, parle aussi
de Dubois sous le pseudonyme de *Lignum* : « Ce médecin était une espèce de bel-esprit ; je ne scais si ceux
qui l'ont vu familièrement s'en sont aperçus ; mais il
est certain qu'il a mis la chirurgie et la médecine en
vers et en musique... Il eût mis Hippocrate en madrigaux... »

DUBOS (A. Constant). Ce médecin, fils de E. Constant Dubos, professeur de rhétorique dans un collége
de Paris, auteur de plusieurs ouvrages de poésie,
d'Idylles, d'Odes, etc., a traduit en vers français les
Satires de Juvénal, qui ont été imprimées à Paris, en
1852 ; in-8°. Ménière a longuement fait connaître cette
traduction dans ses *Études médicales sur quelques poètes
anciens et modernes*.

DUCHÉ (C.). Elève externe à l'Hôtel-Dieu de Lyon,
en 1824. *Discours en vers sur Marc-Antoine Petit*. Lyon,
1824 ; in-8°, 18 pages, 250 vers. Ce poème débute
ainsi :

Je me sens inspiré, ô divin Apollon !
Guide mes premiers pas dans le sacré vallon !
Je vais chanter Petit ! Auguste Bienfaisance,
Toi qu'il servit toujours dès sa plus tendre enfance,
Par ma voix, fais connaître à la postérité
L'homme habile en son art et plein d'humanité.
Mais je t'invoque aussi, dieu de la médecine,
Pour cet homme fameux, dont la simple doctrine
Eut, dans l'art de guérir, de si brillants succès,
Et qui comptait ses jours par ses nombreux bienfaits...

DU CHESNE (Joseph). Plus connu sous le nom,
latinisé, de *Quercetanus*, sieur de Moramé, de Lyserable

6

et de la Violette. Natif du comté d'Armagnac, Joseph
Du Chesne demeura longtemps en Allemagne, fut reçu
docteur à Bâle en l'année 1573, devint médecin de
Henri IV, et mourut à Paris en 1609, âgé de 65 ans.
Il a composé un grand nombre d'ouvrages sur la médecine chimique. De plus, Du Chesne était poète. En cette
qualité, il a écrit plusieurs poèmes fort remarquables,
qu'on lit encore avec plaisir, et qui indiquent un enfant gâté des Muses. Veut-il, par exemple, dépeindre les
tristesses de l'humanité, il s'écrie avec amertume :

> Le monde est un grand parlement :
> Son advocat est l'arrogance,
> Son solliciteur est l'offense,
> Son procureur vain pensement ;
> L'huissier qui les causes appelle
> Est le remors ; juge, la mort,
> Qui prononce en dernier ressort
> L'arrêt de la peine éternelle.
>
> . . . .
>
> Les maux du corps sont guérissables,
> Pour ce que leur cause on congnoist ;
> Mais ceux de l'esprit, qu'on ne voit,
> Le plus souvent sont incurables ;
> Car leur source estant la folie,
> Elle blesse tant la raison,
> Qu'elle ignore la guerison
> De tant d'occulte maladie.
>
> . . . .
>
> Le monde est tel qu'une chouette
> Qui n'aime que l'obscurité :
> Voilà pourquoi tant il rejette
> La lampe de la vérité,
> Qui de l'esclairer s'esvertue.
> Mais c'est en vain qu'elle se peine,
> Car le misérable a sa vue
> De cataractes toute pleine

Du Chesne veut-il, au contraire, dans son *Amour cé-*

leste, rendre hommage au Créateur, il lui adresse cette invocation :

> Suyvant leurs saints accords, ô Muse, donc commence
> De louer l'Éternel, Dieu de toute clémence,
> De louer l'Éternel, le Dieu de toute paix,
> De louer l'Éternel, le Dieu de toute gloire,
> De louer l'Éternel, que j'adore et veux croire,
> Et son amour divin, aimer à tout jamais.

Dans un autre ouvrage, le poëte invoque ainsi Pibrac :

> Or toy, mon Pibrac, des Muses seul honneur,
> Qui chantes là-dessus dedans leur sacré chœur,
> Toy, miracle produit dedans nostre Gascogne,
> Qui, de la France encor, est le riche ornement,
> Y conseillant ton Roy à toute la Ponlongne.
>
> Fay moy, fay moy l'honneur de recevoir ces vœux ;
> Si je pouvois, croy moy, que je t'offrirais mieux.
> Tu peux bien faire enfler les flots de la Garonne
> Sur le vent renommé de tes doux-graves vers.
> Mais tous les ondillons de mon très-petit Gers
> Ne m'ont rien plus appris que ce que je te donne.

Enfin, dans le *Miroir du monde*, ouvrage dans lequel il traite de tout, du monde physique, de Dieu, des anges, des sciences abstraites, cabalistiques et philosophiques, Quercetanus dévoile la fibre du véritable poëte. Son poëme *des Oiseaux* est un petit chef-d'œuvre, et l'on nous saura gré d'en rapporter quelques strophes :

> Oiseaux, hostes de l'air, privés et passagers,
> Qui aimez les forests, les granges et les mers,
> Par vos becquettemens, par vos vols et ramages,
> Rendez certains, mignons, finissans mes présages,
> Ceux qui voguent sur l'eau, ceux qui hantent les champs,
> S'il doit faire serain ou quelque mauvais temps.
>
> Le Piver, pi-piant d'arbre en arbre, est l'augure
> Qui nous rend assurés de la pluye future.
> Quand on oit gazouiller vers le soir les Moineaux,
> Gaigner leurs nids brancheux aux buissoniers oiseaux ;
> Bricoler sur les eaux les vistes Arondèles,

Et raser l'élément poudreux avec leurs ailes,
Et que le Roitelet dégoise ses doux chants,
C'est un signe de pluye aux pélerins errans.

Alors que nous voyons les passagères Grues,
Avec leur vol fourcheu ne fendre plus les nues,
Ains gaigner terre ferme; et que le Chahuant
Plus qu'à l'accoustumé vers la nuict va huant;
Que les Hérons, quittant les rives essorées
Des étangs, vont nicher aux terres labourées;
Que nous voyons les Geays du sud vers nous voler,
Et les pieds-plats Canards en troupes s'assembler,
Crians, vire-volans de rivage en rivage ;
Les Foulques se tenir sur l'aréneuse plage,
Et les criards Plongeons d'avantage s'aimer
Sur les bords escumeux, que sur la haute mer;
Nous sommes menacés de tempestueux orages.
Fuyons donc les champs, fuyons les navigages.

Mais lorsque les Ramiers, perchés dedans les bois,
Le soir nous font oüir leur roucoulante voix ;
Que le siffleur Milan, tout famélique, roule
Parmi l'air, pour ravir les Poussins de ta Poule ;
Que l'on voit devant soy voler force escadrons,
Le soleil se couchant, de petits moucherons ;
Qu'avecques ses petits l'Alcion cerche l'ombre,
Comme si le soleil luy portoit quelque encombre;
Qu'en troupe les Courbeaux, entr'eux s'esjouissans,
Nous viennent essourdir de leurs chants croüassans ;
Que la chauve-souris vire-volte et tournoie,
Sur les rues, le soir, de peur qu'on ne la voye :
Nous sommes asseurés d'un temps serain et beau;
Suyvons donc les champs, embarquons-nous sur l'eau.

Ces jolies choses et beaucoup d'autres, le lecteur les trouvera dans les ouvrages suivants :

1. *La Moroscomie, ou de la folie, vanité, et inconstance du monde, avec deux chants doriques, de l'amour céleste et du souverain bien.* Lyon : 1543, in-4°; 1601, in-18.

2. *Le grand Miroir du monde,* poëme en cinq livres. Lyon, 1584; in-4°.

3. *Poésies chrestiennes de Messire Odet de La Noue, capitaine de 50 hommes d'armes...* mises en lumière par le sieur de la Violette. Genève, 1594; in-8°.

DUCLOS fils, chirurgien à Cormeilles (lequel?) en 1758. On a de lui un *Eloge de la médecine*, en 44 vers, qui a été publié dans le *Journal de médecine de Vandermonde* (t. VIII, 1758, p. 95). On y distingue ce passage :

> Héros, fiers conquérants, vous, destructeurs du monde,
> Vos noms, ensevelis dans une nuit profonde,
> Devraient être à jamais dans l'oubli confondus.
> Quel bien l'humanité dut-elle à vos vertus ?
> Votre gloire est d'avoir désolé des provinces;
> La nôtre est de sauver des sujets à leurs princes...

DUCOUX (François-Joseph). Docteur en médecine de Paris; successivement, chirurgien de la marine (1828), chirurgien dans l'armée de terre (1831), médecin à Blois (1848), directeur général des Petites Voitures, Ducoux est né à Châteauponsat (H.-Vienne), le 14 septembre 1808, et est mort le 23 mars 1873. Etant étudiant en médecine, cet homme distingué par les qualités du cœur et de l'intelligence, lança contre les Jésuites une *Epître*, qu'il ne signa que de ses initiales, et qui, vendue à Paris, chez les marchands de nouveautés littéraires, fit assez de bruit. Le poème, qui porte cette épigraphe : *Et nunc intelligite*, et qui est dédié à la patrie, à la jeunesse française et aux étudiants, n'est pas sans mérite; on y remarque surtout cette violente et vigoureuse sortie contre les fauteurs de Loyola :

> Telle on vit autrefois cette hydre formidable,
> Reptile croupissant dans des marais fangeux,
> Exercer en tout lieu sa fureur indomptable,
> Changeant les plus beaux jours en des jours orageux.
> Le berger, oubliant la rive accoutumée,
> Ne savait plus chanter le retour des saisons,
> Et, dans les bras chéris d'une épouse alarmée,
> Le laboureur tremblant négligeait ses moissons.
>
> Telle encore aujourd'hui cette secte funeste,
> De ses dogmes impurs infectant nos climats,

Désole nos cités, y fait régner la peste,
Et veut nous asservir par d'infâmes combats.
En vain on l'exila; son glaive parricide
Vint reluire à nos yeux, et, déjà menaçant,
Est prêt à nous frapper, sans qu'un nouvel Alcide
Etouffe dans ses bras le monstre renaissant...

Epître sur les Jésuites, adressée et dédiée aux citoyens français... par un étudiant en médecine. Paris, 1826; in-32, de 12 pages; signé : F. D.

DUCREST (Joseph-François). Docteur en médecine et en chirurgie de l'Université de Turin (3 août 1852), M. Ducrest, qui est né à Mgine (Savoie), le 7 février 1825, exerce aujourd'hui à Albertville, où il a été successivement nommé membre du Conseil d'hygiène, médecin légiste, médecin de l'École normale, professeur d'hygiène dans ce centre d'instruction supérieure, chirurgien-major des pompiers, conseiller d'arrondissement. Dès son entrée dans la carrière, il a publié une diatribe, en prose, contre les rhabilleurs et les charlatans de toute sorte. Puis il s'est mis à écrire dans le langage des Muses, pour lequel dame Nature l'a doté avec bienveillance. Les amateurs des jolies publications cachent dans un coin privilégié de leur bibliothèque un bien joli petit volume imprimé à Largentière par A. Herbin, et qui est signé de ces trois noms : X. de Maistre, P. Latil, et docteur Ducrest. Ce n'est rien moins que la bluette si fine, si spirituelle, *Voyage autour de ma chambre*, enrichie d'épigraphes en vers du docteur Ducrest, et illustrée de charmantes et humoristiques gravures à l'eau-forte par M. P. Latil, beau-frère du médecin savoisien, et receveur de l'enregistrement à Albertville. N'est-ce pas une pensée heureuse d'avoir chargé la poésie du doux soin de buriner, sous forme de sentences de neuf vers, le sommaire de chacun des chapitres de l'illustre écrivain? Pouvait-on mieux, par exemple, rendre en vers harmonieux la délicieuse description du lit?

> Au nord s'étend mon lit; son rideau blanc et rose
> Tamise, le matin, les rayons du soleil ;
> Sous mon toit l'hirondelle, aimable virtuose,
> Par ses gazouillements, prélude à mon réveil.
> Dans une chaleur douce alors mon être nage ;
> Des rêves éveillés le poétique essaim
> Voltige autour de moi comme un brillant mirage.
> Berceau, trône d'amour, ou triste sarcophage,
> Le lit sera toujours le grand théâtre humain.

M. Ducrest est encore l'auteur de plusieurs morceaux insérés dans l'*Abeille médicale* (année 1864, p. 225), et d'une *Hymne à la paix*, en neuf strophes, qu'il a dite à l'assemblée générale de l'Association des médecins de la Savoie, tenue à Modane, le 26 mai 1872. Nous en détachons les deux dernières :

> Cependant Dieu plaça sur la terre trois anges :
> La mère, qui nous berce et nourrit de son lait,
> L'enfant, qui nous sourit au milieu de ses langes,
> Et la femme, si douce à l'époux qui lui plaît !
>
> Ces trois êtres divins convertiront le monde
> Au dogme de l'amour, au dogme de la paix ;
> Et les peuples, unis d'une amitié féconde,
> Sur leur sanglant passé tendront un voile épais.

DUCROS (ANDRÉ). Médecin né dans le XVIᵉ siècle, à St-Bonnet-le-Châtel, petit bourg enclavé aujourd'hui dans le département du Puy-de-Dôme. Il est auteur d'un petit poème dédié à madame de Saint-Geniès, dame d'honneur de la reine de Navarre, et publié sous le titre de *Discours sur les misères de ce temps* (Bergerac, 1569, in-4°). Il a aussi composé sur le *Tombeau de Louis de Bourbon, prince de Condé*, un poème de mille vers environ, qui, au dire de Duverdier, resta manuscrit entre les mains de sa veuve, ainsi qu'un certain nombre de sonnets et d'autres poésies latines et françaises. Duverdier nous a conservé deux de ces sonnets, l'un adressé à Catherine de La Salle, dame de Chassincourt; l'autre, que nous rapportons, afin de donner une idée du talent du poète :

> J'ay plusieurs fois résolu de chasser
> De mon esprit un objet où il vise :
> J'ay prudemment fait souvent entreprise
> Pour de ses lacs me pouvoir deslacer.
>
> Mais comme un pied je cuide commencer
> A tirer hors, pour le mettre en franchise,
> L'autre, serré en plus estroite prise,
> S'empestre alors qu'il le sent avancer.
>
> Ainsy, celuy qui, au gué d'un grand fleuve,
> Tourne à costé, quand profond il le trouve,
> Cuidant sortir, se plonge plus avant ;
> Ainsi, voulant sortir du marescage,
> Le fort cheval d'un pié se va levant,
> Mais plus alors des autres il s'engage.

DUFOUART (Pierre). Né à Castelnau-Rivière-Basse (Hautes-Pyrénées), le 9 juin 1737, Dufouart vint étudier la chirurgie sous son frère, membre de l'Académie de chirurgie. A l'âge de 22 ans, il fut nommé chirurgien-major à l'armée d'Allemagne, et en 1763, chirurgien-major des gardes-françaises, inspecteur général des hôpitaux de Paris, chirurgien-major général des troupes parisiennes, chirurgien et professeur en chef à l'École militaire. Il mourut à Sceaux, près de Paris, le 21 octobre 1813.

Dufouart avait un caractère aimable et fort doux. Il aimait la littérature, et traduisit en vers français plusieurs *Eglogues* de Virgile, lesquelles furent imprimées en 1810 ; in-8°.

Du FOUR. C'est en vain que nous avons cherché quelques détails biographiques sur ce médecin-poète.

Nous savons seulement — et c'est lui-même qui nous l'apprend — qu'il fut docteur en médecine, et conseiller médecin de Louis XIV. Quoi qu'il en soit, Du Four a eu le courage et le talent de rendre en vers français le *Medica Decas* de François Du Port (*Voy.* ce nom), imprimé en 1613, et écrit en vers latins. Sa traduction porte ce titre :

La Décade de médecine, ou le médecin des riches et des pauvres, expliquant les signes, les causes et les remèdes des maladies. Composée en vers latins par François du Port, médecin de Paris; nouvellement mise en vers français par M. Du Four, docteur en médecine, conseiller et médecin du Roy. Paris, 1604, in-8°.

DUFOUR de la CRESPELIÈRE (Philippe-Sylvestre). Né à St-Lô, mort en 1680. Bel esprit s'il en fût, traducteur d'Ovide, de l'École de Salerne, des Épigrammes des plus fameux auteurs, Dufour a laissé à la postérité :

1. *L'Art d'aimer, d'Ovide,* avec *les Remèdes d'amour,* nouvellement traduits en vers burlesques. Paris, 1662, in-12.

2. *Recueil d'Épigrammes des plus fameux poètes latins* mis en vers par le sieur Dufour, médecin. Première partie. Paris, 1669, in-12.

Les auteurs traduits sont : Martial, Virgile, Catulle, Tibulle, Claudien, Ausone, Owen, Buchanam, Passerat, Scaliger, Marbeuf, l'Antidote de la mélancolie, Jean de Milan, Caton, Boèce, Syrus Mimus, Cornelius Gallus, Phèdre, Anacréon, Sannazar, Ste-Marthe, Rouxel, Cadot.

Dans *l'Antidote de la mélancolie,* un mauvais plaisant s'adresse ainsi à un médecin :

Stercus et urina, hæc medicorum fercula bina.

6*

Et le disciple d'Esculape de répondre :

Sunt nobis signa, et vobis sunt fercula digna.

Dufour ne se gêne pas pour traduire ainsi :

LE PLAISANT.

Les gros excréments et l'urine,
Ce sont des mets très-précieux
Pour les docteurs en médecine,
Puisqu'ils les flairent en tous lieux.

LE MÉDECIN.

L'urine et les gros excréments
Sont pour nous seulement des signes.
Mais pour vous ce sont mets insignes,
Qui sont tous dignes de vos dents.

3. *Noëls nouveaux de cour, ou Cantiques spirituels de la naissance de Notre-Seigneur Jésus-Christ,* sur les plus beaux airs de cour de ce temps. Paris, 1670, in-8°. Portrait.

4. *Commentaire en vers sur l'École de Salerne,* contenant les moyens de médecin, de vivre longtemps en santé, avec une infinité de remèdes contre toute sorte de maladies, etc., etc. Paris, 1671 ; in-12 ; 452 vers.

DUGAY (Dominique). Docteur en médecine de la Faculté de Toulouse; né à Lavardens (Gers), en 16..... Il concourut aux Jeux Floraux en 1680. L'année suivante, il obtint la violette, et en 1683 l'églantine. Il a fait peu de vers français ; presque toutes ses poésies sont en gascon, et ont été imprimées dans ces recueils :

1. *Recueil de toutes les pièces gasconnes et françaises* qui ont été reçues à l'Académie des Jeux Floraux. Toulouse, 1681, in-8°.

2. *Le Triomphe de l'églantine,* avec les pièces gasconnes qui ont été reçues dans l'Académie des Jeux

Floraux. Toulouse, 1683, in-8°. On trouve à la fin de
ces recueils un grand nombre de madrigaux et de félicitations.

Du HAMEL (MICHEL). Docteur en médecine de la
Faculté de Paris (26 février 1655); il était natif de
Bayeux. On a de lui une pièce latine, de 84 vers, composée en l'honneur de son maître, Jean Merlet, également médecin de l'École de Paris :

*Nobilissimo clarissimoque viro D. Domino Merlet, doct.
med. Parisiensi, præceptori æternum colendissimo salu-
tem.* In-4°, s. l. n. d., de 12 pages.

Cette pièce est ainsi signée : *Baiocis, die* 26 *feb.* 1655.
Tuorum · minimus atque obsequentissimus Michael du
Hamel, D. M.

DUHEM. Médecin du département du Nord, né,
croyons-nous, à Valenciennes. Ses *Chansons*, imprimées
en 1834 (in-12 de 91 pages, s. l. ni nom d'auteur), ont
fait assez de bruit à l'époque de leur apparition, car elles
sont empreintes d'un parfum politique, qui est souvent
une bonne enseigne pour le succès. La préface du livre
mérite d'être transcrite ici :

« C'est dans ma ville que je publie ; dans ma ville,
simple chef-lieu d'arrondissement.

« Puis, être médecin et faire des vers, et des chansons
surtout!... Concevez-vous tout le scandale? Je pourrais,
il est vrai, m'autoriser de nombreux exemples de tous
les âges : je pourrais soutenir que le temps qu'un président passe à l'écarté, un évêque au billard, il m'est
permis à moi de le consacrer à la littérature ; mais je ne
convaincrais personne. Ne voit-on pas tous les jours encore prêcher l'excellence de la petite vérole et des gouvernements absolus? Et puis, n'ai-je pas le malheur de

trouver que tout n'est pas rose dans *la meilleure des Républiques*, et que, pour l'argent qu'il donne, on fait au
peuple un lit un peu dur? Dites, n'est-ce pas là jouer
avec la poudre? Ami lecteur, protégez-moi. »

Les chansons de Duhem sont bien faites; elles ont du
trait, et rappellent — de loin — celles de Béranger.
Voici celle intitulée *Tartuffe*, et sur l'air de la Ballade
de la Dame blanche; elle fut composée en 1827 :

> D'ici voyez ce personnage,
> Les mains jointes et l'air glacé,
> Au teint livide, au long visage,
> L'oreille droite, et l'œil baissé.
> Vous qui, sous la foi du serment,
> Parlez haut, pensez hardiment,
>
> Prenez garde !
> Tartuffe est là, qui vous regarde,
> Tartuffe est là, qui vous entend.
>
> Vous qui, chaque jour, du parjure
> Flétrissez l'immoralité;
> Vous dont la voix noble et pure
> Ne chanta que la liberté ;
> Citoyen intrépide, ardent,
> Calmez un courage imprudent,
>
> Prenez garde ! (etc.)
>
> Vous qui parfois près de vos armes,
> Fier encore d'un temps glorieux,
> Osez accorder quelques larmes
> A vos compagnons malheureux;
> Vieux soldat sensible et vaillant,
> De l'honneur gardien vigilant,
>
> Prenez garde ! (etc.)
>
> Vous dont l'âme toute chrétienne
> Laisse votre troupeau joyeux
> Danser en paix sous le vieux chêne,
> Où venaient danser vos aïeux ;
> Bon curé, si doux au mourant,
> Qui prêchez un Dieu tolérant,
>
> Prenez garde ! (etc.)

Nous avons vu cinq chansons en patois de Lille, imprimées, et signées, la première *Émile* Duhem, les quatre autres *Henri* Duhem. En voici les titres :

1. *Les Hommes en bottes*, par Emile Duhem; chanson nouvelle en patois de Lille.

2. *Chanson nouvelle en patois de Lille*, chantée par la Société de la tour Malakoff; 1862, in-4°; signée : Henri Duhem :

> Accoutez bien mes gins
> Chin que j'vas vous conter,
> Du plaisi d'lagremint
> Qu'on n'en fait qu'in parler;
> Pour terminer ch'l'affaire,
> Je n'nai d'ja vu assez,
> L'marabout et l'cafetière
> Su l'poele à continuer.

3. *Chanson nouvelle en patois de Lille*, chantée par la Société de la tour Malakoff, rue de Tournay, n° 98, chez Mme Vve Leignel; signée : Henry Duhem. Six couplets.

4. *Les Voitures au charbon de Lille*, chanson nouvelle chantée par la Société de la tour Malakoff; 1862, in-4°; signée : Henri Duhem. Six couplets.

5. Société de la Tour Malakoff, rue de Tournay, 98. *Chanson du Baigneau*; 1862, in-4°; signée : Henri Duhem. Six couplets.

DUPLANTY. (*Voy.* PLANTY (DU).

Du PONT (DENIS). Docteur en médecine de Reims (1622), natif de Meaux. Le jour même de son doctorat, il n'a pu faire taire sa verve poétique, et, sans préparation, il improvisa 79 vers alexandrins, destinés à remercier les maîtres qui l'avaient guidé dans les difficiles études qu'il avait parcourues. Nous avons vu cette pièce; elle porte ce titre :

Ob concessam sibi lauream doctoralem in scholis medi-

eis Anthonianis celeberrimæ Remensis Academiæ, quarto kalendas Januarii, Dyonisii du Pont, Melodunensis, extemporanea gratiarum actio. 1622 ; in-12 de 7 pages.

Du PORT (FRANÇOIS). Il était de Crépy-en-Valois, où il naquit en 1548. On n'a aucun détail ni sur ses parents, ni sur les années de sa jeunesse. Ce qu'il y a de sûr, c'est qu'il était bachelier à la Faculté de médecine de Paris dans les années 1572 et 1573, et qu'il fut reçu docteur le 10 janvier 1575. Dix ans après, il versifiait, en quatre livres, les signes des maladies. Le 6 novembre 1604, il était proclamé doyen, et continué l'année suivante. Il mourut à Paris, rue des Deux-Boules, le 5 septembre 1624, laissant de sa femme, Marie Planson, un fils qui n'a pas suivi la carrière du père. Du Port était si bien l'esclave du démon de la poésie, qu'il ne pouvait écrire quoi que ce fût, médecine ou autre chose, sans que ce fût en vers. *Les Aphorismes d'Hippocrate*, il les a tournés dans la langue d'Apollon. C'est en vers qu'il a exposé, en quatre livres, toute la séméiotique, les Prognostics du Père de la médecine, le diagnostic des affections épidémiques. C'est encore sous forme rimée qu'il a exalté *le Triomphe du Messie*. Le premier aphorisme d'Hippocrate, il l'a rendu en ces termes :

Est data vita brevis, brevis ars non tradita tempus
Labile, judicium scopulo stat, et usus adeso.
Officiumque tuum nihil est, nisi et æger et illud
Explerint stantes, externæque ritè parentur.

1. *De signis morborum libri quatuor.* Parisiis, 1584, in-8°.

2. *Medica Decas.* Lutetiæ, 1613, in-4°. Du Four (*Voy.* ce nom) a traduit cet ouvrage en vers français. 1694, in-8°.

3. *Hippocratis, Coi, prognosticon liber donatus versibus.* Lutetiæ, 1598, in-8°.

4. *Hippocratis aphorismorum libri septem expressi versibus.* Parisiis, 1574, in-8°.

5. *Pestilentis luis domandœ ratio... Moien de cognoistre et guarir la peste...* Paris, 1606 ; in-8° (en vers).

6. *Le Triomphe du Messie.* Paris, 1617 ; in-8°.

7. *Fran. Du Port Libri,* III *de Messiœ victoriá, triompho.* Paris, 1621, in-4°.

DUPRÉ (Simon-Noel). Professeur libre d'anatomie et de médecine opératoire, docteur en médecine (1840) ; né à Quarré-les-Tombes (Yonne), le 24 déc. 1814.

Philosophe par tempérament, médecin par nécessité, et poète par passion : tel est le docteur Dupré. Nous avons son portrait tracé par lui-même ; c'est une trop bonne fortune pour la laisser échapper :

> Loin de moi la splendeur qui d'éclat s'environne,
> Loin de moi des héros la brillante couronne:
> Modeste dans mes goûts, ainsi qu'en mes désirs,
> En un labeur obscur, je cherche mes plaisirs,
> Et sans que jamais rien pût lasser ma constance,
> Détruire mon ardeur, briser mon espérance,
> J'allais, de la nature inscrivant les secrets,
> Lisant et relisant ses éternels décrets;
> De l'homme j'admirais la grande architecture,
> L'arrangement parfait et l'intime structure ;
> Je scrutais dans les corps, le scalpel à la main,
> Les ressorts inconnus de l'organisme humain;
> Et lorsque j'eus appris l'art qui nous fait connaître
> Ces secrets merveilleux, à mon tour je fus maître.
> J'ai vécu sans jamais, pour prix de mon labeur,
> Convoiter la fortune avec la croix d'honneur.
> Pour moi, la vérité sort de l'expérience,
> Il n'est d'autres autels que ceux de la science :
> La science est ma foi, c'est ma religion,
> Et de mon cœur ardent l'unique ambition.

Les poésies, toutes satiriques, de M. Dupré, sont disséminées un peu partout. On en trouvera quatre ou cinq fragments dans son petit livre, *le Problème social: Au Fel-*

lah; Plaintes et volontés de Jacques Bonhomme; la Banque,
l'Agiotage :

> Aux armes, à vos rangs, escompteurs, financiers,
> De banques et crédits valeureux tenanciers.
> C'est l'heure du combat, guerre aux Samaritains,
> A tous les mécréants, et sus aux Philistins;
> Battez la grosse caisse, en avant la musique !
> Escadrons, enfoncez la bêtise publique.
> Que le tonnerre éclate en coups retentissants:
> Il faut que tout flamboie ; allumez les passants...

M. Dupré a encore composé :

Non, les Cosaques n'en boiront pas ! paroles et musique
de M. Dupré, M. D. Paris, 1850. in-16. Cinq couplets
et refrain.

Les Prouesses de Gambetta, complainte héroïque (17
couplets). Paris, 1871 ; in-8° de 4 pages.

DUPRILOT (Jean - Baptiste - Louis). Docteur en
médecine de l'École de Paris (septembre 1817), médecin, pour les épidémies, du canton de Brinon (Nièvre),
membre du Conseil municipal de la ville de ce nom, ancien chirurgien militaire, M. le docteur Duprilot, qui est
né à Champallement, tout petit village du département
de la Nièvre, le 14 juillet 1791, a donc aujourd'hui 82
ans. Ce vénérable représentant de la profession médicale
a eu ses heures de poète. Les désastres de Vittoria (21
juin 1813), la défense de Pampelune, auxquels il a as-
sisté en qualité de chirurgien d'armée, ont laissé une
empreinte ineffaçable dans son cœur généreux et aimant.
Aussi a-t-il donné à la poésie le soin de retracer ces lugubres journées, où des Français ont été battus par l'im-
péritie de leurs chefs. Son ouvrage [1] a des qualités sé-

---

1. *Souvenirs de Vittoria et de Pampelune,* année 1813. Nevers, 1846;
broch. in-8° de 39 pages.

rieuses : les vers coulent facilement, les épisodes dramatiques sont nombreux, la rime suffisante. On remarquera surtout le tableau des horreurs qu'offrent une ville assiégée par des ennemis implacables, et une population affamée :

> Déjà, dans leurs manteaux les hommes enroulés,
> Les femmes, les enfants à la pâle figure,
> Ne pouvaient plus céler leur affreuse torture;
> La dévorante faim déjà crispait les traits
> De tous ces malheureux ; victimes des forfaits,
> Des atroces rigueurs d'une guerre homicide,
> Les uns, en essuyant une paupière humide,
> Essayaient d'attendrir le sinistre courroux
> Des dieux et des mortels ; ils priaient à genoux,
> Que les portes pour eux fussent enfin ouvertes !...
>
> . . . .
>
> D'autres, le regard sec, nous regardaient pensifs ;
> Ils lisaient dans nos cœurs, malgré notre visage,
> Un désespoir profond... Alors, un ris sauvage
> Décelait leur pensée; ils croyaient voir finir
> Leurs maux et contre nous se dresser l'avenir.
>
> . . . .

On a encore de M. Duprilot un poème héroï-comique : *la Boiade, ou les ruines de Compierre*, près Saint-Révérien (Nièvre). 1813 ; in-12 de 32 pages.

L'*Invocation* est un morceau trop joli pour ne pas prendre place ici :

> Muses de nos vallons, légères, vagabondes,
> Qui courez dans nos bois ou plongez dans nos ondes,
> Qui folâtrez sans cesse, exemptes de souci,
> Nymphes, arrêtez-vous, accordez un appui,
> Un regard, une aumône à moi qui vous implore !
> Jupiter vous rendra plus aimables encore.
>
> Je sais que mon regard n'est point fait pour charmer,
> Que le son de ma voix ne peut se faire aimer,
> Que je n'ai rien enfin qui puisse vous séduire,
> Ni le pied, ni le corps, ni le front d'un Satyre :
> Dépourvu que je suis de tous ces agréments,
> Vos bienfaits aux mortels paraîtront bien plus grands,

Quand leurs yeux ébahis vous verront me sourire,
En tâchant d'écouter les vers que je vais lire.

Oui, vous m'avez compris... Sur ce gazon si frais,
Muses, posez vos corps arrondis et coquets :
A vos pieds, un ruisseau sur les cailloux murmure;
Contre les feux du jour, ce dôme de verdure
Offre un ombrage épais. — Oiseaux, taisez vos chants,
Allez un peu plus loin soupirer le printemps :
Loin de m'intimider, il faut qu'on m'encourage,
Et vos concerts nuiraient à mon faible langage.

Du PUY (JEAN). D'une lettre que notre savant confrère, M. le docteur Subert, de Nevers, nous a fait l'honneur de nous adresser, nous extrayons la notice suivante, relative au médecin Du Puy : Jehan du Puy était, en 1630, médecin de Son Altesse de Mantoue ; en 1635, médecin de la duchesse de Nevers, et en 1636, médecin du roi. Il s'était marié en l'année 1621. Lié d'amitié avec le poète nivernais, Adam Billaut, ou plutôt maître Adam, le Virgile au rabot, celui-ci lui adressa, à l'occasion des étrennes, un sonnet d'où nous tirons les vers suivants :

Marie ' offre à tes pieds toute sa destinée :
Tu peux en disposer, puisqu'avec ton savoir,
Au mépris du trépas, tu me l'as redonnée.

Et il termine en exprimant l'espoir et le vœu que ses vers fassent passer son nom à la postérité.

J'espère d'augmenter la grandeur de ta gloire,
De même que tu fais la course de mes ans.

Plus tard, Du Puy, n'oubliant pas ce sonnet, décocha au poète-menuisier une épigramme qu'on trouve dans les œuvres de Mᵉ Adam, dans les « Approbations du Parnasse » : les Chevilles de Mᵉ Adam, menuisier de Nevers ; Rouen, 1654 (2ᵉ édit.); in-12, p. 47.

---

1. Fille d'Adam Billaut, née en 1635.

DURAND-FOURNIER. C'est grâce à la bienveillance
et au savoir si apprécié de M. le docteur Subert, de Nevers, que nous pouvons enrichir ce recueil de ce médecin-poète, qui était docteur en médecine à Nevers en 1609.
On trouve de lui une pièce de vers fort bien tournée
en tête d'un livre singulier écrit par Augustin Courade,
ou Courrade, également médecin, et qui porte ce titre :

*L'Hydre féminine combattue par la Nymphe Pougoise,
ou Traité des maladies des femmes guéries par les eaux
de Pougues* (1634).

Pour bien saisir les allusions contenues dans la pièce
de Durand-Fournier, il est important de savoir que Courade décrit *l'Hydre féminine*, avec toutes ses têtes, qui
sont les sept maladies principales du sexe. La nymphe
s'arme de trois armes, qui sont le fer, le nitre et le
vitriol. Le fer, selon lui, est un dieu, le dieu Mars, le
dieu du courage, etc. Le nitre « accrouentera et mettra
en pièce le monstre ; le vitriol est l'ange de la piscine
pougoise ».

Voici donc comment Durand-Fournier parle à son confrère Courrade :

A M. Courrade, docteur en médecine, sur son « *Hydre
féminine* ».

> Sortez, nymphe, sortez du boüillon de ces eaux,
> Avec cette triade insigne de métaux;
> Sortez malgré le temps, ennemi de l'usage,
> Qui veut par nouveautéz ternir vostre visage;
> Mais, malgré les destins et tant d'esprits pervers,
> Tousjours votre renom sera par l'univers;
> Sortez, ne craignez point le souphre, le bitume;
> Qu'une chaude vapeur votre esprit n'importune :
> L'éclat de votre teint ne craint les puanteurs,
> La fumée, les feux, l'odeur ny les vapeurs ;
> Que ci ces feux trompeurs, comme flame nocturne,
> Conduisent les mortels dans le sein de Neptune,
> Et les vont décevant, en troublant leurs esprits,
> Ma nymphe, assurez-vous que par ces beaux écrits,
> Par ce docte travail, par ce divin ouvrage,
> Les dames désormais vous iront faire hommage.

Du ROUZEAU (Simon). Simon Rouzeau, ou du Rouzeau, était d'Orléans ; né vers le milieu du xvie siècle, il devint chirurgien de la reine de Navarre, à la Cour de laquelle il composa un premier poème, *la Doride*, destiné à célébrer les charmes, apparents et secrets, d'une maîtresse ou d'une belle inconnue. Quelques années après, Rouzeau, qui avait chanté l'amour, se mit en tête, en joyeux épicurien, de chanter le vin. Celui d'Orléans était alors fort renommé. C'est en son honneur qu'il composa son *Hercule Guespin*, expressions allégoriques par lesquelles le poète voulait indiquer que le vin d'Orléans donne la force d'Hercule, et la piquante raillerie, le dard de la *guépe*, à ceux qui en font usage. Ce morceau bachique a été imprimé sous ce titre :

L'Hercule Guespin, ou l'Hymne du vin d'Orléans. A M. d'Escures, conseiller du Roy, maréchal général des logis de ses armées, commissaire ordinaire des guerres, et intendant des Turcies et Levées de Loyre et Cher. Par Simon du Rouzeau, d'Orléans. Orléans, 1605, in-8°. Il a été mis de nouveau au jour, dans ces dernières années (1860, in-8°) par les presses habiles de Perrin, de Lyon.

Les vers de Rouzeau n'ont certes pas tous une grande valeur poétique, mais ils sont nés sans peine et coulent sans efforts ; plusieurs ont de la force et de la grâce ; le ton général de l'ouvrage a de l'entraînement, de la verve bachique, et l'on y sent très-souvent que l'auteur est plein de son sujet.

> Sus donc, muse, disons d'une fleuste charmante
> Aussi doux que du vin est la liqueur coulante,
> Disons, muse, les noms de ce divin Bacchus,
> Disons deux ou trois fois ses plus rares vertus,
> La source et le sujet d'ou viennent les louanges,
> Et l'honneur que l'on faict au Dieu des vendanges :
> Amoureux, Baladin, Rubicond, Jovial,
> Porte-lance, Fougueux, Furieux, Martial,
> Hay-labeur, Paresseux, Fol, Engendre-querelle,

Banqueteur, Altéré, Guespin, Brouille-cervelle,
Chancelant, Discoureur, Turbulent, Accordant,
Digérant, Sans-soucy, Boutefeu, Discordant,
Indien, Potelé, Fort, et Fameux, et Brave,
Vigneron, Vendangeur,˙Biberon, Garde-cave,
Riant, Musicien, Vie-alongeant, Réné,
Esbarbé, Jeune-fils, Semelier, Cuisse-né,
Dormeur, Brise-prison, Puissant et Vantable,
Cordial et Sçavant, Lasche-nerf, Mémorable,
Hardy, Riche, Marchant, Soldat et Gouverneur,
Baron, Comte, Marquis, Prince, Roy, Empereur ;
Tu en as plus encor, mais qui pourrait descrire
Tous les noms d'un monarque ayant si grand empire !

. . . .

DUSSI (V.-P.-Timoléon). Docteur en médecine de
la Faculté de Paris (22 août 1834) ; chirurgien aide-
major de l'hôpital militaire de Calais ; aide-major à la
brigade française d'occupation, en Morée ; chargé du
service de l'hôpital militaire de Calamata (1831). On lui
doit :

Hommage au Cercle médical. Guirlande à son président honoraire perpétuel, A. Portal, premier médecin du
roi, membre de l'Institut, par V.-P.-Timoléon Dussi,
élève en médecine. Paris, 1819 ; in-8° de 48 pages.

Antoine Portal, président du Cercle médical, lequel
cercle devait devenir l'Académie royale de médecine,
avait soixante-dix-neuf ans lorsque cet hommage poétique,
imité de la fameuse *Guirlande de fleurs de Julie*, lui fut
rendu. Cette brochure contient, outre les morceaux de
Dussi lui-même, un sonnet (en italien) de Francesco
Gianni ; deux distiques, signés D. E. B., et une pièce
de poésie latine de Sarrasin (*Voy.* ce nom), docteur de
la Faculté de Paris. Dussi se montre là poète distingué ;
il a signé : Dithyrambe sur l'heureuse réunion des deux
Sociétés de médecine ; Stances sur l'amitié ; Bouquet du
jour de l'an 1815 ; Traduction libre du morceau latin de
Sarrasin ; Traduction du Sonnet de Fr. Gianni ; Disti-

cha in aphoniam Archiatri Portal ; Traduction des vers
latins placés au bas du portrait de Portal ; Distichon
in Archiatrum Gallorum regis ; Stances à Portal ; Distichon
(en grec) ; Vers pour le portrait de Portal ; Vers lus
dans un banquet du premier de l'an, donné à Portal, en
janvier 1819 ; Sonnet sur l'extinction de voix de Portal ;
Vers à Portal, le premier jour de l'an 1817 ; In effigiem
Archiatri Portal ; Distichon in Archiatrum Portalem
asphyxiâ laborantium curatorem ; A Moussu Pourtal,
mèdeci d'al Rei (en langue languedocienne ; Portal était
de Gaillac, dans le département du Tarn).

Il y aurait bien des choses à prendre dans ce recueil
des poésies de Dussi. Nous nous contentons du *Bouquet
du jour de l'an* 1815, au chevalier Portal :

> Si le vieillard de Cos eut jamais un égal,
> Nous l'admirons dans l'illustre Portal.
> Nul, avant lui, n'a, d'une main plus sûre,
> Du corps humain dévoilé la structure ;
> D'heureux succès couronnant ses efforts,
> Pour conserver ces merveilleux ressorts,
> Il mérita la fortune et la gloire ;
> Il déposa dans des écrits savans,
> Sûrs d'obtenir une longue mémoire,
> Les fruits nombreux de ses nobles talens.
> Avec respect un muet auditoire
> Va s'éclairer à ses doctes leçons.
> Puisse longtemps, et bien longtemps encore,
> La voix si chère à tous ses nourrissons
> Etre pour eux l'oracle d'Epidaure !

DUTOUQUET (HIPPOLYTE-ERNEST). Docteur en
médecine, ancien membre du Conseil général de la
Charente-Inférieure ; né à Marans, en 1813. Ce n'est pas
notre faute si nous n'avons pas pu nous procurer tous
les ouvrages poétiques que M. le docteur Dutouquet a
mis au jour. Nous savons seulement qu'il a écrit, en collaboration avec Touchard-Lafosse, *les Amours d'un poète
aux* XVIIIe *et* XIXe *siècles* (Paris, 1835 ; 2 vol. in-8°) ;

Marguerite, lettres recueillies, 1863, in-12 ; *Petite pluie abat grand vent*, comédie en un acte, 1858 ; enfin, *une Aventure de don Juan*, 1864, in-8° de 52 pages, dont voici l'exorde :

> Amour, malheur immense, exécrable folie,
> Toi qu'un lien de fer à plus d'un être lie,
> Sois maudit mille fois.
> Que la science expire ou que l'amitié feinte
> Enserre notre cœur de sa fatale étreinte,
> Sois maudit par ma voix !

Du TRONCHAY. Paschal Gallus (ou LECOQ), dans sa *Bibliotheca medica*, imprimée à Bâle en 1595, mentionne du Tronchay. Il le signale en ces termes :

« Gaspar vel Gazal du Tronchay scripsit rhytmis « gallicis de sanitate tuenda versibus. 1208. Libellum « nondum excusum. De eadem re latinè quoque scrip- « sit. »

DUVAL (JACQUES-RÉNÉ). Chirurgien-dentiste ; né à Argentan le 12 novembre 1758, il fit ses études à Caen, au collége du Mont, alla étudier à Paris la chirurgie, qu'il troqua contre l'art du dentiste, et mourut en 1854. Duval a publié : *le Dentiste de la jeunesse*, précédé des conseils des poètes anciens sur la conservation des dents. Paris, 1805, in-8°. Cet ouvrage est en prose, mais l'auteur cite (p. 8 à 18) des extraits des poètes anciens, relatifs aux dents (Voir encore : *Magasin encyclopédique*, 1805).

ELLAIN (NICOLAS). Professeur de pharmacie, censeur royal, doyen de la Faculté de médecine de Paris (1584); mort le 30 avril 1621, après avoir rendu de tels services, qu'on avait l'habitude de l'appeler *l'Atlas des Écoles*. Ellain était poète, poète latin, poète français.

Deux circonstances mémorables se présentèrent qui mirent en vibration sa fibre. La première fut l'entrée à Paris, le 9 mars 1570, de Pierre de Gondy, évêque de Paris. Ellain fêta sa bienvenue dans un panégyrisme de 102 vers :

Discours panégyrique à Révérend Père en Dieu, monseigneur messire Pierre de Gondy, évesque de Paris,... sur son entrée en la ville de Paris... Paris, 1570, in-4°.

Le second événement fut la promotion au cardinalat de Henri de Gondy, également évêque de Paris. Cette fois, Ellain s'essaya dans la poésie latine : *Ad cardinalem... Henricum Gondium... nuper pileo cardinalitio donatum, carmen congrulatorium.* Paris, 1618, in-4°.

Dès l'année 1561, notre médecin avait tenté le genre *sonnet.* Il avait un faible pour les évêques ; car c'est encore à un évêque de Paris, Eustache du Bellay, qu'il adresse ses quatre-vingt-dix sonnets, publiés à Paris, et distribués en deux livres. Nous prenons, pour donner une idée de la manière de l'auteur, celui qui est relatif à une malheureuse femme aux prises avec les douleurs de l'enfantement :

> Or, viens un peu, je te prie, Lucine,
> Dame Junon, viens un peu soulager
> Cette douleur, qui ne fait qu'engreger
> De ceste pauvre accouchante la peine ;
> Viens soulager sa douleur inhumaine ;
> Viens, viens, Junon, ses tranchées alléger ;
> Viens la livrer, Lucine, du danger,
> Et adoulcir le tourment qui la mine.
> Fais que le temps soit un peu plus tempéré,
> Et la saison un peu moins eschauffée.
> Fais au surplus, fais que pour l'advenir,
> A cest enfant, qui d'elle doibt venir,
> Quelque bonheur ourdisse quelque fée.

Les *Sonnets* de Nicolas Ellain ont été réédités dans ces derniers temps par M. Ach. Genty (Paris, 1862, in-16).

ESTIENNE (Charles). De la famille des fameux imprimeurs de ce nom. Il était le troisième fils de Henri Estienne, et frère puîné de Robert Estienne, si connu par les belles éditions qu'il a données et par sa profonde érudition. Né en 1510, Charles Estienne fut reçu docteur le 8 mai 1542, et mourut dans la misère, en 1564. Il a traduit de l'italien une comédie, qui a été imprimée sous ce titre :

Les Abuzés, comédie du sacrifice des professeurs de l'Académie vulgaire sénoise, nommés Intronati, célébrée ès jeux d'un karesme-prenant à Sènes; traduicte de langue toscane par Charles Estienne. Lyon, 1543, in-16 (*Voir* l'abbé Goujet, t. IV, p. 407).

Cette pièce est fort licencieuse. A chaque scène est jointe une estampe fort jolie, gravée en bois, et représentant la décoration et les acteurs. Il n'y a pas d'apparence qu'elle ait jamais été jouée.

FABRE (Antoine-François-Hippolyte). Fondateur de la *Gazette des Hôpitaux;* né à Marseille en 1797; mort le 24 juin 1854. Quatre ouvrages : l'*Orfilaïde*, l'*Hélénéide*, le *Magnétisme animal*, et la *Némésis médicale*, placent Fabre au premier rang des poètes satiriques de notre siècle.

Les médecins de notre génération se rappellent sans doute le scandale qui eut lieu le 9 juillet 1836, à l'École de médecine de Paris, à l'occasion de la nomination de Breschet à la chaire d'anatomie; ils ont pu voir, comme nous, les portes enfoncées, les vitres brisées, les robes des professeurs lacérées en lambeaux, et distribuées à quiconque en voulait un morceau. A tort ou à raison on accusa Fabre de n'avoir pas été étranger à cette échauffourée, et pour s'en venger, on s'arrangea de manière à ce qu'il fût, sous prétexte de défaut de cautionnement du journal qu'il dirigeait, condamné à cinq cents

6**

francs d'amende. L'irritation de Fabre en fut extrême,
et sa plume, trempée dans l'encrier de Gresset ou celui
de Régnier, écrivit *l'Orfilaïde, ou le Siége de l'École de
Paris*, poème, ou plutôt lutrin en trois chants, œuvre
rapide, imagée et brûlante, dans laquelle on distingue
surtout l'épisode de la lacération des robes :

On a fermé les portes de l'École ;
Par un hasard que je crois sans pareil,
Sur le tapis, aux tables du conseil,
Exprès afin que la troupe la souille,
Tous nos jugeurs ont laissé leur dépouille.
Robes, bonnets, tout pêle-mêle est là,
Hormis pourtant la robe d'Orfila,
Que, par un soin de prudence notoire,
Le possesseur mit derrière une armoire,
Devant laquelle, en vrais topinambours,
Tous nos héros se vautrent à genoux.
On aurait dit, honni soit qui mal y pense !
Que le doyen savait tout çà d'avance.
Est-ce hasard, ou plutôt prescience ,
Ou bien encore pour qu'on fît pénitence
De tant d'excès et de tant de licence ?
C'est l'un et l'autre: un habile doyen,
Pour son salut garde plus d'un moyen;
Et quand on croit le conduire en menottes,
A fleurets nus il vous crible de bottes.
Sur les bureaux du moulin à docteurs,
Il fallait donc voir à quelles hauteurs
Sautaient alors les robes et les toques;
Comme un faquin agite ses breloques,
On tourmentait ces malheureuses loques.
On les foulait, hélas ! sous le talon,
On en jouait comme on en joue au ballon.
Etiez-vous donc conçus pour cet outrage,
Nobles camails des nobles perroquets ?
Aviez-vous fait deux siècles d'héritage,
Et sans accroc souffert le verbiage
De trente pairs à dégoûtants hoquets,
A ces vilains pour être ainsi livrés,
Et sans pitié par les mains lacérés ?...

Un an après l'apparition de *l'Orfilaïde*, Fabre aiguisait encore ses javelots. Cette fois, il prenait pour point

de mire le gouvernement lui-même, et dans une *Hélé-néïde*, ou *Épithalame en quatre chants*, *à l'usage des princes qui se marient*, il épandait sa bile âcre et perfide sur le mariage du duc d'Orléans avec la princesse Hélène :

> Ah! chantez donc un auguste hyménée,
> Paris aussi soit émaillé de fleurs ;
> Juin nous valut une heureuse journée;
> Bourgeois, dansez ; peuples, séchez vos pleurs?

Nous passons sur la satire contre le *Magnétisme animal*, qui vit le jour en 1838, et qui est le plus faible ouvrage du Phocéen.

Mais son œuvre capitale, c'est sa *Némésis médicale*. L'École, les Souvenirs du choléra, les Funérailles de Dupuytren, le Réveil, les Hôpitaux et les cliniques, la Responsabilité médicale, les Charlatans, l'Homœopathie, l'Académie, etc., sont autant de morceaux de choix, écrits par une main habile, étincelants d'esprit et de gaieté, ironiques comme les vers de Gilbert, pleins de jovialité comme les vers de Régnier.

Ce poème est dans toutes les mains; les fragments que nous pourrions en donner ne feraient que le décolorer.

Fabre, sûr de son talent, avait eu encore en vue de composer un *Poème sur l'art de guérir*.

La *Gazette des Hôpitaux* (2 et 4 janv. 1845) en a publié quelques fragments. Nous ne donnons que l'exposition :

> Oui, moi, dont la poitrine a vibré de colère,
> Qui, prompt à déjouer une intrigue scolaire,
> A pourfendre un abus de mes sanglants lazzis,
> Vingt fois en deux printemps évoquai Némésis.
> Aujourd'hui, dominé d'une austère pensée,
> De mes austères mains pressant le caducée,
> A la coupe divine ardemment abreuvé,
> Je veux réaliser un bien que j'ai rêvé,
> A mes frères de cœur offrir un noble exemple ;

D'Epidaure et de Cos psalmodier le temple,
Et de l'arbre de vie, aux rameaux toujours verts,
Accoutumer la séve au joug étroit des vers.
Je dirai de quels maux, éternelle pâture,
L'homme emprunte en naissant le germe à la nature,
A quels signes certains doit briller le fanal
D'un heureux pronostic, d'un augure fatal,
Quand, d'un délai prudent ou d'une main hardie,
L'art énerve, entretient ou rompt la maladie,
Et par quelle imprudence ou quelle habileté
L'homme perd, ou conserve, ou reprend la santé.

FAGON (Guy-Crescent). Premier médecin de Louis XIV ; né à Paris, au Jardin royal, le 11 mai 1638 ; mort le 11 mars 1718.

En 1665, Antoine Vallot, qui avait alors la première place, comme médecin, auprès du grand soleil, publia, sous son nom, le catalogue des plantes du Jardin royal. Mais ce fut Fagon qui eut la principale part à la rédaction de cet ouvrage, qui parut sous le titre de *Hortus regius* (in-fol.), et qui mentionne plus de quatre mille plantes. Or, en tête de ce livre, on peut voir un petit poème de 209 vers, intitulé : *Carmen gratulatorium illustrissimo Horti regii restauratori D. D. Antonio Vallot, Archiatrorum principi*, editum Parisius apud Dionysium Langlois, 1666. Le jugement de Fontenelle sur ce poème est précieux : « Le concours de plantes, qui, de toutes les parties du monde, sont venues à ce rendez-vous commun ; ces différents peuples végétaux, qui vivent sous le même climat; le vaste empire de Flore, dont les richesses sont rassemblées dans une espèce de capitale ; les plantes les plus rares et les plus étrangères, telles que la *sensitive*, qui a plus d'âme et l'âme plus fine que toutes les autres ; le soin du roi pour la santé de ses sujets, soin qui aurait seul suffi pour rendre la sienne infiniment précieuse et digne que toutes les plantes y travaillassent : tout cela fournit assez au poète ; et d'ailleurs on est volontiers porté pour ce qu'on aime. »

FALRET (Jean-Pierre). Né à Marcillac (Lot), le 7 prairial an III (1794) ; mort à Paris le 28 octobre 1870, pendant le siége. De l'éloge que M. le D^r Ch. Loiseau a consacré au célèbre auteur du *Traité de l'hypocondrie et du suicide*, au médecin distingué de la Salpêtrière, nous extrayons le passage suivant :

« . . . En terminant cette notice, je ne puis mieux faire que de citer textuellement quelques vers remarquables détachés d'une de ces productions poétiques auxquelles il aimait à se livrer dans ses heures de loisir, et qui, mieux que tout ce que je pourrais dire, dénotent chez lui toute la profondeur et toute la vivacité de ses sentiments :

> Sous ces rochers où dort une eau profonde,
> Je vins m'asseoir un jour... Quel souvenir !
> J'avais seize ans, et je croyais au monde.
> Au plus hardi, me dis-je, est l'avenir !
> L'obscurité n'est qu'un feint esclavage,
> Un ciel plus beau rayonne sur Paris,
> Mais en mon cœur j'emportai le village :
> Tout mon amour est encore au pays !
>
> . . . .
>
> Heureux celui qui peut, après l'orage,
> De son berceau retrouver les abris !
> Peut-être encor verrai-je mon village :
> Ma dernière heure appartient au pays !
>
> . . . .
>
> Combien de fois, assis sur le roc qui surplombe
> Les rives du Gellé... j'ai dit : voici ma tombe !
> Où l'on reçut le jour, il est doux de mourir,
> Et près de son berceau l'on aime à s'endormir !

FANTIN. Docteur en médecine ; il exerçait en 1862 à Seine-Port, département de Seine-et-Marne. Nous ne connaissons de ce médecin qu'un morceau de 44 vers,

qu'il a composé pour le banquet de l'Association des
médecins de l'arrondissement de Melun. Ce n'est pas
riche dans l'expression ni dans la rime, mais la pensée
qui s'en dégage et qui l'a inspiré est digne du respect
de tous. Comme tant d'autres médecins doués d'une âme
délicate et sensible, M. le docteur Fantin se révolte contre ces clients riches qui croient s'être acquittés envers
celui qui leur a rendu la santé, en le payant en deniers
comptants, sans trouver dans leur cœur ces remercie-
ments affectueux qui valent cent fois plus que l'argent :

> ..... En vous acquittant d'une dette d'honneur,
> Ne pourriez-vous pas aussi faire la part du cœur ?
> Ne vous restait-il rien d'obligeant à me dire !
> Quoi ! lorsque la douleur, exerçant son empire,
> Vous courbe sans pitié sous un sceptre de fer,
> Et met dans votre sein tous les maux de l'enfer,
> Vous voulez qu'avec vous mon cœur les ressente !
> Veillant sur vos dangers, qu'il s'en épouvante !
> Et, quand ce souvenir pour vous existe encor,
> Vous venez froidement me présenter votre or !
> Vous le laissez tomber ainsi que le salaire
> Qu'on accorde aux travaux du dernier mercenaire !
> Et je le recevrais sans en être surpris !
> Non, de nos soins touchants, ce n'est pas là le prix...

. . . .

FAULCONIER (Siméon). Docteur en médecine;
fils de Jean Faulconier, châtelain royal du Dorat, et
de Françoise Othe. On le cite comme ayant été fort habile dans l'art de guérir. Il florissait en 1620. Il savait
égayer les lugubres fonctions de la médecine par les peintures riantes de la poésie. On le dit auteur de quelques
pastorales ou d'églogues, de tragédies, de comédies et de
quelques poésies pieuses. Mais ont-elles été imprimées ?

FÉE (Antoine-Laurent-Apollinaire). Botaniste
fort distingué, pharmacien de l'armée d'Espagne (1809),

professeur à l'École militaire d'instruction de Lille, membre de l'Académie de médecine, etc.; né à Ardentes (Indre), le 7 nov. 1789. M. Fée a depuis longtemps sa place marquée au Parnasse, et sa vie laborieuse n'a été qu'une suite d'impulsions également puissantes qui l'ont entraîné, les unes vers la science, les autres vers la littérature. Voici, dans l'ordre chronologique, ses productions poétiques :

1° *Le Cimetière de campagne*, imitation libre en vers français de l'Élégie anglaise de Gray, par M. F. D.-V. Paris, 1813 ; in-8° de 8 pages. — 2° *Pélage*, tragédie en cinq actes et en vers, par L. A. F. Paris, 1819 ; in-8° de 80 pages. — 3° *La Maçonnerie*, ode, par le F.˙. Fée, de la L.˙. des FF. Artistes O.˙. de Paris. Paris, 1819 ; in-8° de 7 pages. — 4° *Flore de Virgile*, destinée à la collection des classiques latins de Lemaire (1823). — 5° *Les Ombres* (Bulletin de la Soc. littéraire de Strasbourg ; Paris, 1868 ; in-8°, t. IV, p. 188). — 6° *Légende : Omnia vincit amor*, en prose (même recueil, p. 505).

La tragédie de *Pélage*, composée en Espagne, en 1810, et inspirée par un épisode historique de la Péninsule, ne fut, comme on le voit, rendue publique qu'en 1819, et allait être sans doute jouée à l'Odéon, lorsque l'incendie de ce théâtre mit fin au projet. Cette pièce renferme des scènes fort intéressantes ; on y sent le jeune homme à certaines tirades chaleureuses ; le style est correct, et l'on devine dans l'auteur un enthousiaste de nos classiques.

L'ode *la Maçonnerie* n'est pas, il faut le dire, d'une forte facture ; le souffle, l'originalité manquent.

Les Ombres constituent un morceau de 22 strophes, dans lesquelles le poète évoque l'ombre des morts, et demande aux habitants des Limbes de dévoiler enfin aux vivants leurs secrets :

> Le souvenir est un présent céleste,
> Il fait revivre le passé ;

Des jours enfuis il recueille le reste ;
Rien n'est perdu si rien n'est effacé.

Nous évoquons des ombres bien-aimées,
    Pour leur sourire et leur parler ;
Nous leur disons, par nous seuls ranimées,
« Qu'est-il permis de craindre et d'espérer ? »

Mais ces amis dont la mort nous sépare,
    Avant nous entrés dans le port,
Se taisent tous ; muets, leur bouche avare
Ne nous dit pas si l'on veille ou l'on dort.

Parlez, parlez ! nous voulons vous entendre ;
    Dévoilez le secret des cieux ;
Arrachez-nous, pour ne plus le reprendre,
L'épais bandeau qui nous couvre les yeux.

. . . .

Il fallait du courage, après Chénier, pour entreprendre de tourner en vers français la magnifique Élégie
de Gray sur un cimetière de campagne. M. Fée s'en est
pourtant acquitté avec honneur.

Chénier avait dit :

Près de ces ifs noueux dont la verdure sombre
Sur les champs attristés répand le deuil et l'ombre,
Sous ces frêles gazons, parure du tombeau,
Dorment les villageois, ancêtres du hameau.
Rien ne peut les troubler dans leur couche dernière,
Ni le clairon du coq annonçant la lumière,
Ni du cor matinal l'appel accoutumé,
Ni la voix du printemps au souffle parfumé.
Des enfans, réunis dans les bras de leur mère,
Ne partageront plus, sur les genoux d'un père,
Le baiser du retour, objet de leur désir ;
Et le soir au banquet la coupe du plaisir
N'ira plus à la ronde égayer la famille.

A son tour, notre médecin-poète a chanté :

Dans ce vallon stérile, où le triste cyprès
Epand sur des tombeaux son pacifique ombrage,
Dorment depuis longtemps des mortels d'un autre âge ;
Ils vécurent obscurs dans un pauvre hameau ;
L'oubli les a suivis dans la nuit du tombeau.

L'aurore renaîtra plus brillante et plus belle,
Sans dissiper pour eux cette nuit éternelle ;
La brise du matin, les rayons du soleil,
Ne pourront les tirer de'leur profond sommeil :
Ils ne reverront plus cette douce patrie,
Ces champs, cette maison, cette épouse chérie;
Ils ne reverront plus les fruits de leur amour
Se disputer, le soir, le baiser du retour.

FERRAND (Jean-Baptiste). Docteur en médecine de la Faculté de Paris (14 février 1629); médecin de l'Hôtel-Dieu (1638) ; il était d'Angers, et mourut en février 1686. Ferrand était un lettré, et maniait fort habilement les vers latins et français. Il donna une preuve de ses talents à l'occasion d'une épidémie (peste) qui sévit furieusement à Paris en 1636, en écrivant et en dédiant à Charles Guillemeau, chirurgien de Louis XIII, un poème de 61 vers latins, qu'il eut le soin de tourner en vers français, et qu'il fit imprimer sous ce titre :

D. Guillemeau Archiatro, J.-B. Ferrand, doctoris medici Parisiensis latinum carmen de pestis naturâ, expositum gallice; in-4° (s. l. n. d.).

A cette époque-là, ce n'était guère l'habitude des médecins de Paris d'user de la langue vulgaire dans leurs écrits ; si Ferrand s'est abaissé jusque-là, ce fut sans doute pour rendre accessible au peuple et aux gens du monde la lecture de son œuvre, dans laquelle se trouvent édictés des conseils regardés alors comme salutaires pour se préserver ou se guérir du terrible fléau.

Le poème latin, venons-nous de dire, comprend 61 vers; la traduction française en a 88, et cette dernière est précédée d'un sonnet de 10 vers à Guillemeau. Nous avons remarqué ce passage :

Et tout ainsi qu'on void un horrible tonnerre
Darder avec effroy son foudre sur la terre,
Alors qu'un si grand bruit s'entend, qu'on a pitié
Et peur de veoir le ciel rompre par la moitié :

De mesme quand la peste est aux corps allumée,
Elle jette plus loing ses feux et sa fumée ;
Ses flammes en fureur, ses foudres excitéz
Poussent leurs feux ardents sur les extrémitéz.
Enfin, la peste rend si misérable l'homme,
Qu'un feu né dans son corps le brûle et le consomme.

FERRIER (Augier), (en latin Ferrerius). Médecin du xvie siècle, né dans les environs de Toulouse, où il exerça sa profession, et où il mourut en 1558.

Il excellait surtout dans les épitaphes latines. Il en fit une à l'occasion de la mort violente de Henri II, roi de France, attéint, le 10 juillet 1559, d'une blessure qu'il reçut dans un tournoi. Il en composa une autre sur la mort de l'illustre Jules-César Scaliger, arrivée en 1558 ; une troisième, qu'on devait graver sur la tombe du poète Mellin de Saint-Gelais, l'introducteur en France du sonnet et du madrigal. Ces petits poèmes funèbres ont été publiés sous ce titre :

Henrici II, Galliorum regis christianis. Epitaphia, Julii Cæsaris Scaligeri funus; Mellini Sangelasii epicedium. Autore Auger Ferrerius Tolos. medico. Parisiis, 1558, in-4°.

Voici l'épitaphe se rapportant à la mort violente de Henri II.

Hanc aulam, hunc circum, Rex optimus atque triumphas
Sacrarat Veneri, pacificoque Jovi :
In quibus excurrens dum vult illudere Martem,
Ipse sibi fecit sanguine sandapilam.
Credibile est notum tali certamine Divum,
Hos in pace jocos non potuisse pati.

On trouve encore une pièce de vers latins de Ferrier dans l'ouvrage de S. Macrin : *Salmonii Macrini Juliodunensis... Mæniarum libri tres de Gelodine Borsala uxore charissimâ.* Lutet. 1550, in-12. Le morceau de Ferrier se trouve à la page 99.

FLEURY (Pierre-Henri-Armand de). Présente-
ment professeur de thérapeutique à Bordeaux, en rempla-
cement du savant Jeannel. M. de Fleury est digne de ces
fonctions enviées, et l'on peut dire qu'il a gagné les épau-
lettes à graine d'épinard sur le champ de bataille. En
1849 il était simple élève à l'École préparatoire de Poitiers. Il vint ensuite se fortifier sur les bancs de la Faculté
de Paris, et dans les grands centres nosocomiaux de la capitale. En 1854, la guerre de Crimée l'entraîne comme malgré lui; il se présente et est nommé chirurgien de marine
de 3e classe; en cette qualité, il assiste au bombardement
d'Odessa, à la bataille de l'Alma, etc., et ne revient en
France que le 16 mars 1855, pour aller se faire recevoir docteur à Montpellier (30 août). Puis, notre vaillant et jeune médecin court à Mansle, petite ville de la
Charente, pour combattre le choléra qui y sévissait avec
fureur. L'épidémie passée, les habitants ne veulent pas
lâcher un médecin aussi dévoué, et M. de Fleury s'ins-
talle dans cette localité. En 1859, il est à Bordeaux, s'y
marie selon ses goûts, écrit sur la philosophie, sur la
médecine, compose des poésies, et est quatre fois lauréat.
Deux ans après, il était, comme nous venons de le dire,
professeur de thérapeutique, à l'âge de 31 ans, étant né
à Ruffec (Charente), le 22 avril 1830.

M. Armand de Fleury a toujours été un amant chéri
des Muses. Il a fallu qu'Hippocrate se mît à la traverse
pour arrêter une passion qui devenait peut-être un danger pour les succès du médecin. Un indiscret m'a assuré
que le savant professeur, l'auteur de travaux remarqués
sur *l'Aphasie*, d'un *Essai sur la philosophie de la médecine*, tient en portefeuille de quoi publier un joli recueil
de poésies, qu'il aurait intitulé *les Étapes de la vie*. Ce
volume serait ainsi distribué : la première étape, intitulée *Art et Liberté*, comprendrait les pièces de vers
politiques et artistiques ; la seconde étape, intitulée
Fleurs mortes, serait un recueil de pièces de sentiment;

la troisième étape, *Entre deux larmes*, donnerait les poésies guerrières ou marines; enfin, la quatrième étape, *Au coin du feu*, réunirait les compositions qui touchent à la vie intime de la famille ou à la profession doctorale.

En un mot, M. Armand de Fleury ferait dans le langage passionné du Parnasse son autobiographie, pleurant aux jours malheureux, chantant gaîment les heures de la félicité, revivifiant ses aspirations à la liberté, voletant sur les ailes de l'amour, scandant les joies douces et pures de la famille, du foyer domestique.

Nous faisons des vœux pour que M. de Fleury ne garde pas pour lui d'aussi jolies choses; car c'est un poète fort distingué. On en a la preuve dans un toast porté au banquet de la Société médico-chirurgicale de Bordeaux (*Journ. de méd. de Bordeaux*, 1867, p. 240), et dans le morceau qu'il a composé à l'occasion de la promotion du professeur Gintrac au grade d'officier de la Légion d'honneur (27 août 1870). Le poète commençait ainsi :

> Depuis qu'un maladroit scalpel
> Lui fit une blessure incurable et cruelle,
> Ma pauvre Muse, à tire d'aile,
> A fui, désormais sourde au plus puissant appel.
> Qu'une étincelle poétique
> Tombe du ciel soudain, le souffle fait défaut,
> Si bien que je la crois morte, ou très-peu s'en faut,
> D'une piqûre anatomique...

Voir : *Journ. de méd. de Bordeaux*, 1870, p. 405. On trouvera encore dans le *Moniteur des Hôpitaux*, du 11 août 1857, des stances signées Armand de Fleury, et intitulées : *Béranger sur le fronton du Panthéon; Union de la science et des lettres.*

FOISSAC (PIERRE). Docteur en médecine de la Faculté de Paris (11 août 1825), médecin en chef de la maison d'éducation de la Légion d'honneur, M. Foissac, si connu par de hauts travaux de philosophie médicale : *De la météorologie dans ses rapports avec la science de l'homme* (1854); *Hygiène philosophique de l'âme* (1863, 2me édit.) ; *Discours sur les devoirs professionnels du médecin* (1853); *La Longévité humaine* (1873), etc... M. Foissac, disons-nous, a dû nécessairement cultiver les Muses; la finesse de son esprit, son style toujours pur et correct, son goût pour les grands maîtres de l'antiquité, l'amabilité de son caractère, en ont fait quand même, et par délassement, un nourrisson du Parnasse. Quelques-uns de ses amis, dans des réunions privées, ont entendu deux pièces de vers composées à 50 ans de distance ; la première est intitulée *l'Éloge de mon village;* la deuxième, *la Source.* Cette dernière est une Elégie en quatorze strophes. Nous cueillons celles-ci :

Sous les arbres touffus de la forêt obscure,
Goutte à goutte tu sors des fentes du rocher ;
L'oiseau trempe son bec dans ton eau fraîche et pure;
Le pâtre, du bois sombre, ose à peine approcher.

Dans les sentiers du bois lentement tu serpentes;
Mille fleurs sur tes bords écloses en secret
Retiennent doucement tes eaux fraîches et lentes:
Tu vas, puis tu reviens, t'éloignant à regret.

Tu quittes la forêt et coules dans la plaine :
La source est devenue un limpide ruisseau;
L'hirondelle l'effleure, et, de sa douce haleine,
La brise fait frémir le cristal de ton eau.

Loin de vous, toit béni, bon père, tendre mère,
Sur ses flots agités le monde m'emporta;
Combien en vous quittant ma douleur fut amère,
Combien de tristes pleurs ce départ me coûta.

La jeunesse est pareille au ruisseau qui murmure;
En vain l'illusion la trompe et lui sourit;
L'orage fait au cœur blessure sur blessure;
L'innocence est perdue et le bonheur détruit.

Comme l'oiseau qui fuit, notre vie a des ailes;
Où vont nos tristes jours et nos bonheurs perdus?

7

> Nos yeux s'ouvriront-ils à des clartés nouvelles?
> O vous que nous pleurons, nous serez-vous rendus?

L'Éloge de mon village est une petite pièce pleine de grâce, de gentillesse et de douce philosophie :

> Aux pieds d'une double colline
> S'élève un petit bourg qui porte nom : Albas;
> Un autre vanterait son illustre origine :
> L'histoire n'en dit rien, je n'en parlerai pas.
>
> Là fleurit un essaim de belles,
> Dont la pudeur sans fard colore les appas.
> Combien, chaque printemps, voit-on de cœurs fidèles?
> L'histoire n'en dit rien, je n'en parlerai pas.
>
> Son doux ciel inspira, peut-être,
> Un Apelle, un Mozart, un Dante, un Phidias.
> Aux siècles à venir qui les fera connaître ?
> L'histoire n'en dit rien, je n'en parlerai pas.
>
> Cette terre, en lauriers féconde,
> Vit sortir de son sein d'intrépides soldats ;
> Je pourrais de leur gloire épouvanter le monde,
> L'histoire n'en dit rien, je n'en parlerai pas.
>
> Fêté sous le doux nom de Pierre,
> Je suis et l'Esculape et l'Homère d'Albas ;
> Un jour le biographe écrira sur ma pierre :
> L'histoire n'en dit rien, je n'en parlerai pas.

M. Foissac est né, en effet à Albas, dans le département du Lot, patrie de Marot, le 6 décembre 1801.

FOLLOT (JEAN-JACQUES). Docteur en médecine de la Faculté de Paris (1827), ancien élève de l'École pratique, médecin en chef de l'hôpital d'Arnay-le-Duc (Côte-d'Or), médecin des épidémies du canton, suppléant du juge de paix, etc., M. Follot est né à Saint-Prix-lès-Arnay, le 24 juin 1800, et exerce à cette heure à Arnay-le-Duc. Il est rimeur par tempérament. Les journaux de la province qu'il habite renferment un grand nombre de ses poésies légères, humoristiques, et « croustillantes ». Nous croyons même pouvoir assurer que le docteur

Follot prépare pour l'impression un recueil qui aurait
ce titre : *Le Fallot*, poésies humoristiques du docteur
Follot, de Saint-Prix-lès-Arnay, avec cette épigraphe :
« Si je ris, si je chante, c'est que je n'ai souvent pas
d'autres moyens d'exprimer mes angoisses ». En attendant, nous signalons :

1. Une chanson au gros sel, en huit couplets : *Le
Passage du Tessin* (1859), qui se chante sur l'air de
Cadet Roussel.

2. Treize quatrains pour combattre un certain projet
de fusion de deux écoles, primaire et collégiale, à Arnay-le-Duc :

> O vous dont la culotte a râpé tous les bancs
> Du collége, accourez, et tous serrez vos rangs;
> Armés de *De Viris*, frappez le sacrilège
> Qui voudrait sans étude abolir un collége.

3. Une *Profession de Foi*, que M. Follot lança, en
1871, à la tête des électeurs, lorsqu'il se présenta comme
candidat au Conseil d'arrondissement pour le canton
d'Arnay-le-Duc :

> En vers et contre tous je me fais candidat;
> Dans tous mes parchemins pas un n'est d'avocat.
> Qui sait saigner, purger des gens atrabilaires
> Peut bien de son pays faire aller les affaires...

4. Une chanson sur l'air : *Partant pour la Syrie*, à
l'occasion de la démission de M. Grévy comme président de l'Assemblée nationale. Ces couplets sont tout
fraîchement éclos (15 avril 1873).

5. Une chanson en patois bourguignon, imitée des
fameux noëls de La Monnoye, que notre médecin-poète
a dite le 17 octobre 1869, au banquet du Comice agricole de l'arrondissement de Beaune, banquet présidé par
M. le comte de Laloyère. Ces charmants couplets ont
reçu une large et légitime hospitalité dans le *Journal de .
Beaune*, numéro du 3 novembre 1869.

En voici deux qui feront désirer les quinze autres.
Nous avertissons qu'ils se chantent sur l'air : *Lai Bon-
naiventure ô gué !*

> Dupin ai Clam'cy pleurô
> L'échelle mobile ;
> Michel Chevalier disô :
> Cô ben inutile ;
> Vous voudrin tous dévoulai
> Et tous y voudrin moutai
> Sans échelle mobile, ô gué ! (*bis.*)

> On voit madeu s'en ailai,
> Lai jolie jeunesse,
> Et quoi qu'elle vai chercher,
> Lai jeune drôlaisse.
> Lai crinoline... uu chignon...
> J'aim'mieux Breugnette en jupon
> Et Grô-Jean en biaude, ô gué ! (*bis.*)

FONTENETTE (Louis de). Médecin à Poitiers, né
dans le Berry en 1612, mort en 1661. *Hippocrate dé-
païsé, ou la version paraphrasée de ses Aphorismes,* en
vers françois, par M. L. de F., doct. en méd. dans P...
Paris, 1654, in-4°.

Ce livre singulier est dédié à Guy Patin (de Poitiers,
le 2 octobre 1652). L'auteur a eu le soin, pour qu'on
puisse retrouver dans son salmigondis la pensée du Père
de la médecine, de placer en regard de ses vers le texte
des parties d'aphorismes qui s'y rapportent. Le fragment paraphrasant le *Vita brevis, ars longa,* est surtout
curieux :

> Depuis que la fureur de l'onde
> A fait nouveau ménage au monde,
> C'est grand pitié que de nos jours,
> Car ils sont mauvais et fort courts,
> Ainsi qu'est harangue gasconne.
> La comparaison est fort bonne,
> Et quoy que jazent envieux,
> Je ne sçay pas s'ils diront mieux.
> Or, sans m'arrester à l'envie,

Je dis que si courte est la vie,
L'art est bien long, tout au rebourg,
Qu'il faut avoir bien fait son cours
Premier qu'en docteur on se fie.
En Grammaire, en Philosophie
D'illec s'en aller à Paris,
Non pour molester vieux maris,
Et pratiquer galanterie,
Mais en rue de la Buscherie,
Ou à Cambray prendre leçon ;
Puis, faisant le mauvais garçou,
Dans la Grève comme un Saint-George,
Oster cordeau dessous la gorge
A maint misérable pendu,
A qui le cas estoit bien dû
Pour avoir trop serré les grippes ;
Se faire voir frissure, tripes,
Cervelle et chair sous Riolan,
Qui deust vivre autant que Milan
Pour le bien de tout le royaume ;
Avant d'aller près de Sainct-Cosme,
Il ne fit onc mal à corps
Que quand ils sont tous roides morts ;
Car les vivants mieux il conserve
Que le talisman de Minerve,
Qu'on appeloit Palladium...

. . . .

Après, il faut herboriser,
Conférer, hospitaliser,
Les lundis assister aux thèses,
Où Phébus, sur bancs et sur chaises,
Fait voir que docteurs de Paris
Sont ses principaux favoris.
Qui ne veut ou ne peut atteindre
A cé sommet, il faut sans feindre,
Petit sac et quilles plier,
Pour tirer droit à Montpellier,
Endosser robe mirifique
De Rabelais docteur mimique,
Prendre licence, et puis, tout net,
S'armer du doctoral bonnet...

FORGET (Charles-Polydore). Ancien chirurgien de marine, agrégé de la Faculté de médecine de Paris, puis professeur à celle de Strasbourg (1825); né à Saintes, dans la Charente-Inférieure, le 17 juillet 1800; mort à Strasbourg le 21 mars 1861. Cet homme distingué, auteur de plusieurs ouvrages fort estimés, d'un *Traité d'hygiène navale*, entre autres, n'était encore, en 1824, que simple officier de santé de la marine à Rochefort, lorsqu'il fit paraître dans cette dernière ville un poème didactique sur le tabac, qu'il dédia à Follet, alors professeur d'histoire naturelle à l'école de médecine navale. « Poète par désœuvrement », comme il le dit lui-même, Forget a consacré non moins de 512 vers à chanter la plante dont le nom seul fait horripiler plus d'un nicotiphobe de nos jours. Après avoir exposé son sujet :

> Je chante le tabac, et la douce influence
> Que verse en nos esprits sa magique puissance ;
> Précieux végétal qui, des pays lointains,
> Vient, franchissant les mers, adoucir nos destins,
> Et répandant partout son ivresse féconde,
> Ajoute à nos plaisirs, et console le monde.

Le jeune nourrisson des Muses paye son tribut à l'usage dans une invocation à la muse de Delille :

> O toi dont le génie, aimable autant qu'heureux,
> Célébra du café le parfum savoureux,
> Delille, du sommet de la double colline,
> Verse-moi quelques traits de ta verve divine.

Il témoigne ensuite des actions de grâces à ceux auxquels l'on doit la plante précieuse.

> Salut, honneur à ce mortel illustre,
> Qui, par un don si beau, s'est acquis tant de lustre :
> Nicot, puissent mes vers, dans la postérité,
> Prêter à tes bienfaits tout l'éclat mérité ;
> Sainte-Croix, Ternabon, Drak, héros philanthrope,
> Recevez par ma voix l'hommage de l'Europe ;
> Loin, pourtant, que je veuille à vos concitoyens
> Ravir le doux honneur d'illustrer vos destins.

Il aborde alors la manière dont le tabac s'est répandu sur la surface du globe ; s'attachant essentiellement à la partie métaphysique du sujet, et très-avare de détails, il expose les attributs généraux de la plante, en examinant ses effets sur la vue, l'odorat et le goût. Il la chante :

En poudre :

> O talent du priseur, nuances délicates,
> Puissiez-vous vous prêter à mes rimes ingrates !
> Mais comment exprimer l'à-propos séducteur
> Qui de l'art de priser fait le charme flatteur ;
> Le poids qu'à l'orateur prête la tabatière,
> L'art de la promener en avant, en arrière,
> Le souris gracieux qui doit l'accompaguer,
> Souris qui plus d'un cœur souvent a su gagner ;
> La grâce de saisir et de humer la prise,
> Et la réflexion que ce temps favorise ;
> L'air capable qu'un fat prend si bien en prisant,
> Et du discret mouchoir le manége amusant?
> Corneille, c'est à toi, c'est à tes vers sublimes
> De peindre ces tableaux, de les rendre en maximes.

En fumée :

> L'usage de la pipe, en tous lieux répandu,
> Reçoit du monde entier un hommage assidu.
> Du monde policé la prise fut l'ouvrage;
> La pipe fut toujours le meuble du sauvage;
> Sous les feux du Midi, sous les glaces du Nord,
> Du Nègre et du Lapon la pipe est le trésor,
> Des superbes Soudans occupe la mollesse,
> De l'eunuque avili dissipe la tristesse,
> Du penseur solitaire anime les loisirs,
> Et soulage l'esprit par d'utiles plaisirs.
>
> . . . .
>
> Haller, brillant génie, esprit docte et solide,
> Ta pipe fut toujours ton oracle et ton guide ;
> Et sans elle, ta plume, oisive dans tes mains,
> D'un nouvel Esculape eût privé les humains.

En masticatoire :

> Parlons, il en est temps, de ce goût dépravé
> Par un monde poli maudit et réprouvé :

> La *chique*, que l'erreur a mise au rang des vices,
> La *chique* est du marin les plus chères délices ;
> Elle est son élément, son remède à tous maux,
> Son unique soutien dans ses rudes travaux.

Enfin, il termine par l'expression presque littérale de la pensée de l'épigraphe qu'il a choisie et qu'il a empruntée à La Harpe : *Le bien est dans la nature des choses ; le mal est dans la nature de l'homme qui abuse des choses :*

> Mais goûter le bonheur est l'art d'en être avare ;
> En goûts désordonnés l'homme indiscret s'égare ;
> Entre la jouissance et la satiété,
> Le sage tient toujours le désir arrêté.
> Sous mille heureux aspects le plaisir nous invite :
> Tous ont leurs agréments lorsqu'ils ont leur limite ;
> Dans les êtres créés le bien fut déposé,
> Le mal n'est que dans l'homme à l'abus disposé.

FORGET (Louis-Eugène). Docteur de la Faculté de Paris (1847), médecin du théâtre de l'Odéon, né à Paris le 10 avril 1816, M. Forget est bien connu par son livre publié en 1849, et qui comprend une *Étude pratique et philosophique du Col utérin*. Mais ceci ne nous regarde guère, et nous ne citerions même pas cet ouvrage, si son auteur ne l'eût assaisonné de quelques grains de poésie et de sentimentalité. Tel est le démon du Parnasse : il se fourre partout, même dans les ovaires, les trompes de Fallope et le ligament large. Mais ne plaisantons pas... M. Forget est un poète par le cœur et par le sentiment ; il l'est, soit qu'il écrive en prose, soit qu'il rende sa pensée dans le langage des Muses ; il est de la famille de ces « sensitives humaines », que troublent profondément ce que d'autres appellent des « riens ». C'est lui qui a composé ces strophes, où il se dépeint tout entier :

> Tout, ici-bas, est éphémère,
> Et pour y vivre sans souffrir,
> Il nous faudrait, sur cette terre,
> Rien n'aimer... car tout doit périr !

Toi d'abord, ô ma bonne mère,
Objet de mon pieux souvenir;
O toi, que j'aimai la première !
Jeune encore je te vis mourir !

Joyeux amis de mon enfance,
Combien de vous j'ai vus partir,
Et sans conserver l'espérance
De vous revoir dans l'avenir.

Et toi, ma sœur, qui fus si chère
Au cœur que tu vins consoler,
C'est sur ta tombe solitaire
Que je vais, en vain, t'appeler.

. . . .

Et toi, dont le bruyant ramage
Me récréait, mon pauvre oiseau,
Tout est mort sous ton beau plumage !
C'est du foin qui remplit ta peau !...

Tout en scandant ces strophes, on se prend à aimer celui qui les a trouvées dans son cœur. M. le docteur Forget est, en effet, un homme excellent, passionné pour la botanique, possesseur du plus magnifique herbier que l'on puisse voir. Nous avons eu le bonheur de parcourir son portefeuille, tant publié qu'inédit. Parmi les pièces prêtes à voir le jour, on peut citer : *les Tribulations du médecin praticien; l'Amitié*, stances à un ami, J. D., le jour des Morts ; *Cantate pour la fête d'Ismène; Stances à ma mère; le Moineau* (Fable); *Épître au Recteur du collège de ....; Impressions de voyage en Suisse...*

Les morceaux imprimés portent ces titres :

1. *Chanson anatomico-pathologi-physiologo-gastronomique*, que les convives du banquet de la Société anatomique ont applaudie le 20 février 1850 (*Gaz. dès Hôpit.* 15 mars 1850).

2. *Épître à une cliente qui voulait que sa note fût présentée en vers* (*Union méd.* 1864, n° 18).

3. *Les Tablettes intimes de l'ami Pylade*, éditées par le Dr Eugène Fégort. Paris, 1870, in-8°, 2 brochures.

En prose mêlée de poésies pleines d'une douce et mélancolique sensibilité. Il y a là une histoire charmante d'un nid d'hirondelle ; une rêverie délicieuse, intitulée : *Mon chagrin et ma pendule;* une allégorie : *la Mélancolie et l'Amitié;* une boutade philosophique : *la Vie humaine,* etc., etc.

FORMY (Pierre). Né à Nîmes vers le commencement du xviie siècle, et mort dans cette même ville, le 5 juillet 1679, Pierre Formy avait fait ses études à Montpellier. A Nîmes, il exerça la médecine avec tant de succès, que sa réputation se répandit dans toute l'Europe. Gustave-Adolphe, lors de son voyage en France, le prit pour médecin, et se fit accompagner par lui aux bains de La Mausson. Il lui offrit même de l'emmener en Suède. Mais Formy ne put se résoudre à quitter sa patrie. Quoiqu'il eût fait de la médecine son étude favorite, il ne laissa pas de cultiver la littérature. Il ne négligea même pas la poésie, comme le prouve un petit recueil de poésies latines et françaises qu'il publia sous le titre de :

Florilegium heliconium, sive musæ . latinæ et gallicæ. Oranges, 1672, in-12.

Pierre Formy avait épousé Antoinette Petit, fille du célèbre professeur Samuel Petit. Il appartenait à la religion réformée.

FOUCAULD DE L'ESPAGNERY (François). Docteur en médecine et en chirurgie (27 août 1839) ; né à Petit-Mars (Loire-Inférieure), en 1806. Charmant poète s'il en fut, M. Foucauld de L'Espagnery a publié :

1. *Les Heures pensives;* Paris (t. I), 1865 ; in-8° de 318 pages, sans la table.

2. *De Paris en Chine,* itinéraire poétique; in-18.

3. *Les Eaux et les maladies qui réclament leur emploi*, poème. Paris, 1863 (3ᵉ édit.) ; in-8° de 67 pages.

Troisième édition ! nous le croyons sans peine... C'est si joli, si gai et si humoristique... Notre confrère a voulu éclairer, renseigner et instruire en amusant : il a parfaitement réussi... Après tout, les saisons, les jardins, le ciel, la mer, ont trouvé des muses pour exalter leurs faveurs : pourquoi les eaux seraient-elles demeurées dans l'oubli ?...

> Pour celui qui gémit, qui souffre et se lamente,
> Ce n'est pas tout, souvent, de trouver un docteur :
> Il a besoin aussi d'une voix caressante
> Qui déride son front et console son cœur.
> Dans l'amour des humains hautement affermie,
> L'âme du médecin n'est qu'un écho du ciel ;
> Et je te bénirai, muse, ma douce amie,
> Si j'ai pu, l'amusant, soulager un mortel.

Je donne à penser comment notre poète a traité de l'action des eaux sur les maladies nerveuses, les maladies du thorax, de l'abdomen, du foie, de la vessie, du diabète, sur la stérilité, les maladies du sexe, etc. Je cueille au hasard dans ce jardin poétique :

DIABÈTE.

> Par un de ces hasards qu'au monde rien n'explique,
> Et tout aussi hasard pour la gent scientifique
> Que pour un habitant de Saintonge ou d'Artois,
> Croirait-on qu'en nos corps il arrive parfois
> Que toutes les liqueurs, se confondant sans doute,
> Fermentant, s'altérant, ou faisant fausse route,
> Et se recomposant en ces nouveaux sentiers,
> Peuvent changer, sans bruits, nos corps en sucriers ?
> Oui, le sucre dans nous, et la chose est fort grave,
> Bien que nous ne soyons canne ni betterave,
> Se trouve en tel état que le dégustateur
> Y trouve le fini du sucre le meilleur.

Nous donnons aussi le bouquet tout parfumé de la fin :

> Petit ruisseau qui coule en la prairie,
> Parmi le trèfle et sous les boutons d'or,
> Et qui, longeant la campagne fleurie,
> Vers d'autres eaux va porter ton trésor,
> Sans toi la vie échappe à la nature ;
> Sans toi le jour darde en vain ses rayons ;
> Sans toi la terre, improductive et dure,
> N'offrirait rien de ce que nous voyons.

FOUQUES (Henri-Joseph). Docteur en médecine de la Faculté de Strasbourg (2 août 1843), ex-aide-major de l'armée, membre correspondant de la Société de médecine de Bordeaux, etc., M. Fouques, qui exerce avec distinction à Paris, est né à Orgeval (Seine-et-Oise), le 10 novembre 1818. Ses poésies, un peu jetées au vent, et sans souci de la notoriété, sont toutes empreintes d'une exquise sensibilité : ce sont tantôt les expansions de la douleur, tantôt les chants de l'espérance.

Dans les strophes à la Pologne qui se soulève pour la deuxième fois contre ses oppresseurs, le poëte s'adresse ainsi à la noble nation :

> Va, noble nation, tu peux tomber sans doute
> Sous le couteau des égorgeurs ;
> Oui, ton sang peut couler à flots, mais chaque goutte
> Sèmera partout des vengeurs

L'invasion allemande lui fait monter la rage au cœur, et il crie ainsi aux armes :

> Debout, France, debout ! Prends la fourche ou la houe !
> Prends la flamme ou le fer ; frappe au cœur, à la joue !
> Partout.., sur ces bandits il faut tous nous ruer ;
> Pour vaincre, tout est bon, tout est bon pour tuer !
> Femmes, enfants, vieillards, que chacun ait sa tâche !
> Lorsque nous combattrons, pied à pied, sans relâche,
> Aux fenêtres, au toit, un lourd pavé fait bien,
> En tombant de vingt pieds sur un crâne prussien !

Le Coin du feu est une délicieuse rêverie, dont nous détachons ces jolis fragments :

> J'aime le coin du feu, ces simples causeries,
> Où tant de riens charmants par le cœur sont dictés ;
> Où l'âme s'abandonne aux molles rêveries,
> Doux rayons du soleil par un souffle emportés !
>
> J'aime le coin du feu quand la bise mordante
> Fait frissonner les fleurs et les pauvres oiseaux,
> Ou gémit dans les pins à la tête géante,
> Puis s'endort en pleurant dans le sein des roseaux.
>
> Oh ! que je l'aime encor quand la neige ou le givre
> Suspendent leur blanc voile au front de nos bosquets ;
> Notre âme se replie, et l'on se sent mieux vivre
> En rêvant les beaux jours, les pieds sur les chenets.
>
> Mais je t'aime, surtout, quand ma jeune maîtresse
> Est dans mon grand fauteuil, assise près de moi ;
> Et quand son bel œil noir s'inonde de tendresse,
> Mon modeste réduit vaut un palais de roi.
>
> . . . .
>
> Puis, de sa bouche rose, enivrante corolle,
> S'il tombe un doux propos, je le garde dans mon cœur,
> Je respire, en passant, ce parfum qui s'envole,
> Suave comme ceux des orangers en fleurs !...

Il y a de M. Fouques beaucoup d'autres compositions aussi jolies que celles-là. Mais l'espace nous manque...

FOUQUET (Henry). L'un des premiers médecins du dix-huitième siècle, né à Montpellier en 1727, mort dans la même ville le 10 octobre 1806. Nous lisons dans l'*Éloge de Fouquet*, par Dumas (1807 ; in-12), cette note :

« Fouquet avait composé, sur la mort d'un enfant qu'il « chérissait, une courte Élégie, que je lui ai entendu ré-« citer. Le caractère touchant et mélancolique de sa « poésie, dans cette composition, ne peut être comparé

« qu'aux accents plaintifs de Haller déplorant la perte
« de Marianne. »

FOURNIER DE PESCAY (FRANÇOIS). Chirurgien
en chef de l'armée, professeur de pathologie interne à
l'École secondaire de Bruxelles, secrétaire du Conseil
de santé des armées (1815); né à Bordeaux, le 7 septembre 1771. Nous connaissons de lui la version en
poésie moderne d'un vieux roman du onzième siècle:

Le vieux Troubadour, ou les Amours, poème en cinq
chants, de Hugues de Xentrales, traduit de la langue romane. Paris, 1812 ; in-12 de 131 pages.

FRAISSINES (J.-J.-M.-EUGÈNE). Médecin distingué, ayant exercé avec honneur à Marseille, sa ville
natale. Il fut emporté par une maladie du cœur, à l'âge
de quarante ans, dans le courant de l'année 1868. Il
avait été reçu docteur à Montpellier, le 16 août 1852.
D'abord sous-aide-major à Strasbourg, Fraissines se re-
posait de ses soucis médicaux en cultivant, par des travaux littéraires, un esprit fin et spontané qui faisait le
charme de ses amis. Il a dû laisser pas mal de poésies.
Pourtant nous ne lui connaissons qu'une Ode fort courte,
adressée au Dr Hamon, de La Rochelle, l'inventeur de
l'instrument obstétrical appelé *rétroceps*.

FRANÇOIS. Docteur en médecine. Il est l'auteur
d'un volume qui a fait assez grande sensation lors de son
apparition, c'est-à-dire en 1839, et qui porte ce titre :
Eleuthérie ou la Liberté, poème satirique en quatorze chants,
avec des notes explicatives. Saint-Germain-en-Laye : 1839,
in-8°; 1844, nouvelle édition, revue et corrigée, in-8° de
440 pages.

Un grand découragement s'empare du lecteur en parcourant cette œuvre rimée. L'auteur semble professer un grand culte pour la liberté, et cependant il la cherche partout, et ne la trouve nulle part; bien plus, il la combat dans toutes les expressions politiques où elle s'est montrée avec le plus de splendeur. Il a eu en vue, non pas d'ériger un système plus ou moins complet de gouvernement, de poser les principes d'une constitution, mais d'établir des maximes générales sans acception des différentes formes de gouvernement, et de traiter de l'esprit de la liberté, un peu comme l'a fait Montesquieu dans son immortel livre de *l'Esprit des lois*.

Ce long poème n'est pas sans valeur comme cadence, comme rhythme et comme couleur dans les expressions; mais, après l'avoir lu d'un bout à l'autre, on se demande encore quel but le poète a voulu atteindre, et si ses imprécations ne cachent pas une profonde aversion pour le régime républicain, et, par contre, une vive sympathie pour cet état gouvernemental dans lequel « le meunier de Sans-Souci nous montre qu'on peut être libre sous une monarchie, quelque absolue qu'on la suppose, lorsqu'elle est régie par la justice ».

> Idole des héros, et mère des grands hommes,
> Toi qu'on recherche en vain dans le siècle où nous sommes,
> Qui dans Rome, autrefois, affermis tes autels,
> Lorsque la vertu seule éclairait les mortels,
> Auguste liberté, sois le dieu qui m'inspire;
> Pour toi seule aujourd'hui, je vais prendre la lyre.
>
> . . . .

Et cette lyre fait entendre ces accents à l'adresse des philosophes, des représentants du peuple, et de cette même liberté :

> Des députés élus, dans le siècle où nous sommes,
> Sont les premiers tyrans des dupes qui les nomment.
> Dans un temps vertueux, ils sont pleins d'équité;
> Mais dans des jours d'orage et de perversité,

Traitant la probité de préjugé gothique,
Ils prodiguent surtout la fortune publique.
De leurs sévérités les tyrans sont jaloux ;
Par l'excès des impôts ils les surpassent tous.

. . . .

Dans la collection des thèses soutenues à la Faculté de médecine de Paris, on en trouve trois dont les récipiendaires ont nom de François : 1° 11 thermidor an XII (1804), André *François*, ancien médecin des armées françaises ; 2° 26 thermidor an XII, F.-V. *François;* 3° 8 avril 1808, J.-N. *François*, de Bastogne, département des Forêts. Nous ne savons auquel rapporter notre poète.

FRANÇOIS (Victor-Joseph). Né à Lille en 1790, docteur en médecine de la Faculté de Paris, président de la Commission médicale et de la Société des sciences et lettres du Hainaut, membre correspondant de la Société géologique de France, de la Société royale de Bordeaux, etc. Il a publié en 1819 une *Ode sur la charité maçonique*, qui a été couronnée par la Loge d'Ostende, et publiée par celle de Mons.

FRÉBOURG (R.-A.). Docteur en médecine de Paris (6 août 1830), ex-chirurgien-major sur le brick *l'Antilope;* né au Hâvre. Ne chicanons pas ce médecin sur ses *Poésies diverses*, qui ont vu le jour en 1837 (in-8° de 329 pages). La pensée qui les a inspirées est une de celles devant lesquelles la critique se tait, arrêtée par l'émotion et la sympathie. On pleure avec lui la perte d'une jeune femme adorée, enlevée à l'amour de son mari, à la tendresse de son père et de sa mère. Charmante Clotilde! Peu de femmes ont mérité cette épigraphe :

La femme que je perds ne peut se remplacer,
Et rien de mon esprit ne saurait l'effacer.

« O toi que j'ai chantée sous le nom de Lucile, toi dont
le souvenir ne sortira jamais de ma mémoire, être angé-
lique, j'accomplis la promesse que je te fis de t'offrir, réunis, tous les témoignages que je t'ai donnés de mon
amour et de ceux que j'ai réunis du tien... Je me faisais
une fête de te faire ce présent le jour de l'anniversaire de
ta naissance!... Hélas! Il ne sera plus pour toi d'anniversaire... que celui de ta mort!!! »

Je ne te verrai plus! Je n'ai plus d'espérance !
Ma Clotilde, pour toi l'éternité commence !
De ton dernier soupir exhalé vers les cieux,
Ma bouche a recueilli le souffle précieux ;
L'inexorable mort, que je priais naguère
De respecter les jours d'une épouse si chère,
A conservé les miens que je te consacrais.
Sa faux en les tranchant eût comblé mes souhaits.
Ta douce voix, hélas ! est pour jamais éteinte !
Et ce regard si tendre où ton âme était peinte,
Tes vertus, ta beauté, tes précoces talents,
Ne verront pas briller ton seizième printemps !
Si jeune ! quoi déjà ravie à ma tendresse !
Ah ! tu vis dans mon cœur, tu l'occupes sans cesse.
De tristesse accablé, c'est ton cher souvenir,
Dans un si grand malheur, qui peut me soutenir.
Je vis pour te pleurer, je vis dans les alarmes ;
Je ne suis soulagé qu'en répandant des larmes.
Tes parents désolés partagent mes douleurs,
Et pour les exprimer mes yeux n'ont plus de pleurs.
Pour te chanter, ma muse avait monté sa lyre,
Et c'est encor ton ombre aujourd'hui qui l'inspire ;
Elle élevait pour toi ses plus tendres accents.
Tu n'es plus ! ces adieux... seront mes derniers chants.

20 septembre 1834.

FRÈRE (AMAND-LOUIS). Ce médecin, qui est né à
l'Ile-de-France, et qui exerce à Vivône (Vienne), appartient à l'École de Paris, où il a été reçu docteur, le
17 août 1820. Nous connaissons de lui une pièce de 102
vers, adressée *A Monseigneur Pie, évêque de Poitiers*, et

qui a été imprimée à Poitiers, s. d. (1863); in-8°, 4 pages.
C'est une attaque violente contre la publication de la
Vie de Jésus, par Renan, ce « moderne Arius » qui,

> Du prêtre byzantin fidèle imitateur,
> Dans la masse du peuple il déverse l'erreur.

Le fougueux athlète du Christ s'adresse ainsi à monseigneur Pie :

> Pontife illustre et fort, montez dans cette chaire,
> Cette chaire immortelle où tonna saint Hilaire !
> Stigmatisant l'erreur, vengeant la vérité,
> Vous vivrez comme lui dans la postérité.

FREY (JANUS-CÉCILE). Médecin de Catherine de
Médicis, professeur de philosophie au Collége royal; né
à Keisertuhl, le 17 janvier 1624; mort de la peste, à
l'hôpital de Saint-Louis, le 1er août 1631. Ce savant
homme est auteur d'un grand nombre d'ouvrages. Ses
œuvres ont été imprimées en 1645: un volume in-8°. Nous
allons donner, d'après Moréri, la liste de ses poésies, lesquelles ont été publiées séparément.

1. *De Nicolao Myrensib. Pontifici geminos hymnos, Janus
Cœcilius Frey dixit.* Anno ab orbe servato M. DC. VIII.
Parisiis, in-4°.

Ce sont deux hymnes latines en l'honneur de Nicolas,
évêque de Myre. La première contient 103 vers, la seconde 80.

2. *Jani Cœcilii Frei Verbum, ad Andr. Charretonium
Douzæ et Matreolarum Toparcham.* Parisiis, in 4°. C'est
un poème badin, de 142 vers, sur le mot *Verbum*.

3. *Tandem bona causa triumphat.* Strena anni 1612,
viro illustr. principis Academiæ patrono, Petro de la Mar-
tilière, in-8°.

Ce sont des pièces de vers sur le procès gagné par l'U-
niversité contre les Jésuites.

4. *Deux paranymphes, ou panégyriques*, en 1618. Frey
les avait récités pour les paranymphes d'une licence en
théologie. Dans l'un, tous les mots commencent par un
C, comme le nom de celui dont il célébrait les louanges,
nommé Callœus; dans l'autre, il n'y avait ni R ni C:
celui-ci était en l'honneur de Claude Mabuet.

5. *Vis Lauri, seu Irvallia*. Paris, 1621, in-4°.

Ce sont des vers à la louange de Henri de Mesmes, seigneur d'Irval.

6. *Incendium geminum Pontium et Charenton*. Paris,
1621, in-4°.

7. *Echo Rupellana*. Paris, 1628, in-8° (prose et vers).

8. *Panegyris triumphalis a Jano Cœcilio Frey, obelis-
cum hieroglyphicis regii et Cardinalitii nominis litteris
depictum dedicante, dicta Ludovico Celtarum monarchœ,
forti, justo, clementi, magno, augusto, a Deo coronato,
Rupifrago, Neptunio, Britannico, Tumulus Rupellœ. Epi-
graphœ parallelœ*. Paris, 1629, in-4°.

Le panégyrique est en prose, le reste est en vers
latins.

9. *Veneta*. Paris, 1630, in-4°.

Ce sont 31 épigrammes sur la ville et la République
de Venise.

10. *Oscula amoris crucifixi et Jani Cœcilii Frey*. Paris,
1630, in-12.

11. *Lacrymœ ignis*. Paris, 1631, in-12.

Vers latins sur la Passion de N.-S. J.-C.

12. *Recitus veritabilis super terribili esmeuta paisarerian
de Ruellio*, in-8°.

Pièce macaronique, et l'une des meilleures qu'on ait faites
en ce genre.

FRITSCH, dit LANG (P.-L.-E.). Né à Belfort (Haut-Rhin), docteur en médecine de Strasbourg (11 janvier 1861), médecin-major de 1re classe (30 oct. 1863).

Nous connaissons de lui trois petites pièces, qui ont été insérées dans le *Bulletin de la Société d'agriculture, sciences et arts de Poligny* (5e année, 1864; p. 148, 149 et 279). Elles portent ces titres : *les Aspirations d'un poète; un mot magique; le Premier Amour de la Vierge.*

> Il est vraiment un mot qui, par son harmonie,
> Séduit les jeunes cœurs, ignorants de la vie,
> Mot doux à prouoncer pendant la rêverie
>   Du soir;
> Mot que la jeune fille encor timide et pure,
> Belle de ses quinze ans et belle sans parure,
> Sans trop se l'expliquer, en rougissant murmure
>   Tout bas;
> Mot qu'on dit à la ville et qu'on dit au village,
> Mot que les rossignols disent dans leur langage,
> Quand ils chantent, l'été, dans leurs nids de feuillage
>   A deux;
>
> . . . .
>
> Mot de prestige et de magie,
> Est-il besoin que je le die?
> Çe mot, c'est : être aimé !

FURICHIUS (JEAN-NICOLAS). Ce médecin du XVIIe siècle était de Strasbourg. D'après Van Der Linden, il serait auteur d'un livre que nous n'avons pas vu, et qui porterait ce titre : *Chryseidos libri quatuor, sive poëma de lapide philosophorum. Adjunctis poëmatibus nonnullis aliis.* Argentorati, 1631, in-4°.

G. . . . La plume élégante de Jean Raymond (Amédée Latour) a donné, dans la *Gazette des Hôpitaux* (5 mars 1844), une idée d'un poème signé de cette seule initiale, et intitulé *la Nostalgie.* Nos lecteurs ne

nous pardonneraient pas de mettre notre prose à la place
d'un joli petit bouquet. Disons, d'abord, que le poème
est adressé au *Phocéen* (Fabre, alors rédacteur en chef
du journal), par cet envoi :

> De ce débile enfant, Fabre, sois le parrain :
> Pour qu'il ne tombe pas, conduis-le par la main.
> S'il a des qualités, flatte-le, qu'il prospère;
> Corrige ses défauts, et tiens-lui lieu de père.
> L'indigent, tu le sais, au riche généreux,
> Dit : « Tenez sur les fonts mon enfant malheureux !
> « Grandissant par vos soins, admis à votre table,
> « On le croira bientôt le fils d'un connétable.»
> Moi, je suis l'indigent et toi le bienfaiteur:
> Mes vers, si tu souris, auront plus d'un lecteur.

Cette pensée est délicate et ces vers sont charmants.
Le poème *la Nostalgie* mériterait d'être cité en entier.
Voici, par exemple, un vers fort heureux ; parlant du
nostalgique, dont la maladie augmente à mesure qu'il
s'éloigne du sol natal, il dit :

> Chaque heure qui l'écarte, écarte l'espérance.

Puis vient ce passage digne d'éloges :

> Malheureux nostalgique, à la voix qui t'appelle,
> Pour quoi prêter sans cesse une oreille fidèle ?
> Chasse tes noirs soucis; nos yeux à l'horizon
> Découvriront bientôt tes bois et ta maison;
> Tu reverras ton chien sauter, briser sa chaîne,
> Par ses bonds, par ses cris, t'annoncer dans la plaine;
> Ta mère, tes amis, venir te recevoir,
> Et ton amante aussi....
> Pour te dire d'un œil mélancolique et tendre,
> Qu'après un an d'absence, il est doux de s'entendre.

Le tableau pathologique du nostalgique est bien tracé:
il se termine par ces vers :

> Le poumon oppressé refuse l'air, la vie;
> Son œil demi voilé cherche encor sa patrie ;
> La force l'abandonne, il s'assoupit et meurt,
> En murmurant ces mots : Pays, à toi mon cœur.

C'est qu'en effet, comme dit le poète, la nostalgie, au milieu des écueils dont l'Océan fourmille, est l'écueil le plus grand.

G. . . . (ALPHONSE). Ce médecin, que nous ne connaissons pas, et que nous ne pouvons désigner que par son initiale, a été inspiré, en 1847, par la découverte des merveilleuses propriétés anesthésiques de l'éther, et il a chanté le bienheureux agent en vers. C'est long, et très-maigre. Les intrépides pourront lire, dans l'*Union médicale* (1847, n° 25) :

> Déjà partout la dent s'arrache
> Pendant le sommeil du client:
> En se réveillant il la crache,
> Et, surpris, s'écrie en riant :
>
> Ah ! par ma foi ! c'est un miracle
> Qui n'a jamais eu son pareil;
> L'acier a vaincu tout obstacle,
> A mon insu, dans mon sommeil.

Et vingt-cinq quatrains comme ceux-là...

GAGNIÈRE (JOACHIM). Il vivait en 1773, à Saint-Vallier (Drôme), et publiait, cette année-là, un curieux livre en vers : *les Principes de la physique* (Avignon, in-8°), après avoir tenté, mais en vain, d'en faire subir la lecture à Jean-Jacques Rousseau. On raconte même que l'intrépide rimailleur fit exprès le voyage de Saint-Vallier à Bourgoin, où résidait alors le philosophe, lequel ne voulut voir ni l'auteur ni le poème. De dépit, Gagnière... fit imprimer son œuvre.

GAILLOT (JEAN-BAPTISTE-SILAS). Docteur en médecine de la Faculté de Paris (7 mars 1856), né à Sommepy, petite localité du département de la Marne,

le 23 décembre 1824, M. Gaillot a fait paraître, en 1869,
sous le pseudonyme de *Vir-Liber*, un petit livre de poésies, dans lequel l'auteur, ennemi de toute fourberie, de
tout mensonge, écœuré à la vue de la société moderne
qu'il méprise et qu'il hait, flagelle les *Vices à la mode :*
neuf satires mordantes, à l'emporte-pièce, pleines de fiel
et de rage contre les fortunes scandaleuses du second
empire, contre les sottises de certaines académies de province, les mariages d'argent et de convention, « l'homme
girouette, le mensonge, les chrétiens d'aujourd'hui ».
Tout cela précédé des *Pensées d'un philosophe*, écrites
moitié en prose, moitié en vers, et dans lesquelles notre
poète nous initie, sous une forme quelque peu romanes-
que, à une histoire intime de la province.

> Que vous soyez du peuple ou bien de la noblesse,
> Libertins de tout rang, fripons de toute espèce,
> Défendant contre vous la morale et ses droits,
> Je ne flatte jamais et je mords quelquefois.

La présente année a vu naître un autre ouvrage du
docteur Gaillot : *Un petit-fils d'Attila; invasion de* 1870-
1871; poème en six chants, avec notes explicatives. Paris, Godet jeune, 1873 ; in-8° de 236 p. Le patriotisme,
la rage, la haine contre les hordes allemandes, le mépris
inspiré par les ignominies de l'empire, débordent à pleins
bords dans ce poème remarquable, lequel est l'œuvre
d'un homme qui a vu les Teutons entrer à Reims, pla-
cardant de sanglantes proclamations, s'emparant du toit
d'un citoyen inoffensif, dévorant gloutonnement ses pro-
visions, remplaçant le vol par la débauche, assassinant
en fermant la bouche aux victimes, organisant le crime
et le brigandage. Le poète a le cœur meurtri, ulcéré; son
âme pleure et gémit au spectacle de tant de honte et de
misères. Il s'écrie :

> Je veux dire les maux que la France a soufferts,
> Ses combats désastreux, ses effrayants revers;

> Je dirai ses erreurs, rarement sa sagesse,
> Ses grandeurs quelquefois, plus souvent sa faiblesse;
> Je n'épargnerai pas du funeste tyran,
> Sous ses croix sans honneur, le troupeau courtisan.
> Je flétrirai le nom du conquérant sauvage
> Qui commandait le meurtre et poussait au pillage.

Les six chants ont ces titres : *la Guerre, l'Invasion, le Bombardement, l'Amnistie, la Paix, l'Avenir.* Il y a là de magnifiques pages que nous recommandons aux amateurs de la riche et mâle poésie. Contentons-nous ici de ce fragment :

> Loire, ô fleuve charmant, dont les ondes tranquilles
> Reflètent dans leurs cours l'image de cent villes,
> Sur tes bords fortunés que les bosquets sont verts !
> Que les jardins riants de doux fruits sont couverts !
> Combien brillent de ceps au flanc de tes montagnes !
> Combien de blonds épis couronnent tes campagnes !
>
> Et la faux des combats, promenant ses fureurs,
> A tranché, tout d'un coup, tes moissons et tes fleurs !
> Tes oiseaux effrayés ont fui de leurs bocages;
> Tes taureaux abattus sont morts aux pâturages;
> Les boulets, dans tes champs, ont creusé des tombeaux;
> Et les corps mutilés ont roulé dans tes eaux.
>
> La douceur de ton ciel, ta splendide abondance,
> Faisaient, de tes vallons, le verger de la France.
>
> Mais tes flots aujourd'hui, frémissant de nos deuils,
> Ne baignent, en passant, que le pied des cercueils.
> Il faudra de longs jours à tes vagues plaintives
> Pour effacer le sang qui souille tes deux rives :
> Tu n'effaceras point le cruel souvenir
> Des maux que les Teutons nous auront fait subir,
> Tu n'effaceras point les larmes de la France,
> Et l'éternel serment d'une juste vengeance.

GALLOIS (FRANÇOIS-NARCISSE). Né à Vitry-le-Français, le 7 octobre 1831; docteur en médecine (1857); lauréat de l'Académie des sciences (1859 et 1864). On ne s'en douterait pas ! Et pourtant, rien n'est plus vrai ! M. Gallois est tout à la fois le vulgarisateur habile et patient des *Formules*, publiées dans chacun de ses numéros, par l'*Union médicale*, et l'auteur de deux morceaux de poésies (imprimés). Et, d'abord, ce sont les *Premiers Colchiques*, pièce de cinquante-quatre vers, dans le genre pastoral, et dont s'est emparée l'*Union médicale* (1871, n° 80).

> Est-ce toi que je vois, humble safran des prés,
> Toi, gracieux colchique, aux reflets empourprés?
> Pourquoi viens-tu sitôt émailler la verdure !
> Le gazon me plaît mieux sans ta vaine parure.
> Septembre naît à peine, et la balance en main,
> Entre dans la carrière, et voilà que soudain,
> Découpant sur le sol de riches broderies,
> Tu couvres à l'envi nos bois et nos prairies !

Puis, le poème intitulé *le Médecin*, qu'on trouvera dans le même journal (1873, n° 1). On ne peut qu'applaudir aux intentions du Dr Gallois, qui a voulu rendre hommage aux médecins lesquels, toujours sur la brèche, la nuit comme le jour, sans compter leurs fatigues, leurs dangers, vont partout porter les secours de leur art, disputant contre la mort un enfant que le croup est en train de tuer, répandant les trésors d'un dévouement sans bornes dans les heures d'épidémie, pansant les blessés sur le champ de bataille, bravant les boulets et la mitraille. Le tableau de l'enfant atteint du croup est surtout saisissant :

> Son œil étincelant reflète l'épouvante ;
> Sa respiration est courte et haletante ;
> De sa voix expirante on n'entend plus l'accent ;
> La toux offre un éclat sec et retentissant.
> Crispés autour du cou, lamentable spectacle,
> Comme pour arracher un invincible obstacle,
> Les doigts fendent la peau de leurs ongles sanglants.
> D'une froide sueur, les membres ruisselants,
> Agités sans merci de mouvements fébriles,
> S'épuisent en efforts impuissants et stériles,
> Que ne vient point calmer un bienfaisant sommeil.
> Des lèvres de l'enfant le coloris vermeil

7**

Est déjà remplacé par un masque livide.
L'air pénètre en sifflant dans son gosier aride ;
De moments en moments, des accès furieux
Provoquent tout à coup des transports odieux,
Et semblent annoncer que la mort implacable
Va frapper de son glaive, ô douleur effroyable !
Cet être, hier encore, occupé de ses jeux,
Et dont les premiers pas jusque-là si joyeux,
Dirigés par la main d'un bienveillant génie,
Paraissent présager la plus heureuse vie.

Mais le médecin arrive... Sans hésiter il ouvre la trachée :

Bonheur inespéré ! cette porte béante
Livre passage à l'air, à cet air bienfaisant,
Qui rend bientôt la vie au pauvre agonisant.
L'œil morne et sans éclat, caché sous la paupière,
S'ouvre tout étonné, savoure la lumière ;
D'une douce rougeur le front est empourpré ;
D'un sommeil accablant l'enfant semble tiré,
Et donne à son sauveur un gracieux sourire.
Le bonheur des parents ne saurait se décrire ;
Et le cœur débordant de douce émotion,
Heureux d'avoir commis une noble action,
Le médecin s'éloigne en devançant l'aurore,
Prêt au premier appel à revenir encore.

GAMON (CHRISTOPHE DE). Médecin du XVIIᵉ siècle. La gloire de Du Bartas, dont le poëme sur *la Création du Monde* eut plus de trente éditions, monta à la tête de De Gamon. Il voulut, lui aussi, chanter les sept merveilleux jours pendant lesquels tout ce qui constitue le monde fut créé. Son livre est intitulé : *la Semaine, ou Création du monde du sieur Christophe de Gamon, contre celle du sieur du Barthas.* Lyon, 1609 (2ᵉ édition), in-12. L'imitation ne vaut pas le modèle. Nous aimons mieux, du même auteur, ses *Pescheries*, ou les *Plaisirs inconnus de la mer et de l'eau douce,* qui virent le jour à Lyon,

1592, in-12 de 142 feuillets. Il y a vraiment de jolies choses dans ce poème, où de Gamon débute ainsi :

> Il me plaist de chanter d'une grâce gentile,
> Non de ces vers enflèz sous un tragique stile
> Qui font crouler les rois et froncer le sourci,
> Mais des vers banisseurs de tout triste souci.
> J'aime mieux au sablon la coquille dentée,
> La canalée en rond, la longue grenetée,
> La jaune et perse aussi, pour la naïveté,
> Que maint cher coquillon par l'orfévre imité.
> J'aime, j'aime bien mieux comparer mon langage
> Aux mots entre-touchéz que murmure un rivage
> Quand les Austres sont cheus et que le bord molet,
> Querelle doucement sous un verd ventelet ;
> Qu'à tant d'aveugles vers qui en parlant se taisent,
> Trop couverts ou trop nus, et qui aux Muses plaisent,
> Comme le flot baaillant plaist au pescheur marin.

GARON (L.-ANTOINE). Ce médecin, qui avait été chirurgien sous-aide à l'hôpital militaire de Strasbourg, et qui fut reçu docteur dans cette dernière ville, le 28 juillet 1817, serait auteur d'une pièce de vers à la louange des *médecins et chirurgiens en chef des armées*, et qui aurait été imprimée à Strasbourg, 1817, in-8° de 4 pages. Nous n'avons pas pu nous la procurer. Mais, après avoir ouvert le petit volume, tout coquet, tout joli, tout parfumé, de Deville (*Voy.* ce nom), *les Métamorphoses de l'Amour*, chansonnier dédié aux dames (p. 3), nous avons chantonné *l'Amour en nourrice*, cinq couplets, échantillon type de la poésie mignarde et affétée du commencement de ce siècle :

I.

> Quand l'Amour naquit à Cythère,
> On s'intrigua dans la pays ;
> Vénus dit : Je suis bonne mère,
> C'est moi qui nourrirai mon fils.

Mais l'Amour, malgré son jeune âge,
Trop attentif à tant d'appas,
Préférait le vase au breuvage,
Et l'enfant ne profitait pas.

II.

Ne faut pourtant pas qu'il pâtisse,
Dit Vénus, parlant à sa cour ;
Que la plus sage le nourrisse,
Songez toutes que c'est l'Amour.
Soudain la Candeur, la Tendresse,
L'Égalité viennent s'offrir,
Et même la Délicatesse :
Nulle n'avait de quoi nourrir.

III.

. . . .
Quelqu'un proposa l'Espérance,
Et l'enfant s'en trouva fort bien.

V.

Un jour advint que l'Espérance,
Voulant se livrer au sommeil,
Remit à la fausse Innocence
L'enfant jusques à son réveil.
Alors la trompeuse Déesse
Donna bonbons à pleine main ;
L'Amour d'abord fut dans l'ivresse,
Mais bientôt mourut sur son sein.

GAUTHIER (ALBIN) était un apothicaire d'A-
vranches qui vivait au commencement du XVII° siècle.
Ses goûts le portaient vers les choses pastorales ; aussi
en a-t-il composé une intitulée : *l'Union d'amour et de
chasteté*, en cinq actes, avec des chœurs et des chansons.
Cela a été imprimé à Poitiers, 1606, in-12.

GAUTHIER-DESILES (ANTOINE-MARIE). Médecin
exerçant à-Bourg en 1810, membre du conseil de préfecture du département de l'Ain, des Sociétés d'émula-

tion de Bourg et de Cambrai. La Société d'émulation de Cambrai ayant proposé, en 1810, un prix dont le sujet serait la *Vaccine*, Gauthier-Desiles concourut, et fut proclamé vainqueur; son poème a été imprimé, Paris, 1810, in-8°, et comprend 458 vers. Il y a une préface, et de nombreuses notes à la fin du volume. *L'inoculation de la petite vérole* ayant été, dans le siècle précédent, traitée en vers, et sous forme didactique, par un anonyme, il était bon que l'immortelle découverte de Jenner trouvât un chantre digne d'elle. Nous voudrions dire que le poème de Desiles est digne de son magnifique sujet, mais nous sommes obligé de reconnaître qu'il est froid, sans inspiration, et que l'auteur, bien au-dessous d'Alexandre Soumet, qui a aussi chanté *la Découverte de la vaccine* (1815), a tenté, en vain, de glisser la fiction dans son œuvre. Il n'est pas plus heureux lorsque, s'armant du fouet effiloché de la satire, il cherche à flageller les contes les plus absurdes, les mensonges les plus bas, les calomnies les plus honteuses, qui ont cherché à frapper la vaccine dès son origine.

GEFFROY (Prosper-Marie). Docteur en médecine de la Faculté de Paris (28 novembre 1843), membre du conseil d'hygiène de l'arrondissement de Morlaix, M. Geffroy a débuté, si nous ne nous trompons, au Parnasse, par un recueil auquel il a donné le titre de *Passe-temps*, et qui a été imprimé à Morlaix (18.., in-8° de 12 pages). Nous avons sous les yeux cette brochure, qui renferme des odes gracieuses, des odes sacrées, des paraphrases sur les psaumes, des poésies légères, des toasts, des *passe-temps* enfin. Tout cela est aimable, sans prétention aucune, et si l'auteur chante, toujours, c'est que

> . . . . l'harmonie enivre ses élus,
> Et les remplit d'un céleste empire,

7***

On remarquera surtout les attributs nécessaires aux
charlatans :

> . . . . . . Un front d'airain,
> Une monstrueuse calèche ;
> Un coffre où l'on jette soudain
> Les merveilleux fruits de la pêche ;
> Un ou deux effrontés faquins
> Traînés par quatre rossinantes ;
> Quelques rouleaux de faux sequins
> Ou d'autres espèces sonnantes,
> Pour les semer bien à propos
> Parmi la foule curieuse ;
> Outre cela, force grands mots,
> Une figure un peu moqueuse,
> Et l'on est sûr de parvenir
> A se créer comme un Potose
> Que les gens viennent à plaisir
> Grossir toujours de quelque chose....

M. Geffroy s'est ensuite essayé sur des sujets plus
relevés. L'inauguration, à Quimper, de la statue de
Laënnec, lui a inspiré un chant en 12 strophes (Morlaix,
4 août 1868, 4 pages), dont voici le refrain :

> De Laënnec, voyant la gloire,
> Éclatons en joyeux transports,
> Et remplissons de sa mémoire
> Les champs, nos cités et nos ports.

Berryer a eu le même honneur. *A la mémoire de
Berryer* (Morlaix, 1870, 8 pages), est un panégyrique
en 200 vers, exaltant le génie, les vertus du grand orateur, sa fidélité immuable à son roi :

> Berryer, l'homme d'État qui, fidèle à son roi,
> Voulait la France unie et forte par la loi :
> Berryer, enfin, l'honneur d'un pays catholique,
> Fier de revendiquer sa carrière publique.

Enfin, M. Geffroy a traduit en vers français les
Satires de Juvénal (Morlaix, 1867, un vol. in-8° de
301 pages), ainsi que les cinq livres des *Fables de Phèdre*

(Morlaix, 1868, in-12 de 191 pages) ; et il promet pour bientôt une *Imitation de N.-S. J.-C.*, traduite en vers, qui formera un volume in-12.

GÉNEVOIX (François-Émile). Pharmacien à Paris, ancien secrétaire, puis président de la Société de pharmacie du département de la Seine ; maire de Romainville ; collaborateur à la *France médicale*, etc. ; né à La Celle-Dunoise (Creuse), le 7 janvier 1828. M. Émile Génevoix fait des vers comme d'autres boivent un verre d'eau. Il aurait, assure-t-on, un monceau de pièces en portefeuille, entre autres un poème, — *la Pharmacie à travers l'histoire*, — qui comprendrait l'histoire de cette utile et intéressante profession. A force de chercher, nous avons trouvé, imprimé, un fragment de ce poème, dans le *Journal de Chimie médicale* (janvier 1865, p. 26), fragment qui a ouvert dignement la série des toasts au banquet de la Société de prévoyance des pharmaciens, tenu le 28 novembre 1864 ; il est accompagné de notes historiques, et comprend la période française jusqu'en 1780, en passant successivement par l'alchimie, la sorcellerie du moyen âge, l'abrutissante position de l'apothicairerie sous Louis XI, sous les Valois, jusqu'à

> . . . . . la triste période
> D'un honteux et vil instrument ;
> Tour à tour la satire et l'ode
> L'ont stigmatisé ɩ alamment.
> Il a grossi l'humble pécule
> De nos très-modestes aïeux ;
> Mais leur rôle était ridicule,
> Je passe en détournant les yeux.
>
> . . . .
>
> Ce passé rempli d'infortunes
> Doit-il inspirer nos regrets,
> Suivant quelques voix importunes
> Qui chantent ses lointains attraits !
> Qui de nous, dans cet âge sombre.

Voudrait transporter son foyer ?
Temps passé, dors dans la pénombre,
Sans attaque et sans plaidoyer.
A chacun des siècles son rôle:
Au nôtre la virilité;
Pour vous, je bois à son idole,
La forte et sage liberté.

Pour ceux que la poésie de M. Émile Génevoix charmerait, je leur signale deux autres pièces : l'une dans le *Répertoire de pharmacie* (janvier 1858, p. 352); l'autre dans le *Journal de pharmacie de Bordeaux* (août 1859, p. 329).

GENSOLLEN (Henry-Zénon). Docteur en médecine à Marseille. Il est auteur de *Deux Odes dédiées à S. A. R. madame la duchesse de Berry*. Marseille, 1822; in-4° de 12 pages.

On trouve dans l'*Annuaire militaire* pour 1805, un Gensollen, sous-aide-major au 29e de ligne, à Pescara (Italie). Est-ce notre poète?

GENTIL (Paul). Docteur en médecine de la Faculté de Paris (17 août 1815), né à Versailles, élève de Voisin, chirurgien en chef de l'hospice de cette dernière ville. Il est auteur d'une *Ode à Messieurs Pariset, Bally, François, Mazet*, dédiée à madame Pariset; Paris, 1822; in-8° de sept pages. Poème touchant en l'honneur de ces illustres médecins, qui étaient alors à Barcelone, prodiguant aux malheureux atteints de la fièvre jaune les trésors de leur savoir et de leur dévouement! Un de ces quatre héros du devoir était mort: Mazet avait succombé sur la brèche! Ce fut une douleur indescriptible pour Pariset, qui écrivit alors à sa femme, en lui apprenant la mort de son ami : « J'aurais voulu mourir ».

Gentil a su mettre dans ses dix-huit strophes, du cœur, des larmes ! Voici les six dernières :

Appuis de l'infortune, orgueil de notre France,
Généreux Pariset, Bally, Mazet, François !
Le malheur a parlé; vos cœurs, de la souffrance
    Ont entendu la voix.

Le monstre à votre aspect tremble et frémit de rage;
Vous courez l'enchaîner; vous affrontez ses coups;
Il saura vous punir du plus noble courage,
    En frappant l'un de vous.

Non, non, n'espérez pas l'arracher à l'abîme;
Non, vous lui survivrez; vos vœux sont superflus !
La mort, pour se venger, a marqué sa victime:
    Mazet n'est déjà plus ! ! !

Il n'est plus ! mais il laisse, en fermant la paupière,
A l'immortalité des titres solennels,
Et la reconnaissance a gravé sur la pierre
    Nos regrets éternels.

Sa mort ne suffit point aux Parques meurtrières;
Leur fer menace encor ses amis éperdus ;
Mais Dieu, qui voit nos pleurs, entendra nos prières:
    Ils nous seront rendus.

Objets de tant de vœux, si mon âme attendrie
A faiblement tracé vos dangers, vos travaux,
Venez, venez cueillir, au sein de la patrie,
    La palme des héros !

GEOFFROY (Étienne-Louis). Fils de Étienne-François Geoffroy, docteur en médecine, et de Barbe-Angélique Lézier, il naquit à Paris, le 2 octobre 1725, et fut baptisé dans l'église Saint-Paul. Reçu docteur le 3 septembre 1748, il mourut à Chartreuve, en août 1810, après s'être illustré en fondant l'entomologie en France. De plus, Geoffroy était un admirable versificateur latin. Son ouvrage : *Hygieine, sive ars sanitatem conservandi,* poëma (1770, in-8°), est un modèle dans son genre, réunissant le double mérite de l'élégance et de l'exactitude. L'auteur chante en beaux vers l'art utile et souvent négligé de conserver la santé, traitant de l'air, des aliments, des boissons, du mouvement, du repos, du sommeil et de la veille, des sécrétions et des excrétions, enfin de l'influence des affections de l'âme sur la constitution physique du corps. C'est la première bonne hygiène qu'on ait publiée en France. Geoffroy a eu la bonne fortune de trouver de son vivant un jeune médecin assez habile pour rendre avec bonheur, en prose, l'*Hygieine* (*Voy.* Delaunay); et, en 1809, Lequenne-Cousin (*Voy.* ce nom) a traduit le même poëme en très-beaux vers français.

GÉRARD (FRANÇOIS). Docteur en médecine, qui vivait à Étampes à la fin du XVIe siècle, protégé par Cheverny, garde des sceaux. Il fut compté parmi les médecins « sans gages » de Henri IV, ainsi que le prouve un registre de la maison du roi se référant à l'année 1597. On lui doit un poëme assez remarquable, distribué en trois livres, et qui n'est qu'un Traité d'hygiène fort bien conçu, et dans lequel on est heureux de voir répudiées les folies de l'astrologie, si en vogue à cette époque-là. L'ouvrage de François Gérard est un charmant petit livre in-12, de 194 pages, et qui porte ce titre :

Les Trois premiers livres de la santé, par M. Gérard François, docteur en médecine. Paris, 1583, in-12.

Il aurait aussi écrit un *Poème sur la maladie du grand Corps de France.*

GERBERON (GABRIEL). Que l'on consulte les biographies les plus accréditées, et l'on ne trouvera pas ce personnage. C'est grand dommage que quelque érudit ne se soit pas donné la peine de faire des recherches sur lui; car Gerberon fut, de tous les rimeurs qui ont pris pour texte de leur versification des sujets anatomiques, le plus habile, le plus poétique et le plus distingué. Tout ce que l'on sait, d'après ses propres indications, c'est qu'il était de Vendôme, la patrie de Ronsard ; qu'il était chirurgien, cousin d'un Jean Gerberon, apothicaire à St-Calais, et parent de dom Gabriel Gerberon, religieux de St-Maur, mort en 1711, et auteur d'un grand nombre de factums et d'écrits. Enfin, l'on peut être assuré que notre poète composa, « dans sa tendre jeunesse », l'œuvre qui le distingue entre tous, selon nous, et qui a pour titre :

Le bouquet anatomique, où sont dénommées toutes les parties du corps humain, et le lieu de leur situation, soient os, veines, muscles, tendons, artères, nerfs, parties nobles, parties génitales, mesme le coït de l'homme et de la femme, par Gabriel Gerberon, Vendosmois. Paris, 1626 ; in-4° de 99 pages.

L'ouvrage est divisé en deux livres et 16 « Fleurons », et chante successivement : l'excellence de l'âme, les os, les jointures, les cartilages, les membranes, les veines, les artères, les nerfs, les muscles, le ventre inférieur, les parties génitales de l'homme, les parties génitales de la femme, les parties thoraciques, les parties de la tête, les parties de la face, les extrémités, et se termine par une action de grâces à Dieu.

Gerberon a très-bien compris l'inanité de la poésie à se contenter des tableaux purement descriptifs, et il ne laisse pas échapper les occasions de montrer les trésors de son imagination, où respire la poésie vraie, la fiction. Son prélude, on invocation, est un petit chef-d'œuvre :

> Si vous eustes jamais, ô troupe piéride,
> Désir de me donner de l'onde pégaside,
> Si vous avez daigné jamais me départir
> Quelque peu de faveur, faicte le moy sentir,
> Permettant à ce coup que je puise et je prenne
> Selon ma volonté des liqueurs d'Hypocrène.

Que je boive à présent ès Cabalins ruisseaux,
Savourant doucement les Castalides eaux,
Afin, neufvain troupeau, de pouvoir dire en somme
Les membres dont est faict le noble corps de l'homme,
De l'âme le fourreau, qui enrichist ce corps
D'actions et vertus soit dedans, soit dehors.
Je scay bien que l'Esprit à la Muse contraire,
Qui rampe toujours bas avecque le vulgaire,
La cadence des vers a du tout à mespris,
Son train ne pouvant pas estre de luy compris :
Un bon peintre voudroit que sa peinture vive
Feust veüe de ceux-là de qui la perspective
Scait juger des couleurs tout ainsi comme il faut,
Et des proportions remarquer le deffaut.
A ceux-là donc qui sont d'une âme nette et pure,
Et qui sont néz icy d'une bonne nature,
Qui du vulgaire bas retirent les esprits,
A ceux-là volontiers je voüe mes escrits :
Puisque l'aage, le temps, la saison et l'envie,
Qui réchauffe mon cœur, à chanter me convie,
Je veux ores chanter, et en mille façons
Dégoiser de ce corps mille et mille chansons.

. . . .
. . . .

Or, comme au verd printemps la bourdonnante avette,
Soigneuse va cherchant l'humidité doucette,
Et volant parmy l'air de ses deux aislerons,
Picore çà et là les odorans fleurons,
Afin de remporter dans sa ruchette creuse
Son dos tout esmaillé de liqueur doucereuse :
Tout ainsi ne veux laisser passer en vain
Le temps sans exercer ou l'esprit ou la main.
Pour empescher tousjours que ma tendre jeunesse
Croupisse dans l'ossec bourbeux de la paresse,
Mais travaille tousjours ne voulant casanier
Laisser couler sans fruict cet aage printannier.
Et d'autant qu'en son sein la belle Chirurgie
Doit joncher les bouquets sacrés d'Anatomie
Aux parterres cueillis de ce jardin humain
D'un art industrieux, et délicate main,
Non tant pour se parer que par nécessité,
Je luy veux faire honneur d'un bouquet mérité.

. . . .

L'idée qu'il va pouvoir arracher à la nature les secrets
qu'elle a cachés sous l'enveloppe gracieuse de la femme,
le fait rêver, et le transporte dans les nuages de l'hallu-
cination. Aussi écrit-il :

Ja le profond sommeil dans le fleuve oublieux
Avoit puisé de l'eau pour arrouser mes yeux,
Les voilant de la nuict: et mon ame endormie
Jouyssoit du repos, quand dame Anatomie,
Courant d'un pas aislé vers moy pour m'esveiller,
Hautement s'escria: Quoy faut-il sommeiller?
Quoy faut-il, Gerberon, faut-il dormir encore?
Ja dans le ciel doré paroist la blonde Aurore ;
Ne devrois-tu pas rechercher curieux
Du sexe féminin les secrets précieux ?
Et desmontrer à l'œil l'excellente structure,
Admirable surtout, de l'antre de nature?
Ne devrois-tu pas, sans estre paresseux,
Disséquer d'un rasoir tout cet antre mousseux ?
En vain t'auray-je prins dessous ma sauve-garde,
Si descrire ne veux ceste grotte mignarde.
Sus, sus, esveille-toy, prends ton rasoir en main,
Affin de disséquer sans attendre à demain.
Alors je m'esveillay tout comblé de tristesse,
Farcy de mille ennuys, accusé de paresse,
Et si pour dire vray, respondre ne sçavois
Aux accens furieux de la criante voix,
Tant j'estois étonné d'entendre à mon oreille
Ceste dame aux beaux yeux de vertu nompareille.
Elle, cognoissant bien qu'une tremblante peur
Glissoit en la voyant au profond de mon cœur,
M'encourage aussitôt, me disant : Ne crains mie,
Ne me cognois-tu pas ? Je suis Anatomie :
Apprendre je te veux le sacré bastiment
Du sexe feminin, et leur compartiment;
Je t'y veux desmontrer la merveille secrette
Que porte dans son corps la moindre femmelette.
Ceste nuict par hazard un corps j'ay recouvert,
Je veux que de tes mains ores il soit ouvert,
Le temps est opportun, la saison est commode,
Et la rigueur du froid à nos vœux s'accommode;
J'y guideray ta main, et conduiray tes doigts,
Si tu veux m'obéyr tout ainsi que tu dois.

. . . .

8

Gerberon n'excelle pas moins dans le genre descriptif...
Et quel sujet? Les os, les muscles, les membranes, etc.!
Un exemple suffira... Il s'agit des muscles de l'œil :

> Plus bas on voit ce cristal admirable,
> Ces minces peaux de l'Œil incomparable,
> Lequel est meu souvent de tous costés
> Comme il nous plaist régir nos volontéz,
> Par six moteurs, l'un boufy d'arrogance,
> Superbe en haut, luy faict faire sa dance.
> Puis l'Humble en bas, vers le nez l'Abducteur,
> Et aux costés le rude Indiquateur;
> Entre ceux-cy par oblique racine
> Deux Amoureux aluchons de Cyprine
> Couvent souvent en ces astres mignards
> Les feux d'Amour par blandissans regards.
> Ces Yeux-mouvans prennent dedans l'Orbite,
> Devers leur fond, leur naissance petite,
> De là s'en vont ès Tuniques miner,
> De tous costés allant se terminer.

. . . .

Qu'on ne s'étonne donc pas si Réné de Ronsard a
voulu encourager son compatriote à publier son curieux
poème, et qu'il lui ait adressé un sonnet, qui se termine
ainsi :

> Ne feins donc, Gerberon, de pousser ton courage,
> A faire voir aux yeux du public cet ouvrage ;
> Car en dépit de tous les euvieux pervers,
> Tu le verras au port, sans hazard du naufrage.

GERMAIN (Claude-Marie). Ce médecin, qui, né à
Lons-le-Saulnier, et docteur de l'École de Paris (27 mai
1817), est mort il y a une quinzaine d'années à Salins,
dans le département du Jura, n'était pas seulement un
géologue fort distingué, mais encore un poète de valeur.

On a de lui plusieurs jolis morceaux, parmi lesquels il
faut citer :

1. *Méditation poétique : le Chant du Tombeau, au souvenir d'un ami.* Lons-le-Saulnier, 1825; in-8° de 24 pag.

2. *Méditation poétique : la Vertu*. Lons-le-Saulnier, 1826; in-8° de huit pages.

3. *La Charité chrétienne*. Ode à l'occasion de la prise de voile d'une hospitalière. Lons-le-Saulnier (s. l. n. d.); in-8° de huit pages.

Les dix-neuf strophes qui composent cette Ode respirent la plus tendre charité :

> D'une écharpe d'azur l'arc-en-ciel se nuance,
> Et tel qu'un feu sacré, symbole d'alliance,
> On dirait qu'il unit la terre avec les cieux ;
> Dans les airs parfumés s'élève l'harmonie,
> Et sur un reflet d'or, un bienveillant génie
>   Brille d'un éclat radieux.

> A sa voix, la vengeance au fond de l'âme expire,
> La pitié tend la main et commence à sourire
> A ceux que la douleur a brisés sous ses coups.
> « Aimez-vous, nous dit-il, voilà ma loi suprême ;
> « Aidez le malheureux comme un autre vous-même,
>   « Et que la paix soit parmi vous. »

> . . . .
> . . . .

4. *La Nozeréthienne*, chant patriotique. Lons-le-Saulnier (s. l. n. d.); in-8° de 4 pages.

La Nozeréthienne fait allusion à la petite ville de Nozeroy, dont Germain était, croyons-nous, originaire. Le poète a été tenté par *la Parisienne* de Casimir Delavigne, et il a essayé de chanter les « glorieuses journées » de 1830, sur l'air du *Chant du Départ*.

Huit couplets auxquels le souffle manque.

GERVAISE (NICOLAS). Docteur de Montpellier, bachelier en médecine de l'Ecole de Paris (1er avril 1658), mort en 1672, après avoir été médecin du roi. Il épousa Marie Aubreau, dont il eut plusieurs enfants, tous nés à Paris, et baptisés à Saint-Benoît. Comme presque tous les médecins de son temps, Gervaise tournait habilement les vers latins, et c'est dans le langage des dieux qu'il répondit aux argumentations qui lui furent faites, le 20 mars 1659, à la thèse d'Antoine de Caen, sous la présidence d'Isaac Renaudot. Ses talents, il les fit encore servir à ceindre de couronnes poétiques Louis XIV, le Dauphin, le cardinal Mazarin, et à déplorer, en vers élégiaques, les fautes et les malheurs du fameux Fouquet, intendant des finances. Ces compositions portent ces titres : 1° *Icon. Ludovici XIV, Galliarum Regis, carmen heroïcum*, in-4° (s. l. n. d.), 100 vers ; 2° *Serenissimo principi Delphino, carmen parœneticum.* in-4° (s. l. n. d.), 50 vers ; 3° *Eminentissimo cardinali duci Julio Mazarino compositœ pacis, carmen eucharisticon.* D. D. A. Nicolaus Gervasius Parisinus, doctor medicus. Parisiis, 1659, in-4°, 225 vers ; 4° *Fucquetus in vinculis ad Dei matrem*, 1663, in-4°.

Enfin, Gervaise s'est essayé, toujours en vers, sur un sujet purement médical, et la saignée a été chantée par lui avec un lyrisme qui a dû faire jubiler d'aise et de bonheur Guy Patin et tous les phlébotomiphiles du temps. On a ainsi, de lui, un *Phlebotomia heroïco carmine adumbrata* (Paris, 1658 ; in-4° de 25 pages, 526 vers ; dédicace à Vallot, premier médecin de Louis XIV) ; et un *Hippopotamia, sive modus profligandi morbos per sanguinis missionem ab hippopotamo monstratus, carmen* (Paris, 1672 ; in-4° de 30 pages, 861 vers). Cette dernière composition prend pour thème cette fable qu'on trouve dans Pline (liv. VIII, chap. 26), et dans laquelle il est gravement assuré que l'hippopotame est le réel inventeur de la saignée, habile comme il est à se tirer du sang dans ses misérables infirmités.

Les vers de Nicolas Gervaise sont magnifiques par l'ampleur, le rhythme et la cadence. Sous son pinceau, la saignée guérit toutes les maladies, voire même :

. . . . cancrum ferocem,
Et choleræ insultus, ventrisque iuhiberc fluores

Sanguineos; lateris minues, oculique dolorem,
Oppletum vapore caput ....

GIBOUREAU (ALPHONSE-PIERRE). Médecin, exerçant à cette heure à Neuillé-Pont-Pierre, dans le département d'Indre-et-Loire. Né à Luzillé, petite commune
du même département, le 26 novembre 1834, ce brave
confrère passe à rimer des chansons le temps que lui
laisse sa clientèle de médecin de campagne. Nous lui en
connaissons jusqu'à seize. Ah! dame! ce ne sont pas des
chefs-d'œuvre..., mais on fait ce qu'on peut. Il y en a qui
sont politiques, philosophiques; les autres gazouillent
amour, herbe tendre, coudrette, Lisette, etc.

> O mon Adèle,
> Quelle était belle
> Aux feux brillants de ses dix-huit printemps !
> Oui, dans son âme,
> Amour, ta flamme
> Avait semé des trésors ravissants.

> Ils sont passés les jours pleins d'allégresse,
> Où, confiante, elle accourait au bal ;
> Je crois la voir encor, dans son ivresse,
> D'un gai quadrille attendant le signal.
> Et, bayadère,
> Vive et légère,
> Aux doux accords d'un orchestre enchanté,
> Dans son délire,
> Qui pouvait dire
> Ce joli corps demain sera fauché !

> Fraternité, travail, pain sur la terre,
> Je vous apporte ces biens en rentrant ;
> Car, mes amis, je déteste la guerre,
> Et je maudis le nom' de conquérant.
> Ma mission est toute évangélique ;
> De la raison je porte le flambeau...
> Car, voyez-vous, je suis la République :
> France, à ton tour, garde bien mon drapeau !

> Vieux moribonds à la tête pelée,
> Au regard louche, au menton brandissant,

Quoi ! vous voulez rallumer l'hyménée,
Et vous n'avez qu'un flambeau vacillant !
Je lis l'amour dans les yeux de Jeanette,
Demain la belle vous enterrera...
Elle a pour vous la taille trop bien faite...
Ah ! croyez-moi, laissez ça, laissez ça !

GILLES DE CORBEIL. Ce médecin célèbre, et dont les livres rimés ont été longtemps classiques à la Faculté de médecine de Paris, était, en 1215, attaché à la personne de Philippe-Auguste. Nous n'avons de lui que des ouvrages de médecine, et ils sont tous en vers. A l'exemple de l'École de Salerne, qui, dans le xiie siècle, avait publié son petit traité d'hygiène, les médecins du siècle suivant se faisaient un devoir de donner cette forme poétique à leurs préceptes sur l'art de guérir. Leur intention était sans doute de les graver plus facilement dans la mémoire de leurs élèves.

On a de Gilles de Corbeil :

1. Un traité très-remarquable *De Pulsibus*, en 380 vers hexamètres.

2. Un traité *De Urinis*, également en hexamètres, au nombre de 346, et qui commence par ces vers :

Dicitur urina quia fit in renibus una,
Aut quia quod tangit, mordet, dessecat, et urit.

Ces deux traités se trouvent dans plusieurs manuscrits de la Bibliothèque nationale, et notamment dans les Mss. 6,882 A, 6,888, 8,093 et 8,160. Ils ont été plusieurs fois imprimés ; la première édition parut à Bâle en 1494, in-4°, avec des commentaires de Gentilis de Fulgineo, à peu près contemporain de Gilles de Corbeil.

3. Un autre poëme en quatre livres, qui contient 6,000 vers, intitulé : *De virtutibus et laudibus compositorum medicaminum.* C'est le même que l'on trouve quelquefois dans les Mss., sous le titre de *Antidotes* ou *De compositione medicamentorum.* Polycarpe Leyser l'a in-

séré tout entier dans son histoire des poètes et poèmes du moyen âge (1731, in-8°, p. 502). Gilles de Corbeil y détaille tous les salutaires effets que produisaient ou devaient produire les onguents, les baumes, antidotes, enfin tous les remèdes connus de son temps, et cela en vers qui ne manquent ni de gravité ni d'harmonie, et rappellent souvent la manière de Claudien. Il s'étend beaucoup sur la manière dont la médecine était pratiquée de son temps, du moins dans l'École de Salerne, et se plaint surtout de la trop grande jeunesse de la plupart des médecins qui y étaient reçus.

4. Un poème intitulé : *Ierapigra ad purgandos prœlatos*, et publié par Choulant. C'est une satire, en neuf livres, et en 5,929 vers, composée contre les prélats du XIIIᵉ siècle. Comme Théodore avait fait une thérapeutique pour guérir les Gentils de leurs erreurs, le médecin de Philippe-Auguste entreprend la cure morale des prélats de son époque. Le titre était bien choisi, *hiera* signifiant une recette souveraine et vraiment divine, *picra* désignant toute espèce de remèdes. D'où on peut traduire le titre du poème par : *la Médecine sacrée à l'usage des prélats*. Gilles de Corbeil y rappelle ainsi ses études et ses poèmes sur la médecine :

> Ipse tamen solitus physicus celebrare carmenas
> Qui naturales colui secreta sophie,
> Naturæ interpres, ignarus juris et expers,
> Messibus externis presumo immittere falcem.

5. Un poème de 471 vers, portant ce titre : *Signa et cousæ febrium*, découvert par Daremberg à la Bodléienne, et publié par lui dans ses *Notices et extraits des manuscrits médicaux des principales bibliothèques de l'Europe.* Paris, 1853, in-8°, p. 173 et suiv.

GIRARD (BARTHÉLEMY). Docteur en médecine, correspondant de la Société royale des sciences de Montpellier, conseiller-médecin ordinaire du roi, intendant des eaux minérales de Bagnols et de St-Laurent; plus tard professeur d'histoire naturelle à l'École centrale de la Lozère, médecin de l'hôpital militaire de Mendes. Il naquit à Saint-Chély (Lozère), vers l'année 1731, et fut reçu docteur à Caen, en l'année 1764. Outre une traduction du *Discours sur la satire*, par Romolini (Amsterdam et Paris, 1763, in-12), Girard a laissé plusieurs poésies, recueillies par divers journaux du temps.

GIRAUD (Claude-Marie). Docteur en médecine, né à Lons-le-Saulnier (Jura), en 1711, mort à Paris, en 1780. Ce médecin Franc-Comtois était, comme on le dit, poète jusqu'au bout des ongles. Presque tous ses ouvrages — et ils sont assez nombreux — sont en vers.

Dès l'année 1748, sous le titre de *La Peyronnie aux Enfers, Chès Minos* (un in-12 de 12 pages, ne portant ni nom d'auteur, ni nom d'imprimeur), il lançait contre les chirurgiens, si vite émancipés par le premier chirurgien du roi, une violente satire de 361 vers fort remarquables, dans laquelle le poète faisait ainsi parler Pluton :

> Nous, seigneur des pâles contrées,
> Prince des rives ensoufrées,
> Tyran des Peuples et des Rois,
> Ordonnons que la Chirurgie,
> Notre féale et bonne amie,
> Soit remise dans tous ses droits ;
> Que ses oppresseurs despotiques
> Et tous ces Grimauds impiriques
> Tremblent eux-mêmes sous ses lois ;
> Et prétendons, en conséquence,
> Que tous Étuvistes, Barbiers,
> Saigneurs, Fraters et Perruquiers,
> Soient, en dépit de la science,
> Déclarés nos Hauts-Justiciers,
> Et les seuls médecins en France ;
> Que sans examens, ni talens,

Les plus pitoyables Merlans
Soient agrégés dans leur collége,
Et puissent, avec privilége,
Exterminer tous les vivans.
Défendons à tous les sçavans
De les troubler en leur manége,
Par quelques bons médicamens,
Ou par le charme sacrilége
Des Boerhaave et des Hofmans,
Sous peine, à tous contrevenans,
D'être accusés de sortilége.
Déclarons déchus et proscrits
(Et mandons de les interdire)
Tous ces faquins de beaux esprits,
Dont les travaux et les écrits
Sont funestes à notre Empire.
Et voulons qu'ils soient molestés,
Houspillés, maudits, souffletés,
Déclarés larrons et pendables,
Infâmes, brigands et félons,
Jusqu'aux moments irrévocables
Où leurs phantômes déplorables
Viendront frire dans mes poëlons.

. . . .

Six ans après, c'était contre les mânes à peine refroidies de Procope-Couteaux (*Voy.* ce nom), médecin de la Faculté de Paris, si connu par son esprit sarcastique et caustique, et par sa laideur, que Giraud aiguisait ses javelots. *La Pr...ade, ou l'apothéose du docteur Pr...pe*, poème en six chants, parut en 1754 (in-8° de 69 pages) :

C'en est donc fait, P.. est chez Pluton !
Ce grand pivot, cette vive lumière
Du Galénisme et du sacré Vallon,
Gît tristement dans le fond d'une bière,
Comme un Faquin, sans gloire et sans renom.
Après la Casse et le Catholicon,
La Faculté, dans un morne silence,
L'a vu partir, ô cruelle indolence !
Sans l'arrêter, ce digne compagnon,
Ce rare esprit, la plus docte omoplate
Qui de l'Ecole ait chaussé l'écarlate.

Puis vinrent :

L'Épître sur les Ecclésiastiques, adressée à l'abbé Lambert. Paris, 1759, in-12.

L'Épître du Diable, adressée a M. de Voltaire. 1760; in-18 de 16 pages.

L'Hymne pour le jour de la Pentecotte, couronnée par l'Académie de l'Immaculée Conception de Rouen, 1778.

La Vision de Sylvius Gryphalètes, ou le Temple de Mémoire. Londres, 1767, in-12, 2 vol. Le second volume contient des lettres mêlées de vers; le Temple de l'Hymen, en prose et en vers; des Épîtres, des Stances, des Épigrammes; *Diabotanus, ou l'orviétan de Salins;* poème en prose traduit du Languedocien. Paris, 1749; in-12. Réimprimé sous ce titre : *La Thériacade, ou l'Orviétan de Léodon*, poème héroïco-comique, suivi de la *Diabotanogamie, ou les Noces de Diabotanus*. Paris, 1769, in-12, 2 vol. C'est une satire, pleine de sel et d'esprit, contre un apothicaire de Salins qui avait passé toute sa vie à composer un orviétan. Le début de cette burlesque fiction en fera connaître le sujet :

« Je chante ce laborieux enfant d'Esculape qui dans
« sa première jeunesse, en voyageant presque autant
« qu'Ulysse, sut trouver un remède infaillible, un spé-
« cifique universel contre toutes les maladies, sans excep-
« tion, et après bien des travaux et des courses, donna
« enfin au public un pot d'orviétan. »

Diabotanus est le nom du héros; s'il eut pour lui des dieux protecteurs, des divinités ennemies exercent sa constance. Alecton, l'impitoyable Alecton, ne put voir sans redoublement de rage un mortel destiné à lui dérober ses victimes. Pour s'en venger, elle lui prépare un poison subtil, contre lequel l'art de la médecine devient inutile. C'est le poison de l'amour, représenté ici par

Canulin (*Voir* : Fréron, sur quelques écrits de ce temps; Paris, 1750, in-12, t. 3, p. 28).

Nous connaissons encore de Giraud deux pièces, insérées dans *l'Almanach littéraire, ou Étrennes d'Apollon;* année 1781, p. 52 et 98. L'une est une épigramme contre un *Poète prédicateur;* l'autre une chanson en sept couplets *Pour la fête des Bonnes-Gens établie à Canon.*

> Ne gagnant rien à rimailler,
> Frère Lubin s'est mis à faire
> De beaux sermons qui font bailler.
> Quand il les prêche, à sommeiller,
> Ses auditeurs ne tardent guère ;
> Et si parfois il tonne en chaire,
> C'est afin de les réveiller.

GLEIZE. Oculiste du comte d'Artois et du duc d'Orléans, membre du collège de chirurgie d'Orléans, docteur en médecine, maître en chirurgie de la ville de Mirepoix. Ce personnage, mi-partie de l'homme de science et du charlatan, a laissé à la postérité des *Nouvelles observations sur les maladies de l'œil et leur traitement,* dont la première édition a paru à Paris, en 1786, in-8°. L'auteur, retiré alors à Orléans, a cru devoir en publier une seconde édition, en 1812, et il y a ajouté quelques observations absolument étrangères à l'oculistique, et des poésies de sa façon.

On y remarque un morceau de 10 vers, *le Médecin-Chirurgien présomptueux; un Hommage* (en 12 vers), rendu aux médecins de l'antiquité; *une Apothéose* (94 vers), au grand Hippocrate ;

> O divin Hippocrate ! ô sublime génie,
> Qui jadis illustras la Grèce ta patrie !
> Fameux restaurateur du grand art de guérir !
> Le zélé médecin s'applique à parcourir
> Les ouvrages sortis de ta plume savante,
> Et l'univers entier te célèbre et te chante !...

GORRIS (Jean de). Célèbre médecin de la Faculté de Paris, docteur le 18 avril 1541, doyen en 1548 et 1549. En novembre 1569, il avait été chassé des Écoles comme hérétique, avec dix de ses collègues. Il ne fut rappelé qu'en 1571. Jean de Gorris a traduit du grec, en vers latins, les poèmes de Nicandre, sous ces titres :

1. *Nicandri Theriaca, interprete Jo. Gorræo Parisiensi, ad illustrissimum principem Carolum, cardinalem Lotharingium.* Parisiis, 1557 ; in-4°.

2. *Nicandri alexipharmaca, Jo. Gorræo interprete. Ejusdem interpretis in alexipharmaca præfatio, omnem de venenis disputationem summatim complectens et annotationes, ad rev. Card. J. Bellaium, episcopum Parisiensis.* Parisiis, 1557, in-4°. Le texte grec est en regard de la version latine.

GOSSEAUME (Pierre-Laurent-Guillaume). Docteur en médecine de l'Université de Caen ; directeur, pendant plusieurs années, de l'Académie de Rouen ; né à Ferrière-Saint-Hilaire, dans le département de l'Eure, le 25 octobre 1738 ; mort à Rouen, en 1829 ou 1830. Les Recueils de l'Académie de Rouen sont remplis de mémoires écrits par Gosseaume, qui fut un des soutiens les plus puissants de cette société savante et littéraire. Tous les mystères de la fine littérature lui étaient familiers. En 1805, il lisait à ses collègues une traduction en vers français, qu'il avait faite, du joli poème latin de Jacques Catz, intitulé : *Monita amoris virginei.*

Plus tard, il écrivait, en prose et en vers, un *Voyage dans les Vosges,* un *Mémoire sur les avantages de la douleur,* un autre sur le plaisir, des *Observations sur la poésie des Hébreux;* enfin, il donnait une traduction complète des Psaumes. (Voy. *Précis analytique des travaux de l'Académie de Rouen;* in-8° : année 1805, p. 33 ; année 1815, p. 149, etc.)

GOUPYL (Jacques). Professeur au Collége royal (1554). Helléniste, bibliophile ardent, ce savant homme était né à Luçon (Vendée); il fut docteur de Paris (4 sept. 1548), et mourut le 4 juin 1564. Moréry n'a pas oublié Jacques Goupyl. « Pour ce qui est de ses poésies, dit-il, on a quatre petites pièces, dont deux, l'une en vers latins, l'autre en vers grecs, sur la mort de Guillone Boursault (Gelonis Borsata), femme de Salomon Macriu, poète latin très-connu. Les deux autres pièces de vers de Goupyl, une en vers latins, l'autre en vers grecs, sont adressées à Jacques Sylvius, son maître. »

Voir : *Jacobi Sylvii opera medica*, édit. de René Moreau; Genève, 1534, in-fol. Simon Macrin, *Næmiarum libri tres;* Lutet., 1550, in-12, p. 103.

GRANGIER (Bonaventure). Célèbre médecin de l'École de Paris, reçu docteur le 5 août 1572, doyen en 1582-1583, mort en 1589. Il a fait servir ses talents de poète latin à défendre sa chère école contre les prétentions des chirurgiens. C'est un des plus rudes champions dans la guerre acharnée et interminable entre la Confrérie de Saint-Côme et la Compagnie de la rue de la Bucherie. Les deux poèmes anonymes qu'il a publiés à cette occasion sont pleins de vie, de colère et de haine.

Ils portent ces titres : 1° *Satyra in perfidam chirurgorum quorundam à medicis defectionem;* Paris, 1577; in-8° de 8 pages, 150 vers; 2° *In chirurgos emendicato, mendicatis versibus auxilio medicorum famæ oblatrantes.* Paris, 1577; in-12 de 6 pages, 170 vers.

GRENET. Docteur en médecine à Barbezieux (Charente). Au moins deux fois, M. le Dr Grenet a accordé sa lyre à l'occasion de la réunion annuelle des médecins

faisant partie de l'Association locale du département de
la Charente. La première fois, c'était le 16 avril 1863,
le poète n'exhala pas moins de 220 vers, pour, sous le
titre de *Notre part au soleil*, revendiquer pour la profession médicale le rôle qu'elle doit jouer dans la société.
(*Voy.* : Association des méd. de la Charente, session
du 16 avril 1863; Angoulême, in-8°, p. 45.) La seconde fois, c'était l'année suivante, le 3 mars, M. Grenet fut encore mieux inspiré, en célébrant, dans des vers
touchants et bien sentis, les travaux de son compatriote,
Ernest Godard, l'intrépide voyageur, mort à la peine,
loin de la France, emporté par la lèpre.

> Qui, parmi les savants laisse une place vide ;
> Docteur plein d'avenir et des plus méritants,
> Qui n'avait pas encore vécu trente-cinq ans.

Nos poètes les plus habiles ne répudieraient pas ces
beaux vers :

> Quand Godard s'éloigna des rives de la France,
> Bien des ombres fuyaient à l'horizon immense;
> Des ombres du passé, mystères de l'amour,
> D'une mère et d'amis comptant sur son retour,
> Dans la vapeur des flots bondissant en écume,
> Entre les rayons d'or qu'obscurcissait la brume,
> Passaient et repassaient, esprits subtils du soir,
> Des souvenirs charmants, comme dans un miroir :
> La vigne aux pampres verts, la campagne fleurie,
> Les épis mûrs des champs, l'herbe de la prairie,
> L'oiseau qui nous appelle et se cache à la fois
> Dans les rameaux touffus et les feuilles des bois,
> Le langage muet de l'homme et de la plante ;
> Il se voyait assis aux bords de la Charente,
> Alors qu'il répétait : « Sur ce sol ignoré,
> Je vivrai calme, et puis pour toujours dormirai ».

> . . . .

Voir : Association des médecins de la Charente, assemblée générale du 3 mars 1864 ; Angoulême, in-8°,
p. 36.

GRÉVIN (Jacques). Docteur régent de l'ancienne
Faculté de médecine de Paris (16 mars 1563); né à
Clermont en Beauvaisis, en 1541; mort à Turin, le 5 no-
vembre 1570, âgé de 29 ans.

Proclamons hautement Jacques Grévin le héros des
médecins-poètes. La nature l'avait doté d'une âme extrêmement sensible, d'un cœur aimant, et de tous les trésors d'une brillante imagination. Un amour malheureux
fit le reste. C'est à sa passion pour l'impitoyable Nicole
Estienne [1], que l'on doit les chants pleins de tendresse
et d'angoisse qu'il a laissés. Il n'avait que vingt et un ans,
le malheureux, lorsqu'il se sentit frappé au cœur d'un
coup qui devait tuer une nature comme la sienne; et,
quelques années après, il mourait vaincu par le chagrin
et la maladie, laissant la réputation de premier poète de
son temps. C'est à Grévin que Ronsard adressait ce joli
envoi :

> Et toi Grévin, toi mon Grévin encor,
> Qui dores ton menton d'un petit crespe d'or,
> A qui vingt et deux ans n'ont pas clos les années,
> Tu nous as toutefois les Muses amenées,
> Et nous as surmontéz, qui sommes ja grisons,
> Et qui pensions avoir Phébus en nos maisons.

> A Phébus, mon Grévin, tu es du tout semblable
> De face et de cheveux, et d'art et de scavoir,
> A tous deux dans le cueur Amour a fait avoir
> Pour une belle Dame une plaie incurable.

> Ny herbe ny onguent ne t'est point secourable,
> Car rien ne peult forcer de Vénus le pouvoir !
> Seulement tu peux bien, par les vers, recevoir
> A ta fièvre amoureuse un confort profitable.

---

1. Nicole Estienne, de la famille des célèbres imprimeurs de ce nom,
était fille de Charles Estienne, médecin de Paris. Elle épousa
Jean Liébaut, également médecin, dont elle eut : René (27 janv. 1563),
Madeleine (31 août 1564), Marie (25 juin 1571); tous trois baptisés dans
l'église Saint-Martial, en la Cité.

L'Olympe de Jacques Grévin, avec presque tous les autres poèmes du même auteur, a été publié à Paris, en 1560, in-8°... Nous butinons çà et là dans ce merveilleux jardin :

> Mon Olimpe, venez, venez me secourir,
> Ou faites tout au moins que je puisse mourir
> Aux pieds de la beauté qui m'a l'âme ravie.
> D'Olimpe vient ma muse, Olimpe est le seul mont
> Où j'appris à toucher les cordes de la lyre,
> Et où j'ay commencé d'essayer à bien dire :
> C'est mon seul Hélicon, Parnasse à double front.
>
> . . . .
>
> > Sus donc, ma Mignarde, aimez moy
> > Pour le loyer de tous mes maux,
> > Prenant l'hommage de ma foy,
> > Mettez fin à tant de travaux;
> > Mignarde, mon espoir dernier
> > Est d'estre vostre prisonnier.
>
> Le ris de ma Maistresse est un Printemps de roses,
> De boutons et d'œillets, et sa chaste beauté
> Représente à mes yeux la chaleur d'un Esté,
> Alors que sur les champs sont les grapes décloses;
> Elle tiendroit en soy toutes douceurs encloses,
> Si un Automne, hélas! qui est sa chasteté,
> Et un Yver fascheux, qui est sa cruauté,
> Ne faisoyent dans mon cueur mille métamorphoses.
>
> En l'an vingt et unième après que je fus né,
> Je senty de l'Amour la première secousse,
> Je senty son venin en la saison plus douce,
> Après qu'il eût six mois dans mon cœur séjourné.
>
> Ce petit œil mignard, au dessous la vousture
> D'un sourcil brunissant, dont l'esclair radieux
> Ressemble le flambeau qui le premier aux cieux
> Brille un rays argentin, miracle de nature ;
> Puis un beau front d'ivoire, où la belle closture
> D'une tresse dorée, en replis tortueux,
> Et annelets crespés, assemble ses cheveux
> Epars par cy par là d'inégale mesure ;
> Une bouche, un corail, une rose, un œillet.
> Une lèvre, une frèze, et un menton douillet,
> Où nichent ces meurtriers qui font pasmer mon âme;

Une joue d'albastre, où un beau teint vermeil
Fait eu s'entremeslant comme un petit soleil:
Ce sont les premiers traicts des beautés de ma Dame.

Mignonne, baisons-nous, embrassons-nous, Mignonne,
Mon cœur, mon sucre doux, versez à l'abandon
De vos douceurs sur moy, et en l'honneur du nom
Que j'ay tant fait sonner, qu'un baiser on me donne.
Hé ! ce n'est pas assez, le nom plus en ordonne,
Pour six lettres qu'il a, redoublez vostre don,
De six baisers doublés, et huict pour le surnom,
Redoublez d'autre huict, ça donc, ma Toute-bonne.

> Mon Bien, mon Mal, ma Mort, ma Vie,
> Ma Compaigne, mon Ennemie,
> Ma Toute-douce, ma Rigueur,
> Mon Amertume, ma Douceur,
> Mon Tout, mon Bien, et ma Parfaicte,
> Ma Gentillesse, ma Doucette,
> Ma Gaillardise, ma Brunette,
> Ma Fière, hélas ! me tuerez-vous
> D'un seul regard à tous les coups ?

Grévin s'est essayé sur d'autres sujets que l'Amour. On a de lui : 1° *Hymne sur le mariage de François, Dauphin de France, et de Marie de Stuart, reine d'Écosse.* Paris, 1558, in-4°. 2° *Les Regrets de Charles d'Autriche, Empereur cinquième de ce nom. Ensemble, la description de Beauvoisis...* Paris, 1558, in-12. 3° *Pastorales sur les mariages de très-excellentes Princesses Madame Elisabeth, fille aînée de France, et Madame Marguerite, sœur unique du Roy.* Paris, 1559, in-4°. 4° *Théâtres, Poésies diverses.* 1562, in-8°. 5° *Poème sur l'histoire des François et hommes vertueux de la maison de Médicis.* Paris, 1567, in-4°. 6° *Deux livres des venins, où il est amplement discouru des bestes vénimeuses, thériaques, poisons et contre-poisons; ensemble les œuvres de Nicandre,* médecin et poète grec, traduites en vers françois. Anvers, 1568, in-4°. La traduction de Nicandre est en 2,126 vers; elle porte une dédicace, en 124 vers, à Jean de Gorris, médecin de Paris. 7° *Les Emblesmes du sieur Adrian-le-Jeune,* mis en vers. Anvers, 1570, in-16. 8° *La Tré-*

sorière, comédie en 5 actes et en vers de huit syllabes, donnée au collége de Beauvais, le 5 février 1558. 9° *César, ou la Liberté vengée*, tragédie en cinq actes, en vers alexandrins, donnée au collége de Beauvais le 11 février 1860. 10° *Les Esbaïs*, comédie en 5 actes, en vers de huit syllabes, donnée avec grand succès au collége de Beauvais, le 16 février 1560. 11° *La Maubertine*, comédie non imprimée.

GRILLE (Jean-Baptiste-Romain). Docteur en médecine (25 mai 1832), médecin honoraire des hôpitaux d'Angers, membre du Conseil départemental d'hygiène, président de l'Association de Maine-et-Loire, M. le Dr Grille est né le 27 mars 1807. Il a communiqué à une Société littéraire d'Angers des Odes, des chansons qui ont été fort goûtées. Il vient, de plus, de faire paraître une traduction poétique des Œuvres complètes d'Horace ; enfin, il est en train de traduire les comédies de Térence, qui ne tarderont pas beaucoup, nous l'espérons, à voir le jour.

La Traduction en vers des Œuvres d'Horace forme un beau volume in-8° de 425 pages, imprimé à Angers (1873), par P. Lachèse, Belleuvre et Dolbeau. Elle est dédiée aux membres de la Société d'agriculture, sciences et arts d'Angers, et précédée d'un commentaire fort bien fait sur Horace, sa vie, ses œuvres ; d'un hommage poétique au père de l'immortel écrivain romain ; ainsi que d'un dialogue en vers, entre Horace et le traducteur. Ce dialogue est tout simplement une perle !... Le traducteur, parlant à Horace, se fait bien petit, bien modeste... trop modeste... Le poète latin ne veut rien entendre... Il se révolte à l'idée qu'on va, pour la millième fois, le torturer, l'habiller à la française :

Bien d'autres avant toi, me firent cette injure :
Je pourrais l'attester, j'en garde la blessure;

Ah ! que de coups déjà mes travaux ont soufferts !
Quoi ! porterais-je encor la peine de tes vers ?...
L'ambition t'égare, écoute un bon conseil :
Laisse ton manuscrit dormir son lourd sommeil,
Et qu'il n'aille jamais, d'une ardeur téméraire,
Attendre un acheteur aux rayons d'un libraire !
Crois-moi, fais-le plutôt peser chez l'épicier,
Il a toujours pour toi sa valeur en papier ;
Aux lettres s'il ne peut offrir nul avantage,
Pour le commerce il est d'un excellent usage.

LE TRADUCTEUR.

Horreur ! qu'il soit plutôt consumé par le feu !
O mes rêves dorés, faut-il vous dire adieu !
Me serai-je flatté d'un peu de renommée,
Pour la voir aussitôt s'éclipser en fumée ?
Amis, savant congrès, devant votre équité,
Le grave différend en ce jour est porté ;
Sous vos yeux, sans pitié, l'éminent satirique
Me décoche, en riant, son trait le plus caustique;
M'accusant de porter atteinte à son honneur,
Il insulte à mes vers du haut de sa grandeur.
Contre un injuste arrêt, ah ! daignez me défendre;
Voyez à quels succès ma muse peut prétendre:
Ecoutez et jugez : l'instant est solennel;
Décidez de mon œuvre en ce dernier appel.
Oui : Quel que soit mon sort, devant votre sentence,
Poète résigné, je m'incline en silence.
Dans son vol, je le sais, je n'atteindrai jamais
Cet aigle qui des monts habite les sommets;
Mais il est pour chacun des degrés au Parnasse,
Et pendant qu'on verra notre immortel Horace
Planer au sein des airs, d'un essor radieux,
Un satellite obscur le suivra dans les cieux.

Le différend est jugé : la traduction de M. Grille
restera comme une des meilleures qui aient été faites,
et je suis convaincu qu'à cette heure la colère d'Horace
a fait place à de bonnes paroles d'encouragement.

Nous avons encore le bonheur de posséder de cet
amant des Muses un recueil factice de plusieurs pièces,
qui nous ont singulièrement réjoui :

1. Une Epître familière à MM. les membres de la

Société impériale d'Angers : *le Récipiendaire doit-il présenter une épreuve?*

2. *Des Stances avec   prologue contre le charlatanisme...*

Ah! on voit bien que le poëte angevin,

> . . . . . Pécheur endurci... garde en sa vieillesse
> Certain péché mignon que chérit la jeunesse,
> Et qu'à toucher le luth ses doigts sont plus experts
> Qu'à manier la bêche et semer des pois verts.

GROUSSIN (Lucien). Reçu docteur en 1864, né à Mayet (Sarthe), M. Groussin est actuellement médecin d'un établissement hydrothérapique à Bellevue, près de Paris ; il est membre de la Société médico-pratique et de la Commission d'hygiène du canton de Sèvres. C'est un libre-penseur, ennemi de tout ce qui veut entraver la liberté humaine, que la prétention vienne d'en haut ou d'en bas. Il est, sinon l'inventeur, au moins chaud partisan des *pesées* régulières, destinées à constater mathématiquement l'état de santé de nos petits enfants. De là, le *berceau de croissance*, inventé par lui, et au moyen duquel, sans poids ni balance, mais par un simple petit appareil de pesée qu'on place sous le berceau, on peut aisément déterminer les grammes de graisse que le baby a perdus ou gagnés.

De plus, le Dʳ Groussin est poëte à ses heures. J'ai là, sous les yeux, son huitain inspiré par un *fossile trouvé dans une carrière de craie, à Meudon.*

> Je suis d'un monde éteint le témoin authentique ;
> On me trouve au-dessus du terrain jurassique,
> Au Bas-Meudon, dans un linceul de craie
> Enseveli ! -- l'esprit humain s'effraie
> En songeant que sur moi pesèrent si longtemps
> Deux cents mètres de terre et des milliers d'ans !
> Je ne suis qu'une caque, et pourtant, hébété,
> L'homme en me regardant rêve à l'éternité !

Je pourrais même donner six couplets que M. Groussin a chantés au banquet de la Société médico-pratique,
le 15 janvier 1870, et qui se disent sur l'air du *Grenier
de Béranger.*

GUÉNIOT. Médecin bourguignon, docteur de Lyon,
mort à Avalon (Yonne), vers 1803, Guéniot a chanté
l'abolition de la servitude dans les domaines royaux, dé-
crétée par Louis XVI. Il l'a fait dans une Ode, qui a
remporté le prix de l'Académie de l'Immaculée Conception de Rouen, le 19 décembre 1782, et qui a été imprimée (Paris, 1782 ; Belin ; in-8° de 15 pages.

Plusieurs strophes sont bien faites, entre autres celle-
ci sur Louis XVI :

> Je vois dans ce nouvel Alcide
> Mon libérateur et mon roi.
> Louis, poursuis ce monstre avide,
> Il disparaîtra devant toi.
> Quel triomphe pour ta jeunesse,
> Il tombe aux pieds de ta sagesse,
> De tes États il est banni :
> Des bienfaits que tu nous dispenses,
> La gloire est le prix : tu commences
> Comme Marc-Aurèle a fini.

On dit aussi Guéniot auteur d'une Ode pleine de verve
sur *l'Électricité*, mais que nous n'avons pas pu découvrir.

GUILLEMEAU (JEAN-JACQUES-DANIEL). Ancien
médecin militaire, mort à Niort, le 8 octobre 1824,
âgé de près de quatre-vingt-huit ans. Il fut l'un des
fondateurs de l'Athénée de Niort, qu'il a longtemps
présidé, et a légué à la même ville sa bibliothèque, composée de près de trois mille volumes.

Guillemeau a écrit un drame en 5 actes et en vers,

intitulé : *Jeanne Fouquet, ou le Siége de Beauvais*, mais que nous n'avons pu retrouver.

GUILLEMEAU (Jean-Louis-Marie). Né à Niort, le 5 juin 1766, reçu docteur en médecine à Montpellier, le 1er juillet 1789, mort en août 1852. A la tête d'un de ses ouvrages, lequel est enlaidi d'un portrait abominable de l'auteur, Guillemeau va nous dire ses droits au souvenir de la postérité :

« Ancien médecin des armées, correspondant de l'Académie nationale de médecine ; auteur de l'*Histoire naturelle de la rose*, de la *Flore des environs de Niort*, de l'*Histoire naturelle des oiseaux des Deux-Sèvres*, d'une *Météorologie élémentaire*, de la *Polygénésie*, de la *Minécie ou Hypocrisie* et de ses différentes espèces considérées médicalement, d'un *Recueil de Fables*, etc.; traducteur des quatre ouvrages incontestés d'Hippocrate, du poème italien *Il Fodero*, et de plusieurs opuscules du célèbre naturaliste Linné. »

Guillemeau a raison de citer ses *Fables*, lesquelles ont été publiées en 1866 ; in-12 de 175 pages, sans la table. Elles sont divisées en huit livres, et sont au nombre de quatre-vingts. Il y en a de fort jolies, quoiqu'elles ne puissent approcher, par la grâce et la bonhomie, de celles de La Fontaine. Je prends, au hasard, *le Nain et le Géant*.

> Monté sur le dos d'un géant,
> Un nain voyait plus haut que le géant lui-même ;
> De là le petit sot, d'un air impertinent,
> En louant longuement son mérite suprême,
>   De son soutien rabaissait les talents.
> Sans mon secours, lui dit alors cet homme,
> Ce qui fait ton orgueil s'écroulerait soudain ;
>   Car tu n'es, ne seras en somme
>   Jamais qu'un pauvre petit nain.
>   Tel se croit un homme admirable,
>   Qui n'est au fond, le plus souvent,

> Qu'un nain monté, comme dans cette fable,
> Sur les épaules d'un géant.

Notre poète est encore auteur de *Pensées et Réflexions*, un gros volume de 392 pages, portant cette date : août 1852, Niort. Fort curieux recueil de 2,757 quatrains philosophiques et moraux, que, toute sa vie, Guillemeau avait, comme il le dit lui-même, « couchés sur le papier » à mesure qu'ils naissaient dans son esprit. C'est la plus extraordinaire collection de maximes rimées que nous ayons jamais vues. Exemples :

No 3.

> On est toujours assez riche en ce monde,
> Lorsqu'on possède une maison, des champs,
> Une femme économe, une vache féconde,
> Et deux ou trois petits enfants.

No 736.

> Défiez-vous des pompeuses promesses
> Des rayons du soleil couchant,
> Du calme de la mer, du sourire d'un grand,
> Et des baisers de vos maîtresses.

No 2486.

> La fortune est aveugle et n'y voit nullement,
> La chose est très-facile à croire ;
> Mais le sûr ici de l'histoire,
> C'est que tous ses sujets sont dans l'aveuglement.

GUITARD (ISIDORE). Professeur à l'École de médecine de Toulouse. Sous le titre de *Science et Empirisme*, la *Gazette médicale de Toulouse* (1852, p. 183) a inséré une conception bien étrange et fort remarquable de ce médecin, aimé et estimé entre tous. C'est un chapitre, hélas ! toujours nouveau, du charlatanisme honteux qui déshonore notre belle profession. Le poète, moitié en prose, moitié en vers, nous montre le Mensonge dérobant à la Vérité sa blanche tunique, et distribuant sans vergogne, aux badauds, les pilules de *mica panis*, les décoctions de *saccharum*, les potions d'*aqua viva*, les globules de *nompareilles* :

> Trop souvent, spéculant sur d'atroces douleurs,
> Le cruel empirique a fait verser des pleurs !...
> Que de vains procédés il vende la chimère,
> C'est peu ! Mais s'il ravit son enfant à sa mère,
> Si de son art affreux le perfide poison
> Peut consumer un corps, troubler une raison ;
> Si le muscle excité sous sa main se retire ;
> Si d'un pauvre mourant, prolongeant le martyre,
> Son scalpel maladroit ose fouiller la chair ;
> Enfin, s'il vend la mort et la douleur bien cher !...
> Oh ! l'empirique alors est plus que ridicule ;
> Son aspect me fait peur, d'horreur mon cœur recule,
> Et je crains moins la nuit le rapide assassin
> Qui, d'un coup prompt et sûr, met la mort en mon sein.
> Chacun a pu les voir ces faces amaigries,
> Ces fronts étiolés, ces tailles rabougries,
> Tristes échantillons et témoins trop nombreux
> Des résultats cruels de cet art ténébreux,
> Dont la loi rarement peut frapper le mystère,
> Et dont les beaux produits reposent sous la terre !

GUYTON de MORVEAUX (Louis-Bernard). Ce savant et laborieux chimiste naquit à Dijon le 4 janvier 1737, et mourut à Paris, le 1ᵉʳ janvier 1816. Malgré la sévérité des études auxquelles il finit par se consacrer, Guyton avait toujours eu un goût éclairé pour la littérature et pour l'éloquence. Il avait même été, à l'âge de dix-huit ans, avocat général au Parlement de Dijon; et, à vingt-six, le poème si célèbre de Gresset, *Vert-Vert*, lui inspira l'idée d'en écrire un analogue, dont les dames Carmélites de Dijon seraient l'objet. Ce fruit de l'imagination de notre futur chimiste porte ce titre :

Le Rat iconoclaste, ou le Jésuite croqué. Poème héroïco-comique, en six chants. Dijon, 1763, in-12 ; 1810, in-8º.

Nous nous contenterons de donner une partie de l'invocation :

> Charmant auteur dont la Muse facile
> Sçait annoblir le plus bizarre objet,
> Et s'égayant sur un mince sujet,
> Y réunit le plaisant et l'utile ;
> Toi qui rendis si fameux par tes vers
> Le Perroquet des Dames de Nevers, .
> Guide mes pas, je vais suivre tes traces ;
> Enseigne-moi l'art d'enchaîner les Grâces
> Au style aisé de la narration,
> L'art de tracer de riantes peintures,
> Enfin celui de coudre aux aventures
> Une agréable et noble fiction.

HARDUIN de St-JACQUES (Gabriel). Ce personnage naquit à Paris, le 9 mai 1592, et fut baptisé à St-Germain-l'Auxerrois. Il était fils de Philippe Harduin de St-Jacques, doyen de la Faculté de médecine de Paris, et de Catherine Gervais. Gabriel se mit lui-même sur les bancs de l'École, fut reçu docteur le 4 novembre 1614, occupa aussi la charge de Doyen, et mourut le 7 décembre 1645.

Guy Patin (*Lettre* CCXXI, 19 déc. 1660) assure qu'il était fou et qu'il représenta Guillot Gorju à l'Hôtel de Bourgogne.

D'un autre côté, voici ce qu'on lit dans le *Dictionnaire des Théâtres* de De Léris (1763 ; in-8°, p. 591).

« *Guillot Gorju*. Le dernier farceur de nos théâtres se nommait Bertrand Harduyn (ou Haudoin) dit Saint-Jacques ; il fut successeur de Turlupin, Gauthier Garguille et Gros-Guillaume. Il débuta à l'Hôtel de Bourgogne en 1634. Comme il avait étudié la médecine, et qu'il avait été apothicaire à Montpellier, son personnage ordinaire était de contrefaire le médecin ridicule, et il avait, dit-on, une mémoire si heureuse, que tantôt il nommait tous les simples, tantôt toutes les drogues des

8**

apothicaires, tantôt les instruments des chirurgiens, quelquefois les outils des artisans : ce qu'il prononçait si vite, et cependant si distinctement, que chacun l'admirait. Après avoir été environ huit ans farceur, il abandonna le théâtre, et la Farce en descendit avec lui. Il fut s'établir médecin à Melun, où, étant devenu malade d'ennui et de mélancolie, il revint à Paris loger près de l'Hôtel de Bourgogne, et mourut dans cette ville en 1648, âgé d'environ cinquante ans. C'était un grand homme noir, fort laid, ayant les yeux enfoncés et un nez en trompette ; et quoiqu'il ne ressemblât pas mal à un singe, et qu'il n'eût que faire de masque au théâtre, il ne laissait pas que d'en avoir toujours un. »

Ainsi donc, suivant De Léris, le farceur qui, sous le pseudonyme de Guillot Gorju, a tant égayé les Parisiens, était un médecin du nom de *Bertrand* Harduyn de St-Jacques ; et Guy Patin n'hésite pas à déclarer que ce même Guillot Gorju n'était autre que « le petit Saint-Jacques », ancien doyen de la Faculté de médecine de Paris. Or, ce « petit Saint-Jacques », ancien doyen, ne pouvait être que *Gabriel*, mort, comme on vient de le dire, le 7 décembre 1645. J'ai là sous les yeux le tableau de la famille des Harduin de St-Jacques, tableau formé d'après les anciens registres (brûlés aujourd'hui) des paroisses St-Germain-l'Auxerrois, St-Jean-en-Grève, St-Merry, et St-Étienne-du-Mont, et je n'y vois figurer aucun *Bertrand de St-Jacques.*

HENRY (Napoléon). Médecin et « bachelier ès lettres », qui exerçait en 1831, à Grandvilliers (Oise). On lui doit un petit recueil de morceaux rimés, qui a été publié sous ce titre : *le Panthéon, ou les Hommes de Juillet* 1830. Ouvrage en vers, dédié et présenté à S. M. Philippe I. 1831, in-8° de 72 pages. C'est une glorification des « immortelles trois journées »,

de Louis-Philippe, de la Famille d'Orléans, de Lafayette,
général Gérard, colonel Fabvier, général Bertrand, les
Polonais. A la fin, on trouve une comédie en prose, entremêlée de vaudevilles : *la Famille du soldat.* L'œuvre
s'ouvre par cet acrostiche :

P our arrêter le carnage
H ésita-t-il d'exposer ses jours ?
I l accourut : bientôt l'orage,
L oin de nous s'éteignit dans son cours.
I l peut commander à la France,
P aris le nomma roi protecteur;
P aris met en lui l'espérance,
E t la France a son libérateur.

D ans les jours si tristes, si sombres,
O ù du soleil se perdent les feux,
R ien ne peut dissiper ces ombres;
L e printemps seul sait nous rendre heureux.
E n ce jour l'astre de la gloire
A nos cœurs reparaît de nouveau ;
N ous marcherons à la victoire
S ous les trois couleurs du noble drapeau.

HÉRISSANT (Louis-Antoine-Prosper).
Docteur en médecine de la Faculté de Paris, membre de l'Académie royale des sciences de Béziers et
de la Société des sciences et Belles-Lettres d'Auxerre.
Il était fils de Jean Hérissant, libraire à Paris,
et de Marie-Nicolle Estienne, fille de l'un des célèbres imprimeurs de ce nom, Né à Paris, le 26 juillet 1745, il mourut le 11 août 1769. Hérissant était né,
en quelque sorte, sur les presses typographiques. L'art
admirable dans lequel s'étaient illustrés ses ascendants
maternels lui fit concevoir l'idée de chanter ses louanges
en vers. Le jeune homme — il avait à peine dix-neuf
ans, et était tout fraîchement assis sur les bancs des
écoliers, — adressa donc une espèce d'hymne à la *Typographie.* Son œuvre a été imprimée : *Typographia.*

Carmen. Paris, 1764, in-4°. Elle fait aussi partie des *Poëmata didascalica*, de D'Olivet (1813, in-8°, t. II, p. 1).

HERMOLAÜS (Jean-Jérome). Pseudonyme de Cavalier (Jules).

HÉRY (François-Xavier). Docteur en médecine (1844), né à Saint-Gobain; il exerce à Sissonne, dans le département de l'Aisne. M. Héry a écrit une Églogue médicale : *le Cachet d'Hippocrate* (Reims, 1861 ; in-8° de huit pages). C'est une plaisanterie sur un sujet, hélas! trop commun, la jalousie entre médecins. L'histoire est-elle vraie? je ne sais ; mais en voici le canevas :

Il y avait une fois un vieux médecin qui, seul dans un village, sans concurrent sérieux, avait attiré vers lui toute la clientèle,

> . . . . ayant le triste honneur
> D'être depuis longtemps l'unique possesseur
> D'un secret de famille, emplâtre héréditaire,
> Dont chaque cancéreux devenait tributaire.
> Bien plus, en y rêvant, jusque dans son sommeil,
> Il avait découvert un nouvel appareil
> Produisant, dans les cas de fractures obliques,
> Deux effets réputés de tout temps chimériques :
> Juste longueur du membre, et cal si régulier,
> Qu'il semblait ciselé par la main de Pradier.

Arrive dans la localité un confrère tout bouillant de jeunesse et d'espérance. Est-il besoin de dire que la guerre se mit bientôt dans le camp d'Agamemnon? les choses arrivèrent même au point que les deux enfants d'Esculape ne purent se rencontrer sans se dire de vilains mots, et qu'un jour le vieux se laissa aller jusqu'à cingler de sa cravache le dos du jeune. User de la loi du talion contre un vieillard à cheveux blancs, cela n'était guère possible. Que fait la victime?... Elle écrit une lettre, comme émanant de l'Académie de médecine, y applique le *cachet hippocratique*, et l'envoie par la poste à son irascible confrère :

Faculté de Paris.

Monsieur, l'Académie attache un très-grand prix
Et sa porte est toujours ouverte
A toute belle découverte
Qui tend à soulager la pauvre humanité.
Vous avez, on le sait, vous avez inventé,
A force de génie et de persévérance,
Un appareil qui doit marquer dans la science,
Et porter votre nom à la postérité.
Venez donc recevoir la noble récompense
Qui va vous enlever à votre obscurité,
Et faire tant d'honneur à notre Faculté.

Le vieux médecin, à la réception de cette missive, est comme fou de joie : il court partout le village, annonçant l'honneur qui lui arrive, et le lendemain matin, accompagné de sa femme et de son fils, et

Tenant dans un fourreau de soie
Le fameux appareil, source de tant de joie,

il s'embarque pour Paris,

Tout de noir habillé, rasé de frais, ganté.

Il arrive à l'Académie, bouscule les huissiers, aborde le secrétaire, lui montre la fameuse lettre, et provoque un rire homérique dans l'assemblée. En fin de compte,

Suivant un conseil tout plein de bienveillance,
Devant les railleries fait bonne contenance.
Ayant dans les cancers amassé quelque bien,
Il vécut très-heureux... et n'inventa plus rien.

HOMMEIUS DE LA **BOURDONNIÈRE** (ANTOINE). Médecin de Séez, vivant au milieu du XVIIᵉ siècle. On lui doit une traduction, en vers, des Aphorismes d'Hippo-

8***

crate : *Aphorismi Hippocratis versibus grecis et latinis translati...* Paris, 1640 ; in-12 de 115 pages.

Hommeius a rendu ainsi le premier précepte de Cos :

> Vita brevis, longa ars, praxis nova plena periculis,
> Tempus præceps est, judicium haud facile.
> Propterea, medicus, presentes, pallidus æger,
> Omniaque oppugnent exteriora malum.

Le texte grec est en regard. Il y a un quatrain de Cattier, médecin de Montpellier.

HOUDEBILLE DE **LESCAR.** On lit ceci dans les *Recherches sur quelques points d'histoire de la médecine,* par Bordeu (Liége, 1764, in-8°, t. II, p. 484) :

« Ce dernier (Houdebille) fit, en notre langue, des co-« médies non moins vives que celles de Molière, sur la « médecine ou les mauvais médecins. »

Cela est clair. Et, pourtant, aucune biographie ne mentionne cet émule de notre immortel auteur comique. Nos recherches sont restées infructueuses !...

HUET DE LA **MARINIÈRE.** D'après Quérard, ce médecin serait auteur de plusieurs morceaux en prose et en vers, qui auraient été imprimés sous ce titre :

Œuvres (nouv.) en prose et en vers. Par M. H... Aux Dardanelles, 1760 ; in-12.

HUSSENOT (Louis-Cincinnatus-Séverin-Léon). Docteur en médecine. Nous avons la douleur de présenter à nos lecteurs un fou, un pauvre aliéné, considéré tel et interdit par un jugement du tribunal de Nancy, portant la date du 9 mars 1842. Les deux ouvrages que l'on a de ce malheureux indiquent suffisamment l'état maladif de son esprit.

Qu'on en juge par ces titres :

1. *Chardons nancéiens, ou Prodrôme d'un catalogue des plantes de la Lorraine.* Premier fascicule, par le docteur Hussenot, qui n'est rien, pas même médecin ; membre d'aucune Académie, correspondant d'aucune Société savante, etc., rédacteur de rien du tout ; enfin, simple citoyen comme tout le monde, hors qu'il n'est pas décoré. Nancy, 1836, in-8°.

2. *Provinciales ; système de la traduction inouïe sans points ni virgules.* Nancy, 1843 ; in-4° de 4 pages.

C'est une traduction des vers 435-527 du livre IV des Géorgiques de Virgile.

> Ton malheur doit venir d'un Dieu irrité
> Tu es un grand coupable
> Orphée que tu as désolé
> T'aurait puni bien davantage
> Si le destin l'avait permis
> Tu lui as tué son époux
> Elle fuyait ta poursuite
> Légère le long du fleuve
> . . . .

IVRY (JEAN D'). Médecin de la Faculté de Paris, mort en 1547 « *nudus et pauper* ». Il était de Hyencourt-le-Grand, village enclavé aujourd'hui dans le département de la Somme, arrondissement de Péronne. D'Ivry est auteur de plusieurs ouvrages recherchés encore aujourd'hui par quelques curieux, et dont voici la liste :

1. *Les Triomphes de France,* translatés de latin en français par maître Jehan Divry, selon le texte de Charles Curre, Mamertin, imprimé en marge. Paris, 1508, in-4°, figures.

2. *Poëme sur l'origine et les conquestes des François, depuis Francion, fils d'Hector, jusqu'à present.* Paris, 1508, in-4°.

3. *Les Faits et Gestes de M. le Légat*, translatés de latin en françois, selon le texte de Fauste Andrelini, imprimé en marge. Paris ; in-4°.

4. *Les Dialogues de Salomon et de Marcolphus, avec les dits des Sages et autres philosophes de la Grèce*, en rimes françoises. Paris, 1509, in-8°.

5. *Les Secrets et Lois du mariage.* In-8° (s. l. n. d.).

6. *Scrinium medicine* (vers 1536) ; in-12, sous le nom de Joanne Bellovaco.

7. *Les Estrennes des filles de Paris*, par Riand Jhevy (Jehan d'Ivry) ; in-8° gothique.

Ce dernier ouvrage, qui se compose de 214 vers, mêlés de rondeaux, va nous fournir cet extrait intéressant :

> Pour Estrennes, à ce bon jour de l'an,
> Vous envoye ces dictons et adaiges;
> Notez les bien et vous ferez que saiges,
> Mieulx vous vauldront que Aguiles de Milan :
>> Fille qui ayme sert bien Dieu;
>> Dieu lui aide en temps et en lieu.
>> Fille qui n'a père ne mère
>> Doibt réclamer Jesus à Perre;
>> Fille doibt mettre son esprit
>> A servir de tout Jesu-Christ;
>
> Fille ne peut estre pérye
> Qui sert bien la Vierge Marie.
>
> . . . .
>
> Il advient mal à une fille
> Qui parle souvent et babille.
>
> . . . .
>
> Fille qui n'a point de conduite
> Se doibt garder de estre séduite.
>
> . . . .
>
> Fille qui doignement se farde
> Devient facilement paillarde.
>
> . . . .

On tient pour folle, poure, ou riche,
Fille qui court comme une biche.

. . . .

Premier que fille se marie
Doit prier la Vierge Marie
Quelle luy donne un bon mary,
Pour vivre en paix avec luy.

. . . .

Je vous donne à ce matinet
Le livret plein d'enseignemens,
De proverbes et documens,
Pour vous servir de chatonnet.

. . . .

JACQUES de PAMIERS. Pseudonyme du Dʳ Our-
GAUD.

JAMOT (Pierre). Ce médecin était de Béthune, et
célèbre par ses talents en poésie latine et grecque. On
lui connaît trois ouvrages de ce genre : le premier est
un poème sur la mort de Pierre Galland, son compatriote, professeur de littérature latine au collège royal,
et mort en 1560 ; le second est la version en vers grecs
de l'Idylle d'Ausone sur *la Vie humaine;* le troisième,
enfin, est un recueil de poésies grecques et latines,
Hymnes, Idylles, Épitaphes, Odes, Épigrammes, etc.
Tout cela a été imprimé et forme les deux ouvrages
suivants :

1. *Federici Jamotii carmen de obitu Petri Gallandii regii
latinarum literarum professoris. Ausonii Idyllion de vitâ
humanâ, grecis versibus expressum; eodem interprete.* Parisiis, 1560 ; in-4°.

2. *Federici Jamotii, medici Bethuniensis varies poëmata, græca et latina : Hymni, Idyllia, Funera, Odæ,
Épigrammata, Anagrammata.* Antuerpiæ, 1593, in-4°.

JEANDET (Jean-Pierre-Abel). Médecin à Verdun-sur-le-Doubs (Saône-et-Loire), membre des Académies de Dijon, de Mâcon, de Troyes, lauréat de l'Institut; né à Verdun-sur-le-Doubs le 17 septembre 1816.

Il n'est pas certain que M. Abel Jeandet ait jamais fait imprimer quelques morceaux de poésies de sa façon, mais nous savons qu'il en est fort capable, et l'on est assuré après la lecture de ses ouvrages, que c'est un amant passionné des Muses, et un fin connaisseur pour tout ce qui touche au Parnasse. Son *Étude sur Pontus de Tyard*, gentilhomme mâconnais, seigneur de Bissy, évêque de Châlon, et l'un des sept de la pléiade poétique du seizième siècle, dévoile un grand talent d'appréciation littéraire et poétique. On peut en dire autant de son *Esquisse littéraire et critique sur les Noëls bourguignons* de Bernard de La Monnoye ; de l'introduction qu'il a mise en tête des charmantes *Gerbes déliées* de son jeune ami et compatriote, Louis Goujon (1865 ; in-8°).

Le nom de M. Abel Jeandet devait figurer dans ce dictionnaire. Peut-être cela le décidera-t-il à publier des poésies que certainement il tient en portefeuille.

JEAN-LE-BON. Dans son ouvrage, *Bibliotheca Boruoniensis*, M. le docteur E. Bougard, médecin consultant à Bourbonne-les-Bains, consacre une notice bibliographique à Jean-le-Bon.. Nous ne pouvons mieux faire que de suivre ce savant confrère :

Jean-le-Bon, plus connu dans le monde scientifique sous le nom de *Hétéropolitain, Hétropolitain, Heteropolitanus, Joannes probus*, naquit au commencement du XVIᵉ siècle, à Antreville, petit village du Bassigny, à 14 kilomètres de Chaumont. Il exerça d'abord la médecine dans cette ville, où il se maria ; on le trouve encore au rôle des impôts en 1658. Il mourut à Chaumont, en 1583. Il publia successivement, comme poëte :

1. *L'Oraison, ou Invective contre les poètes confrères de Cupidon, et rithmailleurs francois de notre temps.* Rouen, 1554.

2. *Dialogue de l'antre de Mercure :* Épistre à ses amis touchant la liberté parisienne. Paris, 1557, in-16.

3. *Philippique de Jean Macer contre les poëtastres et rimailleurs francois de notre temps.* Paris, 1557, in-16.

4. *Avertissement à Ronsard, touchant sa Franciade.* Paris, 1568, in-8°.

5. *Adages et proverbes de Solon de Voge....* Paris, in-16.

Ce petit traité, extrêmement rare, mérite une mention toute particulière parmi les livres de proverbes publiés à cette époque. On n'en connaît la date que par celle des épîtres qui précèdent la deuxième (1576) et la troisième (1577) parties. Il ne renferme pas moins de cinq mille proverbes ou dictons sur toutes les matières. En le parcourant, on peut se faire une idée de ce que devait être Jean-le-Bon : esprit élevé, hardi, d'une grande indépendance sur tous les points, rempli de malice, moqueur même. Il aime surtout à consigner les dictons populaires dirigés contre la religion, les grands, les médecins et les femmes. On va juger du style, du laisser-aller et du sans-façon de quelques-uns ; c'est dans son livre qu'on trouve :

> Il faut avoir du nez pour estre pape.
> Dieu scait comment se font les papes !
> Une religion peu à peu emporte une autre.
> — Le roi n'est qu'un homme.
> L'impératrice n'est qu'une femme.
> Les grands n'aiment les petits que pour le service.
> Trop de chasteaux en France et de là trop de pauvres.
> — Trop de docteurs, peu de médecins.
> Si le médecin ne demeure riche, çà esté une beste.

Les médecins sont les notaires des apothicaires.
La boutique du médecin est aux champs et à la ville.
En despit des médecins nous vivrons jusqu'à la mort.
— A qui Dieu veut aider sa femme lui meurt.
Les femmes sont toujours meilleures l'année qui vient.
Une femme ne céle que ce qu'elle ne scait pas.

6. *L'Origine et invention de la rhyme.* Lyon, 1582, in-8°.

JEAN-MICHEL. Le samedi matin, 12 août 1486, le gouverneur de la bonne ville d'Angers fit appeler chez lui le maire, le lieutenant maître Pierre Guiot, le juge de la Prévôté, le maître d'école, l'élu Mᵉ Jehan Bernart, Mᶜ Jehan Muret, sieur de la Bégaure, Jehan Alloff et Jehan Ferranet, gardes de la monnaie, Jehan Bourgeolays, Jehan Lepage, et le grainetier Jehan Barranet. Il s'agissait d'une très-grosse affaire : de la représentation du *Mystère de la Passion*, qui devait avoir lieu le dimanche, 20 du même mois, et il était urgent de pourvoir à la garde et à la sûreté de la ville.

Or, ce fameux mystère, joué à Angers, en août 1486, on le connaît. Il a été même imprimé un assez grand nombre de fois; et la plus ancienne édition (1490), celle du libraire Anthoine Vérard, débute ainsi :

Cy commence le mistère de la Passion de nostre Saulveur Jehus Crist, avecques les additions et corrections faites par très-éloquent et scientiffique Docteur maistre Jehan Michel. Lequel mistère fut joué à Angiers moult triomphamment et sumptueusement en l'an mil quatre cens quatre vingtz et six, en la fin d'aoust.

Un grand bruit s'est fait autour de ce personnage, *Jean Michel*, le « très-éloquent et scientiffique Docteur», le correcteur du mystère de la Passion. Il y avait intérêt à savoir quel avait été cet écrivain assez habile ou assez téméraire pour revoir le texte ancien d'Arnould

Gréban, bachelier en théologie sous Louis XI, le couper, l'allonger, et le faire accepter, ainsi modifié dans une foule d'endroits, par les habitants d'Angers et par les bons Parisiens.

Quel est-il? Quand a-t-il vécu?

En cherchant bien, on a mis la main sur deux Jean Michel, appartenant tous deux au quinzième siècle : Jean Michel, évêque d'Angers, mort en odeur de sainteté le 11 septembre 1447, et un Jean Michel, premier médecin de Charles VIII, qui mourut en Italie, à la suite du roi, le 22 août 1495. Ces personnages allaient assez bien à la supposition que l'un ou l'autre était le correcteur recherché. Mais il fallut choisir entre les deux, et c'est alors qu'un vif débat s'est élevé, qui a eu au moins l'avantage de mettre une fois de plus en évidence le talent d'écrivains tels que de Beauchamps, les frères Parfait, les deux Pocquet de Livonnière, Moréri, l'abbé Goujet, Foncemagne, Prosper Marchand, le père Niceron, les deux frères Paris, Charles Magnin, Onésime Leroy, Paul Lacroix, Célestin Port, etc.

Nous ne donnerons pas ici les raisons, les arguments avancés par les champions de l'une et l'autre opinions, car nous croyons avoir démontré [1] que tous se sont trompés, du moins en partie, et que le « très-éloquent et scientiffique docteur » dont la verve poétique a modifié, additionné et corrigé le Mystère primitif de la Passion, et qui a aussi très-probablement composé *la Vengeance de Notre-Seigneur J.-C.*, n'est ni l'évêque d'Angers, ni le premier médecin de Charles VIII [2],

---

1. Voir notre Mémoire sur ce sujet, *Bulletin du bibliophile*, de Techner (1864).

2. Ce Jean Michel, premier médecin de Charles VIII, et qui mourut à Chierri, au retour de l'expédition de Naples, le 22 août 1495, se nommait Jean Michel de Pierrevive.

mais bien un homonyme, un troisième Jean Michel, également médecin de la Cour de France, régent en l'Université d'Angers, mort non en Italie, en 1495, mais probablement à Angers, en 1501.

JULLIARD (JEAN-BAPTISTE-LOUIS-ALEXIS). Pharmacien à Paris (1846), vice-président de la Société médico-pratique, administrateur du Bureau de bienfaisance du 2ᵉ arrondissement, etc., M. Julliard, qui est né à Moulins (Allier), le 25 février 1822, ne manie pas seulement le pilulier et le pilon ; homme aimable, charmant convive, il demande souvent aux Muses une heureuse diversion à ses labeurs de tous les jours. Ses amis le connaissent bien !... Pas un mariage ne se noue, pas de banquet confraternel ne s'organise, pas de joyeux festin, sans que M. Julliard ne se lève et ne chante des madrigaux, des quatrains, des couplets de circonstance, dans lesquels aux élans du cœur se mêle souvent la fine pointe gauloise. Mais tout cela est inédit. Je ne connais, imprimée qu'une chanson composée à l'occasion de la décoration obtenue et acquise par vingt-huit années consacrées aux indigents, par notre excellent et honorable confrère le docteur Ameuille. Cela se chante sur l'air de *Margot :*

> Quand du *Carreau* l'on imitait l'exemple,
> Qu'après dîner, au dessert, on chantait,
> Du gai couplet la table était le temple,
> Le verre en main, toujours on le fêtait.
> Rétablir cette habitude charmante,
> N'est point ici ce que j'ose tenter.
> Pauvre est ma Muse, hélas ! et la méchante
> Refuserait peut-être de rimer.
>   Muse infidèle,
>   Muse rebelle,
> Ne souffre pas que je t'invoque en vain ;
>   Dans ta justice,
>   Sois-moi propice,
> Et dicte-moi quelque joyeux refrain.

LABARRAQUE (Jacques-Philippe). Né vers l'année 1804, à Ste-Marie-d'Oléron (Basse-Pyrénées), docteur en médecine de Montpellier (7 nov. 1827), mort
vers l'année 1848, à St-Etienne-de-Baigorry, où il avait
exercé avec distinction. Il était le neveu du fameux An-
toine-Germain Labarraque dont s'honorent à juste titre
l'art pharmaceutique et l'hygiène. J.-P. Labarraque a
écrit une *Épître au général Harispe;* Montpellier, 1825 ;
in-8° de 12 pages, avec cette épigraphe : « Qui sert
bien son pays n'a pas besoin d'aïeux ». Ce morceau,
composé de 258 vers, est destiné à flageller « l'ogre de
Corse », à cette heure froid et glacé sur un rocher de
l'Océan, et à convier le vaillant général, retiré dans son
château de Lacarre, à oublier, s'il se peut, son idole :

> Toi qu'on a vu jadis, noble amant de la gloire,
> Avec Napoléon marcher à la victoire,
> En bravant ou la mort, ou l'injure des fers,
> Avec Napoléon conquérir l'univers,
> Harispe ! maintenant fatigué de nos guerres,
> Tu coules en héros tes heures solitaires ;
> Tu vis, guerrier fidèle, au sein de l'amitié,
> Séparé de la foule et non pas oublié.
>
> . . . .
>
> Toutefois, une image éternelle et glacée
> Occupe incessamment ta sublime pensée.
> Du tyran qui n'est plus, le sinistre avenir
> D'un salutaire effroi remplit ton souvenir.
> Tu l'as vu : du Très-Haut la tardive justice
> Atteignit le coupable, ordonna son supplice ;
> De la liste des rois son grand nom rejeté
> Expie en son exil ce qu'il a mérité.
>
> . . . .
>
> Crois-moi, Harispe, au sein de ton charmant asile,
> Ne regrette jamais la splendeur de la ville ;
> Et si la liberté ne t'appelle aux combats,
> Attends-y le moment marqué pour ton trépas.
> La beauté de son ciel, le parfum de ses roses,
> Que le zéphyr du soir balance à demi-closes ;
> Le village gothique, où le vice jamais

D'un peuple agriculteur n'ose troubler la paix ;
Aux louanges de Dieu, ces fêtes consacrées,
Des âges différents habitudes sacrées ;
L'idiome enchanteur qu'on parle dans ces lieux :
Que d'objets ravissants pour un cœur généreux !

Là tu vivras heureux ; là, couché sous l'ombrage,
Le chantre matinal t'offrira son hommage ;
Et tandis que la Nive, aux sinueux détours,
Aussi purs que ses flots, verra couler tes jours,
Moi, fidèle aux concerts que la gloire m'inspire,
Pour célébrer ton nom, je monterai ma lyre.

Lorsque Labarraque a composé cette épître, il avait à peine dépassé la vingtième année, il était encore assis sur le banc des élèves. Il devait, vingt-trois ans plus tard, mourir victime de son devoir. Appelé, un jour d'hiver et de neige, dans la montagne, il partit à cheval, quoique souffrant. Le malade était dans un lieu éloigné, difficilement accessible. Au retour, le brave praticien, saisi par le froid, sentant venir un évanouissement, loin de tout secours, croit à une attaque imminente, et se saigne lui-même, seul, sur la neige. Une heure après, seul encore au milieu de cette nature désolée, il rouvre la plaie et se saigne une seconde fois ; il s'évanouit, tombe en travers de son cheval ; l'intelligent animal le ramène hémiplégique au logis...

LAFONT (Pierre-Chéri), officier de santé, ancien chirurgien de marine, né à Bordeaux en 1796, est mort à Paris le 18 avril 1873. Lafont fit très-jeune comme chirurgien deux voyages aux Indes. Mais, ainsi qu'il est arrivé à tant d'autres néophytes en médecine, à Elleviou, à Bataille, etc., Lafont entra au Conservatoire de musique de Paris en 1822. Après avoir débuté sur le petit théâtre de Doyen, il entre au Vaudeville, la même année, sous les auspices du poète Desaugiers, le chansonnier des Grâces, et, en 1832, de là au théâtre des Nouveautés; enfin, en 1839, aux Variétés, où il créa plusieurs rôles; il jouait souvent à Londres, et il eut des succès partout. Il se renferma plus spécialement dans les rôles de comiques élégants et dans les rôles militaires; il y excellait.

Ce ne fut pas en 1829 qu'il se maria avec Mlle Jenny Colon, comme l'ont dit de son vivant plusieurs biographes, mais avec Mlle Pauline Leroux, danseuse à l'Opéra, qui aujourd'hui pleure son mari. D'une tenue élégante, recherché dans ses manières et son langage, Lafont n'éprouva qu'un seul grand malheur : il y a moins d'un an, son fils, chef d'escadron d'artillerie à Arras, s'est brûlé la cervelle.

LAGOGUEY-SAINT-JOSEPH. Oculiste qui a fait, dans le temps, parler de lui. Il a rimé : 1° *l'Oculiste;* Paris, 1837, in-8°; 2° *l'Arbre de la Liberté,* chant patriotique, par Lagoguey-St-Joseph, médecin oculiste à Bondy; Paris, 1848, in-4°, 6 couplets; 3° *la Mort de l'Archevêque de Paris* (3 couplets avec refrain; Paris, 1848, in-8°); 4° *Chansons, Lettres familières, Satires et Poésies diverses;* 1867, in-8° de 128 pages; 5° *les Deux Pèlerins;* fable, par l'Hermite de la Herse, forêt de Bellême (auteur); pour copie : Lagoguey-St-Joseph...; 1869; in-8° de 10 pages.

L'Oculiste est une rapsodie, ornée du portrait de l'auteur, et en prose. Mais à la page 61 et suivantes Lagoguey étale les premiers vers de chacune des farces qu'il a composées. Il y en a, selon lui, quarante, parmi lesquelles : *l'Orgie* (68 vers); *un Marin* (48 vers); *la Vieille négresse* (32 vers); *Lorette* (32 vers); *ma Thèse au baccalauréat ès lettres* (900 vers); *Épître à mon bras cassé* (196 vers).

Dans ce boisseau d'ivraie, on trouve parfois quelque bon grain. *La Balle de Garibaldi,* racontée par Titi! « Eh! c'te balle! » est une bonne pochade, racontée en prose et en vers. *Mon Hirondelle* ne manque pas de grâce ni de fraîcheur :

> Hirondelle, petit oiseau,
> Qui, chaque jour, sur ma gouttière,
> Célèbre, par ton chant si beau,
> Le retour de l'heure première,
> Tu gazouilles si gentiment
> Qu'il n'est pas pour moi de romance
> Qui soit comparable à ce chant
> Que chaque jour tu recommences,
>
> . . . .

LAGRANGE (Augustin). Pseudonyme du docteur Cardailhac.

LALAMANT (Jean). Que l'on trouve quelquefois, mais à tort, écrit Lallemant. Médecin qui vivait à Autun, au milieu du xvɪe siècle. Il a traduit en vers latins les *Tragédies de Sophocle*. Son œuvre a paru sous ce titre : *Sophoclis tragicorum veterum facile principis trage-diæ, quotquot extant septem... Nunc primum latinæ factæ et in lucem emistæ* per Joanem Lalamantium, apud, Augustudinum Heduorum medicum. Lutetiæ, 1557, in-12.

LALLEMAN (Nicolas). D'abord chirurgien-major, puis professeur de rhétorique au lycée de Laval, sur la recommandation de René Castel, son compatriote. Né à Vire, le 22 juin 1764, il mourut à Laval en octobre 1814.

Nicolas Lalleman est auteur de deux poèmes :

1. D'un poème en trois chants, qui parut, croyons-nous, en 1794, et qui est une satire burlesque d'une expédition de la milice bourgeoise de Vire, à l'époque de la chouannerie.

2. D'un poème latin de 157 vers, intitulé : *Ituvienses*

nundinæ prope Viriam, c'est-à-dire, *Foire d'Etouvy, près de Vire,* imprimé en 1811.

Etouvy est une commune qui compte environ 200 habitants, et qui est située dans le département du Calvados, arrondissement de Vire, canton de Bény-Bocage. C'est là que se passe la scène des *Ituvienses nundinæ,* poème piquant par ses détails et la verve avec laquelle il est écrit.

Ces deux morceaux de Lalleman ont été réunis en un volume, sous ce titre :

La Campénade, poème héroï-comi-burlesque, suivi de *la Foire d'Etouvy;* Vire, 1820; in-8° de VIII et 130 p. Le volume se termine par le *Rendez-vous du départ,* comédie en 2 actes, en vers et en prose.

Enfin, en 1841, Gosselin père, de Vire, a donné une traduction en vers français du poème *Ituvienses nundinæ,* avec le texte latin, le tout suivi de poésies fugitives de sa composition (Vire, 1841; in-8° de 52 pages).

LAMBERT (J.-C.-H.). Docteur en médecine de la Faculté de Paris (20 août 1839, lauréat de l'Académie de médecine, fondateur, avec Ripault, de la *Gazette médicale dijonnaise* (1848), et, en 1850, de la Société de l'Union médicale chatillonnaise, M. Lambert est né à Langres en 1808. Il exerce à Monitgny-sur-Aube, petite localité du département de la Côte-d'Or, dans l'arrondissement de Châtillon.

D'une lettre que ce brave confrère, qui est bien le fils de ses œuvres, nous a fait l'honneur de nous écrire, nous extrayons les passages suivants, qui en diront plus que notre prose :

« Cette lettre est presque un testament : d'ici à quelque temps, je ne serai plus médecin... Pourquoi? Parce que j'ai 65 ans, parce que le sacerdoce médical est devenu un métier, parce que je dois, comme Vigor Hugo, songer à ce qui existe derrière le voile qui nous sépare de l'éternité. Mes essais poétiques datent de l'année 1822, et d'un collége où j'étais avec mon illustre ami Vacherot... Depuis cette époque, j'ai fait 892 vers sur l'origine et les mœurs des moines de Cluny (1834); puis quelques satires à la façon de la *Némésis*. J'ai étudié solidement la médecine, ai pratiqué avec succès l'opération césarienne, et toujours j'ai vu que l'intrigue tient le haut du pavé... J'ai traduit des psaumes en vers. J'ai fait des cantiques, des élégies. En 1870, j'ai reçu 31 Prussiens à loger, et 2 officiers. Je les fis, ceux-ci, manger avec moi. Nous parlâmes de Tacite, d'Homère; ils voulurent m'offrir du vin mousseux; nous continuâmes notre polémique. Alors, je vais chercher du papier, et j'écris :

> Qui consentit sceleri scelus approbat.

« L'un des officiers prend la plume et me fait un quatrain, que je traduis aussitôt. Voici les vers du Prussien :

> Gallorum et spero Germanorumque salutem.
> Hæc mihi lex : Natas Gentes in mutuum amorem,
> Ambitio regum populos in atrociâ bellâ
> Pellit, et horribilem sperno quemcunque tyrannum.

« Voici ma traduction :

> Des Français, des Germains, j'espère le salut.
> .L'homme doit aimer l'homme : ainsi Dieu le voulut.
> L'ambition des rois seule a créé la guerre ;
> Je maudis les tyrans quels qu'ils soient sur la terre.

« — Et vous ?...

« L'officier m'a répondu par un quatrain, auquel a pris longuement part son camarade, porte-drapeau. Je ne puis plus le lire, le comprendre. Je trouve cependant:

> Galliæ et patriæ salutem quero futurum.

« Je vous adresse ma dernière idée sur l'Alsace-Lorraine, alexandrins, commençant par les deux lettres A, et suivis des deux lettres L.

Alsaciens et Lorrains, soyez pleins d'espérance,
Attendez en secret l'heure de la vengeance.
L'avenir prouvera nos ardents sentiments :
La France est votre mère, et vous ses chers enfants.

« Aujourd'hui je me recueille : j'écris dans la *Semaine religieuse* de Langres ; je lui adresse mes sentiments, même des cantiques. »

(*Voir* cette *Semaine religieuse*, 1873, n° 16, 20 avril; in-8°, p. 230.)

LAMETTRIE (Julus-Offray de). Né à St-Malo, le 25 décembre 1709, docteur de Leyde (1733), mort d'indigestion, le 11 novembre 1751.

« Lamettrie, dissolu, impudent, bouffon, flatteur, était fait pour la vie des Cours et la faveur des grands. » — « Ce Lamettrie, cet homme-machine, si gai, et qui passe pour rire de tout, ce jeune médecin, cette vigoureuse santé, cette folle imagination, tout cela vient de mourir pour avoir mangé, par vanité, un pâté de faisan aux truffes. Il a prié mylord Tyrconnel de le faire enterrer dans son jardin... Les bienséances n'ont pas permis qu'on y eût égard. Son corps a été porté dans l'église catholique, où il est étonné d'être. » Ce jugement, porté par Diderot sur Lamettrie, le ton plaisant employé par Voltaire à son égard, disent assez ce qu'a été ce médecin : plus téméraire qu'homme de talent, tracassier, porté à la satire de mauvais goût contre ses confrères, plein de feu et de désordre dans ses écrits, essayant les traits d'esprit, mais les exécutant d'une manière triviale et dans un style incorrect, faisant heurter une assertion sensée contre une assertion folle, et réciproquement.

Lamettrie a écrit tous ses ouvrages en prose, mais il

9*

y avait chez lui la fibre du rimailleur... On trouve plusieurs vers de lui dans son *Ouvrage de Pénélope, ou Machiavel en médecine*. La dédicace de ce libelle au vicomte du Chayla est écrite en vers. Dans une note du tome II, il annonce qu'il avait eu le projet de traduire en vers français le poème de Fracastor sur la syphilis. Sa mort imprévue ne lui a pas permis de tenir la parole qu'il avait donnée au public. Ne nous en plaignons pas : c'est très-probablement un mauvais poème de moins. Qu'on juge du talent de Lamettrie par cette dédicace :

> L'utile Médisance, et non la Calomnie,
> M'a fait du ridicule employer le pinceau ;
> Sans nulle ambition, sans nulle jalousie,
> Des mœurs des médecins j'ai tracé le tableau.
> Pour éviter des coups, portés avec furie,
> Je m'exilai par goût au lieu qui me forma :
> Quel malheur fut jamais aussi digne d'envie,
> J'eus pour ami intime le brave du Chayla.
> L'école de Bellone et ses ruses fertiles
> Offrent mille moyens de subjuguer les villes.
> Il n'en est qu'un, Ami, de subjuguer les cœurs,
> C'est d'atteindre avec toi le sublime des mœurs.

LAMOUROUX (JEAN-PIERRE). Docteur en médecine (1818), né à Agen le 12 févr. 1792, mort à Paris le 17 janvier 1866. Cet homme excellent, ce type de l'honnêteté, et qui, peut-être, de sa vie n'a pas eu à se reprocher le plus petit mensonge ; ce praticien modèle, que la foi, une foi sainte et immuable, avait saisi en entendant les paroles de paix et d'amour du Sauveur, s'était, dans ses moments de repos, créé une distraction favorite : il composait des poésies et des maximes religieuses. *L'Almanach des bons conseils*, dirigé alors par M. Cabanis, contient, entre les années 1858 à 1864, une foule de ces petites pièces destinées à consoler la pauvre humanité de ses misères, et à lui assurer une éternité de joies et de félicités. On a aussi, de Lamouroux, plu-

·sieurs cantiques adoptés par l'église évangélique, dont
il était un des apôtes les plus fervents :

> Gloire, gloire à l'Éternel *(bis)*!
> Qu'un cantique solennel,
> De nos cœurs monte à son trône!...
> Quand il crée, oh! qu'il est grand!
> Qu'il est juste en punissant!
> Qu'il est bon quand il pardonne!
>
> . . . .
>
> O Dieu! que tes rachetés
> Toujours chantent les bontés
> De Celui qui leur pardonne :
> Gloire, gloire à l'Éternel!
> Ce cantique solennel
> Montera jusqu'à son trône...

LARONDE (Charles). Docteur en médecine (1837),
secrétaire de la Société de prévoyance des médecins du
département de l'Allier. Il exerçait à St-Pourçain. Nous
n'avons pas, malheureusement, toute la corbeille de poésies de ce médecin; il a dû en composer beaucoup, surtout dans le genre chanson, et il ne manquait jamais de
glisser, ci et là, les fruits savoureux de son imagination.
Nous consultons quelques recueils, et nous voyons :

1. Dans l'*Union médicale* (1862, n° 114), *De tout un
peu*, couplets chantés à la séance annuelle de la Société,
en 1862 :

> Amis, souffrez qu'en chanson,
> Et mieux qu'en un livre,
> Je vous fasse la leçon
> Sur l'art de bien vivre.
> Et d'abord, de tout un peu,
> C'est gaiement, j'en fais l'aveu,
> C'est l'art de bien vivre,
> Oh! gai!
> C'est l'art de bien vivre.

2. Autres couplets, — *la Plume*, — chantés le 5 septembre 1867 (*Union méd.*, 1867, n° 114).

3. Deux autres chansons, dont l'une intitulée, *les Étoiles filantes*, insérées dans *le Messager*, moniteur de l'Allier (8 et 9 octobre 1868).

4. Un *Appel au peuple*, sur l'air des *Trois couleurs*, et qui a été honoré d'une lettre charmante de Béranger à l'auteur. Nous avouons ne pas être certain que cette chanson patriotique ait été imprimée. Nous la possédons en copie, sans savoir d'où cela nous arrive. Rappelons que nous sommes en 1848 :

> Place au plus grand des modernes poètes,
> Qui, quarante ans, immortel plébéien,
> Chante du peuple et les deuils et les fêtes,
> Mettant son cœur à l'unisson du sien !
> Place au forum pour le tribun antique !
> Et puisqu'il peut servir sans déroger,
> Pour affermir la jeune République,
> Au peuple, il faut, il faut son Béranger.
>
> Peuple, jadis, sans vergogne, du trône,
> Quand tes tribuns, restaurant les débris,
> A d'Orléans octroyaient riche aumône,
> Sceptre et couronne, à cette heure proscrits ;
> Quand tous allaient baiser la main du maître,
> Seul, en son coin, inhabile à changer,
> Pour rester peuple, il ne voulut rien être.
> Au peuple, il faut, il faut son Béranger.
>
> . . . .

Laronde, ne s'inspirant que de sa fantaisie et des sujets qui lui plaisaient, n'était pas un grand poète qui s'impose et domine ; c'était, assurément, un poète agréable qui charme et égaie. Sa muse est plus légèrement vêtue, moins solennelle, il est vrai ; cependant elle sait plaire. Leste et fine, joyeuse et piquante, d'une bonhomie narquoise, ironique parfois, toujours spirituelle, voilà la muse de Laronde. Il accepte la vie telle qu'elle est, il voit les hommes ce qu'ils sont ; mais la bienveillance, la belle humeur l'emportent toujours. Il ne sait qu'effleurer, et n'appuie jamais.

LARTIQUE (Alfred-Charlemagne). Né à Bordeaux en 1815, reçu docteur à Paris le 22 mai 1841 (thèse sur le cœur), il a composé, sous le pseudonyme de *Delacour*, un grand nombre de vaudevilles, soit seul, soit en collaboration avec H. Thiéry, Léonard Morand, L. Thiboust, Beaufils, Jaimes fils, De Najac, De Goy, Lupersac, Montjoie. Nous citerons : *Ce qui manque aux Grisettes* (1849); *le Diable* (drame, 1852); *un Chapeau qui s'envole* (1853); *Ayant pris pour femme, le sire de Framboisy* (1855); *Monsieur va au cercle* (1856); *Cinquante-cinq francs de voiture* (1856); *la Belle-Mère a des écus* (1862); *la Chanson de Marguerite* (1864), etc., etc.

LASSUS (Pierre). Professeur de pathologie externe à l'École de médecine de Paris, bibliothécaire de l'Institut, chirurgien des princesses Victoire et Sophie, filles de Louis XV; né à Paris, le 11 avril 1741, mort le 16 mars 1807.

C'est lui qui a écrit cette comédie-parade, en un acte et en prose, si drôlatique, qui a nom de : *le Charlatan, ou le docteur Sacroton*, et qui a été imprimée à La Haye, en 1780, in-8°. Nous avons lu cette bouffonnerie, mais il nous a été impossible de démasquer le médecin qui y joue le principal rôle.

LATOUR (Jean-Raimond-Jacques-Amédée). Membre de l'Académie de médecine, rédacteur en chef et cofondateur de l'*Union médicale*, secrétaire général de l'Association des médecins de France, secrétaire du Comité consultatif d'hygiène publique de France, ancien rédacteur en chef du *Journal hebdomadaire*, de la *Presse médicale*, de la *Gazette des médecins praticiens*, etc., etc.; né à Toulouse, le 23 prairial an XIII (12 juin 1805).

Oui, mon cher Latour, vous serez, malgré vous, dans le dictionnaire des médecins-poètes. Moi qui ai l'honneur de vous approcher d'un peu près, et qui, par conséquent, vous aime, je sais les trésors de poésie qu'il y a dans votre cœur; et si vous étiez un peu moins cachotier, vous avoueriez que Jean Raymond et le docteur Simplice sont les véritables pères d'une foule de fragments rimés dont ils ont émaillé leurs *Causeries.* C'est que, voyez-vous, on n'a pas poussé impunément dans la patrie de Clémence Isaure, et qu'on en conserve un goût de terroir dont il est impossible de se débarrasser. Poète vous êtes né, poète vous resterez, malgré les gros yeux qu'ont pu vous faire certains gérants, pour lesquels les Muses sont plutôt des drôlesses que des divinités. Au reste, mes lecteurs seraient fort surpris de ne pas vous trouver ici, et ils m'en garderaient certainement rancune : ils me rappelleraient, entre mille et mille jolies choses que vous avez nonchalamment laissé tomber de votre plume, votre *Béranger hygiéniste et nosographe* (*Union médicale*, 1857, n° 89); votre Causerie intitulée : *Littérature et poésie du microscope et du cancer* (*Union méd.*, 1854, n° 144), etc., etc. Cette dernière petite fleurette, je vais l'effeuiller, et les pétales qui en tomberont auront encore une senteur printanière qui charmera l'odorat des connaisseurs :

« Je n'ai pas souvenir d'une discussion académique qui ait donné lieu à un aussi grand déploiement de forces oratoires et littéraires, que la discussion actuelle. Il se fait à cette heure une consommation énorme d'esprit, de style et d'éloquence, sur toute la rive gauche de la Seine, — remarquez, bien-aimé lecteur, que, par modestie, je ne parle pas de la rive droite, sur laquelle habite l'*Union médicale,* — ce sont les plus pures et les plus classiques réminiscences d'Homère et de Platon, de Virgile et d'Horace. On emprunte des comparaisons aux temps héroïques; les plus hardis remontent jusqu'à la mythologie. De Saturne à Hercule, tout l'Olympe y passe.

« Celui-ci parle de l'origine des choses et du chaos :

> In chaos antiquum confundimur, eripe flammis.
> (M. Broca.)

« Celui-là riposte par la *robe* — il y en a un qui a parlé de la *chemise*, moi je dirais simplement la *tunique* — du centaure Nessus :

> Nessus calido velamina tincta cruore
> Dat munus raptæ, velut irritamen amoris.
> (M. Velpeau.)

« Il y a aussi un *Petit grain de ciguë* qui a fait merveille :

> Sustulit Actœum dira cicuta senem.
> (M. Verneuil.)

« Nous sommes à Athènes, dans les jardins d'Academus :

> Atque inter sylvas Academi quærere verum.
> (M. Cloquet.)

« C'est charmant ! Ces doux parfums qui nous viennent de la Grèce et de Rome nous rajeunissent de trente ans, car

> Si vous voulez que j'aime encor,
> Rendez-moi l'âge des amours.
> (M. Robert.)

« Bénie sois-tu, cellule cancéreuse, qui nous vaut ces retours. Et ce n'est pas seulement de poésie et d'éloquence que nous vivons en ce moment. Le cortége des Muses est au complet, et nos académiciens cannaissent aussi

> . . . . . . Cet art ingénieux
> De peindre la parole et de parler aux yeux,
> Et, par les traits divers de figures tracées,
> Donner de la couleur et du corps aux pensées.
> (M. Delafond.)

« Et quelle dépense prodigieuse de tropes et de figures!

> Ce n'est pas toutefois qu'une muse un peu fine,
> Sur un mot, en passant, ne joue et ne badine,
> Et d'un sens retourné n'abuse avec succès.
>
> (M. MALGAIGNE.)

« Et les fouilles historiques, et le dénombrement des héros!

> Là paraît Miltiade, Alcibiade, Cimon,
> Paul-Emile, Quintus-Fabius, Scipion;
> Plus loin le grand Henri, Condé, Villars, Turenne,
> Là Montecuculli, de Bade, Anhalt, Eugène.
>
> (Le même M. MALGAIGNE.)

« L'hérédité, la cruelle hérédité du cancer fait exhaler de poétiques gémissements :

> Le fruit meurt en naissant dans son germe infecté.
>
> (M. AMUSSAT.)

« Il faut le reconnaître, la cellule cancéreuse ne pouvait s'attendre à tant d'honneurs. Je crois bien que, lorsque tout ce beau feu poétique se sera éteint, on ne pourra guère se rappeler sans rire le but, le sujet et la nature de ces longs débats académiques. Ce sera un trait piquant, je désire qu'il soit glorieux, de l'histoire de notre époque médicale, que le premier corps savant de notre temps ait consacré une douzaine de séances à discuter, quoi?... ce qui est encore en question à l'heure qu'il est, l'existence d'une cellule particulière du cancer... »

LAURÈS (PIERRE). Chirurgien principal de l'Hôtel-Dieu de Lyon. Il vivait encore en 1776. C'était un esprit gai, railleur et gaulois; c'était aussi un opérateur habile et brillant. Il est connu comme auteur de chansons poétiques en patois lyonnais; l'une d'elles a été reproduite dans les notes de l'*Entrée magnifique de Bacchus à Lyon* (L. Boitel, 1838). Il fit paraître, en

1757, un supplément aux *Lyonnais dignes de mémoire*, parodie de l'ouvrage que l'abbé Pernetti venait de publier sous ce titre. Il y tourne en ridicule sa complaisance à tirer de l'oubli des noms plus que médiocres, et s'amuse à faire l'éloge de personnages absolument insignifiants. C'est, dit M. Collombet (*Revue du Lyonnais*, 1838, VIII, 135), une satire parfois ingénieuse et assez méritée (*Voy.* Pétrequin, *Mélanges de chirurgie...*, 1845, in-8°, p. 95).

LAUVERGNÉ (Hubert). Médecin en chef de la marine et de l'hôpital du bagne de Toulon, professeur de médecine de la marine royale, mort en janvier 1860, âgé de 60 ans. Outre son ouvrage si connu : *les Forçats considérés sous le rapport physiologique, moral et intellectuel, observés au bagne de Toulon*, publié en 1841, Lauvergne est auteur de deux morceaux poétiques que nous avons là sous les yeux :

1. *Juvénales de 1840. Le Passé, le Présent*. Toulon ; in-8° (s. l. n. d.) de 16 pages.

2. *Le Jugement dernier*. Poème en six chants. Toulon, 1845 ; in-8° de 14 pages.

Dans ce dernier ouvrage, le poète met en scène le principe et l'esprit des religions diverses qui ont relié les hommes. — Il en déduit le sort de l'humanité — Il croit à la prédestination de l'âme sur la terre ; il explique les mystères grecs, et il finit par une glorification du symbole chrétien.

Dans ses *Juvénales*, portant cette épigraphe, empruntée à Juvénal : *Indignatio facit versum*, Lauvergne foudroie les hommes de désordre, les révolutionnaires. Le peuple, il l'arrange de la belle façon :

> Le peuple, ce qu'il est ? Un animal docile,
> S'engouant au matin de la guerre civile,

Qui porte un cavalier, et dont le rude flanc,
Longtemps sans défaillir peut répandre le sang.
Le peuple est un *bravi* : soudoyé de promesses,
C'est lui qui prend à bail les fureurs vengeresses
D'un parti faible ou fort, pourvu qu'un mot sonnant,
Celui de peuple-roi, de Jupiter tonnant,
Et mille autres poisons dont les lèvres vermeilles
Des courtisans maudits inondent ses oreilles,
Descendent jusqu'à lui le jour qu'il a jeûné.
Le peuple est un lion, qui rugit, déchaîné.
Le serpenteau qui siffle en flambant sa crinière,
Du parleur plébéien est l'image vulgaire ;
Son rôle est de crier : Hurra ! contre le fort !
De fuir quand l'animal déchire, éventre et mord

. . . .

LAVY (J.-B.). Docteur en médecine. On connaît de lui un drame en trois actes, « destiné à être représenté sur les théâtres de Paris », et qui, imprimé en 1827, porte ce titre : *Les Épanchements du cœur humain, ou une faute de jeunesse.*

LEBROU (FRANÇOIS-THÉODORE). Pharmacien à Paris (1844), ex-président de la Société des pharmaciens du département de la Seine; né au Havre, le 1er avril 1819.

Félicitons-le! M. Lebrou a mis ses inspirations poétiques au service d'une cause qui nous tient au cœur. *La force prime le droit*; 74 vers, in-8° de 3 pages;—*France, souviens-toi!!!* 1872, in-8°, 7 pages ; — *l'Espérance* : à nos sœurs d'Alsace et de la Lorraine ; in-8° de 2 pages, — sont trois pièces, filles d'un généreux patriotisme ; elles relèvent le courage dans les âmes, y sèment l'espérance, et défient la Prusse de nous arracher le souvenir de ses outrageantes bravades. Oui... répétons en chœur avec M. Lebrou :

Tu te relèveras, ô ma noble patrie !
Après ces jours de deuil, moins riche, non flétrie,

Retrouvant tes vertus, ta valeur d'autrefois,
Le courage et le cœur des vrais soldats Gaulois,
Tu sauras conquérir la place qu'en ce monde
Te fit perdre en un jour toute une race immonde.
Élève tes enfants dans cet heureux espoir;
Dis-leur que te servir est un glorieux devoir ;
Que l'union, dans leurs rangs, doit remplacer la haine,
Que la justice doit régner en souveraine.
Alors, vers l'ennemi, marchant sans nul effroi,
Le bras prêt à frapper, ô France, souviens-toi !!!...

LE CAMUS (ANTOINE). Né à Paris, le 10 avril 1722,
de Nicolas Le Camus, major des gardes de la ville de
Paris, et de Françoise Carbonnet, Antoine Le Camus,
après avoir fait la plus grande partie de ses études à
Clermont, vint les terminer au collége de Harcourt. A
dix-sept ans, il était maître ès arts, et docteur en médecine le 2 octobre 1744. Ses talents littéraires étaient
déjà très-appréciés, puisque ce fut lui qu'on choisit pour
prononcer le discours des Paranymphes. Il ne laissait,
du reste, passer aucune occasion de donner des preuves
de son élocution facile et de son aptitude à faire des discours d'apparat. Il ne manqua pas d'en faire un à la suite
de sa réception au doctorat, discours enguirlandé de
toutes les fleurs de la rhétorique. Appelé, en 1762, à
professer dans les écoles, il disserta élégamment sur le
moyen de faire avec succès la médecine à Paris.

Antoine Le Camus mourut prématurément, à cinquante ans, le 2 janvier 1772, et fut enterré à St-Séve-
rin. Son frère Nicolas Le Camus de Mézières, archi-
tecte du roi, s'est fait un grand nom par les œuvres
qu'il a produites.

Antoine Le Camus était, comme on le dit, poète jusqu'au bout des ongles. Son *Abdéker, ou l'art de conserver la santé* (1748, in-12), quoique écrit en prose, est
un charmant badinage. Son *Amour et Amitié*, comédie
allégorique, en prose et en vers (1763, in-4°), est une

perle de sentimentalité. Le poème qu'il a écrit, étant encore élève en médecine, pour célébrer l'ouverture du théâtre anatomique des Écoles de la rue de la Bucherie, est plein de chaleur et d'enthousiasme. Il porte ce titre : *Amphitheatrum medicum, poëma pro solemni restaurati amphitheatri medici inauguratione.* Paris, 1745 ; in-4°, 490 vers.

Dans ce poème, la médecine et l'architecture jouent chacune son rôle. L'auteur s'adresse d'abord à la Faculté, à laquelle il dédie son œuvre. Formé par ses leçons et comblé de ses bienfaits, il lui exprime son tendre attachement :

> Nec satis est doctus mentem formasse per artes,
> Addidit et capiti nobile blanda decus.
> Nunc ergo accipiat sinceri pignus amoris.

Il s'attache ensuite à réfuter le préjugé vulgaire qui semble interdire aux médecins le langage des Muses. La poésie et la médecine ont la même origine : Apollon est le père d'Orphée et d'Esculape ; il est en même temps le Dieu de la rime et l'inventeur de la médecine. C'est cette dernière considération qui enhardit Le Camus à monter sur le Parnasse :

> At mihi præruptum montem superasse fatenti
> Non pudor est, quid enim Phœbum invisisse puderet?
> Et fuit inventor medicinæ et carminis auctor.

Après ce début ingénieux, notre poète entre dans son sujet. Couché à l'ombre d'un laurier, il aperçoit deux divinités; elles sont suivies d'un nombreux cortége; elles paraissent se rencontrer et se saluer : ce sont l'Architecture et la Médecine. L'Optique, la Sculpture, la Peinture, la Géométrie, l'Algèbre, les ombres de Vitruve, d'Avilers, de Blondel, etc., forment la cour de la première. La Médecine est accompagnée de l'Anatomie, de la Chirurgie, de la Botanique, de la Chimie, de la Santé. On y voit aussi les Emery, les Duret, les Geoffroy, et tous les grands hommes qui ont fait l'honneur de la Faculté de médecine de Paris.

La Médecine, prenant la parole, emploie les plus puissants motifs de reconnaissance pour engager l'Architecture à lui rétablir le Temple qu'elle possède à Paris ; elle étale les services qu'elle lui a rendus et qu'elle ne cesse de lui rendre tous les jours. L'Architecture n'a pas de peine à se rendre à une éloquence aussi persuasive. Elle se met promptement à l'œuvre ; elle donne des ordres, et chacun s'empresse de les suivre. C'est ici que l'imagination du poète lui fournit des termes dont le son et la cadence font entendre aux oreilles du lecteur le bruit du ciseau, de la scie, du marteau, et des autres outils employés à la construction de l'édifice :

> Stridentes ferræ jam ferreus insonat horror,
> Malleus, erodens scalprum, vertensque terebra
> Dant varios sonitus.....

Cependant, l'ouvrage s'avance : les statues de la Prudence et d'Esculape ornent le fronton ; l'image du soleil, qui est au-dessus, semble répandre la santé, la vie et l'allégresse. Les Divinités, suivies de leur cortége, entrent dans ce sanctuaire ; le poète s'y glisse avec la foule, pour en admirer les beautés. Charmée de toutes les merveilles qui brillent dans l'intérieur de ce temple, la Médecine veut en confier le soin à une vestale. L'Anatomie et la Chirurgie s'en disputent l'honneur : ce doit être la récompense de celle qui saura mieux reconnaître l'inestimable bienfait de l'Architecture. Chacune promet des sacrifices, selon son goût et ses inclinations. L'Anatomie offre des corps humains, sujets ordinaires de l'attention et de l'industrie de ses disciples. La Chimie promet des parfums, des fleurs, des minéraux. La dispute s'échauffe ; la Médecine ne peut se résoudre à prononcer au désavantage d'une des deux rivales. Thémis descend du ciel et lui inspire le jugement qu'elle doit porter. Pour ôter tout prétexte de jalousie, il est décidé qu'elles veilleront toutes les deux alternativement à la garde de ce lieu, également cher à l'une et à l'autre :

Tempore semestri alterno regnabitis ambæ,
Cygnigeni quondam sic regnavere Gemelli.

Un jugement si sage attire les applaudissements de toute l'assemblée, et Thémis remonte au ciel avec la satisfaction d'avoir terminé un procès sans mécontenter personne.

LE CLERC (CHARLES). « Bel esprit, mais grand ivrogne », écrit Guy Patin en parlant de ce médecin, qui était d'Orléans, docteur de la Faculté de Paris (18 janvier 1617), et qui mourut subitement le 24 octobre 1656. Charles Le Clerc, n'étant que bachelier en médecine, a exercé sa verve poétique en l'honneur de Michel de La Vigne, célèbre docteur de Paris, et lui a lancé à la tête un poème latin de 114 vers : *Virtute et scientiâ Clariss. viro D. D. Michaele de La Vigne doctori medico, panegyricus;* auctore, Carolo Le Clerc, baccalaureo medico. Parisiis, 1614; in-8° de 12 pages.

LECLERC (NICOLAS-GABRIEL CLERC, dit). Ancien médecin des armées du roi de France, médecin de l'hetman des Cosaques et du duc d'Orléans, médecin inspecteur de l'hôpital de St-Paul, à Moscou, membre de l'Académie des sciences de St-Pétersbourg; né à Baumes-les-Dames (Doubs), le 6 octobre 1726, il mourut à Versailles le 30 décembre 1798. Leclerc, outre un assez grand nombre d'ouvrages de littérature et de médecine, qu'il a composés, a traduit du russe en français la pièce de comédie dont Catherine II est l'auteur, et qui a pour titre : *Oh! temps, oh! mœurs*, trois actes.

L'ECLUSE. Chirurgien-dentiste fort habile. Il fut d'abord acteur à l'Opéra-Comique, où il débuta, en 1737, par un rôle de charbonnier, dans *l'Assemblée des acteurs*, prologue de Panard et Carolet, donné sur la scène le 21 mars 1737. Mais, peu satisfait, sans doute, de l'exercice de cette profession, il se livra à l'étude des maladies des dents, et se fit recevoir chirurgien à St-Côme. Plus tard, le roi de Pologne, Stanislas, l'attacha à sa personne, et la ville de Nancy lui accorda le titre de pensionnaire. De retour à Paris, en 1777, L'Ecluse entreprit la construction d'une salle de spectacle, qu'il ne put achever, se ruina, fut emprisonné pour dettes, et finit, comme il avait commencé, en jouant les rôles de bouffon dans les vaudevilles. Sa mort eut lieu dans le courant de 1792. Auteur bouffon, il a composé plusieurs facéties dans le genre de Vadé, qui ont eu beaucoup de succès. Dentiste, il avait les idées les plus saines et les plus judicieuses sur la pratique de cet art. Il fut un de ceux qui contribuèrent le plus à faire connaître la clef dite de Garengeot, et à propager l'usage de cet instrument.

L'Ecluse est auteur de ces deux farces : 1° *Desserts des petits soupers agréables dérobés au chevalier du Pélican*, 1774; 2° *l'Eclusade, où déjeuner de la Rapée*, 1748. Ce dernier écrit, réimprimé en 1749, sous le titre de *Poissarderies, ou discours des halles et des ports*, et en 1755, sous celui de *Déjeuner de la Rapée*, fait partie du recueil des œuvres de Vadé et de L'Ecluse.

LECONTE (Alfred-Etienne). Ancien pharmacien à Issoudun (Indre), président de l'orphéon issoldunois, membre de la Lice chansonnière et du Caveau, M. Leconte, qui est aujourd'hui engagé dans des affaires commerciales, est né à Vatan (Indre), le 21 décembre 1824. Poète, philosophe et moraliste, ami du progrès, vulgarisant en vers les idées libérales que d'autres émettent en prose, il a payé son tribut à la chanson, à la fable, à toutes les variétés de la poésie légère et anacréontique, par des petites pièces de vers, où la pensée philosophique sait revêtir les formes les plus populaires.

Les poésies de M. Leconte sont disséminées çà et là; quelques-unes ont été imprimées séparément. Un grand poème philosophique en quatre chants — les *Mystères de Flore*— est, sauf le premier chant, resté manuscrit. Nous en connaissons un fragment, où, à propos des lignites et du jais, dont on fait un si grand abus, les modes exagérées sont curieusement ridiculisées :

> Pêle-mêle tombés, érables et palmiers,
> Platanes et bambous, ormeaux et peupliers,
> Durcis et transformés en pierres combustibles,
> Bravent les coups du temps ; ils sont incorruptibles.
> Mesdames, c'est le jais qui vous sert d'ornement ;
> Il fait votre parure ou votre accoutrement.
> Pour maître de bon goût, mesdames, prenez Flore ;
> La moindre fleur des champs, que personne n'ignore,
> A dans tout son ensemble un air harmonieux
> Qui réjouit le cœur et qui flatte les yeux.
> Laissez là vos cerceaux, vos cotons ridicules :
> Sur ces appas trompeurs nous sommes incrédules ;
> Nous savons que souvent vos chignons effrontés,
> Sur des gueux d'hôpital ont été prélevés.
> Nous savons ce que vaut le fard, le maquillage ;
> Tous ces vernis d'emprunt vous gâtent le visage.
> Le plus grand ornement, la suprême beauté,
> C'est d'être ce qu'on est. . . . .

L'*Epître badine sur la pharmacie* est une piquante plaisanterie, en 330 vers, dans laquelle les Dieux de l'Olympe, représentés par diverses substances pharmaceutiques, sont curieusement dessinés.

Dans une *Leçon d'histoire, puisée dans les mémoires d'un vieux teinturier*, M. Leconte se moque de tous les gouvernements qu'a vus la France depuis 1789. Arrivé aux journées de février 1848, le poète se révolte, il agite ses grelots, et s'écrie indigné :

> Février se mit en colère,
> Il biffa tous les écussons,
> Et voilà tout ! Il laissa faire
> Des finassiers, des polissons,
> Des gens véreux, âmes vénales,
> Habits faux teint, cœurs de larron,
> Qui, bravant pudeurs et scandales,
> Nous amenèrent à Néron. . . . . .

Je viens d'entendre la chanson à boire, — *le Vin d'Issoudun*, — parole et musique de M. Leconte, avec accompagnement par Georges Hesse. Chaque couplet se termine par ce refrain :

> Il est corsé, franc et rustique
> Le vin des vignes d'Issoudun,
> Et tout bon vigneron se pique
> D'en vider deux verres pour un.
> Au son d'une chanson,
> Zon, zon, zon, zon, zon, zon, zon, zon,
> Buvons à petits coups,
> Gloux, gloux, gloux, gloux, gloux, gloux, gloux.
> Versez-nous du bon vin,
> Tin, tin, tin, tin, tin, tin, tin,
> Versez-nous à chacun
> Du bon vin d'Issoudun.

On peut rappeler aussi une *Rabelaisienne*, mise en musique par M. Goudesone, accompagnateur à l'Alcazar, et qui a eu un grand succès dans nos cafés-concerts de Paris.

Par cette faible esquisse, on peut voir combien sont variées les aptitudes poétiques de l'ex-pharmacien d'Issoudun. Nous espérons bien que toutes ces choses seront mises un jour en recueil. On y verrait alors figurer beaucoup de morceaux, dont plusieurs ont été imprimés dans l'*Echo des marchés du Centre*, dans la *Ruche pharmaceutique*, etc., etc. : 1° la *Cigale*, fable; 2° le *Chien recon-*

9**

naissant, conte moral; 3° *Conseil aux Belges;* 4° *Rêve et réalité;* 5° *l'Ombre de La Fontaine au congrès des pharmaciens*, apologue; 6° *la Chanson*, remerciement aux membres du Caveau, à l'occasion de l'admission de M. Leconte au milieu d'eux; 7° *Chanson-Dialogue*, conseils de Pierre à Jean, pour les élections de 1871, sur l'air : *C'est l'amour, l'amour;* 8° *Les z'haricots de prince*, chanson burlesque, philosophique et politique; 9° *République et Royauté*, chanson sur l'air d'*Aristippe;* 10° *le Confesseur embarrassé*, conte philosophique; 11° *la Marotte républicaine*, chanson; 12° *le Testament de Bernard Palissy*, scène rimée entre l'illustre potier et le geôlier de la Bastille, etc., etc., etc.

LE CORDIER (H.). Ce médecin vivait au milieu du XVIIe siècle. Lié d'amitié avec le rimailleur Du Four (*Voy.* ce nom), il enrichit le recueil de ce dernier, *Epigrammes des plus fameux poètes latins*, d'une épigramme burlesque de sa façon, qui est bien tournée. La voici :

> Esprit friand et délicat,
> Entre les mets que l'on souhaite,
> Ici l'on te présente un plat,
> Assaisonné par un poète :
> Comme il est des plus précieux,
> Il faut qu'il soit offert à la table des dieux,
> Puisqu'Apollon mesure la prise,
> Et dit, en régalant sa cour,,
> Qu'il veut faire sa friandise
> *De ces bonnes pièces de Four.*

LE FEBVRE DE St-ILDEPHONT (René-Guillaume). Baron, médecin, historien, écrivain politique, ancien médecin de Monsieur, professeur de la maladie vénérienne et des accouchements... Tels sont les titres que prend de St-Ildephont dans ses publications. Il naquit à Ste-Croix-sur-Orne, le 25 septembre 1744, et mourut à Augsbourg le 27 juillet 1809, après avoir fait de l'obstétrique à Versailles, de l'ophthalmologie à Dresde, à Vienne, à Munich, et des pièces dramatiques un peu partout. On cite de lui :

1° *Les Orphelins*, comédie en trois actes et en prose; Genève, 1771, in-8°; 2° *Sophie, ou le triomphe de la vertu*, comédie en 5 actes et en prose; 1771; 3° *l'Art de régner*, poème présenté au concours des jeux floraux de Toulouse; Lausanne, 1773, in-8°; 4° *Macbeth*, tragédie en 5 actes: Utrecht, 1783, in-8°; 5° *Polixène*, tragédie en 5 actes et en vers; Utrecht, 10 août 1785, in-8°; 6° *le Roi voyageur incognito, ou l'école des voyageurs*, comédie en 3 actes et en prose; Francfort, 1799, in-8°; 7° *le Connaisseur*, comédie en 3 actes et en vers (imitée du conte de Marmontel). Genève et Paris, 1773; in-8°.

LEFRANC (Louis-Joseph). Officier de santé (1853), exerçant avec intelligence et dévouement son art à Mons-en-Laonnois, département de l'Aisne; il est né à Paris, le 8 septembre 1829.

« Je suis pauvre, très-pauvre, m'écrit M. Lefranc, et « je ne m'enrichis pas à soulager mes semblables, hélas ! « J'ai une belle famille, qui fait ma joie, et la conscience « d'avoir bien fait, et l'âpre plaisir de me voir peu ré- « compensé... Mais venez partager mon pain et mon toit « un jour, et vous verrez que nous passerons une char- « mante journée. » Je le crois bien, excellent confrère, qu'on doit passer d'heureux moments auprès de vous ! Ne serait-ce que pour vous entendre chanter votre *Guerre de 1870*? Ils doivent faire un fameux effet, tous ces couplets chantés, à la queue leu leu, sur des airs diffé-rents : *Fra Diavolo*, *la Grâce de Dieu*, *la Grande-Du-chesse*, *la Belle Hélène*, *la Muette de Portici*, *Pandore*, voire même le fameux air de la *Complainte de Fualdès*...

sans compter un petit grain de gauloiserie qui assaisonne le tout.

Mais M. Lefranc a abordé des sujets plus dignes de son talent ; il a composé des strophes, des stances, des élégies, dont plusieurs ont été imprimées, et qui lui font grand honneur.

Son *Souvenir de la bénédiction de l'église de Fresnoy-le-Grand*, 1860, est un fort beau morceau, qui a été justement applaudi :

> Salut !... trois fois salut !... clocher majestueux !
> Salut ! Ta vue enfin a réjoui nos yeux !
> Fier, tu touches le ciel ! salut ! Fresnoy t'admire !
> Salut ! et l'étranger te contemple joyeux !
> Le coq à ton sommet fait reluire au soleil,
> Superbe et couvert d'or, sa cuirasse éclatante !
> Trop longtemps prisonnière, enfin, à ton réveil,
> J'entends ta grande voix, ô cloche résonnante !
>   Et la croix triomphante,
> En signe de bonheur, illumine le ciel !

Les strophes, *Pour les pauvres*, ne sont pas moins remarquables, et ont dû faire tomber bien des sous dans l'escarcelle de la misère :

> Donnez !... pour que le feu s'allume !
> Que le malade, à son réveil,
> Puisse adoucir cette amertume
> De son breuvage par le miel !
> Donnez ! pour que la pauvre mère
> Puisse allaiter son enfant blond.
> Elle est bien pâle... et la misère
> A desséché son sein fécond !

L'Ode à l'Association médicale, dite le 25 août 1864, est un éloquent plaidoyer qui a dû faire battre le cœur d'Amédée Latour :

> L'Association, aujourd'hui notre mère,
> Petite à son berceau, couvre la France entière,
>   Et grandit chaque jour !
> On la vit au début, hésitante, incertaine,

Et puis, sur tous les cœurs, elle triomphe en reine
Par la voix de l'amour !

Salut ! noble et grande famille !
A ton foyer je viens m'asseoir !
En traits de feu sur ton front brille
La devise : Honneur et Devoir !
Je veux à l'ombre de ton aile
M'abriter lorsque je chancelle
Sous les travaux et les ennuis.
Seul... je ne sens que ma faiblesse...
En l'âge mûr, en la vieillesse,
Tes bras me serviront d'appui !

Les vers que M. Lefranc a lus au banquet qui a suivi la bénédiction de l'hospice des vieillards et de l'école des filles, à Mons-en-Laonnois (1866), sont un hommage bien senti aux fondateurs de ces belles institutions :

Et vous, vieillards, venez ! Il est prêt cet asile
Où vous pourrez enfin, sous un abri tranquille,
Voir se lever pour vous des soleils plus heureux !
La fatigue et les ans ont blanchi votre tête,
Courbé vos faibles corps... Mais, après la tempête,
Ah ! c'est ici le port, naufragés malheureux !

Nous aurions bien d'autres emprunts à faire à la muse du médecin de Mons-en-Laonnais. La pièce qu'il a lue, le 28 août 1868, au banquet de l'Association des anciens élèves et professeurs de Saint-Charles de Chaunay, nous fournirait une excellente moisson. Ce n'est pas l'envie qui nous manque de faire connaître son élégie, intitulée *l'Emprunt de 1872*, emprunt qui a donné 41 milliards quand la République n'en demandait que trois... Mais, hélas ! notre cadre est trop restreint.

LEGRAND (Marc-Antoine). Maître chirurgien à Paris, fils d'un chirurgien-major des Invalides, il naquit à Paris le même jour que Molière mourut. Il devint comédien du roi, débuta pour la première fois le 13 mars

9***

1694; pour la seconde fois, le 21 avril 1702 ; pour la troisième, le 27 juin suivant, et fut reçu dans la troupe française, le 18 octobre de la même année. Il avait la voix belle et sonore, mais la taille petite, peu majestueuse, et une figure à laquelle on avait de la peine à s'habituer dans les premiers temps. On rapporte même, à ce sujet, qu'un jour qu'il avait joué un grand rôle tragique, où il avait été mal reçu, il harangua le public à l'annonce, et finit par dire : « Messieurs, il vous est plus facile de vous accoutumer à ma figure qu'à moi d'en changer ». Legrand était homme d'esprit, plaisant, et entendant bien le théâtre, surtout pour les sujets qui n'étaient pas bien élevés. A défaut d'autres, il representait les rois, et dans le comique, il jouait bien les rôles de paysans et ceux à manteau. Il mourut le 7 janvier 1728, âgé de 56 ans. Il est l'auteur d'un grand nombre de pièces, dont on pourra voir la liste complète dans le *Dictionnaire des théâtres*, de De Léris, 1764, in-8°, p. 620. La plus extraordinaire est celle de *Cartouche*, jouée pendant l'instruction du procès de ce fameux voleur, et qui attira une foule considérable. Le *Théâtre de Legrand* a été publié en 4 vol. in-12 ; Paris, 1731-1770.

LE LONG (MICHEL), docteur en médecine, fils de Nicolas Le Long, chirurgien, est né à Provins, à une époque qui est restée inconnue, et y est mort le 21 septembre 1642. Nous saluons en lui un des meilleurs médecins-poètes du XVIIe siècle. Ses œuvres rimées ne sont pas en grand nombre, mais elles indiquent un versificateur fort habile.

Michel Le Long a d'abord traduit en vers français les Préceptes de l'Ecole de Salerne, sous ce titre :

Le régime de santé de l'Ecole de Salerne, traduit et commenté par Michel Le Long, provinois, docteur en médecine. Avec *l'Épître de Diocle-Carystien, touchant les*

présages des maladies, à *Antigon, roy d'Asie*, Paris,
1633, in-8°; 1637, in-8°.

Dédié à Nicolas d'Aligre, aumônier du roi, abbé de
Saint-Jacques de Provins. Il y a 386 vers, divisés en
113 chants ou textes. Chaque texte, traduit en vers français, est suivi d'un discours et d'une exhortation en
prose, dans lesquels se trouvent des faits curieux, et
quelquefois instructifs, souvent très-plaisants. La tournure des vers est bonne, sobre, et cherche à imiter, autant que possible, la brièveté des sentences latines.

Il était impossible de rendre mieux ce précepte :

> Si tibi deficiant Medici, Medici tibi fiant
> Hæc tria : mens hilaris, requies moderata, diæta.

> Recoy pour médecins, si tu es en disette,
> Le repos modéré, l'esprit gay, la diète.

Notre médecin provinois s'est aussi exercé sur les
Aphorismes du père de la médecine; on a de lui sur ce
sujet :

Les sept livres d'aphorismes du grand Hippocrate, en
latin et en français; enrichis de *Discours en forme de paraphrases*. Paris, 1645, in-4°.

Enfin, il a rendu ainsi le serment d'Hippocrate :

> Par le grand Apollon, Dieu de la médecine,
> Esculape son fils, et la race divine,
> Hygie et Panacée, et par tous les autels
> Des Déesses et Dieux qui vivent immortels :
> Je jure et je fais vœu, moyennant leur adresse,
> De n'enfraindre jamais la suivante promesse.
> Pourvu que, sain de corps et net d'entendement,
> Je sois en liberté d'accomplir mon serment.
> Je jure, en premier lieu, de respecter mon maître.
> Ainsy que les parents dont j'ay puisé mon être ;
> De mes biens comme moy, s'il veut, il usera,
> Et tant que je vivray, disetteux ne sera.
> Ainsi que, m'enseignant, il m'a servy de père,
> J'auray pour ses enfants une amitié de frère,
> Leur faisant au besoin largesse de mes biens;

Et tous les assistant comme s'ils estoient miens.
A eux et mes enfants, j'apprendray les receptes
De l'art médicinal, appuyé de préceptes;
Et tous ceux qui vouldront s'obliger en serment
Seront instruits de moy sans prendre émolument.
Si quelque languissant vient rechercher mon ayde,
S'il est en mon pouvoir, il aura son remède,
Et sans aucun délay son mal j'arresteray;
Ainsy des médisants les traits j'éviteray.
Si quelque homme méchant me parle de surprendre
Un autre par prison, je ne veux point l'entendre.
Jamais femme de moy n'aura médicament,
Drogue ny potion qui cause avortement;
Car je ne veux flétrir de mon art l'innocence,
Ains veux en pureté maintenir ma science.
Graveleux, calculeux, de fer ne toucheray ;
Aux experts en cet art l'essay j'en laisseray.
J'éviteray partout les honteuses licences,
Les impudicités, sales concupiscences,
Et amours non permis, comme peste ou poison,
Gardant où j'entreray l'honneur de la maison.
S'il faut tenir secret quelque notable vice,
Je le veux réserver à ma simple notice,
Non-seulement du corps que visité j'auray,
Mais de tout autre aussi que d'ailleurs je scauray;
Ce que j'observeray sans cautèle et sans feinte,
Car d'autruy le secret est une chose sainte.
Celuy qui, comme moy, ce serment gardera
Tout honneur, tout renom, tous biens possédera,
Toute gloire en son art ; au rebours, toute injure,
Tout blasme et déshonneur adviendront au parjure.

LÉLUT (Louis-François). Médecin et philosophe, membre de l'Institut, auteur du *Démon de Socrate*, de *l'Amulette de Pascal*, etc.; né à Gy (Haute-Saône), le 15 avril 1804. La poésie devait exercer son empire sur un esprit aussi délicat et aussi subtil. M. Lélut a écrit, en effet, des poésies fort remarquables par l'élévation de la pensée et la richesse des expressions. A 27 ans, il écrivait ses *Souvenirs de la guerre*, lesquels ont été réimprimés en 1840, avec d'autres morceaux, et forment un beau volume in-8° de 207 pages. Dix années après, il

composait une *Ode philosophique* sur Dieu, qui ne vit le
jour qu'en 1862, et qui est composée de dix strophes de
dix vers chacune :

> De l'Etre, ténèbres sublimes,
> Mort, néant, immortalité,
> Quand verrai-je sur vos abîmes
> Le Ciel réfléchir sa clarté ?
> La main qui courba ces orbites
> Qu'en des profondeurs sans limites,
> Parcourent des mondes sans fin,
> Jamais à l'homme qui l'appelle,
> En sa splendeur ne viendra-t-elle
> Enseigner aussi son chemin !
>
> . . . .
> . . . .
>
> Qu'il parle donc, enfin, qu'il tonne
> Ce Dieu, s'il nous voit, nous entend !
> Qu'il ne cache pas la couronne
> A cet univers qui l'attend !
> Que des profondeurs souterraines,
> Que des sphères les plus lointaines,
> Vole son verbe triomphant !
> Qu'à cette voix tout doute cesse,
> Que toute âme vers Dieu s'empresse,
> Qu'au Père vienne tout enfant !
>
> . . . .

Nous recommandons aux lecteurs les magnifiques
morceaux intitulés : Valmy; Le matin d'Austerlitz ; un
Bivouac de Ney, pendant la retraite de Russie ; Pensées
du champ de bataille d'Arcis-sur-Aube; Adieu, beaux
songes, etc., etc. *La Convention* a surtout inspiré le
poète :

> De crime, de génie, effrayant assemblage,
> D'intrépides Dracons sanglant Aréopage,
>   Ils étaient sept cents Rois.
> La terre sous leurs pas enfantait des armées,
> Et des tremblantes cours les vieilles renommées
>   S'abaissaient à leurs voix.
>
> Un trône était tombé, de meurtre tout humide :
> Sans crainte et sans orgueil, sur son estrade vide

On les vit se placer.
Superbes ennemis de tout honneur suprême,
Nul d'eux, pour relever le sanglant diadème,
        N'eût voulu se baisser.

C'est de là qu'à l'Europe ils lançaient leur tonnerre,
De là qu'ils ordonnaient aux princes de la terre
        De fuir leurs Etats;
Aux fleuves d'arrêter leur onde frémissante,
Aux monts d'humilier leur tête obéissante,
        Pour laisser passer leurs soldats.

Et les princes courbaient leur front dans la poussière,
Et les fleuves soumis suspendaient leur barrière,
        Et les monts s'abaissaient; .
Et, chassant devant eux des hordes éperdues,
Sur ces sommets domptés, sur ces ondes vaincues,
        Leurs bataillons passaient.

A leurs pieds, comme aux pieds d'une cour infernale,
La mort s'enveloppait de son aile fatale.
Par elle ils étaient tout; elle était tout par eux.
Un geste de leur main, et l'Europe, la Terre,
        Voyaient l'affreuse messagère
Apparaître et frapper à la fois en tous lieux.

Sa main ne portait plus sa faux accoutumée;
Et, sous le lourd tranchant d'une hache affamée,
Glaive de mort nouveau pour de nouveaux trépas,
La France chaque jour, de sang fertilisée,
Ne voyait plus germer, sous l'affreuse rosée,
        Que du fer et que des soldats.

Mais sur cette moisson et d'hommes et d'épées,
Sur ces plaines, de meurtre et de larmes trempées,
Elevant vers le ciel son feuillage attristé,
Un arbre tutélaire étendait ses racines,
Donnait du deuil aux morts, de la gloire aux ruines,
        Un emblème à la liberté.

Il était né d'hier, et déjà, sous son ombre,
Aux champs, dans les cités, croissaient, croissaient sans nom-
Et les fruits de la terre, et les palmes des arts;   [bre.
Et, sous son trône puissant, la Muse de la France, ⁻
En un vaste foyer, de l'humaine science
        Rassemblait les rayons épars.

Qu'étaient-ils donc ? quel sein put leur donner la vie,
Ces êtres qui n'avaient d'humain que le génie
        Et la férocité ?

Ils étaient ce qu'est l'arc dont la corde est brisée,
Ce qu'est le plomb fuyant sous la poudre embrasée,
    L'homme rentrant en liberté.

Et leur fin ? Demandez à la hache homicide,
Qui vit avec horreur, sous son tranchant livide,
Victimes et bourreaux venir mêler leur sang ;
Demandez à ces champs de gloire et de carnage,
Où l'Europe les vit, pour prix de leur courage,
    Tomber au premier rang.

Et leur mémoire ? Quand la tombe dévorante
Vient répandre, à longs flots, sur la terre brûlante,
L'épouvante, la mort et la fécondité,
Sur son tonnerre affreux, tout fuit, tout se disperse.
    Le lendemain, la herse
Roule plus mollement sur le sol dévasté.

LE MAISTRE (Rodolphe). Ce médecin était très-accrédité à la cour de Louis XIII. On cite de lui une traduction des *Vers dorés* de Pythagore, traduction faite en quatrains, et imprimée, dit-on, à Paris. « Mais, dit l'abbé Goujet (t. IV, p. 360), je ne scay en quelle année cette traduction fut imprimée; je n'ay pu la voir. » Colletet prétend que Le Maistre « était un dur et médiocre poète, en un siècle où il y en avait de si polis et de si rares ».

LEPOIS (Charles). Médecin de Charles, duc de Lorraine, fondateur de la Faculté de médecine de Pont-à-Mousson; né à Nancy en 1563, médecin de la Faculté de Paris (14 mai 1598), mort à Pont-à-Mousson, en 1633. Lepois était un homme fort érudit, également habile dans les langues anciennes et modernes. Il fit servir ses talents à chanter les louanges des Princes qui l'avaient comblé de bienfaits. Cet éloge, écrit en latin, représente les neuf Muses qui offrent, chacune, une couronne poétique à la mémoire du Grand-Duc, en célébrant ses vertus ; elles s'adressent aux Princes et aux

Princesses, ses enfants. La poésie en est mâle, vigoureuse, et propre au sujet.

Caroli tertii sereniss. potentissimique Ducis Lotharingiæ, etc., *macarismos, seu felicitatis et virtutum egregio Principe dignarum coronæ, ex sapientiæ hortis lectæ, congestæque in honorarium ejus tumulum.* Pont-à-Mousson, 1609, in-4°.

LEPREUX (PAUL-GABRIEL). Docteur en médecine de la Faculté de Paris (7 août 1766), né à Paris, le 28 février 1739, mort en mai 1816, après avoir été médecin en chef de l'Hôtel-Dieu, médecin de Napoléon Ier, etc. Lepreux s'est fait le chantre officiel de Napoléon le Grand et des hauts faits de son règne. Nous avons vu et touché ces feuilles, imprimées, in-4°, par Plassan. Elles sont au nombre de huit... au moins.

1. *Imperatori et Regi Napoleoni Magni*, Gallia renovata, in-4°; 51 vers. Cela finit ainsi :

> Arbiter et vitæ et mortis Deus alme, profundis
> Gallia se misere lacerans, involvitur umbris :
> Das Regem, fortis rapuit nos dextera letho.
> Vivat *servator*, regis dum gloria vivet !
> Posteritas vivo præit in corrupta, vocatur
> Magnus, voxque populi, vox sacra senatûs.

2. *Ensis Frederici Magni missus in domum imperialem militum invalidorum a Napoleone Magno;* in-4°, 57 vers.

3. *Napoleoni... ex Hispanis mox redituro, semper Victori;* in-4°, 2 janvier 1809; 44 vers.

4. *Carmen;* in-4°, 1er septembre 1809; 45 vers.

5. *Napoleoni Magno... Victori, et pacem afferenti;* in-4°, 15 novembre 1809; 23 vers.

6. *Magno Napoleoni... iterum atque iterum in Austriâ Victori per duos menses Junium et Julium*, 19 juillet 1810; 19 vers.

7. *Mariæ Ludovicæ Austriacæ, Galliarum imperatrici et Italiæ reginæ.* in-4°, 6 août 1810; 29 vers.

8. *Mariæ Ludovicæ Austriacæ...* in-4°, 14 novembre 1810; 37 vers.

LEQUENNE-COUSIN. Bachelier ès lettres, ex-officier de santé militaire, membre de la Société d'émulation, et instituteur communal de la ville de Cambrai, Lequenne-Cousin s'est senti assez de talent pour traduire en très-beaux vers français le poème latin de Geoffroy, *Hygiéine.* Son livre porte ce titre :

Hygiène, ou art de conserver la santé, poème latin d'Étienne Geoffroi, ancien docteur-régent de la Faculté de médecine de Paris; traduit en vers français par Lequenne-Cousin. Paris et Cambrai, 1839, in-8°; dédié à Orfila.

Rien de plus heureux que la manière dont l'auteur a rendu les premiers vers de Geoffroy :

Que ceux qu'anime un grand et sublime délire,
A leurs mâles accents harmoniant la lyre,
Montent au plus haut ton des poétiques lois
Pour chanter les héros et les vaillants exploits.
Qu'un autre nous raconte en idylles légères
Les larcins des bergers, les ruses des bergères :
L'amour et les échos des forêts et des champs
Applaudiront sans cesse à d'aussi nobles chants.
Moi qui cherche à mêler l'agréable à l'utile,
Et qui ne veux en vers rien dire de futile,
Je vais, sur un sujet que nul n'osa traiter,
Par amour de la vie, en cette œuvre tenter
D'apprendre l'art aisé d'en prolonger le terme,
Et d'étouffer les maux jusqu'en leur moindre germe.

(*Voyez :* Geoffroy, Delaunay.)

LE ROUX. Naturaliste, et surtout entomologiste fort distingué, membre de la Société d'agriculture du dépar-

10

tement de Seine-et-Oise. Sa passion pour l'étude des insectes lui a inspiré, sur ces petits êtres étonnants, un poème didactique des plus remarquables, qui a été imprimé en 1814, sous ce titre :

L'art entomologique, poème didactique en six chants, avec des notes, où les insectes sont considérés relativement à leur utilité, aux traits particuliers de leur histoire, et à l'art de les recueillir, de les élever et de les conserver. Versailles, 1814, in-8°.

Il n'y a pas moins de 3,095 vers.

Le *premier chant* (490 vers) n'offre que des généralités sur l'étude des insectes, sur leurs rapports intimes avec les autres corps de la nature.

> Insectes, que la foule, en son inimitié,
> Ne voit qu'avec horreur, écrase sans pitié,
> Qui passez à ses yeux pour vils et méprisables,
> Offrez à mes pinceaux des couleurs plus aimables:
> Opprimés dans vos droits, condamnés aux tourments,
> Inspirez à nos cœurs de plus doux sentiments ;
> Comme nous destinés aux bienfaits de la terre,
> Vous y cherchez la paix, et tout vous fait la guerre.

Dans le *second chant* (423 vers), le poète s'attache à faire connaître les jouissances que procure à l'homme l'étude de l'entomologie; il essaie de démontrer l'activité des insectes, d'apprécier les bienfaits de leurs travaux. Il y a là des vers magnifiques.

> Ne leur devons-nous pas ces tissus somptueux
> Qui des rois des métaux ont l'éclat fastueux ?
> La superbe couleur dont la pourpre se pare
> Est extraite par nous d'un insecte bizarre ;
> La brillante écarlate est teinte de son sang ;
> Le Kermès est vermeil jusqu'en son propre flanc.
> La tribu des Fourmis, partout laborieuse,
> Fabrique aux climats chauds la laque précieuse;
> La cire dont l'Abeille a construit son séjour
> Fait jaillir de son sein la lumière du jour ;
> Et le miel, parfumé d'une douce ambroisie,
> Est un nouveau bienfait de sa sage industrie.

Le *troisième chant* (512 vers) montre sous des couleurs poétiques l'instinct merveilleux des insectes, leurs mœurs, leurs amours, leur incompréhensible fécondité. Le papillon, surtout, a inspiré notre poète lorsqu'il dit :

> Le papillon volage, en puissant séducteur,
> Folâtrant sur la rose, attente à sa pudeur ;
> Fier de la surpasser par l'éclat de ses ailes,
> Sa victoire consiste à flétrir les plus belles ;
> Ignorant ses destins, l'orgueilleux ravisseur
> Perd souvent le premier ses grâces, sa fraîcheur.

Dans le *quatrième chant* (506 vers), les insectes, en éclosant, s'offrent avec tout l'éclat de leur parure :

> Où l'éclat des métaux, des pierres précieuses,
> Se marie aux couleurs les plus capricieuses.
> Chacun d'eux, décoré d'ornements somptueux,
> Se plaît à refléter les rayons lumineux
> Qui doivent nuancer les teintes différentes
> Formant le vrai cachet des espèces constantes ;
> Mais ce pouvoir n'offrant que contrariétés,
> Presque tous semblent tendre à des variétés,
> Et nous donnent ainsi la clef des influences
> Qui ravit à leurs traits tout air de ressemblance.

Le *cinquième chant* (674 vers) offre aux personnes qui se destinent à l'étude des insectes un code complet des préceptes qu'il est indispensable de connaître et de pratiquer pour acquérir sur eux des notions exactes. Ce chapitre, sous la forme gracieuse que les Muses seules peuvent donner, renferme des détails les plus intéressants sur la manière de former des collections, de disposer les insectes suivant leurs classes, leurs ordres, leurs familles.

Dans le *sixième chant*, enfin (490 vers), Le Roux tresse des couronnes pour tous les hommes illustres qui ont passé leur vie entière à étudier les insectes, et qui ont doté la science des faits les plus curieux, les plus palpitants d'intérêt.

Réaumur, de Géer, observateurs illustres,
A nos vœux que n'ont pu reproduire huit lustres ;
Goëdart, Swamerdam, Lyonnet, Petiver,
Lewenhoeck, Roesel, Jonsthon, Moufflet, Shœffer,
Et vous que la science en ce moment destine
A dicter les leçons d'Aristote et de Pline,
L'histoire naturelle a vu, par vos talents,
Les honneurs cumulés sur un de ses enfants,
Dont les progrès tardifs, l'existence en litige,
Avaient besoin de vous pour un pareil prodige.
Oui, l'entomologie est le fruit de vos soins ;
Est-il de ses secrets de plus heureux témoins !

LEROUX des TILLETS (Jean-Jacques). Né à
Sèvres, près de Paris, le 17 avril 1749, ce célèbre médecin fut reçu docteur à Paris en 1778, devint professeur
de l'école de santé à l'époque où l'on créa cet établissement, et succéda, en 1810, à Thouret en qualité de
doyen. Il mourut le 9 avril 1832. Il avait joué un assez
grand rôle dans la Révolution, comme officier municipal, et fut même condamné à mort (*Moniteur* du 6 novembre 1795).

Outre des *Essais de littérature*, qu'il a publiés à Paris
en 1830 (2 vol. in-8°), et qui comprennent, sous une
forme qui exprime les sentiments de l'homme de bien et
les inspirations de goût, Leroux des Tillets est encore
auteur :

1. D'un conte moral : *le Factionnaire* (par J.-J. L. R.
D. T.), imprimé en 1790, in-8°.

2. D'une tragédie lyrique en quatre actes (et en vers
libres), intitulée : *la Journée de Salamine* (Paris, 1819
ou 1822, in-8°). Pièce répétée à l'Opéra, et reçue avec
enthousiasme. L'auteur, en effet, y fait agir et parler les
personnages comme les Grecs ont dû agir et faire parler
à cette époque fameuse de leur histoire. Du mouvement,
de beaux vers, des scènes nobles, bien conduites, des
chœurs où le patriotisme est soutenu par de brillantes

inspirations, ont assuré à cet ouvrage un succès durable.

3. D'un *Rapport sur l'Opéra*, présenté au corps municipal le 17 août 1791 (Paris, 1791, in-8°).

LESPLEIGNEY (Thibault). Apothicaire qui tenait boutique à Tours en l'an 1538. Ce brave homme n'a pu résister aux agaceries de son alambic, et il a chanté les drogues qui en sortaient : *Promptuaire des médecines simples en rithme joyeuse , avecques 'les vertus et qualités d'icelles...* composé par Thibault Lespleigney, appoticaire à Tours. Tours, 1538; in-8° gothique.

> A vous mes frères, de Tours appoticaires,
> Messieurs mes maîtres sans infidélité,
> Pharmacopoles, et bons aromataires,
> Salut et joie soit en prospérité.
> Pour ce que je n'ay encores mérité
> Vers vous aucun honneur, faveur ou grâce,
> Considérant de tel faict l'équité,...
> Mon petit sens ay mis à l'aventure,
> Faisant des simples aucune élection.
> Leurs qualités déclarant, et nature,
> Par deux yvers ay prins ce soing et cure,
> En évoluant pluralité d'autheurs,
> Par le rapport desquels vérité pure -
> Ay mis au net, s'ils ne sont décepteurs ;
> Ce que ne croy, car ils sont grands docteurs.
> . . . .

Par ce prologue, l'auteur apprend à ses confrères le but de son ouvrage, fort bien écrit pour le temps, et très-remarquable en ce que les vers masculins et féminins y sont régulièrement alternés, ce qui n'a été de règle rigoureuse que plus de vingt ans plus tard. La seule faute que commette Lespleigney est l'élision des césures ; mais la plupart de ses contemporains n'étaient pas plus scrupuleux. Ce défaut, du reste, n'existe que dans le prologue, tout le reste de l'ouvrage étant en vers de huit syllabes.

C'est une description par ordre alphabétique des substances animales, végétales, et minérales, employées comme médicaments, et de leurs propriétés curatives. A l'exception des perles, de la terre sigillée, peut-être, et de la soie rouge commutée, la presque totalité de ces remèdes est encore employée, et leurs vertus, qu'il indique, leur sont encore attribuées.

Il décrit parfois l'action favorable ou délétère de ces substances, en s'appuyant d'anecdotes curieuses ou historiques. Ainsi, en parlant de l'arsenic, il dit :

> C'est une chose fort bruslante,
> Aiant effect très vénimeux,
> Le poil en chet, et les cheveux,
> Par quoy aulcun n'y ayt fiance ;
> Et est de si terrible effect,
> Qu'il gecte soudain l'homme mort,
> Le primogénite de France,
> Francoys Daulphin, de Francoys fils,
> En cest an mil trente et six,
> En mourut.....

En effet, l'on sait que ce prince, âgé de 19 ans, mourut à Tours, en 1536, empoisonné par le comte de Montecuculli, qui confessa avoir commis ce crime à l'instigation de Charles-Quint. Catherine de Médicis en fut aussi accusée; mais on ignorait que ce fût avec de l'arsenic.

(*Voy.* : Viollet le Duc, *Biblioth. poétique*, 1843; in-8°, t. I, p. 168.)

LETEINTURIER (ALPHONSE-FRANÇOIS). Docteur en médecine de la Faculté de Paris (3 mars 1871), ancien interne et lauréat des hôpitaux de Paris, membre de la Société anatomique, couronné plusieurs fois pour ses travaux, M. Leteinturier est né à Paris le 6 décembre 1841, et a donc aujourd'hui à peine trente-deux ans. Un avenir brillant s'ouvrait devant lui... Il est brisé par une affection de poitrine qui tient ce méritant confrère sur un lit de douleurs...

Son mémoire sur le *danger des opérations pratiquées sur le col uterin* (1872) est bien connu, et a été favorablement reçu par la presse médicale ; mais ce que l'on sait moins bien, c'est que le Dr Leteinturier est un poète fort distingué. Il l'a bien prouvé par ses *Clairons*, publiés en mai 1870 (broch. in-12 de 43 pages). Quelle verve ! quelle cadence dans ces vers qui semblent, en effet, s'échapper, stridents et vengeurs, d'une bouche de bronze, sonnant la charge contre un passé décrépit, contre les rois, le crime du 2 décembre 1851, les Césars de contrebande, les émeutiers soulevés par la police, les monopoles, le capital, etc.

Il est impossible de ne pas frissonner en chantant ces douze vers inspirés par la *Marseillaise* :

> C'est le suprême cri de rage,
> Sinistre, éclatant dans les airs,
> Du fier captif hors de servage
> A qui l'on tend de nouveaux fers :
> Qui se jure que sa patrie
> Ne le verra que libre ou mort.
> Et, dans un héroïque effort,
> Concentrant son âpre énergie,
> Le bras armé de lourds anneaux,
> Des anneaux brisés de sa chaîne,
> Va, bondissant comme une hyène,
> Casser la tête à ses bourreaux.

Et ce morceau, intitulé *le Poète* :

> Quand on voit ici-bas des rois, ces scélérats,
> Se couvrir de forfaits. de sang et d'attentats,
> Et courbant l'univers sous leur pesante épée,
> Se bâtir sur le crime une horrible épopée,
> Soudain quelqu'un paraît et qu'on n'attendait pas,
> Qui perdait dans les cieux le souvenir d'en bas,
> Aux cris des opprimés, s'arrachant à son rêve,
> La vengeance à la main, le Poète se lève,
> Saisit l'homme en son vers comme dans un étau,

Met sur son front impie un sanglant écriteau ,
L'attache à ses forfaits, le prend d'une poignée
Et le jette au milieu de l'histoire indignée.

Les autres vers de M. Leteinturier : *Le 14 juillet ;
l'Anniversaire du 2 décembre ; Debout ; Oui ou non ; l'Émeute*,
et d'autres pièces , sont dans le même ton indigné , et
résonnent comme le clairon au milieu de la bataille.

LETHIMONNIER-DÉSARTOURS. Étudiant en médecine en l'année 1776. Il a signé l'ouvrage suivant :
Constantin le Grand, ou l'établissement du christianisme,
poème héroïque, dédié par l'auteur à sa très-chère et
très-digne mère. Londres et Paris, 1776, in-8° de 222 p.
Ce « poème héroïque » est en prose. L'auteur déclare
l'avoir écrit en vers, mais que pour le faire imprimer il
a cru devoir le retourner en prose. C'est avant l'âge de
16 ans que Désartours composa ce morceau, qui n'offre
rien de bien remarquable. Néanmoins, le jeune auteur,
quoique décidé à « réduire en entier son poème en prose »,
avoue « n'avoir pu résister à la tentation de mettre le
public à portée de juger s'il a quelque talent pour la
poésie », et la dernière moitié du 4ᵉ chant est en vers.

LE VACHER de la **FEUTRIE** (Thomas). Doyen
de la Faculté de médecine de Paris en 1779, Le Vacher
de la Feutrie avait été reçu docteur le 22 août 1768.
Né à Breteuil (Oise), le 12 février 1738, ce savant
homme a non-seulement donné une assez bonne édition
des Préceptes de l'École de Salerne, mais de plus il a
accompagné le texte latin d'une traduction en vers français. Ce livre a pour titre : *L'École de Salerne, ou l'art
de conserver la santé*, en vers latins et français. Paris,
1779, in-12 ; 1782, in-12, 501 vers. Pour donner une

idée de la manière dont Le Vacher s'est acquitté de sa
tâche, voici comment il a rendu ces deux vers :

> Si tibi deficiant medici, medici tibi fiant
> Hæc tria : Mens hilaris, requies moderata, diæta.

> Es-tu sans médecin? Je vais t'en donner trois :
> Gaieté, diète, repos; obéis à leurs lois.

Nous avons encore de Le Vacher une tragédie :

Coriolan devant Rome, tragédie en 5 actes. Paris, 1821
et 1822, in-8°; tirée à 101 exemplaires; réimprimée en
1833, in-8° de 68 pages.

Le Vacher a aussi écrit, mais n'a pas signé, une comédie en trois actes et en vers, dirigée contre la Société
royale de médecine, dont il était membre pourtant. Cela
est intitulé :

Lassone, ou la séance de l'Académie royale de médecine,
comédie en trois actes et en vers. Paris, 1779, in-8°.

On voit là paraître, comme personnages, presque tous
les membres de cette société : Lassone, président; Vicq
d'Azyr, Geoffroy, Lorry, Poissonnier, Mauduyt de La
Varennes (sous le nom de Montendos), Rousselle de
Chamseru (sous le nom de Roussinante), Jeanroy (sous
le nom de Jeannot), Tessier, etc. Cette comédie porte
une épigraphe empruntée à Horace :

> Ridiculum acri
> Fortius ac melius magnas plerumque secat res.
> Illi, scripta quibus comædia prisca viris est,
> Hoc utabant, hoc sunt imitandi

Cette comédie a été attribuée, mais à tort, à Lepreux
(*Voy.* ce nom). Elle a été critiquée par H. Phélip, médecin de Nîmes, dans une brochure intitulée : *Nouveau
dictionnaire des mots, ou critique de la comédie intitulée
Lassone...* Écrit des Champs-Élysées, le 21 décembre
1779; in-8° de 8 pages.

LEVERS (Patrice). Né à Pleaux (Cantal). Docteur
en médecine de la Faculté de Paris (23 août 1845),
M. Patrice Levers a publié, en 1848, un recueil de poésies (in-8° de 255 pages), qu'il a intitulé : *les Combats*.
Pourquoi *Combats?* Nous n'en savons trop rien... Nos
lecteurs seront peut-être plus habiles que nous... Et, pour
les aider, nous leur donnons à méditer ce passage de la
préface du poète :   .

« Il faut en convenir, le règne que nous avons subi
« pendant dix-huit ans a été la lutte constante des in-
« térêts matériels privilégiés contre la pensée, contre
« la poésie, enfin contre la haute raison de l'intelligence.
« .... Il ne m'a pas été possible de faire imprimer
« ces vers sous le règne de Louis-Philippe. Mais une
« providence qui a ma foi est heureusement venue don-
« ner à la vie un développement plus libre, et je puis offrir
« à mes concitoyens ces éléments divers, qu'unit pour la
« plupart un lien qui n'est pas invisible, et où je ne suis
« pas encore dépassé par les événements et les princi-
« pes. Plus d'une fois la poésie non isolée y accom-
« pagne la science à une distance respectueuse. Heu-
« reux si, en lui donnant une importance de plus, je ne
« lui avais pas fait perdre seulement un rayon de sa
« grâce et de sa beauté! »

Nous avouons humblement ne pas comprendre. Quoi
qu'il en soit, il y a de fort jolies choses dans le recueil
de M. Patrice Levers. Nous en détachons ce morceau
sur le *Tombeau d'un enfant*, écrit le 3 avril 1835 :

        Voyez-vous les zéphyrs qui, d'un commun accord,
              Inclinent la pensée
              Vers ce blanc mausolée?
           C'est un enfant qui dort.

        D'une mère joyeuse il était l'espérance,
              Et les fleurs, sous ses pas,
              Lui montraient ici-bas
           Plaisir et jouissance.

Au banquet de la vie un jour le vit asseoir ;
    La coupe en fut amère,
    Et d'une aile légère
    Il disparut le soir.

Aussi bien la captive et tendre tourterelle
    Trouve un passage heureux
    Pour s'envoler aux lieux
    Où le bonheur l'appelle.

C'est qu'au bout du chemin qu'il fallait parcourir,
    L'enfant vit, dans l'arène,
    La sueur et la peine
    Excéder le plaisir.

Heureux qni, comme lui, sans connaître la vie,
    Peut quitter ce séjour
    Et gagner en un jour
    La céleste patrie.

Il attend tous les siens dans le monde futur ;
    Mais jamais, sur la terre,
    Son œil ne perd sa mère
    De la voûte d'azur.

Zéphyrs, qui jouez parmi ces pyramides,
    Semez là vos odeurs,
    Et puis rien que les pleurs
    De vos ailes humides.

LEVRAT-PERROTON. Praticien aimé et fort répandu à Lyon, M. le docteur Levrat-Perroton est auteur, nous assure-t-on, d'une centaine de chansons. Nous n'en connaissons que deux d'imprimées, l'une dans la *Gazette médicale de Lyon*, l'autre dans le *Lyon médical. La Doctrine lyonnaise* a été chantée, il y a une douzaine d'années, à un banquet d'anciens internes de l'Antiquaille, au café Casali ; le *morbus gallicus* en est le sujet ; le deuxième couplet est une perle :

Souvent elle est héréditaire.
Alors on ne sait jamais bien
Si c'est du père ou de la mère,
Ou bien... d'un autre... qu'elle vient.
Car sachons, enfants d'Hippocrate,

Que souvent tout vient du parrain :
Tant de bras pétrissent la pâte,
Qu'on n'y voit goutte en ce pétrin.

Les Démolitions du Tiercelet constituent une chanson
non moins jolie que la première. Il faut savoir que
l'Hôtel du Tiercelet n'est autre chose que la maison destinée au logement des internes, à l'Hôtel-Dieu. Or, un
soir, les anciens collègues de M. Levrat-Perroton viennent le prévenir que l'administration, à la suite d'un
tapage nocturne, avait décidé que le susdit Hôtel serait
démoli, que les internes ne seraient plus logés à l'internat que les jours de garde. Grande désolation dans ces
jeunes cœurs bouillants et généreux ! On veut laisser un
dernier souvenir à ce vieux sanctuaire : un punch monstre y est allumé, et c'est pendant que le *bol* magique
lance ses flammes azurées et mystérieuses, que le médecin de Lyon chante ses couplets, sur l'air du *Château
des Papes :*

Avant que le marteau ne brise nos reliques.
Vous m'avez rappelé pour pleurer avec vous.
Amis, merci, je viens ; j'aimai ces murs antiques :
Je leur dois un adieu... Nous leur en devons tous !
Sous le dôme, au printemps, les vieilles hirondelles
Retrouveront encor leur maternel abri ;
Et moi, dès demain, moi, moins bien fortuné qu'elles,
    En vain je chercherai mon nid.

Je viens, nouveau Marius, du temps pauvre victime,
Jeter sur ces débris quelques vers douloureux :
Quand un autre avec vous roule aussi dans l'abîme,
Il semble, auprès de lui, qu'on soit moins malheureux !

.   .   .   .
.   .   .   .

M. Levrat-Perroton est né à Lyon, et a été reçu à la
Faculté de Paris le 19 juillet 1851.

LHOMME (Augustin). Chirurgien, en 1822, des
hospices de la ville de Château-Thierry. Les talents poé-

tiques se sont révélés chez lui à l'occasion de la terrible épidémie de fièvre jaune qui désola Barcelone en 1821, et qui mit en lumière, une fois de plus, le dévouement des médecins français. Lhomme composa sur ce désastre un poème de non moins de 774 vers. L'œuvre est dédiée aux membres de l'Académie de médecine, à laquelle appartenaient Pariset, François, Bally, trois des médecins qui honorèrent tout à la fois l'humanité et la profession, en allant porter au delà des Pyrénées les trésors de leur science et de leur dévouement. Il y a de beaux vers dans ce poème à la fois épique et didactique. On remarquera surtout l'éloge que le chirurgien de Château-Thierry fait de ses confrères ;

> Tout est prêt ; les savants s'éloignent de Paris,
> En quittant leurs foyers et tant d'êtres chéris ;
> Mais certains à jamais d'une illustre mémoire,
> Servant l'humanité, la science et la gloire,
> Sous un ciel enflammé, sur des bords étrangers,
> Ils vont se dévouer au milieu des dangers !
> Et peut-être bientôt leur noble bienfaisance
> Trouvera dans nos murs la mort pour récompense.

. . . .

> Les voici : j'aperçois le docte *Pariset*,
> L'intrépide *François*, l'intéressant *Mazet*,
> Et toi, *Bally*, dont l'art enflammant le génie,
> De la France étonna l'antique Colonie.
> Hélas ! que voient-ils au sein de nos remparts ?
> Maints objets de terreur y frappent les regards.
> Quand le char lentement traverse chaque rue,
> Quel lugubre tableau se présente à leur vue !
> Des toits silencieux, ouverts, abandonnés,
> Ou qu'un signe funeste a déjà condamnés.

. . . .

> Le mouvement, la vie, ont cessé dans le port,
> Et ce calme sinistre est celui de la mort.

. . . .

> Généreux citoyens, dont s'honore la France,
> Nos vœux et notre amour sont votre récompense,
> Et la postérité, vous dressant des autels,
> Offrira votre exemple au respect des mortels.

Le poëme de Lhomme a été publié sous ce titre : *Le désastre de Barcelone, ou Récit des ravages de la fièvre jaune*, par un médecin espagnol. Poème en un chant, suivi de *Notes historiques au sujet de cette maladie*. Paris, 1822 ; in-8° de 35 pages, avec les notes.

LIÉBAULT (JEAN). Médecin célèbre de la Faculté de Paris, où il fut reçu docteur le 4 février 1561, Jean Liébault mourut le 21 juin 1596, « sur une pierre où il fut contraint de s'asseoir, en la rue Gervais-Laurent, à Paris » (Pierre de l'Etoile). Il était natif de Dijon, et avait épousé Nicolle Estienne, fille de Charles Estienne, le fameux imprimeur. Nous avons dit combien cette union remplit d'amertume le pauvre Grévin, qui adorait la belle Nicolle, et pour laquelle il composa la plupart de ses charmantes poésies.

On trouve des vers de Liébault dans le *Traité des ris* de Laurent Joubert, 1579, in-8°; non moins qu'un morceau composé par sa femme.

LIÉNARD (J.-P.). « Pratiquant l'art de guérir » à Gonesse, tel est le titre que nous trouvons en tête du recueil étonnant de ce fils bâtard d'Esculape : *l'Original enfant de Gonesse*, poèmes... sujets nouveaux et divers, se vend à Gonesse, chez l'auteur; 1841, in-8° de 427 p. Hélas! ce n'est pas seulement à un « original » que nous avons affaire, mais bien à un malheureux vieillard troublé dans ses facultés intellectuelles et sensitives. Qu'on en juge par ces quelques vers empruntés à la préface :

> Le ciel, qui me fit naître auprès de l'indigence,
> M'accorde pour rimer un peu d'intelligence;
> Ce modeste présent excite le courroux
> De quantité de sots, de mon savoir jaloux
> Malgré leurs vains efforts et leur secrète envie,
> Dans la paix avec moi je sais passer la vie ;

Toujours dans mon pays je suis persécuté;
Le mal que l'on me fait, je ne l'ai mérité.

. . . .

LITTRÉ (Maximilien-Paul-Émile). Né à Paris, le
1ᵉʳ février 1801 ; membre de l'Académie française et de
l'Académie de médecine; traducteur des *Œuvres d'Hippocrate*, auteur du *Dictionnaire de la langue française;* fondateur, avec Dézeimeris, du *Journal de médecine, l'Expérience*, etc.

Dans la personne de M. Littré, la poésie et la science
se sont trouvées mariées ensemble. Son beau travail, *la
Poésie homérique et l'ancienne poésie française*, publié en
1847, dans la *Revue des Deux-Mondes* (p. 109), a fait
grande sensation. C'était une idée hardie et nouvelle de
déclarer qu'Homère ne pouvait être traduit que dans la
vieille langue des romans de chevalerie; qu'il y avait une
grande parenté entre l'héroïsme chevaleresque de nos
trouvères et celui des héros d'Homère; et que si la connaissance du grec eût été plus répandue en Occident,
durant le moyen âge, et qu'il se fût trouvé, au xiiiᵉ ou
au xivᵉ siècle, un poète capable de comprendre les chants
du vieux rapsode ionien, assez courageux pour les traduire, nous aurions aujourd'hui de l'*Iliade* et de l'*Odyssée* la copie la plus conforme au génie de l'antiquité.
Nous renvoyons le lecteur à ce magnifique article, dans
lequel le bon goût le dispute à une immense érudition.
M. Littré y donne, dans la langue du xiiiᵉ siècle, la traduction de tout le premier chant de l'*Iliade;* en voici le
commencement :

Chante l'ire, ô déesse, d'Achille fil Pélée,
Greveuse et qui aux Grecs fit maux tant merveilleux,
Livrant à Pluton maint guerrier généreux,
Et le corps aux vautours et aux chiens en curée ;
Ainsi de Jupiter s'accomplit la pensée,
Du jour où la querelle primerain fut levée
D'Atride roi des hommes, d'Achille fil des dieux.

II.

D'entre les immortels, qui troubla leur courage ?
Apollons. Vers le roi si eut-il mautalent,
Qu'en l'ost lança la peste et périssoit la gent,
Puis qu'au prêtre Chrysès Atride fit outrage.
Chrysès s'en vint aux nefs de rapide sillage
Jeter à grand rançon sa fille de servage ;
Du dieu de longue archie entre ses mains portant
Bandel et sceptre d'or, et tous les Grecs priant,
Surtout les deux Atrides, qui tant ont seigneurage...

Nous connaissons encore de M. Littré deux beaux
morceaux, intitulés, l'un *la Terre*, l'autre *la Vieillesse*.
Ils ont été insérés dans la *Revue de la philosophie positive*,
t. I, p. 142 (juillet et décembre 1867).

LA TERRE.

O terre, mon pays, monde parmi les mondes,
Où mènes-tu tes champs, tes rochers et tes ondes,
Tes bêtes, leurs forêts, les hommes, leurs cités ?
Où vas-tu, déroulant ton orbite rapide,
     Sans repos, dans le vide
     De cieux illimités ?

Ah ! c'est grandeur à moi, chétive intelligence,
De me dresser pour prendre à ton voyage immense
Une part toute pleine et d'extase et d'effroi,
Et, sentant sous mon pied l'abîme et son mystère,
     Courir même carrière
     Un moment avec toi.

Nous voilà dans le ciel, où tu fais ta journée,
Autour de ton soleil à tourner entraînée.
Les hommes de jadis y rêvèrent des dieux:
C'est une plaine froide et vide et désolée,
     Seulement étoilée
     Par des points radieux.

Nous voilà dans le ciel ! où donc est l'empyrée,
Le firmament solide et la cour éthérée ?
Un mirage ! un lointain ! Et rien plus ne s'y voit
Qu'un nombre de soleils sans nombre, vrais atomes
     Perdus dans le royaume
     Et du vide et du froid.

Où vas-tu ? Je ne sais. Qui le sait ? Les durées
Et les champs infinis des célestes contrées
Cachent-ils des périls pour les mondes flottants ?
Le chemin est bien long, la route est bien obscure ;
Chanceuse est l'aventure
Dans l'espace du temps.

Où vas-tu ? D'où viens-tu ? Ni siècle ni mémoire
Ne se marquaient alors que se fit ton histoire ;
Pourtant, les souvenirs ne sont pas tous éteints,
Et çà et là se voient des traces fugitives,
Singulières archives
D'événements lointains.

Oh ! qui me donnerait de fouler ta poussière,
Quand les premiers humains de l'antre et de la pierre
Taillèrent des cailloux et surent s'en servir ?
A l'humaine pensée ainsi cette humble aïeule,
Obscure, pauvre et seule,
Commençait l'avenir.

Le temps s'ouvre et s'enfonce, et la scène se change,
De toutes parts s'élève une nature étrange,
Sans homme ! c'est la bête, elle possède tout,
Léviathans, dragons, monstrueuse famille ;
Et le monde fourmille
De l'un à l'autre bout.

Le temps s'ouvre et s'enfonce, et se change la scène.
Le globe est embrasé, la flamme s'y déchaîne ;
Rien qui ne soit dompté par l'immense chaleur.
Le vieux Vulcain s'abat sur cette énorme proie ;
Tout bouillonne et flamboie,
Tout est lave et vapeur.

Longtemps au haut des cieux reluisit l'incendie.
Mais que n'éteint le froid de la plaine infinie ?
Longtemps on le vit s'affaisser et pâlir,
Laissant poindre, au travers de la masse agitée,
L'occulte Prométhée
Du vivre et du mourir.

Le temps s'ouvre et s'enfonce... Au delà plus d'histoire,
Ni siècle enseveli, ni trace de mémoire.
Volcan, d'où te venaient et ta lave et tes feux ?
Étoiles, qu'êtes-vous ? que foyers grandioses,
Étincelles écloses
Dans la nuit et les cieux ?

Devant ce grand rideau, taisez-vous. mes pensées,
Vainement dans le temps et l'espace lancées.
Un monde éteint devient un précaire séjour,
Où se montre un moment le drame de la vie,
                    Bluette épanouie
                    Sous les rayons du jour.

O terre, mon pays, monde parmi les mondes.
Tandis que je te suis dans les plaines profoudes,
Un plaisir me saisit, austère et pénétrant,
A joindre nos destinées dans l'immense carrière,
                    Sans limite en arrière,
                    Sans limite en avant.

LORNE (Auguste-Clément). Docteur en médecine
(11 août 1837); né a Sens (Yonne), le 3 janvier 1814.
Nous avons de cet honorable confrère un *Toast* porté
au banquet annuel de la Société médicale du 2ᵉ arrondissement de Paris, 21 décembre 1868, et cinq
couplets, — *les Médecins*, — chantés à un autre
banquet, en décembre 1862. Cela est écrit sans prétention, et comme l'acte d'un joyeux convive, qui ne se
fait aucune illusion sur ses talents poétiques, et qui veut
seulement égayer la fin d'un repas, raviver la confraternité. Toirac (*Voy.* ce nom) avait aussi été membre de
cette Société du 2ᵉ arrondissement, et le Dᵣ Lorne n'a eu
garde de l'oublier dans son toast. Le portrait qu'il en fait
est joliment dessiné :

N'oublions pas, amis, notre charmant poète.
Cet aimable conteur dont la Muse indiscrète,
Dans nos banquets divers, mainte fois dévoila
Ou la *Papesse Jeanne*, ou bien le *Bengala*.
De son fouet acéré frappant le ridicule,
Notre auteur nous donnait le *Foutri somnambule*,
La *Consultation*, le meilleur de son sac :
Vous l'avez tous nommé, c'était l'ami TOIRAC;
Son regard pénétrant, son masque de satire,
Exprimaient ce qu'en vers il savait si bien dire ;
Nous l'avons perdu jeune... à soixante et quinze ans !

Il y a aussi, du Dᵣ Lorne, des *Couplets à l'occasion du*

cinquantième anniversaire du mariage de mes parents, le 23 octobre 1854. Paris, 1855, in-8°, 1|4 de feuille.

LOSTALOT-BACHOUÉ (J.-P.). Docteur en médecine de la Faculté de Paris (18 août 1827); natif de Vialer, toute petite localité du département des Basses-Pyrénées. J'ai vu de lui trois pièces de théâtre en prose :

1. *Hygiène des œufs*, comédie en un acte, par le docteur J.-P. de Lostalot-Bachoué, médecin à Pau. Pau, 1858, in-8° de 15 pages.

2. *Bori l'épicier, ou une leçon d'agriculture*, comédie en deux actes, par le docteur J.-P. de Lostalot-Bachoué, de Vialer (Basses-Pyrénées), médecin à Pau. Pau, octobre 1866, in-8° de 15 pages.

3. *L'Ange visible*, drame en trois actes, du docteur J.-P. de Lostalot-Bachoué, de Vialer (Basses-Pyrénées), médecin à Pau. Destiné à prouver que le matérialisme est faux et nuisible en tous points, et que la femme est faite pour en préserver les nations.

> O femme ! je te bénis, parce que ton cri d'amour
> S'adresse plutôt à Dieu qu'à la matière.
>
> (*L'auteur.*)

Pau, in-8° de 16 pages; 15 mai 1868.

LOTA (ANTOINE-LOUIS). Docteur en médecine de Montpellier (9 janvier 1858), ancien chirurgien de marine, né à Bastia, en Corse. Il est auteur d'une chanson sur l'air du *Dieu des bonnes gens*, et intitulée *le Point d'appui* (*Union médicale*, 1864, n° 72). Nous avons remarqué ce couplet :

> Et ce jeune homme, au sortir de l'École,
> Riche d'espoir et son diplôme en main,
> Pendant longtemps sans toucher une obole,

> Partout il cherche à se faire un chemin :
> Vite une dot ou la main d'un confrère
> Qui, mieux posé, l'attire jusqu'à lui,
> Ou mon docteur va croupir dans l'ornière,
> Faute de point d'appui.

LUNEL (B.). Médecin commissionné, en 1849, pour aller secourir les cholériques dans l'arrondissement de St-Quentin. Sa mission terminée, il a, dans une pièce de 136 vers, rendu hommage au dévouement de son confrère le docteur Dieu, de Montbrehain, de M. Gérard, maire de cette dernière commune, et de M. Emile Paul, sous-préfet à St-Quentin :

Épidémie cholérique de Montbrehain, par B. Lunel, médecin commissionné, etc., St-Quentin, in-8° de 9 pages.

> Alors les médecins, rivalisant de zèle,
> Gagnent dans ce pays une palme immortelle !
> Leurs soins sont convoités, du matin jusqu'au soir,
> Pour calmer des mourants le juste désespoir,
> Leur prodiguer les soins qu'indique la science,
> Mais dont chacun de nous reconnaît l'inconstance...

Grâce à la bienveillance du Dr Dieu, de Montbrehain, nous savons que B. Lunel, qui n'était sans doute qu'officier de santé, demeurait à Paris, en 1855, rue du Contrat-Social, n° 1, qu'il était membre de l'Académie des sciences de Caen, et qu'avant d'être rangé au nombre des disciples d'Esculape, il avait été inspecteur des Ecoles, musicien au théâtre de la Porte-St-Martin. Il aurait même « travaillé aux fortifications de Paris ».

LYGÉE (JEAN). Médecin français du XVIe siècle. Il a écrit sur les merveilles du corps humain et sur l'admirable harmonie qui y règne, un long poème qui a été imprimé séparément, mais qui fait aussi partie des *Deliciæ poëtarum Gallorum;* in-32, t. III, p. 423. Il est intitulé : *Joannis Lygœi, medici, de humani corporis harmoniâ libri, doctiss. annotationibus et scholiis, in physiologiœ studiosorum gratiam illustrati,* in-8°.

MAGINET (PIERRE). Apothicaire, qui tenait boutique à Salins (Jura), en l'année 1623. C'était le beau temps des vertus étonnantes de la thériaque, pour la préparation de laquelle on ne croyait jamais déployer trop de splendeurs et d'apparat. Maginet voulut chanter la précieuse drogue. De là son livre :

La Thériaque francoise, avec les vertus et proprietés d'icelle selon Galien, mises en vers francois par Pierre Maginet, pharmacien salinois ; et dispensée publiquement à Salins par le dict Maginet et Claude Thouvery, frères pharmaciens, en l'an 1623. Lyon, 1627 ; in-8° de 90 p.

Longue invocation à Dieu ; Création de la terre, des plantes, des animaux, de l'homme ; Dissertation sur les plantes, les poisons, la vipère, le crapaud, le scolopendre, etc. ; Ingrédiens entrant dans la composition de la thériaque d'Andromaque ; Préparation des trochisques de vipère, d'hédicroé, de squille, etc. Voilà les principaux sujets sur lesquels s'exerce la muse, tant soit peu vieillotte, de notre apothicaire, qui a également chanté les vertus, les propriétés de la fameuse panacée, en reproduisant les passages de Galien où il en est fait mention, et en versifiant longuement, et assez tristement, la parole du médecin de Pergame.

MAHOT (MAURICE). Docteur médecin à Nantes, en 1830. J'ai là, sous les yeux, un tour de force des plus étonnants, exécuté par ce médecin. C'est l'explication, en vers français, de 2,007 racines grecques. Autant de racines, autant de vers. Exemple :

Αλφα, fait un, il prive, il augmente, il admire.
άάζω, je respire, exhale, souffle, aspire.

ἄϐαξ, comptoir, damier, plume, buse, buffet.
ἀϐρὸς, mou, délicat, magnifique, bien fait.
ἀϐρότη, sombre nuit, solitaire et tranquille.
ἀγαθὸς, vertueux, bon, courageux, habile.

Heureusement pour le lecteur que le Dr Mahot a jeté quelques fleurs à la fin de cette nomenclature alphabétique, en donnant une traduction, en vers français de sa façon, de la première Églogue de Virgile. La brochure du médecin nantais porte ce titre : *les Racines de la langue grecque*, expliquées en vers français... Nantes, 1830 ; in-8° de 60 pages.

Mahot a tourné aussi en vers les *Racines de la langue latine*. Cet ouvrage a eu deux éditions, 1823 et 1826 ; cette dernière (in-8° de 48 pages), « corrigée, augmentée, et presque entièrement refaite sur un nouveau plan ».

On voit aussi un « citoyen Mahot », en 1802, présenter à l'Institut départemental de la Loire-Inférieure des Odes traduites d'Anacréon (Voy. *Magasin encyclop.* de Millin ; année 1802, t. I, p. 385).

MALAPERT (ANDRÉ-FRANÇOIS). Chirurgien principal de 1re classe à l'école d'application de l'artillerie et du génie à Metz (14 mars 1844). M. Rozier, qui a publié une *Bibliographie médicale militaire*, lui attribue l'ouvrage suivant, que nous avons cherché en vain à la Bibliothèque nationale de Paris : *la Terre*, coup d'œil historique et philosophique sur l'accomplissement des destinées humaines; poésies. La Rochelle, 1848; in-8° de 36 pages.

MALMÉDY (SIMON). Honneur à ce savant médecin, à ce grand citoyen! Malmédy a droit au respect et à l'admiration de tous par le dévouement sans bornes qu'il montra à Paris décimé par une terrible épidémie de coqueluche (grippe). On ne lit pas sans émotion ces lignes écrites par le doyen alors en exercice, sur les registres originaux de la Faculté de médecine de Paris : « Parmi « les médecins de Paris, nous devons surtout citer Si- « mon Malmédy, docteur en médecine et professeur « royal, qui spontanément, sans rien demander à la ville, « déploya un rare courage dans un si grand désastre et « dans une telle calamité publique. Il parut, et aussitôt, « par l'aide de Dieu et par les secours qu'apporte Mal- « médy, un grand nombre de créatures humaines sont « sauvées ; dans cette ville affligée et presque abattue, « renaissent l'espérance et la confiance ; riches ou pau- « vres, tous trouvent en lui appui et secours; il soutient, « ranime le courage des barbiers-chirurgiens, des apo- « thicaires et des gardes-malades ; sa charité envers l'hu- « manité fut telle, qu'il apportait aux pauvres non-seu- « lement ses conseils, mais encore sa bourse. Tout le « monde proclamera que, par tant de bienfaits, il a bien « mérité les bonnes grâces du monarque. »

Jugé ainsi par ses pairs, c'est le plus bel éloge au- quel un médecin puisse aspirer.

Simon Malmédy n'était pas seulement un praticien fort habile ; c'était encore un littérateur et un poète fort distingué. Ses talents l'avaient même fait nommer professeur d'éloquence grecque et latine au collége royal. On lui doit :

1. Une hymne en 60 vers disposés par quatrains, en l'honneur de sainte Cécile :

Hymnus in laudem divæ Ceciliæ virginis, authore Symeone Malmediano, medico et professore Regio. Ad Henricum III, Galliæ et Poloniæ Regem invectissimum (s. l. n. d.), in-8° :

> Virgo stellatis rutilans ocellis
> Extitit vultus rozeo nitore,
> Qua quirinales sinuosus amnis
>   Alluit agros.

Donec urbanus timidæ catervæ
Pontifex sacra celebris tyara
Integer vitæ, scelerumque vindex
Floruit orbe

. . . .

2. Une satire contre la trop bonne chère :

Simeonis Malmediani satyra in intempestivas epulas, ad jurisperitissimum virum Antonium Sævam, in senatu Parisiensi patronem. Paris, 1558, in-4°, 81 vers.

Cette satire est suivie de deux morceaux également rimés, portant ce titre : *Poculum metricum, et scyphus pro Xeniis;* c'est-à-dire : Poème sur le pot à boire et le verre. Les vers sont disposés de manière à représenter, par leur arrangement et l'étendue plus ou moins longue de leurs pieds, ces deux ustensiles de table si chers aux buveurs. Voici la pièce relative au verre à boire :

Gradivo da tela Deo, cæde arma cruentis
Martigenis, Janus, calices, et pocula curat.
Non galea tegitur Janus, non cingitur ense:
Non illis telis commodus esse potest
Innixus baculo præsidet atriis,
Pacem postès que tuetur;
Hic Bellum in cyathos
Atque merum gerit,
Dum recreat se
Liquoribus
Quod hoc die
Cum mihi non sit
Charior urnula,
Auratæ aut pateræ
Et quas habet insula Delos
Donarem potius quam ciathum tibi?
Sic peraget cœptum suavior annus iter
Si fuerint madidæ vino meliore Calendæ.

MARBODŒUS. Il était du diocèse du Mans. Il est signalé par T. Bartholin (*De medicis poëtis*, p. 128) comme ayant composé un morceau poétique sur les pierres précieuses. Plus tard, Alard d'Amsterdam y a joint des notes, et a réédité le tout sous ce titre : *Scholia in Morbodæi Galli de gemmarum et lapidum pretiosorum formis, naturis atque viribus, opusculum.* Cologne, 1539, in-8°.

MARCHAL (AUGUSTE-AMABLE). Il était, en 1830, étudiant en médecine à la Faculté de Strasbourg. Sa verve poétique s'échauffe à la nouvelle qu'un de ses plus chers amis était sur le point d'entrer dans un séminaire de Jésuites, contraint par les suggestions de ses parents; et il fait imprimer une *Épître* en vers, dans laquelle il dépeint, avec toute l'ardeur de la jeunesse, la haine profonde qu'il porte à l'institution de Loyola. Nous avons surtout remarqué ces huit vers :

> O séduisant pays, ô ma chère patrie !
> Toi qui devrais en eux vivre toujours chérie,
> Te détruire bientôt, c'est le complot fatal
> Que traînent les serpents dans leur antre infernal.
> France, ne les crains plus : un astre tutélaire
> Que tu connais si bien sous le nom de Voltaire,
> A dissipé la nuit qui voilait leurs complots !
> Le fouet de la Satyre a terrassé les sots !

La profession de foi de Marchal mérite aussi d'être rapportée :

> Je respecte sincèrement ma religion,
>   et j'abhorre les jésuites.
> J'aime mon roi,
>   et j'abhorre les jésuites,
> Je chéris mon pays,
>   et j'abhorre les jésuites.

Épître à Marie-Charles D..., que ses parents voulaient faire entrer dans un séminaire tenu par les jésuites. Strasb., 1830; in-8° de 16 pages, 214 vers.

10**

MARCHAL de **CALVI** (Charles-Jacob). Docteur en médecine (1837), agrégé à la Faculté (1844), professeur d'anatomie et de physiologie pathologique au Val-de-Grâce ; né à Calvi, le 4 juillet 1815 ; mort à Paris, le 24 février 1873. — Marchal a écrit un grand nombre de poésies, parmi lesquelles deux fragments sur la *Génération* et sur les *Convulsions*. Je voudrais donner à mes lecteurs la première de ces perles, au chatoiement de laquelle Marchal combat la théorie de l'antériorité de la vie à l'organisme, pour professer avec conviction que le miracle de la création est contemporain de l'origine de la race ; qu'il ne s'est jamais renouvelé ; qu'il y a continuité et pérennité de l'individu par voie de sécrétion, et que finalement, dans un accouplement mystérieux et total, les deux ovules, représentant les deux parents au général et au particulier, s'imprègnent pour s'unifier dans un être en apparence nouveau, mais, en réalité, aussi ancien que l'espèce. Mais, vu l'exiguïté de mon cadre, je suis bien obligé de m'en tenir à un coin du tableau que son pinceau hardi et vigoureux a fait des *Convulsions*. Cela donne le frisson :

> Tout à coup un grand cri m'entra dans la poitrine,
> Avec mon âme. C'était ma blonde Catherine,
> Mon bel enfant bouclé, dont les yeux sont des lacs,
> Que la mort violente emportait dans ses bras.
> La vieille rétiaire avait, d'une main sûre,
> Étreint du nœud fatal la douce créature,
> En se faisant aider par la convulsion,
> Toujours prête au moment de la dentition.
>
> Oh ! la convulsion ! Épouvante des mères !
> Pourvoyeuse de deuils et de larmes amères !
> Les sanglots qu'engendra ce mal insidieux
> Couvriraient tous les bruits de la terre et des cieux.
> Ah ! qu'elle fait creuser de fosses ! que de planches
> Elle fait ajuster ! C'est nos colombes blanches
> Qu'il lui faut, à ce monstre, et nos fruits dans leurs fleurs,
> Et nos petits agneaux, tout baignés de nos pleurs,
> Et les fronts adorés, chargés de nos caresses,

Et le plus pur, enfin, des plus pures ivresses.

. . . .

Quand le cri maternel, d'épouvante et d'alarme,
Dans mon cœur interdit fut entré comme une arme,
Je m'élançai. Grand Dieu ! Quel spectacle ! Œil éteint,
Pupille dilatée, immobile ; le teint
Livide, lèvre bleue et par moments tremblante ;
Membres abandonnés ; la tête vacillante,
Et, sans l'appui du bras, retombant par son poids;
Insensibilité, front brûlant et pieds froids...
O terreur du foyer ! ô désespoir du père
Qui sent, à l'avant-bras, battre à peine l'artère,
Et se dit : Dieu puissant, ai-je le temps encor ?

. . . .

. . . . O Dieu, déjà le râle
Ajoute à ce tableau sa note gutturale.
Que faire ? Que tenter ? Blême, silencieux,
Le père alors se lève en regardant les cieux,
Plonge aux tempes, au front de la pauvre adorée,
Comme en son propre cœur une lame acérée,
Et coupe trois vaisseaux marqués d'un sombre azur.
Son sang, — chère innocente, — épais, gluant, obscur,
S'échappe goutte à goutte...
                              O joie ! Est-ce possible !
Il passe sur son front comme un souffle invisible !
D'abord elle se plaint ; n'importe ; c'est sa voix !
Puis son œil, pâle encor, s'ouvre et cherche à connaître ;
Puis on voit, par degrés, la pensée y renaître ;
Puis, enfin, elle parle, et dit : Gagot, gagot !
Dieu bon, soyez béni ! C'était un petit mot
Qu'elle avait inventé dans son joyeux délire,
Qu'elle disait souvent et qui nous faisait rire...

MARESCHAL (Louis-Nicolas). Médecin à Saint-Malo ; né à Plancoët, en 1736 ; mort à Saint-Malo en 1781. Sous le pseudonyme de Pierre Bouline, il a flagellé, comme tant d'autres esprits clairvoyants, Mesmer et son système, dans une espèce de petit drame, fort original, qui a été publié sous ce titre :

Le Magnétisme animal; Mesmer ou les sots, ouvrage posthume d'une mauvaise digestion. St-Malo, 1782.

De plus, Mareschal a laissé un recueil de poésies, qui n'a pas, que nous sachions, été publié.

MARIE (JOSEPH-LÉON). Docteur en médecine de la Faculté de Paris (5 juillet 1832), né à Caen.

Les Matines du reclus de la vallée de Montmorency; par Léon Marie. Paris, 1859, in-8° de 243 pages.

Rien qu'en jetant les yeux sur ce volume fermé, on se sent pris d'angoisses et de frissons... Sa couverture, noire et lugubre comme l'entrée du tombeau, dit assez ce qu'il y a là d'amertume profonde, de grandes douleurs!.. Et en parcourant la préface, les yeux se mouillent de larmes... On est pieusement éloigné de l'idée de chercher à pénétrer un terrible mystère, et de prononcer « un nom délicieusement voilé, susurré à peine dans l'adoration silencieuse du cœur ». Ce mystère « sans confidents a eu l'insigne bonne fortune d'échapper même à l'ombre du soupçon. La tombe, gardienne fidèle de tant de secrets, n'ira certainement pas aujourd'hui révéler celui-là. »

C'est navré, le cœur pressuré par un chagrin sans nom, que M. Léon Marie a exhalé les mélancoliques chants abrités sous ce voile noir. Nous avons été ému en les scandant. Le lecteur voudra faire comme nous et se saturer d'une tristesse que la poésie rend douce et presque agréable. Toute l'âme du poète, son œuvre entière, se trouvent dans cette invocation :

> Fanny, Gillonne, douces âmes
> Qu'un souffle prit avant l'été,
> Sous l'éclair de vos chastes flammes
> Entre deux tombes j'ai chanté.
> Étendez vos ailes divines ;
> Et, dans un éternel printemps,
> Corolles tendres, vos *Matines*
> Flotteront aux pentes du temps.

La perte d'un être aimé, la mort d'une sœur chérie,
sont seules capables d'inspirer ces chants :

Sauvez-la ! sauvez-la ! Comblez dans sa poitrine
Les vides épuisants, la sanglante piscine !
A sa paume brûlante arrachez ces feux lents !
Qu'on éteigne la toux, les sueurs homicides !...
Vous vous taisez, docteur !... Mais !... vos lèvres livides !...
          Est-ce qu'on meurt à dix-sept ans !

A dix-sept ans ! mon Dieu ! quand son âme ingénue
A peine entend l'appel d'une voix inconnue !
Quand l'Amour, enchaîné sous ce regard si doux,
Cherche déjà les fleurs dignes de sa parure !...
La tombe dénoûra la pudique ceinture !
          Un cercueil sera son époux !

. . . .

Et l'art se vante encor ! L'art ! vanité stérile
Qui ne sait qu'exhaler une plainte inutile !...
Hélas ! Je la voyais s'éteindre chaque jour !
Fleur de magnolia séchée en ta racine,
Oh ! comme tristement sur la tige s'incline
          Ton calice mort sans amour !

Ma pauvre sœur !... Déjà tes belles boucles blondes
Traînent sous la dentelle inertes, rares d'ondes !
Tes doigts s'affaissent, las d'un languissant effort !
Ton œil est gros de pleurs !... Quelle affreuse pensée,
Quel sombre écho murmure à ton âme blessée
          Que tu te pares pour la mort !

. . . .

J'endormis pour jamais ta muette prunelle ;
Je nouai, sans la voir, l'onduleuse dentelle
Dont ton beau front aima l'ombre claire autrefois ;
Je t'offris tristement la jacinthe embaumée ;
Je fus chercher encor ton alouette aimée,
          Pauvre oiseau qui resta sans voix !

Je brisai cette glace inexorable, impie,
Qui n'avait su mentir à tes regards la vie.
Je joignis tes deux mains ; puis, d'un dernier baiser
J'effleurai sur ta joue, égaré, sans yeux, pâle,
Tremblant, plus mort que toi, cette tache fatale
          Que je n'osais plus regarder.

Ainsi tes longs yeux bleus et leur longue paupière
Tes belles mains, ton front charmant, sous une pierre...

                                        10***

Qu'ai-je dit !... Pour le pauvre il n'est pas de tombeaux !
Son débris même expire ! Oui ! sous la froide argile,
Ses restes outragés n'ont pas même un asile :
    L'os superbe en expulse l'os !

. . . .

Gillonne, sur la terre, où l'homme même efface
`De son bonheur si court l'imperceptible trace,
Si je demande en vain la tombe où tu dormis,
Ton image est vivante en mon âme fidèle ;
La nuit, je te revois douce, modeste, belle,
    Dans la cellule où je gémis.

Oh ! redis-moi toujours des cœurs purs le mérite !
Flétris l'œil faux, tapi sous un verre hypocrite !
Peins l'âme, la vertu de suaves couleurs !
O Gillonne, ô ma sœur, ô ma seconde mère,
Console-moi toujours ! Je t'aimai la première,
    Reçois la première mes fleurs !

MARIÉ (ALEXANDRE). Né à Clamecy (Nièvre), ex-professeur suppléant au lycée Charlemagne, professeur répétiteur au collége Rollin, docteur en médecine de Montpellier (21 mars 1854), M. Marié, qui est le frère de Marié-Davy, professeur agrégé de l'Université, a publié, en 1849, n'étant encore qu'étudiant en médecine, une chanson, *la Fourmi*, sur l'air du *Retour en France*. La voici :

Belle Fourmi, tu rêves, solitaire,
Près du fardeau qui lasse ton ardeur ;
As-tu perdu ton amie ou ta mère ?
En désespoir, serais-tu donc ma sœur !
Connaîtrais-tu les angoisses cruelles
Que je croyais la part du genre humain ?
— Oui, car, hélas ! on m'a coupé les ailes,
Et je languis sur le bord du chemin.

Quand de nos jours resplendissait l'aurore,
Mes sœurs et moi nous espérions courir
Parmi les prés, riants jardins de Flore,
Et les grands bois où se plaît le zéphyr !
Vite au travail, petites demoiselles,
S'est écrié notre peuple inhumain.

Puis, sans pitié, l'on m'a coupé les ailes,
Et je languis sur le bord du chemin.

Laissez-les-moi ! Je prédirai l'orage
Qui d'un jour pur viendrait troubler le cours ;
Vers Dieu, pour vous, s'en ira mon hommage,
Par mon savoir j'embellirai vos jours,
Par ma raison j'éteindrai vos querelles,
J'allégerai vos travaux d'un refrain.
Mais, sans pitié, l'on m'a coupé les ailes,
Et je languis sur le bord du chemin.

Depuis ce jour, j'ai vu s'user mes forces
A contenter des maîtres fastueux,
A récolter le grain et les écorces,
A décorer leurs palais somptueux.
Pour eux, oisifs, sont les parts les plus belles,
Lorsque l'hiver la travailleuse a faim.
Ah ! sans pitié l'on m'a coupé les ailes,
Et je languis sur le bord du chemin.

Entendez-vous ? L'inse te dans l'espace
Bourdonne un chant.. , un chant mystérieux.
Son aile peut, secondant son audace,
En un instant le transporter aux cieux !
Mouche d'azur, brillantes cicindèles,
Votre bonheur augmente mon chagrin !
Pauvre fourmi, tout en pleurant mes ailes,
De ma prison je reprends le chemin.

MARMONT (J.). Dentiste à Paris. Nous copions, sans y rien changer, le titre de l'ouvrage qu'on a de ce spécialiste-poète.

L'Odontotechnie, ou l'art du dentiste, poème didactique en quatre chants, dédié aux Dames. Par J. Marmont, chirurgien-dentiste breveté du gouvernement, reçu par la Faculté de médecine de Paris, et membre de plusieurs sociétés savantes, inventeur du miroir odontoscopique. Paris, chez l'auteur, perron du Palais-Royal, n° 7, vis-à-vis la rue Vivienne, maison des bains, 1825, in-12.

Comme frontispice, une lithographie de Marlet, représentant Cadmus vainqueur du Dragon, qu'il a tué et qui gît à ses pieds. Le héros tient dans la main gauche une

dent énorme qu'il a arrachée au monstre. Et au bas ces
deux vers :

> Des dents d'un fier Dragon Cadmus semant la terre,
> Inventa le premier la science dentaire.

Dans son avant-propos, Marmont nous apprend
« qu'avant d'exercer la profession chirurgicale, il s'était
avisé de faire de la prose et des vers, « tant bien que
mal », et qu'il a donné plusieurs ouvrages dramatiques,
favorablement accueillis du public.

Voici un échantillon de la verve poétique du galant
dentiste ; il est tiré de son Épître dédicatoire aux Dames :

> D'une bouche fraîche et jolie
> J'ai célébré les agréments,
> Et c'est à vous que je dédie
> Cet opuscule en quatre chants,
> Qu'enfanta mon faible génie.
> Daignez sourire à mes accents.
> Les femmes ont dans tous les temps
> Chéri le luth de Polymnie.
> J'ose parer de quelques fleurs
> Un sujet ingrat, sec, aride.
> La poésie est comme Armide :
> Elle change en lieux enchanteurs,
> En jardins, en riants bocages,
> Des rocs, noir séjour des orages,
> Battus de la grêle et du vent.
> Rassure-toi, sexe charmant,
> De la hideuse anatomie,
> De la sévère chirurgie,
> Les détails secs et repoussants,
> Par leur triste monotonie,
> Ne viendront pas glacer les sens
> Dans les vers que je te dédie.
> . . . .
> . . . .
> Oui, quoique la gloire me touche,
> Je vous le dis, j'aime encor mieux
> Un seul regard de vos beaux yeux,
> Un sourire de votre bouche.

MARQUIS (Alexandre-Louis). Professeur de botanique au jardin des plantes de Rouen (1811), secrétaire perpétuel de l'Académie royale des sciences de la même ville; né à Dreux, en 1777; reçu docteur en médecine à Paris, en 1810; mort à Rouen, le 17 septembre 1828.

Marquis était un littérateur fort distingué. On a de lui une Idylle en 76 vers, *les Solanées ou les plantes vénéneuses*, qui a été insérée dans le *Précis analytique des travaux de l'Académie royale de Rouen* (1817, in-8°, p. 160). On y remarque ce passage :

> Près du Baume odorant, près des Mauves pourprées,
> Vois-tu ces végétaux croître en touffes serrées,
> Teintes d'un vert obscur?... Approchons... Leur odeur
> Importune tes sens, elle attriste ton cœur.
> A cet aspect fâcheux, à ces sombres livrées,
> Reconnais, ô Cloé ! les noires Solanées.
> La nature, en peignant ce feuillage, ces fleurs,
> Appuya son pinceau, rembrunit ses couleurs.
> Le coursier, la génisse, errants dans les prairies,
> Redoutent de toucher ces herbes ennemies.
> Près d'elles l'animal résiste à l'appétit
> Et suit, en s'éloignant, l'instinct qui l'avertit.
> Malheur à l'imprudent, à l'enfant trop avide,
> Qui, pour calmer sa soif, cueille ce fruit perfide !
> Il passera bientôt, par un funeste sort,
> Du délire aux douleurs, des douleurs à la mort.

Marquis a encore rendu en vers français un fragment du beau poème d'Armstrong, *The art of preserving health*, publié en 1744. Ce fragment a été imprimé à Rouen, en 1818, sous la forme d'une brochure in-8° d'une demi-feuille.

Enfin, les autres ouvrages du médecin normand, quoique écrits en prose, dévoilent un enfant gâté des Muses. Nous citerons surtout : son *Podalire, ou le premier âge de la médecine* (Paris, 1815, in-12), tableau poétique, plein de grâce et de fraîcheur, de l'origine et des premiers progrès de l'art médical chez les Grecs,

aux temps héroïques ; ses *Reflexions sur le mot d'Horace :*
UT PICTURA POESIS, *ou de l'application à la poésie des
principes de la peinture;* Rouen, 1822, in-8°; son mémoire
sur le *Caractère distinctif de la poésie.* (Rouen, 1827,
in-8°); son apologue : *les Rossignols du clocher et le Hibou maistre de chant* (*Précis analyt. des travaux de l'acad.
de Rouen,* 1825, p. 164).

MARTIN. Qu'on ne s'étonne pas si nous ne donnons
pas quelques notes biographiques sur ce Martin, qu'on a
même accusé d'être un mythe, et dont le singulier ouvrage a été attribué à Guy Patin. Cet ouvrage porte ce
titre : *l'Ecole de Salerne en vers burlesques.* Il a été imprimé un grand nombre de fois : Lyon, 1657, in-8°; Paris, 1649, 1650, 1652, etc., etc. A la fin on trouve un
poème en latin de Rémi Belleau sur les guerres religieuses contre les protestants : *Poéma macaronicum de bello
huguenetico :*

Le livre de Martin est, en effet, étonnant; c'est une
paraphrase prolixe des fameux préceptes de l'Ecole de
Salerne. Qui ne se rappelle ces vers :

> Si tibi deficiant medici, medici tibi fiant
> Hæc tria : mens hilaris, requies moderata, diæta.

Il n'a pas fallu moins de trente-deux vers français
pour que Maître Martin puisse exprimer là-dessus sa
pensée :

> Si d'hazard estant en Champagne,
> En Anjou, Touraine, ou Bretagne,
> Tu ne peux avoir médecins.
> Qui rendent les malades sains ;
> Sans te servir d'un empirique,
> Je t'enseigneray la practique
> Pour rentrer sans difficulté
> Et dans peu de temps en santé.
> Trois médecins, non d'Arabie,
> Ni de Grèce, ni d'Italie,

Te pourront ayder au besoin,
Sans les aller chercher fort loin.
Ils sont meilleurs que l'on ne pense
Et ne feront aucune despense.
Le premier, c'est la gayeté,
C'est la fine fleur de santé,
C'est de nostre vie la fosse.
Sans qui vaut mieux estre en la fosse
Le second, repos modéré
De corps et d'esprit assuré,
Ferme, tranquille, invariable.
Le troisième est courte table,
Autrement, la sobriété,
C'est la grand'mère de la santé,
Si nostre grand-père Hippocrate
D'un faux oracle ne nous flatte.
Voilà préambulairement
Ce qui fait vivre sainement.
Si tu veux maintenant apprendre
En détail, et tout bien comprendre,
Poursuis de lire l'autre chant.
Et tu verras bientôt comment.

MARTIN, l'aîné. Natif du Bugey, il exerçait la médecine à Lyon, en 1802, à l'époque de la Consulta cisalpine. Il vivait encore en 1825, retiré dans son pays natal. Le 21 nivôse an X, Bonaparte arrivait à Lyon, annoncé par les victoires et les triomphes qu'il avait remportés. Pendant plusieurs jours, ce ne fut, dans la seconde ville de la République, que fêtes, réceptions, arcs de triomphe, discours, etc. Martin, l'aîné, glissa aussi sa voix de poète au milieu des nombreux morceaux d'éloquence inspirés par la circonstance. Le *Journal de Lyon et du Midi*, rédigé par Dumas et Delandine, a recueilli ses six stances (n° 19, 7 pluviôse an X, p. 148). En voici une qui fera juger des autres :

Doctes amants de Polymnie,
Dans vos harmonieux concerts,
Chantez le pouvoir du génie
Dictant des lois à l'univers !
Montrez à la race future,

Des boulevards de la nature
Les inexpugnables sommets
Franchis par la troupe intrépide
Que guidait le nouvel Alcide
A qui le monde doit la paix.

MARTIN (Félix-Stanislas). Pharmacien de 1re classe à Paris (10 avril 1833) ; né à Issoudun (Indre), le 8 août 1806.

Si nous avions à faire la biographie de M. Stanislas Martin, une page ne suffirait pas pour noter les titres académiques dont il est honoré, les médailles qu'il a reçues, les services qu'il a rendus comme citoyen et comme travailleur. Bornons-nous à dire qu'il fait partie de la Société des gens de lettres, qu'il est le collaborateur, depuis 1835, du *Bulletin de thérapeutique*, du *Journal de Bordeaux*, membre du Conseil d'hygiène de la ville de Paris, du comité des artistes, du comité français à Pékin, etc., qu'il a inventé un télégraphe de nuit, un projectile pour incendier les forts et les navires ; qu'il a été fort dévoué aux cholériques de 1832 ; qu'il a sauvé un officier de l'armée au Cloître St-Méry ; qu'en 1848, il allait chercher les blessés jusque sous les balles des combattants ; enfin qu'il est auteur d'un grand nombre d'ouvrages et d'articles de journaux, roulant sur l'hygiène en général, l'histoire naturelle, l'hygiène alimentaire, la pharmacologie, la physique, la chimie, etc. M. Martin a même écrit pour un feuilleton un roman : *les Marchands de cheveux;* une fine et plaisante critique, sous ce titre : *des Médecins en Chine et en France;* une *Physiologie des substances alimentaires;* et il a sous presse un ouvrage qui promet et qui aura pour étiquette : *Ce qu'on mange.*

La Physiologie des substances alimentaires, ou histoire physique, chimique, hygiénique et poétique des aliments, avec leur étymologie grecque, celtique, latine, et leurs dénominations en langues allemande, anglaise, espagnole

et italienne (Paris, 1853, in-8° de 352 pages), est un livre fort curieux, amusant et utile. Presque chaque rubrique est accompagnée de fragments poétiques, qui sont
comme des gouttes de rosée tombant sur un sol aride et
ingrat. Exemple :

« *Violette* (pron. vio-lète). *Viola odorata.*

« *All.*, mœrzveilchen; *angl.*, violet; *esp.*, violeta; *ital.*,
viola.

> O fille du printemps ! Douce et touchante image
> D'un cœur modeste et vertueux,
> Du sein de ces gazons, tu remplis ce bocage
> De tes parfums délicieux.
> Que j'aime à te chercher sous l'épaisse verdure
> Où tu crois fuir mes regards et le jour !
> Au pied d'un chêne vert qu'arrose une onde pure,
> L'air embaumé m'annonce ton séjour.

« La violette est une plante herbacée, etc. »

De qui sont ces vers charmants? Je ne sais...
M. Martin aurait bien dû le dire... Après tout, le lecteur
n'a pas à se plaindre; il a été averti dans la préface :
« Nous avons commis une omission grave, nous l'avouons,
« et avec regret. Nous aurions dû citer les noms des
« auteurs qui nous ont fourni les matériaux de ce tra-
« vail, nous aurions par là rendu hommage à qui de
« droit. »

Franchement, c'était bien le moins!..

MASSAC (Reymond de). Médecin très-accrédité au
commencement du XVIIe siècle, et qui était doyen du
Collége de médecine d'Orléans. On lui doit un poëme latin, de 514 vers, à la louange de la ville d'Orléans, de la
salubrité de l'air qu'on y respire, de la fécondité de son
sol. Cet éloge a été imprimé : *Pæan Aurelianus, seu de
laudibus salubritatis cœli et soli Aureliani, atque consessus*

Collegii medicorum, carmen... Aureliæ, 1594, in-4° de 21 pages.

Reymond de Massac a aussi chanté les eaux de Pougues : *Pugeæ, seu de Lymphis Pugeacis, libri duo;* 1599, in-8° de 51 pages. Le poème, daté de 3 cal. d'avril 1597, comprend 900 vers environ, et est dédié à dame Catherine Claude de Clermont, femme du maréchal de Retz. Il a été rendu en vers français par le fils de l'auteur : *Les Fontenes de Pougues,* de M. Raimond de Massac (de Clerac), en Agenois, mises en françois, par Ch. Massac, son fils. Paris ; 1605, in-8°.

Enfin, nos deux de Massac ont encore rimé en français le treizième livre des Métamorphoses d'Ovide. Paris; 1605, in-8°.

MASSON (CHARLES). Docteur en médecine (22 juin 1815), ancien interne de la Charité, médecin des théâtres du Gymnase et du Palais-Royal. Beau-frère d'Adolphe Poujol, il a écrit, en collaboration avec ce dernier, *les Quatre Mendiants,* comédie-vaudeville en un acte (1836), représentée pour la première fois sur le théâtre des Jeunes-Elèves de Comte, le 16 décembre 1835. Charles Masson est mort, croyons-nous, en 1866; ses restes reposent au cimetière Montparnasse.

MASUREL (LOUIS-JULES). Docteur en médecine (13 sept. 1842), ancien aide-major de 1re classe, démissionnaire volontaire en 1854, M. Masurel, qui habite Lille, est né dans cette ville le 19 octobre 1813. Il a confié çà et là, aux journaux, des odes, des chants politiques, des poésies légères et des chansons. On distingue, un joli petit morceau, *Vénus et l'Amour;* une épître, *A notre ami Thomas;* une autre Épître *A Béranger;* une *Ode à Venise,* en dix-neuf strophes. Dans toutes ces poésies, les vers coulent aisément, la rime est facile. Dans l'*Épître* à *Béranger*, le poëte a curieusement passé en revue les acquisitions du Parnasse.

> Les temps sont arrivés où la moderne lyre
> Du poétique champ a reculé l'empire.
> De quels genres nouveaux, inconnus d'Apollon,
> N'a-t-on pas découvert le précieux filon ?
> Le Parnasse, exploré par maint auteur habile,
> S'est montré sous leurs pas en richesses fertile,
> Plus fertile cent fois que ne l'avaient pensé
> Les Pindares anciens, les Bardes du passé.
> Le luth harmonieux des Pastours, des Trouvères,
> Inventa le rondeau pour égayer nos pères.
> Le sonnet rigoureux, justement admiré,
> Était des premiers temps tout à fait ignoré.
> Des langes du passé l'Ode s'est affranchie,
> Et de nouveaux trésors chez nous s'est enrichie.
> La France, dans ce genre, a plus d'un noble écho :
> Les chants de Lamartine et de Victor Hugo,
> Et bien d'autres encor dont les si beaux modèles
> Ont doté leurs auteurs de palmes immortelles.
> Jadis, pour divertir une noce, un festin,
> La chanson célébrait les amours et le vin ;
> Elle ignorait ce genre, en esprit si fertile,
> Censeur exempt de fiel, l'élégant vaudeville,
> Que le Français malin, comme disait Boileau,
> Un jour de bonne humeur trouva dans son cerveau...

Dans l'*Ode à Venise*, M. Masurel, que la tyrannie révolte, de quelque part qu'elle vienne, fait un tableau saisissant de la Belle des Belles, de la Venise charmante, gracieuse, héroïque, républicaine, couchée pantelante sous le joug autrichien :

> Salut à toi, salut, héroïque Venise,
> Digne fille d'Énée, à sa valeur promise !
> Salut à ton Saint-Marc, à tes palais déserts !
> Salut, noble cité, dont la voile orgueilleuse
> Faisait dire au passant, sur la vague écumeuse :
> Honneur au pavillon de la reine des mers !
>
> . . . .
>
> Pleure, pleure, Venise ! à la gloire immortelle
> A succédé la honte, et tu n'es plus la belle,

La perle adriatique, au luxe oriental.
Pleure ! car tous les ans, du haut du Bucentaure,
Les doges orgueilleux ne vont plus, dès l'aurore,
Jeter aux flots soumis ton anneau nuptial.

. . . .

M. Masurel fera bien de publier un jour ses *Délassements poétiques*. Il y comprendra certainement ces morceaux : Stances à Lamartine; le Poète orphelin ; Épître sur la Révolution de 1848; A Victor Hugo; A la garde civique italienne; — des chants patriotiques tels que : Fraternité; Chant du départ des volontaires de 1848; Soleil de liberté; Réveil de l'Italie ; Napolitaine ; Peuples, devenez Rois! Il n'oubliera pas, non plus, d'autres poésies, parmi lesquelles nous citerons : le Bouquet; Désillusion; Bête à Dieu; Calomnie; la Fête; Séparation; Misanthropie ; Séparation ; la Jeune Fille ; la Femme ; Vénus et l'Amour, etc., etc.

MATTEI (Antoine). Né à Cagnano (Corse), reçu docteur à Paris, le 21 juillet 1846. Le Dr Simplice (Amédée Latour), dans une de ses causeries, dont lui seul a la clef, écrivait ceci à la date du 13 février 1864 (*Union médic.* 1864 , n° 18).

« Dernièrement, dans une soirée charmante, on jouait des charades et on faisait des bouts rimés. A l'un de nos confrères échurent les mots suivants :

| Fable | Original | Cruche | Vol | Horde | Larron | Vent | Bête |
| Diable | Mistral | Ruche | Sol | Corde | Marron | Serpent | Fête |

Il fallait improviser une pièce sur ces mots. Notre confrère, avec la facilité et la rapidité d'un Eugène de Pradel, glissa les vers suivants :

LE DIABLE.

Je crois bien fermement qu'il s'agit d'une *fable*,
Mais que n'a-t-on pas dit de choses sur le *diable* ?

Il peut prendre l'aspect le plus *original;*
Agiter les mortels bien plus que le *mistral*
N'agitera la mers; il a des maux la *cruche,*
Et cent mille démons de l'infernale *ruche*
Sont prêts à le servir, soit en prenant leur *vol*
Dans l'air qui nous entoure, ou rampant sur le *sol.*
Qui le croirait jamais, cette maudite *horde*
Fait, pour nous entraîner, une solide *corde;*
Chacun de ces esprits est un petit *larron*
Qui des plus mauvais jours sait tirer son *marron.*
Et pourtant avec eux nous jouons bien *souvent.*
Ainsi celui qui d'Eve, en guise de *serpent,*
Sut avoir les faveurs, n'était déjà pas *bête,*
Car l'homme, en l'imitant, n'obtient pas toujours *fête.*

« Ces vers faciles et spirituels, surtout pour une impro-visation, à qui les attribuez-vous? Je vous le donne en mille... Mais je m'aperçois qu'il m'est interdit d'en nom-mer l'auteur, et que je ne puis le désigner que sous les initiales suivantes : A. M. Ma foi, je me risque, en ajou-tant qu'elles cachent un grave accoucheur, et vous serez de mon avis en disant qu'il a fait une *version* heureuse. »

Risquons-nous à notre tour, et, sans peur ni vergogne, déclarons M. le Dr Mattei l'auteur de cet habile enfan-tement.

MAUCLERC (HIPPOLYTE-VIVANT). Docteur de la Faculté de Montpellier (10 germ. an XI); né à Châ-lon-sur-Saône, en 1786. Il exerçait à Grenoble, et était membre de l'Académie des sciences et arts de Grenoble, de la Société médicale d'Émulation de Paris, et avait rempli, en 1793, les fonctions de chirurgien-major du 5e bataillon des Côtes-Maritimes. On a de lui une petite brochure, imprimée à Grenoble en 1813 (in-8° de 32 pages), et dont le titre est : *Offrande à l'amitié, ou tri-but de reconnaissance,* à M. Français, comte de l'Empire, etc. Le faux titre porte : *Opuscules littéraires; Voyage en Languedoc; l'Amour relativement à la perfection morale.*

On lit cela avec grand plaisir. Le dernier morceau, qui
est dédié aux dames de Grenoble, est un poème de 138
vers, dans lequel l'auteur chante harmonieusement la
morale la plus saine et la plus pure. Nous préférons cependant le *Voyage en Languedoc*, écrit moitié en prose,
moitié en vers :

> Lieux favoris de la nature !
> Pays charmant des troubadours,
> Des fabliaux et des amours,
> En vous voyant, l'âme est plus pure !...

Aux esprits chagrins qui prétendraient que la distraction est défendue aux médecins, qu'ils doivent consacrer
tous leurs instants à leur rude profession, Mauclerc répond :

> Blâmez un médecin, si, jaloux du plaisir,
> Il n'a pour ses devoirs aucune exactitude;
> Mais si, pour soulager tous ceux qu'il voit souffrir,
> Il fait de son *état* sa principale étude,
> Laissez-lui pour les arts un instant de loisir.

Mauclerc est encore auteur d'un drame en trois actes
et en prose, qui a été imprimé à Grenoble en 1795 :
Hippolyte et Élisa, ou les Victimes du terrorisme. Il a
plus d'une fois charmé la Société des sciences et arts de
Grenoble, par ses impromptus, ses poésies légères, ses
quatrains, qu'il composait avec une grande facilité. La
mort de Mounier lui inspira ces quatre vers, qu'il proposa de mettre au bas du portrait de l'ex-président de l'Assemblée constituante :

> Juste, éclairé, prudent, inflexible aux abus,
> Consacrant à l'État ses travaux et sa vie,
> Mounier, par ses talents, ses mœurs et ses vertus,
> Au silence, partout, a su forcer l'envie.

Notre médecin-poète a mis des vers jusque dans sa
thèse inaugurale : *Du catarrhe suffocant*, qu'il dédie

ainsi à son illustre ami, Marc-Antoine Petit (*Voy.* ce nom) :

> Je suis loin de penser que ce trop faible hommage
> Soit digne d'être offert à tes rares talents ;
> Mais tu daignes m'aimer ; et par tes sentiments
> Je veux donner du prix à ce modique ouvrage.

Enfin, Mauclerc a encore écrit : un *Essai sur l'usage de la musique dans la thérapeutique;* une *Note sur les femmes qui se sont occupées de littérature;* une pièce de vers sur le *Sommeil du goût.* (Voy. le *Magasin encyclopédique de Millin;* année 1806, t. 2, p. 148 ; t. 4, p. 159 ; année 1813 ; t. 5, p. 410.)

MAURES (JEAN) ; en latin, MORESIUS. Médecin du diocèse d'Agen, et qui florissait en 1633, comme professeur à Bordeaux. Il a versifié, en près de 1,250 vers latins un *Traité de la peste,* qui a été publié : *Joan. Mauresii, Aginnensis doctoris medici, et in Academiâ Burdigalensi professoris regii, carmen* ἐπιλοίμιον. Burdigal, 1633; in-8° de 42 pages.

Maures avoue dans sa préface que ses vers sont sans ressort, *inerves...* Et il se rend bien justice.

MAYER. Étudiant en médecine en 1831. Cette année-là, il publia une pièce de vers portant ce titre :

A Benjamin Constant, par un élève en médecine. Nancy, 1831 ; in-8° d'une demi-feuille.

Cette petite brochure, signalée par le *Journal de la librairie,* et qui a été éditée à Nancy par Vincenot, Vidart, Grimblot et Senef, ne s'est pas trouvée à la Bibliothèque nationale; elle est, paraît-il, en vers libres.

MAYET (HENRI-FRANÇOIS). Ce jeune pharmacien est né à Paris le 27 janvier 1847. Les quelques poésies qu'il a composées pourraient être appelées ses *Juvenilia ;* elles sont, en effet, fort jeunes, comme pensée et comme exécution. La meilleure est *l'Orphelin*, qui se termine ainsi :

> Un morceau de pain dur soutient mon existence ;
> Je l'acquiers avec peine, il fait souvent défaut :
> Le passant, dont en vain j'implore l'assistance,
> Fuit sans me regarder, sans voir ce qu'il me faut.
> Le jeûne, cependant, augmente ma faiblesse,
> Déjà, déjà le jour penche vers son déclin...
> O vous que des parents accablent de tendresse,
>   Ayez pitié de l'orphelin !

MÉGE (JEAN-BAPTISTE). Docteur en médecine de Paris (24 juin 1813), membre de l'Académie de médecine ; né à St-Amand-Talende (Puy-de-Dôme), le 10 juin 1787. Outre un assez grand nombre d'ouvrages, dans lesquels se dévoile toujours le littérateur, ce médecin a écrit, en prose, une espèce de drame en cinq parties, qui a été imprimé à Paris en 1828 (in-8° de 135 p.), avec ce titre : *les Médecins d'aujourd'hui, ou l'Amour et le Devoir*, scènes dramatiques. Sa thèse doctorale traite un sujet intéressant et original : *Des objets de toilette qui peuvent nuire à la santé.*

MÉNIÈRE (PROSPER). Docteur en médecine (1828), agrégé de la Faculté de Paris, médecin en chef de l'Institution des sourds-muets ; né à Angers, le 17 juin 1798 ; mort à Paris, le 7 février 1862. On connaissait bien de Ménière son *Étude médico-littéraire sur Cicéron*, ses *Consultations de Mme de Sévigné*, ses *Études médicales sur les poètes latins;* mais on était moins assuré de son commerce avec les Muses. Son fils a confié, après la mort de l'auteur, un morceau au *Recueil du Caveau*. Il est intitulé : *Philosophie.*

> Quand on aime le gai printemps,
> La pâquerette fraîche éclose ;

Quand on passe de doux instants
Au bord des ruisseaux murmurants,
Est-il donc besoin d'autre chose !

. . . .

Humains ! ne nous agitons pas :
Je crois à la métempsycose ;
Les amis, après le trépas,
Se reverront , certes, là-bas,
Est-il donc besoin d'autre chose !

Enfin, je forme un dernier vœu :
Vous le dirai-je ? non, je n'ose :
Il me faudrait, pénible aveu,
Du bien beaucoup, du mal très-peu :
Je n'ai pas besoin d'autre chose !

(*Le Caveau*, 1867, p. 133).

MENUT (Théodore). Officier de santé, reçu en 1860.
Il exerce à Vernoil, dans le département de Maine-et-
Loire. Le 4 août 1863, les convives assemblés dans un
banquet, pour clore gaiement la session annuelle de
l'Association des médecins de Saumur, applaudissaient
une excellente pièce de 124 vers, composée pour la circonstance par M. Menut, et destinée à célébrer en vers
harmonieux la mission toute de dévouement à laquelle
les médecins de campagne dignes de ce nom consacrent
leur vie et leurs labeurs. Les fragments suivants feront
juger du reste :

Il est, de par ce monde, un homme simple et calme,
Qui creuse son sillon
Dans un terrain ingrat, sans prétendre à la palme
D'une grasse moisson.

La gloire et la fortune, astres, sources de vie,
Dans son ciel ignorés,
N'illuminent jamais sa carrière obscurcie
De leurs rayons dorés.

En ce temps d'agio, lorsque chacun encense
L'égoïsme et l'argent,

Sur son drapeau, lui seul, sans orgueil, en silence,
        Il écrit : Dévouement.

. . . .
. . . .

Honneur, honneur à lui ! médecin de village,
        Ce seul titre est le sien ;
Et bien plus que noblesse, il oblige, il engage,
        Il impose le bien.

Devant cet homme obscur, qu'aucun signe n'honore,
        Ventrus, découvrez-vous !
Le banquier, votre roi, dans son comptoir sonore,
        Lui va-t-il aux genoux ?

(*Comptes-rendus de l'Association des Médecins de Sau-mur*, in-8°, p. 18.)

MERCIER (LOUIS-AUGUSTE). Docteur de Paris (9 janvier 1839), lauréat de la Faculté, des Hôpitaux, de l'Académie des sciences, et de l'Académie de médecine (prix Argenteuil), etc. Cet honorable spécialiste pour le traitement des maladies des voies urinaires est né au Plessis-St-Jean (Yonne), le 21 août 1811 ; et lui qui sait si bien se frayer un chemin le long de certains sentiers bridés, tortueux et rétrécis, il enfourche parfois Pégase avec la même désinvolture,

        Le domptant par l'éperon et le frein,
        Et l'empêchant de se cabrer sous sa main.

Les élans poétiques de M. Mercier se donnent particulièrement essor à l'occasion des banquets solennels des anciens élèves du collége de Sens : touchantes réunions, où des camarades d'enfance se retrouvent, se tutoient comme par le passé, racontent leurs espiégleries, et rappellent

        . . . . Le cerceau, la bille,
        L'osselet, le sabot avec son fouet d'anguille,

Sans oublier l'eau, le bouilli, les choux et les haricots. Dame Chanson, accorte et babillarde, fait aussi les

doux yeux au chirurgien uréthrophile, qui, sur l'air *du
Carnaval*, de Meissonnier, a chanté ainsi ses quinze ans...
depuis longtemps passés :

> O mes quinze ans, ô mes jours de collège !
> Partis si vite ! Est-ce donc à jamais ?
> Où sont les jeux qui vous faisaient cortége,
> L'illusion et ses brillants attraits ?
> Je n'avais rien, mais j'avais mon jeune âge ;
> Je n'étais rien, mais j'avais l'avenir.
> Quand je devrais encor rentrer en cage,
> O mes quinze ans, puissiez-vous revenir !
>
> . . . .
>
> Si maintenant je me prends à sourire,
> Lorsqu'apparaît un aimable Lutin,
> Son air moqueur me semble aussitôt dire :
> « Fi donc ! Monsieur, passez votre chemin ».
> Oui, je l'entends cet affreux persiflage !
> Que n'est mon cœur desséché, sans désir !
> Quand je devrais encor rentrer en cage,
> O mes quinze ans, puissiez-vous revenir !
>
> Grimpant, grimpant sans appui, sans envie,
> Je me hissais sur un tertre bien bas ;
> Et cependant que de vents sur ma vie,
> Ont soufflé pluies, orages et frimas !
> Naguère, hélas ! s'est rompu le branchage
> Qui, sur ce sol, aidait à me tenir !
> Quand je devrais encor rentrer en cage,
> O mes quinze ans, puissiez-vous revenir !
>
> . . . .

MERCIER, du CHAMP D'ASILE (François-
Adolphe). Ancien chirurgien d'armée, médecin à Neuf-
châtel (Aisne); mort le 4 juin 1873.

Nous connaissons de lui trois comédies :

1. *Domino l'homonyme, ou un Retour à temps;* comédie en un acte et en prose. Reims, 1865, in-8°.

2. *L'Enfant de trois mères sans père connu, ou le doute
de la paternité;* comédie en un acte et en prose, avec
prologue. Reims, 1865, in-8°.

3. *La Femme singulière, ou les Bagues;* comédie en trois actes et en prose. Reims, 1869, in-8º.

Mercier, du Champ-d'Asile, a encore écrit une pièce de 426 vers, intitulée : *Récit d'un mort revenant de l'autre monde.* Reims (s. d.) ; in-8º de 16 pages.

Il serait bien difficile de saisir la pensée qui a guidé le poëte; c'est une excursion dans l'autre monde, sans but et sans couleur. Le paradis y est ainsi décrit :

> La prairie est en fleur, les bois couvrent les monts.
> Rivières et ruisseaux, que traversent des ponts,
> Laissent aux paresseux, dans le sein de leurs ondes,
> Y jeter leurs filets et leurs lignes profondes.
> Partout vous y voyez la nature animée ;
> De hameaux élégants la terre est parsemée.
> De superbes châteaux, au milieu des guérets,
> Contrastent joliment les paisibles forêts ;
> Le berger, dans son champ, siffle sur sa musette
> Ce que son cœur lui dit et que l'écho répète ;
> Le chasseur courageux, au timide lapin,
> Fait une guerre à mort dès l'aube du matin ;
> Le pâtre, dans les prés, se nourrit de prémices
> Que lui donne le pis de ses blondes nourrices.
> Sous ce berceau de fleurs, ce fils d'Anacréon
> Cherche en vain des accords sur son accordéon ;
> Sa mie, auprès de lui, couverte d'une écharpe,
> Touche inutilement les cordes de sa harpe :
> Le jeu de l'harmonie est au fond de leur cœur.
> Ils se voient, ils s'entendent, ah ! c'est là le bonheur.
> De cet endroit heureux, passons au purgatoire.

. . . .

METTAIS (LOUIS-HIPPOLYTE). Docteur en médecine (2 avril 1839), né à Ménars (Loir-et-Cher), le 10 décembre 1812. Poëte, mais surtout romancier, M. Mettais a dressé sa tente dans une rue du quartier de la Chaussée-du-Maine, où il fuit un peu la clientèle, mais où il se plaît, niché dans un aimable rez-de-chaussée entouré de jardinets et de verdure. Ses débuts dans la littérature datent déjà de loin, puisque c'est en 1838

que, entraîné par le courant que suscitèrent les *Paroles
d'un croyant* de Lamennais, il publia sous le pseudonyme
de *Lamberti*, son petit livre : *Origine des puissances;*
in-16 de 111 pages. Puis vinrent successivement : *un
Lion aux bains de Vichy* (en collaboration avec Touchard-Lafosse); Paris, 1842, 2 vol. in-8°; — *le Portefaix*, roman de mœurs, précédé d'une introduction par
Touchard-Lafosse; Paris, 1843, 2 vol. in-8°; — *Souvenirs d'un médecin de Paris;* 1863, in-8° de 304 pages;—
L'An 5865, ou Paris dans quatre mille ans, 1865 ; in-8°
de 381 pages. — *Paris avant le déluge;* 1866, in-8°. —
Simon le Magicien; Paris, 1867, de 270 pages.

Nous n'avons pas à nous occuper de ces ouvrages
écrits en prose, et dont la forme légère cache un fond
philosophique, politique et sociologique; mais ce qui
nous appartient, c'est la série de sept ouvrages versifiés,
et que, sous le titre général de *Mes Soirées d'hiver*,
M. Mettais avait l'intention de publier.

Chacun devait porter la date d'un jour de la semaine:
Lundi : le père Thuillier; — *Mardi :* le Proscrit de Florence ; — *Mercredi :* Edmond Lauret; — *Jeudi :* Sylvain Rémy; — *Vendredi :* le Docteur Georges; — *Samedi :* un Disciple de Jean-Jacques. Nous n'avons,
jusqu'à présent, que le *Lundi*, occupé par *le Père Thuillier*. C'est une saynète en vers et à quatre personnages;
la pensée qui l'a inspirée est toute philosophique, évoque
les principes si éloquemment développés par Jean-Jacques, et peut se traduire par ces deux vers qui terminent
le poème :

> Le bonheur, sans nul doute, en tous lieux nous attend;
> Mais je crois qu'il ne vient que si l'on est content.

MEYSSONNIER (Lazare). Médecin de Montpellier, né à Mâcon en 1602, mort vers l'année 1672.
C'était une intelligence fort médiocre. Il a fait, pourtan,

beaucoup de bruit dans son temps, grâce à son *Bon Hermite*, almanach rempli d'horoscopes et de prédictions. Meyssonnier fut néanmoins protégé par le cardinal de Richelieu, qui le fit même nommer médecin du roi, et c'est pour remercier son Eminence qu'il composa un fort mauvais poème de 897 vers, que les presses ont donné au public avec ce titre hyperboliquement louangeur :

Richelias, poëma philosophicum, heroicum, quo Maximi et iminentissimi Armandi Joannes Plessiaci cardinalis ducis de Richelieu gloria ex universæ encyclopediæ miraculis variis, novisque plurimis ex ipso cælo phænominis describitur magnificè. Accinente Lazaro Meyssonnier, philosophiæ et medicinæ doctore ; in-4° (s. l. n. d.), 36 pages.

MIALHE (Louis). Docteur en médecine de la Faculté de Paris (1838), professeur agrégé (1839) ; né à Vabre (Tarn), le 5 novembre 1807. Tout le monde connaît les travaux, si appréciés, de M. Mialhe sur la chimie appliquée à la pathologie humaine ; mais ce qu'on sait moins, c'est que ce savant homme raffole de la poésie, qu'il ne laisse guère passer l'occasion des quatrains, des morceaux légers, des compliments fort bien tournés, et qu'il est même l'auteur d'une romance mise en musique par Romagnesi, et qui a eu son jour de succès. Cette romance est, en effet, très-gracieuse, et porte ce joli titre : *Ruisseaux, pourquoi murmurez-vous?* (1829 ou 1830) :

> Quand de votre lit solitaire
> Rien ne trouble la pureté,
> Quand votre onde argentine et claire
> Dans son sein reçoit la beauté ;
> Lorsqu'au loin vos rives fleuries,
> Exhalent un parfum si doux,
> Aux bois, aux champs, dans les prairies ;
> Ruisseau, pourquoi murmurez-vous ?

Vous ne connaissez de la vie
Ni les chagrins ni les plaisirs;
La tristesse, la jalousie,
Ne vous causent point de soupirs ;
Non, non, votre cours est paisible,
Il rend plus d'un mortel jaloux ;
Puisque vous êtes insensible,
Ruisseau, pourquoi murmurez-vous ?

C'est moi qui devrais faire entendre
Des regrets les plaintifs accents,
Moi dont le cœur, hélas! trop tendre,
Sent de l'amour tous les tourments.
Du froid dédain d'une cruelle,
Quand mon âme éprouve les coups,
Je ne murmure pas contre elle ;
Ruisseau, pourquoi murmurez-vous ?

· **MIQUEL** (Antoine). Né à Béziers, le 6 mars 1796,
mort dans cette même ville le 17 juin 1829, Miquel était
docteur de Montpellier (1819). A peine sorti des bancs
de l'école, il écrivit un poème, fort remarquable par sa
« facture », plus remarquable encore par l'intention.
N'est-ce pas, en effet, un but louable, honorable, pour un
jeune médecin, de prendre la défense d'un art dont il
sait toutes les difficultés, tous les impédiments, et dans
l'exercice duquel on trouve si peu de justice? *La médecine
vengée*, poème en quatre chants, publié en 1819 (in-8°),
est une œuvre qui mérite le respect de tous. « Qu'on ne
s'effraie pas, dit Miquel dans sa préface, du titre de ce
poème : la médecine et la poésie ne sont pas aussi in-
compatibles qu'on le pense communément. Esculape lui-
même allia jadis les palmes d'Epidaure aux lauriers
brillants de Délos. Ce n'est pas d'ailleurs un traité de
médecine hérissé de termes obscurs et barbares que l'on
offre ici au public : c'est une suite des vérités importantes,
embellies du coloris poétique, et présentées avec confiance en faveur d'un art qui n'a trouvé de détracteurs
que parmi le petit nombre de ceux qui n'ont pas pu en

ressentir les bienfaits..... Malgré les traits satiriques des
poètes et les sophismes des philosophes, la médecine sub-
siste par elle-même. Elle demeure inébranlable au milieu
des tempêtes qui l'agitent, et en traversant le cours des
siècles, elle se venge de ses détracteurs en les accablant
de ses bienfaits, et en mettant à profit l'expérience de
tous les âges... »

Le poème est, d'un bout à l'autre, destiné à consacrer la vérité immuable de la médecine, et à chanter ses
louanges. L'invocation qui en est comme la préface suffira
pour donner une idée du reste :

> Toi qui portas la vie au milieu des tombeaux,
> Daigne, fils d'Apollon, sourire à mes travaux ;
> Pour venger tes autels, appelé, jeune encore ,
> Des rives du Permesse au temple d'Epidaure,
> Je chante les bienfaits d'un art conservateur.
> Et toi, de son empire heureux législateur,
> Qui dans Cos autrefois, guidé par le génie,
> Sus montrer aux humains la source de la vie,
> Et du sein de l'erreur tirer la vérité,
> Pardonne, saint vieillard, à ma témérité ;
> Ou plutôt, viens toi-même exciter mon courage,
> Soutiens-moi dans la lice où ta gloire m'engage.
> Viens, et, guidé par toi, j'oserai, dans ces vers,
> Montrer avec orgueil aux gens de l'univers ,
> La gloire de cet art dont ta plume féconde
> Traça les saintes lois dans l'enfance du monde.

. . . .

MISSET (N.). Pharmacien à Rhétel (Ardennes). Au
dire et au jugement de M. Chéri Pauffin, Misset aurait
composé, vers 1820, des chansons que les Ardennais fidèles répètent encore, « quand les femmes n'y sont pas »,
et qui devaient en faire, s'il eût continué, le rival d'Émile
Debraux et l'égal de Désaugiers. Nous avons en vain
cherché ces chansons, mais nous avons vu, signées de ce
pharmacien, quatre pièces qui doivent faire tressaillir
d'aise et de jubilation l'ombre du grand Napoléon. Cela

a nom : 1° *Religion Napoléonienne;* Réthel, 1831, in-8°
de 12 pages ; 2° *A un Aigle;* Vouziers, janvier 1841,
in-8° de 12 pages; 3° *Napoléon, sa mort et sa résurrection;*
Vouziers, 1841, in-8° de 16 pages; 4° *Une nuit napoléonienne;* Paris, 1843, in-8° de 90 pages. Il est impossible de pousser plus loin le fétichisme et l'adoration :

> Pour l'œil de mon esprit, phare qui luit sans cesse.
> Toujours Napoléon à mes regards se dresse,
> Comme si quelque Dieu, devant mon horizon,
> A la voûte du ciel avait inscrit son nom.
> De ce saint nom toujours ma pensée est remplie :
> C'est que du pauvre peuple il est la loi, la vie ;
> Ce peuple ne sait rien et n'aime rien que lui ;
> Il l'adorait hier , il l'invoque aujourd'hui.
> . . . .
> Napoléon, immense et glorieux problème,
> Je crois, j'espère en toi, j'espère en toi, je t'aime,
> Et mon esprit déjà contemple sans frémir
> La tombe où nous devons un jour t'approfondir.
> . . . .
> Peuple, il a prédit la victoire,
> Gloire à celui qui fait ta gloire !
> Gloire au saint précurseur du rédempteur nouveau !
> Plaçons sa sainte image au sommet du drapeau.

Cette ritournelle revient à chaque strophe. Une de ces
strophes, écrite en 1831, s'adresse à Louis-Philippe :

> D'Orléans, prince populaire,
> Toi que le peuple-roi fit roi,
> Si par un dévouement sublime et volontaire,
> Ce grand peuple à son titre a renoncé pour toi,
> Si tu veux conserver ce titre héréditaire,
> Apprends de nous ce qu'il faut faire :
> Rajeunis ton vieux sang dans un sang plus nouveau ;
> De nos proscrits fameux rappelle les familles ;
> A leurs jeunes enfants unis tes jeunes filles,
> Comme à ton vieux blason tu joins notre drapeau.

MONANTHEUIL (Henry de). Célèbre médecin de
la Faculté, dont il fut doyen (1578-1579); professeur en

mathématiques au Collége royal ; mort à Paris, le 19 novembre 1606, et inhumé à St-Benoît. Henry de Monantheuil a consacré à la mémoire de Jacques Brissart, doyen des conseillers du roi, une ode latine en cent vers alternés, qui commence ainsi :

Cantet nostra chelys, Musa prohibente perire,
Dignum laude virum.
Gloria, dum vixit, venerandi magna senatus
Hic Brissartus erat.

Elle a été imprimée : *De Jacobo Brissarto consiliariorum regiorum decano vita honorificentissima functo, ad ejus nepotem Jacobum Brissartum abbatem Samprisium, Juris utriusque peritissimum.* Parisiis, 1601, in-4°.

MONIN (Benoit-Etienne-Frédéric). Né à Mornant (Rhône), le 17 janvier 1806, mort au même lieu, le 29 avril 1873; il avait été reçu docteur en 1830. Cet excellent homme, cet écrivain plein de finesse et de gracieuseté, auteur du livre charmant qui a nom de *Bréviaire du médecin de campagne*, n'a pas voulu nous quitter pour toujours sans laisser un fruit délicieux de son talent. Nous avons savouré ses *Études sur la genèse du patois, et en particulier du roman ou patois lyonnais*, que l'auteur a pu voir imprimer avant de rendre le dernier soupir. (1868, in-8° de 159 pages). Sous le titre de *Nostras*, Monin a joint à cette œuvre originale, et fort utile relativement à la linguistique, plusieurs morceaux de sa composition, et en patois lyonnais, ainsi que des Fables ou apologues dans le même langage. Le livre est dédié à Aimé Vingtrinier, tout à la fois imprimeur, littérateur et poète.

Quand je ne serai plus que poussière et que cendre,
Avant le dernier jour de ce siècle écoulé,
Pour la postérité dédaigneuse d'attendre,
Dans le fleuve d'oubli mon livre aura coulé.

Mais peut-être qu'un jour un curieux antiquaire,
Attiré par l'aspect de son jaune vélin,
Sans s'inquiéter du titre et de son commentaire,
Le cataloguera comme un rare bouquin.

Je veux alors qu'il lise, à la première page,
Le nom de Vingtrinier associé au mien ;
Qu'il apprenne de moi, qui ne te flatte en rien,

Que poète inspiré, modeste autant que sage.
Tu n'as l'Aimé de tous, signalé ton passage,
Qu'en prêchant le devoir et pratiquant le bien.

MONTANUS (Pierre). Médecin de Strasbourg qui florissait dans le dernier quart du XVIe siècle. Dans une satire latine de 62 vers, intitulée : *De generibus morborum eximia precatoria satyra*, et qui fait partie d'un recueil contenant un Traité, en vers, des vertus des plantes de Baptiste Fiérus, et le Traité, également en vers, par Columelle, de la culture des jardins, Montanus a enchaîné la plus étonnante nomenclature des maux qui affligent l'espèce humaine. C'est un chef-d'œuvre dans le genre.

MONTBRISON (Louis-Bernard de). Nous ne sommes pas trop certain que ce personnage ait été médecin. Il est sûr, seulement, qu'il s'est occupé avec distinction de l'étude de la botanique; on a de lui un ouvrage sur cette science aimable, ouvrage publié sous le voile de l'anonymat, mais que Barbier a arraché à ses initiales mystérieuses; il porte ce titre :

*Lettres à M*me *de C... sur la botanique, et sur quelques sujets de physique et d'histoire naturelle; suivies d'une méthode élémentaire de botanique.* Par L. B. D. M. Paris, in-8°, · s. l. n. d.; 1791, in-8°, 2 vol.

Si tous les livres de botanique étaient écrits de cette manière-là, on trouverait beaucoup plus de botanophiles. De Montbrison ne laisse pas passer les occasions de char-

mer le lecteur par des morceaux de poésie en rapport
avec le sujet traité. Ecoutons-le se lamenter sur les fleurs
dioïques, c'est-à-dire sur celles dont les sexes sont sé-
parés sur deux tiges différentes. Il voit là les *lits à part*
de la fashion moderne, et il s'écrie :

> Vastes lits de nos bons aïeux !
> O lits larges de quelques brasses !
> Lits augustes, majestueux,
> Qui leur offriez deux ou trois places,
> Vous êtes oubliés comme eux.
> Un moderne en vain nous proteste
> Que c'est afin de s'aimer mieux ;
> Erreur, mesdames ; j'en atteste
> Les gestes loyaux et les feux
> De nos fidèles bisaïeux.
>
> Croyez-moi, tendre confiance,
> Doux soupir, aimable indulgence,
> Se rencontrent sur l'oreiller ;
> Au sein de sa fidèle amie,
> Près la compagne de sa vie,
> Il est si doux de reposer !

La classe des monoïques fait naître l'enthousiasme dans
le cœur du poète :

« Un seul lit, s'écrie-t-il ! Voilà, sans doute, qui peint
les mœurs simples et la bonhomie. Je me crois trans-
porté aux temps fortunés de nos premiers aïeux :

> Ah ! dans ce temps que je regrette,
> Grand châlit, commune couchette,
> Suffisait à tendres époux.
> Dans leur accointance bourgeoise,
> En un lit large d'une toise,
> Se tenant mille propos doux,
> Côte à côte et d'un cœur bien aise,
> Employant le temps mieux que nous,
> Ils.... s'endormaient, ne vous déplaise.

MOQUIN-TANDON (Christian-Horace-Bénédict-
Alfred). Professeur de botanique à la Faculté de mé-

decine de Paris, docteur de Montpellier (1826), membre de l'Académie des sciences (20 févr. 1856), de l'Académie de médecine (1857); né à Montpellier, le 7 mai 1804; mort à Paris, le 15 avril 1863.

Nous détachons ces lignes de l'éloge que M. Baillon a prononcé dans la séance de rentrée de la Faculté de médecine de Paris, le 3 novembre 1864 :

« . . . . . Un tel homme devait être poète ; il le fut, mais il eût d'abord bien peur de le paraître. Il n'osait guère, au début, braver ce préjugé qui s'attaque dans notre pays au titre d'homme universel et d'intelligence encyclopédique. Il sentait bien que beaucoup lui reprocheraient de n'avoir été ni assez botaniste ni assez zoologiste, pour avoir voulu être à la fois l'un et l'autre. « Il est convenu, disait-il familièrement, qu'un herbivore ne peut être qu'herbivore. » Comment, cependant, demeurer sourd aux vibrations intérieures de la fibre poétique, et cela dans la cité palladienne, où les derniers chantres du gai savoir se disputent encore les violettes et les roses de Clémence Isaure? Plutôt que d'affronter en personne un si grand péril, il en chargea un enfant de son imagination, le nommé *André Frédol* ou *Frédoli*, dont quelqu'un détachera peut-être un jour la piquante histoire de celle du docte et grave professeur de la Faculté de Toulouse. Ce Frédol apparut tout d'abord comme un homme de beaucoup d'esprit, ancien évêque de Marguelonne, et auteur d'un manuscrit roman, trouvé dans les ruines de son église, avec le titre de *Carya-Maganolensis*. Ce n'était, en réalité, qu'un petit fabliau, pastiche de ceux du xive siècle, mais où tout était si bien imité des finesses de l'idiome provençal, des habitudes, des mœurs, des croyances, des pratiques religieuses, et des formes administratives du temps, que les plus habiles s'y trompèrent, dit-on, et prirent l'imitation pour une chronique réellement ancienne. Ils ne furent détrompés que quelques années plus tard, par la publication d'une seconde édition, où l'on connut que ces traits si fins, si vrais, si délicats, étaient de cette même plume qui a écrit l'*Histoire d'une souris*, les *Pâquerettes de Montpellier*, le *Papier timbré*, l'*Usage du café*, et tant d'autres pièces charmantes ; une série de *Notices* sur les vieux poètes romans, pour la *Biographie universelle* de Michaud ; des analyses des poésies de Jasmin ; une édition remarquable des *Lois d'Amour* de Guillaume Molinier. C'est à ce même Frédol, qui fit un grand chemin dans le monde littéraire, malgré l'ambiguïté de sa naissance, que M. Moquin-Tandon a laissé la paternité de son dernier livre, le *Monde de la mer*, œuvre littéraire et scientifique qu'une main pieuse achève en ce moment. C'est encore Frédol qui, sous le nom de notre collègue, figure au Capitole sur la liste des mainteneurs des Jeux Floraux ; et c'est lui dont les salons entendaient le rire ouvert et gracieux, alors que M. Moquin-Tandon oubliait pour eux un peu de sa gravité professorale. »

Il nous a été impossible de nous procurer l'*Histoire d'une souris*, les *Pâquerettes de Montpellier*, le *Papier timbré*, l'*Usage du café ;* mais nous avons vu le *Carya Magalonlensis*, ou Noyer de Maguelonne, publié pour la première fois à Toulouse, en 1836, et réédité en 1844. C'est, peut-être, la plus habile, la mieux poursuivie de toutes les supercheries littéraires. Moquin-Tandon ne s'est pas contenté de *simuler* un manuscrit du commencement du XIVe siècle, de *l'inventer*, en langue romane, de parler le langage qu'on parlait alors à Montpellier ; mais, pour tromper encore la clairvoyance des critiques les plus éprouvés, il ne fit tirer son œuvre qu'à cinquante exemplaires, soigneusement numérotés ; il l'orna d'un *facsimile* du *manuscrit prétendu original*, et lui-même lithographia, dora et coloria ces cinquante exemplaires. L'illusion fut complète ; Raynouard lui-même s'y trompa ; et Moquin-Tandon dut bien rire lorsqu'il reçut de ce

dernier savant une lettre dans laquelle on lisait ceci :
« Je regarde comme une publication très-utile celle que
« vous avez faite du *Carya Magalonlensis;* j'y ai re-
« cueilli plusieurs mots qui entreront dans mon lexique
« roman. »

Moquin-Tandon « mainteneur » de l'Académie des
Jeux Floraux de Toulouse, y fut reçu en 1841 et
succéda à Cabantous. Les recueils de cette Académie
(1842, p. 217, in-8°) ont inséré le discours de remerciement qu'il prononça à cette occasion, le 27 juin 1841,
et auquel répondit M. Caubet (1842, p. 233). Nous
savons par ces morceaux que Moquin-Tandon était petit-
fils d'Auguste Tandon, mort le 25 novembre 1824, et
bien connu par des poésies publiées en 1800 ; qu'il composa lui-même des poésies légères, une comédie intitulée :
le Mariage par hasard.

MOREAU (René). Très-célèbre médecin de la Faculté de Paris, professeur au Collége royal, premier
maître de Guy-Patin. Il naquit à Montreuil-Bellay
(Maine-et-Loire) en 1587, fut reçu docteur le 27 novembre 1618, obtint le décanat (1630-1631), et mourut le 17 octobre 1656. Il fut inhumé à Saint-Jean-en-
Grève.

René Moreau était un maître dans l'art de bien dire
et de bien écrire. Il s'est beaucoup occupé de l'histoire
de l'école dont il était sorti, et a laissé, manuscrites
des notes très-précieuses à ce sujet. On lui doit encore
une édition de l'École de Salerne, augmentée de vers,
qui n'avaient pas été imprimés dans les éditions précé-
dentes, et enrichie des *Commentaires* d'Arnaud de Villeneuve, de Curion, de Jacques de Creil, et d'autres
(Paris, 1625, in-8°). Les prolégomènes contiennent des
renseignements sur l'histoire de l'École de Salerne, sur

les vers léonins, sur quelques médecins anciens qui ont écrit en vers.

De plus, René Moreau aurait écrit une Élégie. Le fait est positivement annoncé par Guillaume Du Val, dans son *Histoire du Collége royal*, en ces termes :

« René Moreau a fait imprimer, pour égayer sa verve
« poétique, une Élégie latine, toute gentille et élégante,
« intitulée *Anticalotta*, contre un poème latin bien fait
« et intitulé *Calotta*, composé par Jean Morel, principal
« du collége de Reims. »

MOREAU (Louis-Augustin). De Cosne, dans le département de la Nièvre, docteur en médecine (22 mai 1823). Il était encore étudiant lorsque le génie de Talma l'inspira, et il adressa au grand tragédien une *Épître* en 70 vers (Paris, 1822; in-8° de huit pages), dont nous extrayons ce fragment :

> Muse, objet des mortels qui chérissent le beau,
> Toi seule m'inspiras pour tracer le tableau
> De l'empire absolu qu'exerce sur mon âme
> *Talma*, ton favori, *Talma* seul qui m'enflamme:
> La nature sublime et prudente en ses soins,
> S'est bien plu à créer pour nous, pour nos besoins,
> Un homme qui, toujours par son rare génie,
> D'immortels agréments para la tragédie,
> Qui fit si bien sentir ses mots, ses heureux tours,
> Et qui, pour nous charmer, nous étonna toujours.

MOREL (René). Docteur en médecine, natif du département de l'Ain, mort à Lyon, le 1er mars 1851, à l'âge de 54 ans. C'était un esprit aimable et fort recherché dans la société ; ses chansons ont de l'entrain et de la gaieté. Sa qualité d'ancien secrétaire d'un médecin fort en vogue, un mariage convenable, l'avaient conduit à une aisance suffisante. Des spéculations malheureuses la

lui enlevèrent, et Morel mourut pauvre..., peut-être de
chagrin. Sa veuve et ses deux filles, dans l'espoir de se
ménager quelques ressources, ont fait imprimer le recueil
de ses chansons (Lyon, 1851, in-12). Nous ne pouvons
mieux faire que de reproduire quelques passages de la
préface, que des amis affectueux et dévoués ont consacrés au chansonnier :

« Ses joyeux refrains semblaient jaillir de source au
premier appel du plaisir et de l'amitié, et la verve qu'il
y mettait, l'inattendu du trait, la vivacité des saillies,
faisaient aisément passer sur le laisser-aller, les négligences du style, et témoignaient assez de la facilité avec
laquelle elles étaient composées. Aussi Morel, tout en
plaisantant lui-même sur sa fécondité, ne se trompait pas
sur le mérite littéraire de ses bluettes...... Mais ce qui en
doublait la valeur, c'est l'esprit avec lequel il les chantait;
on ne peurrait dire ce qu'elles gagnaient en passant à
travers le sourire naïf ou sarcastique de ses lèvres, et
l'éclair de son œil spirituel et bon tout à la fois... il
n'était pas une réunion de confrères ou de joyeux camarades, par une fête de baptême, de mariage, où Morel
n'apportât son joyeux tribut... »

On trouvera à chaque ligne de ses chansons un esprit
spontané, possédant à merveille la saillie, le trait comique,
les jeux de mots, les oppositions d'idées, les calembours,
sans que le poète paraisse se préoccuper beaucoup et de
la correction et de la prosodie. Un mot lui venait, il lançait un couplet ; une idée faisait naître une chanson, et
le nombre des couplets ne s'arrêtait souvent qu'au moment de la chanter, ce qu'il faisait le plus souvent sur
un air de *Pont-Neuf*, avec une verve, un abandon et
une bonhomie qui faisaient passer sur les imperfections de
l'œuvre... Cette fécondité de saillies était d'ailleurs bien
connue de ceux qui étaient en relation avec Morel ; on
la retrouvait dans sa conversation ; tous ses amis en con-

servent des preuves dans ses lettres, et on pourrait en
citer de nombreux fragments. Ainsi, à une famille qui
lui annonce son arrivée à Lyon, il écrit entre autres
choses :

> J'espère que la préférence
> Sur l'hôtel de l'Écu-de-France
> Sera donnée au Coq-Hardi ;
> Nous tâcherons d'éviter la famine,
> Sans vous donner de grands galas :
> Bon cœur et petite cuisine,
> Des draps blancs, de bons matelas ;
> Force bêtises, quelques plats
> Composeront votre ordinaire.
> Acceptez franchement pour plaire
> A l'heureux hôte, bon garçon,
> Qui vous invite sans façon,
> Mais qui vous déclare la guerre :
> Oui, guerre à mort, si vous n'acceptez pas,
> Son feu, son gîte, et son repas.

Morel riait lui-même, le premier, des plaisanteries si
multipliées, et plus ou moins heureuses, que l'on fait sur
les médecins, et savait en trouver qui avaient échappé
aux auteurs les plus fertiles en ce genre. On en pourrait
citer beaucoup, éparses çà et là, dans ses lettres familières. Ainsi, à l'un il écrit :

> Et si je suis aujourd'hui dans les bras
> De la misère et de la gueuserie,
> C'est qu'entre nous, je vous le dis, hélas !
> J'ai toujours fait des héritiers ingrats.

Plus loin, il dit :

> Ainsi donc, ne sachant où déposer mes os,
> Le parti qu'il me reste à prendre
> Est tout simplement de les vendre,
> Pour en faire des dominos.

Un autre jour, dans un dîner à la campagne, chez
un ami, il intercalle dans une chanson :

> J'ai bien là-bas quelqu'un à l'agonie,
> Qui pour mourir attend son médecin ;

> Grâce à ta fête, il est encore en vie,
> Et j'ai remis son affaire à demain.

Parmi les chansons de Morel, on distinguera *l'Homœo-pathie*. C'est une véritable perle :

> Mais voici le comique :
> Remarquez, moins on prend
> De poudre germanique,
> Et plus l'effet est grand ;
> Millioniémes de grains sont de trop fortes doses !
> Petits esprits, petits moyens,
> Tous ces docteurs lilliputiens,
> En petit font les choses.

> . . . .
> . . . .

MOREL-LAVALLÉE (V.). Docteur en médecine (1842), chirurgien des hôpitaux ; né à Bion (Manche), en 1811; mort à Paris, le 29 avril 1865.

Rara avis, Morel-Lavallée avait conservé, des excellentes études universitaires qu'il avait faites, du goût pour la poésie latine. Il a donné une preuve de son talent en ce genre, à un banquet de la Société des médecins du 1er arrondissement (12 févr. 1854), en lisant à ses confrères ce petit morceau, écrit pour la circonstance :

> Non licet ægroto lætis accumbere mensis ;
> Nunquam ventre levis risus scintillat inani,
> Languens et facies nigrum per gaudia frigus
> Spargit, et inde simul cuncti ægrotare videntur.
> Ingenti, dum verba dapesque volutat hiatu
> Impiger, impransumque diu pleno increpat ore
> Pamphagus, armato late bis ore tremendus,
> Tum ille fame imbellis præbet sine laude triumpho,
> Illi non fumat Comus, non spumat Iacchus,
> Illi, qua fæsto lætatur tempore Præsul,
> Quaque redux dextra patris omnipotentis abires.
> Quæ magnos versus et parvula limina nescit,
> Rara avis, atque rubens perdrix mollisque coturnix
> Non sola aure lepus, solo non inclyta rostro
> Rusticula incolumes fugiant, ut sæpius arvis.

Æger triste epulis, epulæ sed tristius ægro.
Tu memor ægroti : jam millia sponte senescant
Vina tibi, atque tibi tigno suspensa gementi.
Plurima dona maris, ruris silvæque coruscent,
Gaster et impavidus sit : talia vota revolvit
Carmina qui Musis ignoto nomine signat.

MORIN (NICOLAS). Médecin des princes de Condé
et de Conty. Il était du Berry, et d'une localité qu'il désigne lui-même sous le nom de Châtillon-sur-Indre; reçu
docteur à Montpellier et à Paris (9 janvier 1657), il
mourut le 18 juillet 1699, et fut enterré à Saint-André-
des-Arts.

Nicolas Morin était un poète latin fort habile et fort
expérimenté. Il en donna des preuves éclatantes lors de
son double doctorat à Montpellier et à Paris ; car, dans
ces occasions solennelles, il ne put se contenter de la
froide prose pour remercier et les maîtres qui l'avaient
guidé dans ses études, et les écoles qui l'avaient admis
dans leur sein. A Montpellier, il composa un éloge de 142
vers latins ; à Paris, il en fit un de 569 vers. Ces deux
pièces ont eu l'honneur de l'impression : *Panegyris seu
Agon studii iatrici Parisiensis, heroïco carmine designatus,
et in scholis medicorum propositus die IX januarii
M.DC.LVII. A. N. Morinoè Castellione ad Indrum Bitu-
rigum,* dum Rude donatus est. Parisiis, 1657, in-4° de 30 p.

*Panegyris altera in eâdem qua supra superior habitâ
olim, solemnitate Montis Pessuli* (dans le même volume).
L'année suivante, le jeune docteur faisait encore appel à
sa Muse chérie. Cette fois c'était tout à la fois pour remercier Dieu d'avoir sauvé Louis XIV qu'une fièvre
pourprée sérieuse avait mis en danger de mort, et pour
couvrir de lauriers un maître illustre, François Guénault,
que la renommée aux cent bouches proclamait le sauveur de Sa Majesté. Ce chant d'allégresse a pour titre :
Soteria sive poëma eucharistichon ob restitutam invectis.

*Galliarum regi Ludovico XIV sanitatem. Ad illustrissi-
mum virum Dom. D. Franciscum Guenaltum doctorem
medicum Parisiensem, regis non semel sospitatorem.* Parisiis, 1658 ; in-4° de 14 pages, 281 vers.

MORIN (Charles-Alexandre). Médecin aide-major de 1re classe au 26e de ligne (1859). Tout le monde
applaudira à sa pensée, lorsque, sous une forme poétique,
il a voulu rendre hommage à Larrey, le chirurgien illustre, dont la carrière militaire est en quelque sorte sou-
dée au nom de Napoléon. Il a rimé sa biographie en le
suivant sous la République, sous l'Empire et sous la Restauration, en reproduisant tous les actes de son courage,
de son dévouement. De là, la division toute naturelle du
poème en trois chants. Le premier chant *(la République)* contient 268 vers ; le second chant *(l'Empire)*
en a 212 ; le troisième chant *(la Restauration)* en a
demandé 196. Nous nous contenterons de reproduire ce
fragment :

> Le plus fidèle ami du plus grand potentat,
> Cet homme dont David a retracé l'image :
> C'est Larrey ! le héros ! le sauveur du soldat !
> Pour lui l'histoire aura la plus touchante page.
> Après Napoléon, cet instrument de Dieu,
> Qui sur le monde entier déploya son génie,
> Larrey, suivant sa marche, apparaît en tout lieu.
> Des sables de l'Égypte aux neiges de Russie.
> Sur ce vaste chemin, que de débris sanglants !
> Que de membres brisés ! Quel effrayant carnage !
> Larrey veille sans bruit, car ce sont ses enfants
> Que parfois il guérit, que toujours il soulage...

Voir : *Larrey*, poème en trois chants. Lyon, 1861;
in-8° de 48 pages. Dédicace à M. le baron Larrey.

MOTET (Auguste-Alexandre). Docteur en médecine (décembre 1859), médecin des prisons de la Seine,

secrétaire général de la Société médico-psychologique, membre de la Société de médecine mentale de Belgique, de la Société psychiatrique d'Italie, etc. Né à la Flèche (Sarthe), le 7 septembre 1832.

Dans l'homme sérieux et concentré en lui-même qu'on connaît, dans le savant réfléchi qui applique toute son attention à sonder les mystères de l'aliénation mentale, il serait difficile de reconnaître le joyeux et pimpant interne de l'hôpital St-Louis, qui a écrit, en 1859, *le Roi Sulfur*, tragi-comédie dermatologique, et *la Salle de garde de la Charité* [1]. On en a ri longtemps à la salle de garde dudit hôpital, et à la salle des « frottes ». Rien de plus comique, en effet, que ce bon *Sulfur*, roi de *Cutis*, flanqué de son confident *Amidon*, de son lieutenant général *Savon-noir*, de ses généraux *Hydrargyre* et *Iodure-de-potassium*, amoureux de la reine *Frotte*, et allant porter la guerre dans les États du roi *Favus*, de la reine *Eczéma*, du roi *Herpès*. La victoire reste à *Sulfur*, dont les soldats chantent les hauts faits :

> Gloire à Sulfur ! honneur à sa vaillance !
> Célébrons tous ses exploits par nos chants !
> Qu'il soit heureux, qu'il règne sur la France !
> Couvrons son front de lauriers triomphants !
> Fêtons, fêtons l'aimable souveraine
> Qui va régner ici sur tous les cœurs.
> Gloire à Sulfur ! à Frotte, notre reine !
> Et que l'amour leur verse ses faveurs !

La composition intitulée *la Salle de garde de la Charité* est d'un autre genre, et plus gracieuse. Le poète a voulu, en faisant intervenir les Muses, remercier poétiquement des artistes distingués qui avaient couvert les

---

1. *Moniteur des Sciences médicales et pharmaceutiques ;* in-4° 1859. nos 1, 4, 5 et 57.

murs de ladite salle de ravissantes créations, où brillaient
à la fois le talent, l'humeur et la folle satire :

De son gai pinceau Gustave Doré
Peignit Hippocrate : il est décoré
Comme un vétéran de la vieille garde ;
Sur un trône assis, le père regarde
Les nombreux présents qui lui sont offerts.
Il ne connaît point ces engins divers :
En les contemplant, grande est sa surprise ;
Il en rit tout bas dans sa barbe grise.

Ambroise Paré dans la main
Tient une pince à ligature ;
L'autre sur un plat porte un sein ;
Dans une très-humble posture,
Un autre présente un trépan,
Un quatrième un lithotome,
Garingeot une grosse dent ;
On y voit aussi frère Côme.

Quant au disciple prosterné,
Je ne pourrais, je vous le jure,
Vous dire quelle est sa figure :
Dans l'autre sens il est tourné.

. . . .
. . . .

MOURA-BOUROUILLOU (ALEXANDRE-BER-
TRAND). Docteur en médecine (1854); né à Pamiers
(Ariége), le 24 avril 1825. Quelle que soit la distance
qui sépare la laryngoscopie de la poésie, M. Moura fait
marcher l'une et l'autre du même pas. Non-seulement il
a fait imprimer, en patois toulousain, un *Noël* pour
l'année 1871, mais il est encore l'auteur d'un *Chant de
la délivrance*, également imprimé la même année, et qui
se termine par cette tirade (1er janvier 1871) :

Tremblez, fuyez, hordes germaines;
Ce sinistre emblème du mal,
Le hibou, de vos morts certaines,
Vient de jeter le cri fatal *(bis)*.

> Montrons aux princes de la terre
> Que leur destin, c'est leur trépas ;
> Que, malgré leur hideuse guerre,
> La République ne meurt pas.

Les Toulousains savourent le *Noël* de M. Moura, qui a su tirer de ce langage imagé ces vers charmants de naïveté :

> Ya douxé jouns qu'ex abertix
> Per Diou, Pastous et Pastourèlos,
> Qu'un Réï es nescut pés pétix
> Qué las estélos soun pu bèlos.

>> Bénex, toutis ensemblé,
>> Canta dédins lé Templé
>> La cansou de l'amour
>> Qu'El bol per soun rétour.

. . . .

> Sans foc, sans llèït, dins un paillé,
> Lé troubarex prex dé sa Maïré,
> Dins la paillo, sur un taouillé,
> Tout nud, fresquèt, et dé boun aïré.

. . . .

MOUSSOUS (Louis-Dominique). Docteur en médecine (4 mars 1846), vice-président de la Société de médecine de Bordeaux; né à Toulouse. Nous ne connaissons de lui qu'une chanson en douze couplets, — *la Saison des Eaux*, — et sur l'air de *la Lorette* de Nadaud (*Journ. de méd. de Bordeaux*, 1867, p. 241). Elle est joliment tournée. L'auteur s'est caché sous le pseudonyme de *Musculus*. Mais sur les bords de la Garonne, on n'est pas dupe de cette signature fantasque; on reconnaît bien, à la touche, le Dr Moussous.

Lisez ce fragment :

>> Enfin la neige
>> Lève son siége,
>> Les pics glacés vont bientôt reverdir ;

Tout est moins sombre,
Tout sort de l'ombre,
On le sent bien , les beaux jours vont revenir.

Les médecins de nos sources thermales,
Les consultants qui glanent auprès d'eux,
Se hâtent tous de terminer leurs malles,
A leur foyer d'adresser leurs adieux.
La clientèle
Ouvre son aile,
Et fait partir ces oiseaux migrateurs ;
Ils vont en masse
Faire la place,
Comme le font les commis-voyageurs.

Chaque docteur recevra leur visite ,
C'est un impôt, il faut le supporter :
Perte de temps se répare bien vite ;
Chez quelques-uns vous aurez à dîner,
A leur campagne
Buvons champagne,
Vins de Bourgogne, et puis Château-Margaux,
Très-chers confrères,
Choquons nos verres !
A vos succès auprès des buveurs d'eau.

MUNARET (J.-M.-Placide). Né à Nantua, au commencement de ce siècle, docteur en médecine de la Faculté de Montpellier (15 mars 1830), M. Munaret, qui a débuté en choisissant pour sa thèse doctorale un sujet des plus intéressants, — *Médecine de l'étude*, — n'a pas cessé depuis de s'occuper de la littérature et de la bibliographie... Son ouvrage sur le *Médecin de campagne* et *sur ses maladies*, sa *Promenade chirurgicale à Lausannes*, et beaucoup d'autres productions, sont trop connues pour que nous en parlions. Nous nous doutions bien un peu que cet esprit fin et subtil avait dû quelque peu rimer dans sa vie ; mais nous étions loin d'en être certain, lorsqu'une vieille feuille, un antique numéro du *Journal de l'Ain* (le 144e, année 1823) nous est tombé sous la main. Et qu'y voyons-nous? Un compliment, en 23 vers latins, que les élèves, *pii et aman-tissimi*, du collége de Nantua, jetèrent à la tête de Monseigneur l'Évêque de Belley, qui honorait l'établissement de sa présence. Bien vite, nos yeux se sont portés au bas de ce morceau, et nous avons lu : *Auct. Munaret, in rhetoricâ auditore.* Cette découverte nous a donné du courage ; nous avons encore cherché, et, en peu de temps, nous avons encore pu enrichir notre collection de deux poésies du Dr Munaret : une Ode improvisée (quatre strophes) pour une fête, la Saint-Gaspard, et une gentille petite pièce intitulée : *ma Maladie*, composée en 1829 :

Ci-gît, étendu sur son lit,
Un bon vivant, mauvais malade,
Buvant la tisane et l'ennui,
Pour expier mainte escapade.
Malgré mon modeste taudis,
Quelqu'un vient..., c'est un camarade;
Ah ! pour voir un sincère ami,
Je suis content d'être malade.

L'ami s'en va, l'ennui revient,
Je jure, je bâille et sommeille ;
Je rêve creux, je ronfle enfin,
Quand le bonheur frappe et m'éveille.
De Lisette un léger sourire
Fait oublier la limonade ;
Et pour goûter ce seul plaisir.
Je suis content d'être malade.

Pourtant, on vante la santé :
C'est un chimérique avantage;
Je vis heureux et visité,
Depuis qu'elle a fui mon étage.
J'inspire intérêt et pitié ;
A la fin, je me persuade
Qu'avec l'amour et l'amitié,
L'on est content d'être malade.

MUSCULUS. Pseudonyme du docteur MOUSSOUS.

MUTEL (D.-Ph.). Docteur en médecine, membre de plusieurs sociétés savantes. Ce médecin est bien connu par ses *Réflexions physiologiques sur la guillotine*, publiées en 1832 ; brochure in-8°. Mais ce que l'on sait bien moins, c'est qu'il est auteur d'un drame en trois actes et en prose. Ce drame, publié en 1819, porte ce titre : *Asgil, ou les dangers de la guerre civile.*

ODRY (Gabriel). Médecin d'Orléans, qui vivait au commencement du xviiᵉ siècle. Il a tourné en vers les *Aphorismes d'Hippocrate.* C'est, sinon la plus poétique, au moins la plus exacte version que l'on ait de ce genre. Aussi, un de ses panégyristes a-t-il pu dire de lui avec raison :

> Hippocrates Græcè, Romanè scribit Odryus,
> Sermo alius, sed mens una duobus erat.

Odry lui-même déclare qu'il ne veut pas chanter quand même ; que ses vers sont rudes, sans harmonie, mais qu'ayant voulu éviter l'obscurité des périphrases, il a négligé l'élégance pour la vérité. On le voit bien à son premier aphorisme :

> Vita brevis, longa ars, præceps occasio, fallax
> Experientia, judicium res ardua, verum
> Non satis est medicum quo debet munere fungi,
> Ni gerat ægrotus morem, adstantes que ministri,
> Ipsiusque simul studeant externa soluti.

L'ouvrage d'Odry, dans lequel on trouve, non-seulement sa versification, mais encore le texte grec et des commentaires en prose, porte ce titre :

Aphorismorum Hippocratis textus, latino versu redditus, et commentario brevi illustratus. Per Gabrielem Odry, Genabensum medicum regium, in gratiam studiosorum. Parisiis, 1639 ; in-12 de 207 pages. Le livre est dédié à Bouvart, premier médecin de Louis XIII.

OLIVIER DE VILLENEUVE. Docteur en méde-
cine de la Faculté de Montpellier, né en 1690, et exerçant son art à Boulogne-sur-Mer en 1758. Le seul ouvrage que nous connaissions de lui est un poème de plus
de mille vers, et dont le seul titre indique suffisamment
les aberrations intellectuelles dans lesquelles ce médecin
était tombé à l'âge de soixante-huit ans.

*Poème didactique sur le principe universel des corps,
sur la seule loi de leurs mouvements, aussi durables que les
temps, sur les esprits créés, naturellement désireux de la
vérité et de leur bonheur; précédé de deux lettres qui éta-
blissent le plan du poème.* Par M. Olivier de Villeneuve,
docteur de la Faculté de médecine de Montpellier, à
Boulogne-sur-Mer. 1758 ; in-8° de 48 pages, avec une
table des matières.

Nous renonçons à analyser ce morceau extravagant,
délirant, et que l'auteur lui-même ne paraît pas avoir
compris, puisqu'il se décide à charger son éditeur de
cette tâche impossible... L'éther comme un raréfiant,
l'air comme son véhicule-né ; cônes sensifères, progres-
sifs, liquéfiants, fermentatifs, dissolvants, explosifs ; af-
fluence, influence, afluence, refluence, — quatre moyens
que la nature emploie pour entretenir le commerce de
corps à corps, et des corps à l'âme..., etc. : voilà de ces
mots qui reviennent à chaque instant, et qui sont de l'hé-
breu pour nous.

Et pourtant, les vers d'Olivier de Villeneuve ne sont
pas, en somme, absolument mauvais. Nous en détachons
neuf, qui ont rapport à l'électricité :

> De l'Electricité, jets, zéphirs, dards, aigrettes,
> Des flux et des reflux sont autant de trompettes.
> Deux cloches, un battant, qui font un carillon,
> D'un verre en globe creux l'amusant tourbillon.
> Des secousses aux bras, un esprit qui s'enflamme,
> Tous les corps dont l'éther devient aisément l'âme,
> Par un flux éthéré, confusément produits,

Représentent de l'air le plus affreux tonnerre ;
Les volcans de l'éther, les tremblemens de terre.

Il est, du reste, impossible d'en vouloir à ce pauvre
rimeur, lorsqu'on l'entend se rendre justice, et déclarer
« aux poètes qui liront son œuvre » :

Au poète lecteur je demande une grâce ;
Qu'il ne soit attentif qu'au portrait que je trace,
Nullement à des vers avec peine naissans ;
Les premiers de ma vie à soixante-huit ans.

OPOIX (CHRISTOPHE). Pharmacien, chimiste, minéra-
logiste, érudit ; il fit de sa longue existence l'étude de
Provins, la ville chérie qui l'avait vu naître : de ses eaux,
de ses roses, de sa minéralogie, de son histoire. Membre
de la Convention nationale, il opta, dans le procès de
Louis XVI, pour la détention et la déportation à la paix.
Né à Provins, le 28 février 1745, Opoix mourut le
12 août 1840. Ses poésies sont encore recherchées aujour-
d'hui. On cite :

1. Ses *Roses*, six pièces en vers. Provins, in-8°,
7 pages.

2. Ses *Vers à l'occasion de l'incendie de Fontaine-
Riante*, in-8°.

3. Son morceau intitulé : *Anniversaire du 28 février
1745*. 1835, in-8°.

4. Ses pièces de théâtre : *La Berline renversée. —
Le Portrait ressemblant. — Bernard de Palissy. — La
Femme comme il y en a peu. — La Jardinière de Vin-
cennes. — Les Eaux minérales de Provins. — Le Siége de
Provins par Henri IV.*

Ces trois dernières pièces ont été imprimées par son
fils dans : *Supplément à l'histoire de Provins*, 1847, in-8°.

5. Son projet, tout poétique, pour fêter dignement la
Convention et la régénération de la France.

Le programme de cette fête décadaire était émulsionné d'eau de rose, de gouttes de printemps et d'eau bénite; elle devait être célébrée le même jour dans toutes les communes de la République, un décadi de floréal, c'est-à-dire le 1ᵉʳ mai. Ecoutons l'organisateur de cette grande cérémonie.

Le cortége part de la maison commune; il se compose ainsi :

Un détachement de la garde nationale.

Des garçons portant cette inscription : *Avant tout, l'Être suprême.*

Quatre garçons soutenant cette inscription : *Liberté, Égalité, mort aux tyrans! Vivent les Républiques!* Quatre autres jeunes gens marchant de front, et portant cette bannière : *Constitution française.*

Jeunes filles de seize ans et au-dessous, vêtues de blanc, le front demi-voilé, et portant une couronne rose sur la tête. Sur la banderole qu'elles font voler au vent, on lit: *A la pudeur!*

Les autorités constituées, musiciens, etc.

Arrivé à la *Maison des fêtes*, le cortége chantera ; il chantera une prière à l'Être suprême, ou *Pater républicain.*

Et notre apothicaire-poète propose le suivant :

> Dieu puissant, qui vois en bon père
> Nos faiblesses et nos erreurs,
> Reçois l'hommage de nos cœurs,
> Écoute notre humble prière.
>
> Jette un œil de sérénité
> Sur le pauvre dans sa détresse ;
> Donne à nos âmes la sagesse,
> A nos chants la fertilité.
>
> Fais de nous un peuple de frères ;
> Rends-nous et bons fils et bons pères,
> Bons époux et bons citoyens ;

Fais-nous préférer à la vie
Cette liberté si chérie,
Le premier, le plus grand des biens.
Dieu puissant, etc., etc.

Après cette poésie, un orateur lira un discours *à la
Pudeur*. Et Opoix de le composer bien vite en vingt-
trois stances, de quatre vers chacune. Voici la dernière.

Que dans le sein de nos ménages
Soit un autel en son honneur;
Tous les sexes et tous les âges
Doivent un culte à la pudeur !

ORDINAIRE (Pierre-Casimir). Natif de Morez
(Jura), docteur en médecine de la Faculté de Strasbourg
(2 août 1826), ex-chirurgien interne de l'Hôtel-Dieu de
Lyon, secrétaire de la Société d'horticulture de Mâcon,
fondateur du journal *La Mouche de Saône-et-Loire*. C'est
dans ce recueil qu'on trouvera la plupart de ses poésies.
Il a eu l'idée délicate et nouvelle de publier aussi, dans
chaque numéro du *Journal d'Horticulture*, un article sur
les propriétés des végétaux, et une fable se rattachant au
sujet traité. Phèdre, La Fontaine n'avaient fait parler
que les bêtes; M. Ordinaire a senti tout le parti qu'on
pouvait tirer du babillage des plantes. Notre poète-médecin a rimé aussi un grand nombre de toasts; dans ce
genre, il n'y a que l'embarras du choix. Le toast au banquet des jardiniers (1860) nous a fait passer de douces
minutes.

« Permettez-moi, Messieurs, de porter un toast qui vous
intéressera spécialement. Je propose de boire *aux Carottiers!* N'est-ce pas dire : A votre santé. »

Car vous êtes, Messieurs, d'habiles jardiniers;
Dès lors je vois en vous d'illustres carottiers.
Un banquier a sa caisse, un jardinier a ses hottes;
L'un sèmera son or et l'autre ses carottes.

L'un veut des millions et l'autre veut des sous ;
On ne s'enrichit guère à cultiver des choux.

. . . .

Dans le monde ici-bas, et dans le grand surtout,
On voit, non patentés, des carottiers partout...
Si j'étais un grand peintre, en l'honneur de saint Fiacre,
A la fois jardinier, martyr, et sous-diacre,
Je voudrais composer un superbe tableau
Sur lequel on verrait une bêche, un râteau,
Et tout près du grand Saint de beaux radis en bottes,
Paniers de cornichons et paquets de carottes.
Ce fut toujours pour moi légumes favoris ;
Et de ce grand amour vous n'êtes pas surpris,
Puisque vous savez tous qu'en véritable artiste,
J'ai fait, pendant dix ans, métier de journaliste.
Ma feuille, à ses lecteurs, chaque semaine, offrait
Une grosse carotte où tout gourmand mordait.
Or, comme mon journal avait pour nom *La Mouche*,
Le nom qu'on leur donnait, même en ce jour me touche :
De vrais fils de concombre, osaient dire les jaloux,
Préfèrent ce journal qui ne vaut pas deux sous.
Cela n'empêcha pas que le malin diptère
Ne sut braver leurs traits et piquer sans colère.

. . . .

Un ami d'aujourd'hui vous offrira sa bourse :
C'est promesse banale et faite au pas de course.
Le jour où le besoin vous force à recourir
A l'offre généreuse, adieu son souvenir !
C'était une carotte et carotte assez belle ;
On la dit très-ancienne, elle est toujours nouvelle.
Une femme vous jure amour, fidélité ;
Carotte !... Et pour l'époux c'est réciprocité.
On nous promet la paix, c'est la féconde guerre.
En attendant la poule ou la vache moins chère,
On croque une carotte. O légume adoré !
Longtemps, longtemps encor tu seras dévoré !
On te croquera crû, car nous pouvons bien dire
Que Mâcon n'a pas l'eau nécessaire pour te cuire.
L'eau reste un don promis par tout municipal ;
Cette carotte est vieille et se digère mal !
Enfin, mon long discours d'une allure assez sotte
Ne passera-t-il pas pour énorme carotte !
C'est donc avec raison qu'en maître jardinier,
Je propose de boire au parfait carottier.

Les poésies de M. Ordinaire ont été réunies dans ces deux volumes : 1° *Fables de l'horticulteur, et autres Fables ;* Nantua, 1864, in-8° de 104 pages (103 fables); 2° *Fables et Toasts, suite des Fables de l'horticulteur;* Mâcon, 1865, in-8° de 181 pages.

OURGAUD (JACQUES). Chirurgien de l'hospice de Pamiers, médecin inspecteur des eaux d'Ussat, maire de Pamiers, président de la Société de secours mutuels des médecins de l'Ariége. Né à Pamiers, le 23 ventôse an IV, mort dans la même ville, le 24 octobre 1868, après avoir légué une somme de 20,000 francs à l'hospice de sa ville natale.

Sous le pseudonyme de *Jacques de Pamiers,* le Dr Ourgaud a publié en patois languedocien un poème bien curieux, dans lequel, avec une bonhomie charmante, il déplore l'esprit révolutionnaire, et donne d'excellents conseils à ces pauvres « gens de peu » qui se laissent trop aisément entraîner par la fièvre du jour et l'éloquence des « beaux parleurs ». L'œuvre a pour titre : *L'esprit del tens ou la reboulicion de quatre-bints-naou,* poème par maître Jacques, de Pamiers. Illustration de Raffet, et tables synchroniques. Pamiers, 1857, in-8° de 228 pages. Le poète dédie son livre au peuple; il lui dit :

Salut, poble ! què Dieu de tout mal te delibre !
T'ouffrici le tribut d'aqueste petit libre;
Pr'amô de tu l'ai féyt, Amie, agrado-le;
Car le salut del poble es ma suprêmo lé.

Et y refestinani ta bido poulitiquo,
Te dirai bounoment, à ma fayssou rustiquo,
Que, cadun soun mestié, biouros ayse è gaoüjous,
Ç'éros mens incoustent, çéros pas ta crejous.

Emprountari la boux de la sajo prudenço
Que dits : « Per èsse hurous, siegaquesto sentenço;
Aydo-te, paoüre efant, e Diou t'adujara;
Met sem, è le bouhur dessus te rajara ».

De te drubi les èilhs belèou l'espouèr m'abuzo :
Sabi qu'espouèr proumet è qu'a beni refuso;
Mais jou sabi tabes que, çe t'ès escartat,
Nou cal, per t'abia, qu'un rajolde clartat.

Atal le Marigné partit sense boussolo,
Suys rebets de la mar, perdut debès le polo.
Sièg le cami del port, quand pot, à la treylux,
Descrubi dins le cèl l'estelo que le lux.

Qu'un aoütre, en te cantau al proufit de sa glorio,
Emplene de toun noum, le temple de Memorio;
Grando sira soun obro, humble sira moun luth,
Jou plouri tas errous, paoüre Poble, salut !

Puis notre docteur fait passer successivement, dans
un kaléidoscope aux mille couleurs : le 10 août; la Mort
de Louis XVI ; Lutte des Girondins ; Chute et arresta-
tion des Girondins ; Charlotte Corday, mort de Marat;
Fête de la Constitution, mort de Robespierre ; Mort de
d'Orléans, de Bailly, de la Dubarry, etc...; Fête de
l'Être suprême ; Fin de la République. Le morceau
relatif à la mort de Marat est vraiment remarquable :

Marat pregnio le baign, quand la Judith moudérno,
Dintro per, soüè dizant, libra les Deputats
Refujadis à Caen. « Que si on exècutats !...
« La mort, per chatiment ! » ça crido l'Holophèrno :
« Le tioü, le teni prest !... pr'abaus qu'elis, tu mor ! »
    E d'un coutèl armado,
    Y trabètzo le cor.

Anjo esterminatou ! Fanatisme en deliry !
Qu'excito tant d'estazi, inspiro tant d'hourrou;
Qu'es doune qu'armée sa ma : labertat ou l'errou ?...
O ! mytery proufound, de murtre ou de martiry ;
Diou soul le pot jutja; soul, el n'a l'atribut:
Mouralistos à part, y a pos digus qu'esplique
    Ç'a quel a été héroïque
    Fousquée crime ou bertut.

PARADIN (Jean). Médecin bourguignon, né à Lou-
hans, et mort, âgé de plus de 80 ans, à Belleneuve, près

de Mirebeau. On lui doit *la Micropédie*, publiée à Lyon, en 1546 (in-8°). C'est un recueil de pièces presque toutes traduites de différents auteurs. La première, et la plus considérable, est une translation en vers français d'un poème latin de frère Simon Nanquier, autrement nommé *Le Gallo*, intitulée : *De lubrico temporis curriculo, deque nominis miseriâ*, adressée à Charles de Billy, abbé de Saint-Faron, à Robert Gaguin, docteur en droit, et à Fauste Andrelini, poète du roi. La traduction de Paradin est en vers français de dix syllabes, et assez bons pour le temps où elle a été faite. Les autres pièces du même recueil sont :

1. *Dialogue de la Mort et du Pèlerin*, que Paradin traduit en vers de huit syllabes, du latin du fameux Ravisius Textor ou Tessier.

2. *Cent quatrains, contenant les cent distiques latins de feu M. Fauste (Andrelini), en son vivant excellent poète de France*, etc.

3. Un *Recueil d'épigrammes*, parmi lesquelles il y en a d'un peu galantes.

4. *Deux rondeaux.*

(Voir *Dictionnaire* de Moréry.)

PARET. Pharmacien à Marseille. La onzième session du congrès des Sociétés de pharmacie de France, tenue à Marseille, les 3, 4 et 5 septembre 1868, a été pour M. Paret l'occasion de montrer une fois de plus que le pilon et l'alexandrin se donnent souvent la main. Au banquet, M. Lieutaud, qui présidait, et les délégués accourus de toutes les parties de la France, ont été, le premier comme « capitaine », comme « pilote si sage », les autres comme formant l'«équipage du navire éntier», acclamés par le pharmacien-poète, qui s'est écrié :

Allez, chers nautonniers, qu'un vent doux et propice
Arrondisse la voile et vous pousse soudain;

Que Neptune, animé d'un esprit de justice,
Sur son humide empire en étendant la main,
Ordonne aux flots soumis de pousser votre esquif
Au port qu'il doit atteindre, écartant tout récif.

(Voir *Compte-rendu*, etc... Marseille, 1869, in-8°, p. 118.)

PARISET (Étienne). Docteur en médecine de la Faculté de Paris (1805), secrétaire perpétuel de l'Académie de médecine, associé libre de l'Institut, né à Grand, près de Joinville, le 5 août 1770, mort à Paris, le 6 juillet 1847.

L'auteur des *Éloges historiques des membres de l'Académie royale de médecine*, un modèle qui n'a pas encore été dépassé, n'a laissé, que nous sachions, qu'un morceau de poésie, qui a été recueilli par l'*Union médicale* (année 1847, n° 152; feuilleton). Ce sont des strophes qu'il récitait quelques instants avant sa mort, et d'une voix défaillante, aux amis qui l'entouraient :

Mon âme déployant ses ailes,
Vers les demeures éternelles,
  Brûle de s'envoler ;
C'est là qu'oubliant ma misère,
Je serai dans le sein d'un père,
  Prompt à me consoler.

Cette âme, de justice avide,
Ne sera plus, sous son égide,
  Esclave des tyrans ;
Il préservera ma faiblesse
Des maux dont m'abreuve sans cesse
  La terre des vivans.

Je te fuis, ô terre maudite!
Où je vois le meurtre hypocrite
  Commander aux mortels :
Théâtre où l'infâme avarice,
Où l'imposture et l'artifice
  Ont dressé leurs autels.

Dieu de vérité que j'implore,
Romps le nœud qui m'attache encore
   A ce monde pervers ;
Affranchis de ta main puissante
Ta créature gémissante
   Sous le poids de ses fers,

Plaine du céleste Empyrée,
Palais de la voûte azurée,
   Ouvrez-vous devant moi.
Désormais, ô mon souverain juge !
Sois mon appui, sois mon refuge,
   Et mon unique loi.

Cette loi sainte est le modèle
Que j'ai pris, disciple fidèle,
   Pour régler tous mes pas.
S'il m'est échappé quelque offense,
La foi me dit que ta clémence
   Ne me punira pas.

Je te vois ; ton trône étincelle ;
De sa splendeur immortelle
   Il inonde les cieux.
J'accours célébrer tes louanges
Et partager avec les anges
   Leurs chants harmonieux.

Mais, que dis-je ? O mon divin maître !
Faible et pécheur, puis-je paraître
   Au rang de tes élus ?
Quelle sera ma récompense ?
J'attends tout de ton indulgence,
   Et rien de mes vertus.

PARRIAUX (PROSPER). M. le Dr Parriaux habite aujourd'hui un tout petit village, nommé Montfort, tout près de Quingey, dans le département du Doubs. Il a été reçu docteur en 1843. Deux années après, il faisait autographier à Besançon une brochure in-8°, sur le titre de laquelle il mettait : *Rapsodies ou fragments élégiaques.* L'épigraphe : *Versa est in luctum cithara mea*, dit assez les douleurs, les afflictions qui sont répandues sur ces quelques pages, dépositaires des secrets d'un cœur non

12*

satisfait, d'une passion pour une... inconnue, à laquelle
le poète dédie ses vers : .

> Toi pour qui je soupire,
> A toi mes vœux les plus ardents,
> A toi mes premiers chants,
> A toi l'hommage de ma lyre.
>
> Si mes vers pouvaient jusqu'à toi
> S'insinuer sans crainte,
> Si tu lisais ma douce plainte,
> Tu penserais à moi...
>
> Ah ! je garderais la mémoire
> D'une telle faveur.
> Alors, tu ferais mon bonheur
> Avec toute ma gloire !!!

Il y a, dans ce petit recueil, une Élégie dialoguée
entre *Lui* et *Elle*, à laquelle le talent de l'auteur n'a pu
ôter son caractère matériel et brutal... Oh! c'est bien
le *Délire* d'une âme surexcitée par les transports de
l'amour!...

PASSAQUAY (JEAN-BAPTISTE). Né à Saint-Amour
(Jura), le 4 novembre 1769, mort dans la même ville,
le 29 décembre 1849. Ce médecin avait été l'élève de
Marc-Antoine Petit (*Voy.* ce nom), chirurgien interne
du grand Hôtel-Dieu de Lyon, aide-major suppléant du
même hôpital, médecin en chef de l'hospice de Saint-
Amour, docteur de la Faculté de Strasbourg (11 janvier 1806), etc. Passaquay était brûlé du feu de la
poésie. Je crois bien qu'il a laissé quelque chose comme
quatre cents morceaux, tantôt sérieux, tantôt légers et
badins, les uns satiriques, d'autres sous forme de compliments coquets de fêtes, de circonstances, impromptus,
etc. Toutes ces poésies sont restées manuscrites..., excepté
pourtant une cantate qui a été dite à l'occasion de
l'inauguration du monument de Bichat dans la cour de

l'hôpital de Lons-le-Saulnier, le 5 mai 1839. Dans cette pièce on trouve ce trait remarquable :

> C'est là, c'est à Paris, qu'on l'a vu terminer,
> A trente ans, sa trop courte et glorieuse vie :
> Devez-vous vous en étonner !
> L'affreuse mort voyant son pouvoir décliner;
> Nous le ravit par jalousie ;
> Il cherchait à la détrôner.

PASSOT (PHILIPPE-CLAUDE). Docteur en médecine de la Faculté de Paris (19 novembre 1840), M. Passot est né à Beaujeu (Rhône), le 26 avril 1814, d'un père qui était marchand de fer en cette ville. Établi à Lyon, il est devenu successivement médecin-accoucheur du Dispensaire général, médecin du Bureau de bienfaisance, membre de la Société de médecine et de celle d'éducation, lauréat de la Société protectrice des animaux, médecin attaché au Conseil des prud'hommes, membre de la Commission des logements insalubres de Lyon, etc.

M. le Dr Passot a publié un assez grand nombre de mémoires sur divers sujets de médecine : obstétrique, thérapeutique, bégayement, hygiène publique, chirurgie, chlorose, etc., etc.; il est l'auteur d'un excellent petit livre destiné à disposer les enfants aux bons traitements envers les animaux; ses aptitudes médicales sont, comme on le voit, très-variées. Ses talents poétiques ne sont pas moins singuliers, et se sont exercés sur toute espèce de genre ; on en aura la preuve par les citations que nous allons donner, et en suivant l'ordre chronologique :

1. *Mes souvenirs de pension au petit séminaire de la primatiale de Lyon* (de 1826 à 1833). Petit poème véri-dico-comico-sérieux. Lyon, 1854, in-8° de 23 pages.

C'est une pièce fort humoristique, de 336 vers dispo-sés en huitains, et dans laquelle l'auteur évoque ses sou-

venirs de sept années passées dans un établissement religieux, où il avait

> Mangé la gaude et gelé les hivers,

et où

> . . . . des légions maudites
> Qui nous dardaient leur aiguillon perçant,
> Des légions d'insectes parasites
> Qui s'engraissaient de notre jeune sang...

2. *Satire contre le charlatanisme, ou mes étrennes aux
charlatans;* Lyon, 1856, in-8° de 8 pages, et *Gazette
médicale* de Lyon, 1856, p. 78. Cela est vif, indigné,
mais prêche dans le désert.

3. *Boutade contre l'exercice illégal de la médecine* (*Gaz.
méd.* de Lyon, 1858, p. 74); 44 vers.

4. *Le Pique-nique,* chanté au banquet de la Société
impériale de médecine de Lyon, le 29 mars 1860,
in-8° de 3 pages. Chanson de six couplets sur l'air: *Amis,
dépouillons nos pommiers.*

5. *Vive l'éducation!* Hommage à Messieurs les membres de la société d'éducation de Lyon. (Ce morceau, de
56 vers, se trouve dans un ouvrage remarquable du
même auteur, et intitulé : *De l'intelligence humaine dans
ses rapports avec l'organisation.* Lyon, 1864, p. 37.)

6. *Vive la gare centrale!* Lyon, 1865, in-8° de 3 p.,
sous le pseudonyme d'*Antigarius.* Cela se chante sur
l'air : *Bon voyage, cher Dumollet.*

7. *Les Gouttes* (*Gaz. méd.* de Lyon, avril 1864).

8. *Éther et chloroforme,* chanson composée à l'occasion du banquet de la Société de médecine de Lyon, le
30 avril 1868.

9. *Complainte désopilante sur les malheurs du docteur
Chapot, chirurgien-major des pompiers de Lyon.* Lyon,
1869, in-8° de 6 pages.

10. *La Lanterne magique.* Lyon, 1870, in-8° de 8 p.; pièce de vers faite au banquet de la Société de médecine de Lyon, le 24 février. 1870.

11. *Épithalame pour le mariage du docteur Xavier Gillot avec Mlle Marie Baron,* 26 février 1870.

C'est, à notre avis, une des meilleures poésies de M. Passot. Nous en détachons un fragment, qui pourra faire juger du reste :

> Il est un nom qu'avec bonheur on prie,
> Dont le pouvoir sur terre est de charmer,
> Un nom bien doux, c'est celui de *Marie,*
> Où nous trouvons l'anagramme d'*Aimer.*
> Fut-il jamais un si riant présage?
> Il est un vœu que nous exprimons tous :
> Que votre ciel soit pur et sans nuage !
> Vive à jamais le bonheur des époux !

. . . .

PATIN (Guy). Docteur et doyen de la Faculté de médecine de Paris, né à Hodenc-en-Bray, petit village près de Beauvais, le 31 août 1601, mort à Paris, le 7 juil. 1677. Le plus fin, le plus spirituel des médecins du xviie siècle avait forcément sa place dans ce dictionnaire. Ses lettres charmantes et inimitables sont semées, pour ainsi dire, de citations en vers, empruntées aux auteurs grecs et latins. Lui-même a composé un nombre infini de petits morceaux, dont il régalait ses amis, ses correspondants, et qui émaillent la plupart de ses discours. On ferait un petit volume avec les *Patiniana* rimées.

PATIN (Charles). Né à Paris, le 23 février 1633; mort à Padoue, le 8 octobre 1693.

On sait que ce fils aîné de Guy Patin, son cher *Carolus,* comme il l'appelait, pour avoir été trouvé détenteur et introducteur en France de livres mis à l'index

par la police, fut condamné par contumace, le 28 févr.
1668, à faire amende honorable au devant de la principale porte de l'église de Paris, et aux galères à per-
pétuité. Charles Patin ne fut pas seulement un savant
antiquaire, un numismate habile, il était poète. C'est lui
qui dit, quelque part, que « les médecins doivent avoir
quelque relâchement et quelque jeu d'esprit aussi bien
que les autres hommes ; que quelque capricieux pourra
trouver mauvais qu'un médecin escrive des choses si
éloignées de sa profession... ». Et Charles Patin ajoutait
l'exemple au précepte. Nous avons vu de lui dix épigrammes, texte latin et texte français, qu'il composa en
1660 pour célébrer les membres de la famille royale :

1° *Au cardinal Mazarin;* 2° *Au roi Louis XIV ;*
3° *Pour le mariage de Louis XIV et de Marie-Thérèse;*
4° *Pour Anne d'Autriche;* 5° *Pour la Reine et sa triomphante entrée à Paris;* 6° *Pour le Dauphin, fils de
Louis XIV;* 7° *Pour Philippe de France, frère unique du
roi;* 8° *Pour le prince de Condé;* 9° *Pour le Duc d'An-
guyen;* 10° *Pour le Prince de Conty.* Chaque épigramme
est ornée d'une médaille emblématique.

Voici comment Charles Patin s'adresse à Louis XIV :

> Grand Prince, c'est assez monstrer vostre courage
> Dans les exercices de Mars ;
> Renoncez à tous ses hazards.
> Pour estre redouté, pouvez-vous davantage ?
> Tout le monde est fort convaincu
> Que rien ne vous est impossible,
> Et que vous estes invincible
> Comme vous estes invaincu.
> Mais maintenant à Mars, il faut qu'Amour succède,
> Que vous luy donniez tous vos jours ;
> Mars vous a possédé toujours ;
> Il faut à l'advenir que l'Amour vous possède.

Voir : *In stirpem regiam Épigrammata*, authore
M. Carolo Patin doctore medico Parisiensi, et scholarum

professore. *Devises et emblèmes de la maison royale*, par M. Charles Patin, docteur régent en la Faculté de médecine de Paris; 1660, in-4° de 23 pages.

PAULET (Jean-Jacques). Docteur en médecine de Montpellier (1764), né à Andèse, dans le Gard, mort à Fontainebleau, dans le mois d'octobre 1826. On lit ceci dans l'article consacré à ce savant homme par la *Biographie médicale* de Panckoucke (1826):

« Les héritiers de Paulet trouveront dans ses papiers « les *Aphorismes d'Hippocrate* en vers français, faits « d'après une expérience en médecine de plus de soi- « xante-cinq ans, soit dans les hôpitaux, soit dans le « monde. »

PÉCHANTRÉ (Nicolas de). Né à Toulouse en 1638, et fils d'un chirurgien de cette ville, De Péchantré, qui avait embrassé la profession de son père, mourut à Paris dans le mois de décembre 1708.

Il a composé des vers latins fort estimés ; mais son génie brilla principalement dans la poésie française, et surtout dans la poésie dramatique. C'est ainsi qu'on lui doit :

1. *Géta;* tragédie représentée avec beaucoup de succès le 29 janvier 1687.

2. *Jugurtha*, roi de Numidie; tragédie donnée le 17 décembre 1692.

3. *La mort de Néron;* tragédie donnée le 21 février 1703.

4. *Joseph vendu par ses frères;* tragédie jouée au collége de Harcourt.

5. *Le Sacrifice d'Abraham;* tragédie sainte, jouée pareillement au collége de Harcourt.

6. *Amphion et Parthenopée;* opéra, dont il ne restait plus que le prologue à faire lorsque l'auteur mourut en 1708.

Une prétendue aventure arrivée à Péchantré a fourni à. Sewrin le sujet d'une petite pièce, intitulée : *Péchantré, ou une scène de comédie.*

PELETIER (JACQUES). Docteur en médecine, né au Mans, en 1517, mort à Paris, en 1582. Nous saluons en lui l'un des meilleurs poètes de son temps. Ses ouvrages, au nombre de 20 environ, sont encore lus aujourd'hui avec plaisir. Seulement, il eut le malheur d'applaudir aux tentatives faites par Louis Meigrot, de baser l'écriture des mots sur leur prononciation, et ses poésies, les dernières au moins, perdent beaucoup de leur charme à cause de cette triste innovation. On est réduit, lorsqu'on veut les savourer, à rétablir les mots dans leur orthographe usuelle. Niceron, l'abbé Goujet, ont donné avec soin l'analyse des poésies de Peletier, dont les principales sont : 1° *l'Art poétique d'Horace,* traduit en vers français; Paris, 1545, in-8°; 2° *Œuvres poétiques;* Paris, 1547, in-8°; 3° *Art poétique français;* Lyon, 1555, in-8°; 4° *les Amours des Amours,* contenant 96 sonnets, et, sous le titre de *Vers lyriques,* une Ode à Marguerite, sœur unique du roi (20 strophes), une Ode charmante au rossignol (34 strophes), etc.; 5° *La Savoie,* poème de 2,200 vers; Annecy, 1572, in-8°; 6° *Œuvres poétiques de Jacques Peletier du Mans, intituléz Louanges, avec quelques autres écriz du même auteur, encore non publiéz;* Paris, 1581, in-8°. Ces louanges s'adressent à la Parole, aux trois Grâces, à l'Honneur, à la Fourmi, à la Science.

Il y aurait beaucoup à glaner dans ces charmants recueils, qui n'ont pas encore assez vieilli pour qu'on n'ait pas un grand plaisir à les feuilleter. Les Odes au rossignol et à l'alouette sont de petits bijoux, aux facettes gracieusement taillées ; celle que Peletier adresse à Ronsard, pour l'inviter à la vie des champs, n'est pas moins remarquable :

Je suis las de la ville
Qui bruist comme tempeste ;
Cette tourbe civile
M'allourdit et m'enteste;
Allons cueillir la guigne,
Allons voir les champs vers,
Les arbres tout couvers,
Et la fleur en la vigne.

Pour avoir attendu
Un peu trop longtemps,
Je crains qu'ayant perdu
Maintz joyeux passe-temps,
Les rossignols gentilz,
Ayant leurs eufs éclos,
Ont ja le gosier clos,
Soigneux de leurs petits.

Les fleurs d'odeur naïve
Des arbres sont jaillies :
Roses de couleur vive
Sont ja presque cueillies;
Ces fausses bergerettes
Par les préz et bosquets,
Pour faire leurs boucquets,
Ont pillé les fleurettes.

Nous verrons le ruisseau
Es préz faisant son tour,
Avec maint arbrisseau
Planté tout à l'entour :
Mais tant soit clair et soef,
Si n'en bevrons nous point,
De bon vin mieux appoint
Estancherons la soif.

Une bouteille pleine
De ce bon vin bourgeois
Nous ostera de peine
Eu ces lieux villageois :
Autrement, que serait-ce ?
Le gendarme endurci

N'a eu aucun merci
De bourg ny de paroisse.

Le ravage saus règle
A desfoncé les muiz,
Orge, fourment et sègle
Leur ont esté destruiz.
Portons doncq' des pouletz
Et quelque gros jambon ,
Pour trouver le vin bon
Dedans les gobeletz.

Ce temps d'estrange sorte
Bien doit estre tenu,
Puisqu'aux champs on reporté
Ce qui en est venu :
Jadis, tout au rebours,
Laboureurs florissoient
Alors qu'ils fournissoient
La ville et les forbours.

Or, le temps reviendra,
En despit de rigueur,
Qu'aux champs on se tiendra
En joye et en vigeur :
Nous y ferons séjour
Lors, sans mélancholie ;
Mais ores c'est folie
D'y estre plus d'un jour.

PELLAUT (C.). Il vivait à Orléans vers 1580, et est l'auteur d'une pièce de vers latins en l'honneur de Michel Violle : *Violœi tumulus*. Nous devons ce renseignement à la bienveillance et à l'érudition de M. le docteur Charpignon, d'Orléans.

PÉRAS (JACQUES). Ce médecin exerçait son art dans le département de la Gironde, au milieu du siècle dernier. La même plume qui a rédigé un *Dictionnaire anatomique latin-français* (1753 , in-12), a écrit un *Recueil de Fables* en vers, qui a eu au moins trois éditions, 1754, 1761, 1768. Ces fables, divisées en trois

livres, sont au nombre de quarante-neuf. Si le lecteur
était trop sévère, Péras répondrait par cet Épilogue :

> J'ai fait ce que j'ai pu; mon but est d'être utile.
> Faire mieux eût été facile,
> Non pour moi: je ne m'en pique point ;
> Mais à mes faibles vers un mérite se joint,
> Qui fera pardonner au style :
> C'est le désir d'intéresser,
> De dérober à la nature
> Quelques tableaux pour amuser,
> De répandre sans faste une morale pure,
> De rendre moins aigus les traits de la censure,
> Et jusqu'au cœur de les faire passer
> Sans qu'il ressente la piqûre.

Péras a encore écrit, en collaboration avec François
Nau : *les Dieux protecteurs de la France*, opéra-ballet
en un acte (1744) ; *la Grande Métamorphose, ou l'année
merveilleuse*, comédie en un acte, en vers ; *le Départ de
l'Opéra-Comique*, en un acte ; *Ésope au village*, opéra
comique (1750).

PERTUS (Guillaume-Casimir). Voilà un poète
vraiment digne de ce nom, et baptisé tel par Victor
Hugo, Lamartine, Viennet, Béranger. Il n'a pas démé-
rité de ses parrains. Voici les pièces qu'il a publiées,
et qui lui assurent une bonne place au Parnasse. Né à
Aurillac, M. Pertus a passé sa thèse de médecine à
Paris, le 4 août 1824.

1° *A la mémoire du baron Larrey*, panégyrique en
vers; Paris, 1842, in-8° de 16 pages ; — 2° *les Larmes
de la France, ou le 13 Juillet*, anniversaire de la mort
de S. A. R. le duc d'Orléans; poème ; 1843, in-8°; —
3° *Dies iræ*, satires sociales et littéraires, 1846, in-8°;
— 4° *Satire du XIXe siècle*, 1847, in-8°; 3me édition,
1865, in-8° de 72 pages ; — 5° *le Chant de l'Union*,
quatre couplets avec chœur; 6° *le Vin et la politique*,

cinq couplets; Paris, 1849, in-12; — 7° *les Échos poétiques*, odes, ballades, et poésies diverses; Paris, 1865, in-8° de XXVIII-132 pages; — 8° *Vercingétorix*, poème héroïque et national; — 9° *le Théâtre complet de Sophocle*, traduit en vers...

Comme tous les vrais poètes, Pertus professe une grande admiration pour notre Victor Hugo. C'est à l'illustre exilé qu'il adressait ces vers charmants, en lui envoyant un exemplaire des *Échos poétiques* :

> Que ne suis-je cette hirondelle
> Qui vole et fuit sous l'horizon !
> J'irais frapper à grands coups d'ailes
> A la vitre de ta maison.
>
> Je te dirais : « Sous mon plumage
> Palpite un cœur qui sait aimer ;
> Poète, écoute mon ramage ;
> Je voudrais pouvoir te charmer ! »
>
> Que ne suis-je la tendre brise
> Ou son amant le doux zéphyr !
> A l'heure où ton âme se brise,
> Je t'apporterais mon soupir.
>
> Pour bercer dans la rêverie
> Ton cœur plus aisément calmé,
> Par quelques fleurs de la patrie,
> Ce soupir serait parfumé !
>
> Que ne suis-je ce grand nuage
> Qui traverse le firmament !
> J'irais visiter cette plage
> Où tu vis dans l'isolement !
>
> Tu comprendrais que, triste et sombre,
> Je viens partager ton malheur,
> Et sur ton front mêler mon ombre
> A celle qu'épand ta douleur !
>
> Que ne suis-je une vague errante
> De l'Océan qui t'a porté !
> J'irais, limpide et transparente,
> Aux lieux où l'exil t'a jeté !
>
> . . . .
>
> Voici mes vers, je te les livre :
> A toi surtout de les juger :

Poète, accepte donc ce livre,
Auquel tu n'es pas étranger !

C'est un reflet de ta lumière,
Pressé de remonter à toi,
Comme vers la source première
Qui l'avait projeté sur moi !

C'est, lorsque tes chants font merveille,
Un faible écho répercuté
De ta voix, qui déjà réveille
Celui de la postérité.

PÉTETIN (JACQUES-HENRY-DÉSIRÉ). Docteur en médecine de Montpellier, président de la Société de médecine de Lyon, né en 1744, à Lons-le-Saulnier, mort à Lyon, le 27 février 1808.

Une feuille périodique, devenue fort rare, *le Journal de Lyon et du Midi*, rédigée par Dumas et Delandine, a inséré dans son 41e numéro, 21 ventôse an X, p. 326, un conte fort plaisant de Pétetin, intitulé : *Recette pour guérir toutes les maladies*, donnée par un médecin philanthrope. On pourrait le nommer aussi : *le Médecin tombé dans l'eau*. L'histoire qui l'a inspiré est amusante : Un médecin fort accrédité de Lyon (c'était Pétetin lui-même) est appelé en toute hâte par un confrère de Trévoux, qui désirait avoir son avis touchant une femme qui se mourait « d'un lait répandu ». En dépit de Germinal, le mois au signe de l'Amour, et des inondations qui avaient envahi la contrée, le médecin part en compagnie de l'exprès, frère de la moribonde, qui lui avait été envoyé :

On voit, à son air de tristesse,
Qu'il redoute quelque malheur.
Il questionne son camarade;
Dans la voiture, au bord de l'eau,
Il a moins peur pour la malade,
Qu'il n'appréhende pour sa peau.

Pauvre docteur! ses craintes n'étaient pas sans fondement :

> . . . . . . Près de Colonge,
> La Saône couvre le chemin :
> Pauvre docteur! ton nez s'allonge,
> C'est là que t'attend le destin.
>
> . . . .
>
> Dans l'eau la voiture s'engage :
> Elle culbute au premier bond ;
> Un second la met à la nage,
> Et rend le docteur furibond.
> Il accable de rebuffades
> Le vieux cocher sur l'avant-train,
> Et l'on dit que maintes Naïades
> Accoururent pour le voir au bain.
> Rions, amis, de l'aventure,
> Le trio ne peut submerger :
> Pour le sauver et la voiture,
> Le docteur est assez léger.

Mais une fée veillait, sous les traits d'une jeune campagnarde, qui voit le danger... Elle saute dans une barque, arrive non sans peine vers les submergés, et leur tend la corde... L'exprès refuse de s'embarquer et veut continuer son chemin ; il supplie le docteur d'en faire autant... Le fils d'Esculape est sourd à cette prière,

> Qui n'était pas de saison.
> Au nord il tourne le derrière,
> Et gagne vite sa maison.

Cependant, à la maison de la femme au lait répandu, on est dans les transes ; l'exprès arrive tout essoufflé, et raconte la mésaventure. Le médecin ordinaire ne perd pas pour cela son sang-froid, et recommande d'être discret. Mais,

> A la malade, en diligence,
> Garde va conter le secret ;
> Par la douleur elle est émue,
> Ses nerfs font de puissants efforts ;
> La masse du lait en est mue,
> Et bientôt chassée au dehors.

De ce fait nous pouvons conclure,
Sans trop creuser notre cerveau,
Que, pour faire une belle cure,
Il faut jeter docteur à l'eau.

PETIT (PIERRE). Philosophe, poète, antiquaire, numismate, ce médecin, qui appartenait à l'École de Paris,
mourut le 12 décembre 1687, et fut inhumé à Saint-
Étienne-du-Mont. Il a eu l'insigne honneur d'être mis
dans la pléiade de Paris. Il le méritait. Ses poésies, —
les latines surtout, — le placent au premier rang de
nos versificateurs. La plupart de ses œuvres ont été réunies, de son vivant, en un volume in-8° (Paris, 1683).
On y distingue : 1° une dissertation, en prose, *De furore
poetico;* 2° un poème intitulé : *Codrus, sive optimi Regis
Idea;* 3° *Gallorum indica navigatio commercii causa,* Ludovici magni auspiciis; 4° *une Ode au Travail;* 5° un
charmant morceau adressé à Jacques Mentel, également
médecin de Paris; 6° *une Satire* contre les sophistes;
7° *une Ode à la Vérité;* 8° *une « Lamentatio »* sur la
mort de Pierre-François Petit; 9° *une Ode à Diane;*
10° une suite de poèmes héroïques, la plupart imprimés
séparément, etc., etc.

PETIT (ANTOINE). Célèbre praticien, habile médecin,
non moins habile opérateur. Il naquit à Orléans, le 23
juillet 1722, et mourut à Olivet (Loiret), le 21 octobre
1794. Il est, paraît-il, auteur d'une comédie en un acte
et en vers libres, *le Miroir,* qui a été imprimé sans nom
d'auteur. Paris, 1747, in-8°.

PETIT (MARC-ANTOINE). Docteur en médecine de
Montpellier (1790), chirurgien en chef de l'Hôtel-Dieu
de Lyon, né dans cette dernière ville, le 3 novembre
1766, mort le 7 juillet 1811. C'était un praticien ha-

bile et instruit, et, de plus, un homme plein de sensibilité, désintéressé, bienveillant. Aussi était-il poète. Ses *Lettres à Forlis*, son *Essai sur la médecine du cœur*, ouvrage composé de quatre épîtres en vers, et publié à Lyon (1806, in-8°), ne seraient pas déplacés dans le recueil de nos meilleurs poètes. Il y a un passage relatif au traitement d'une hémorrhagie utérine, qu'on peut citer comme un modèle de difficultés techniques de la médecine, vaincues par la poésie :

> J'approchai la victime, et, pour premier secours,
> De l'air trop concentré je rétablis le cours.
> Sur son corps dépouillé l'onde à flots est jetée,
> L'onde succède à l'onde, et la glace ajoutée,
> Aux vaisseaux sans ressort donnant quelque vigueur.
> Retient le sang qui fuit, et le reporte au cœur.
> La chaleur naît partout sous le froid de la glace.
> Sur le duvet alors avec soin je la place ;
> Dans des voiles légers j'enveloppe son corps ;
> De ses membres roidis j'agite les ressorts ;
> Je réchauffe son sein par le feu d'un breuvage ;
> Au sentiment partout j'ouvre un libre passage ;
> Pour aller jusqu'à lui, j'invoque la douleur,
> J'allume en vingt endroits son feu conservateur;
> J'éveille chaque sens, au gré de mon envie.
> Et les appelle tous au secours de la vie.
>
> Enfin, de mes travaux je reçois l'heureux prix :
> L'infortunée est calme et reprend ses esprits ;
> Son front est plus serein, son œil est moins farouche,
> Et de pâles souris renaissent sur sa bouche.
> Elle voit, elle entend, elle parle ; son cœur,
> Palpitant sans effort, sent déjà son bonheur.
> La vie est dans son sein, et j'ai répondu d'elle.

L'*Épître sur les Iles*, adressée à M. Fétau, habitant de l'*Ile-St-Louis*, est une très-jolie pièce, une allégorie fine, délicate, ingénieuse et bien soutenue (Voir *Acad. de Rouen*, 1808, p. 225).

Mais ce qui a établi la réputation de Marc-Antoine Petit comme un nourrisson des Muses, c'est le poème que lui ont inspiré les affreux désordres amenés par l'onanisme : *Onan, ou le tombeau du Mont-Cindre*, fait historiqué présenté, en 1809, à l'Académie des Jeux Floraux de Toulouse. Paris, 1809, in-8°. Ce volume a 98 pages, mais le poème lui-même n'en occupe que 13, et comprend 330 vers. Le reste est consacré aux notes, à la dédicace et à l'avertissement. A la page 24, on trouve une pièce de 24 beaux vers, adressée par Petit, en 1806, à Bérenger, professeur d'éloquence à l'École centrale de Lyon, auteur de plusieurs ouvrages estimés.

Marc-Antoine Petit s'était essayé fort jeune dans la poésie. Dès l'année 1788, il dédiait au célèbre Louis, secrétaire perpétuel de l'Académie de chirurgie, une *Ode sur l'anatomie*, qu'on a retrouvée manuscrite dans ces derniers temps, écrite de sa plus belle main, et qui a été publiée par la *Gazette médicale* de Lyon (n° du 16 juillet 1864) [1]. Parmi les 13 strophes qui composent cette œuvre juvénile, dont les quelques défauts doivent être mis à la charge de l'auteur aussi bien que du siè-cle où elle a été écrite, je distingue celle-ci :

> Du jeu de cent forces mouvantes,
> Viens me dévoiler les secrets :
> Par quel art, sans cesse agissantes,
> S'aident-elles dans leurs effets ?
> L'une, sur un centre immobile,
> Fait jouer un levier docile,
> L'autre l'y maintient arrêté ;
> Sur sa grandeur et sur sa masse,
> Celle-ci mesure l'espace
> Dans lequel il est emporté.

Enfin, en 1803, l'illustre chirurgien écrivait, dans une versification aisée, avec tout l'éclat d'une vive imagina-tion, une *Épître sur la confiance en médecine*, qu'il lut au sein d'une société littéraire de Grenoble. Nous

---

1. Cette ode a été lue au lycée de Grenoble, le 30 thermidor an VII, non pas par Petit, qui n'assistait pas à la séance, mais par son ami Sylvy (*Magasin encyclopédique* de Millin, année 1799, t. III, p. 116).

ne savons si elle a été imprimée (*Magasin encyclop.* de Millin, année 1803, t. 2, p. 218).

PETIT-RADEL (PHILIPPE). Né à Paris, le 7 février 1749, reçu docteur le 24 septembre 1781, mort le 30 nov. 1815. Entraîné par un goût dominant vers la littérature latine, il lui consacra tous les instants dont sa pratique peu étendue lui permettait de disposer. De ses ouvrages tournés en vers, nous retenons les suivants :

1. *De amoribus Pancharitis et Zoronæ, poëma eroticon, Idalio stylo exaratum, seu umbratica lucubratio de cultu Veneris Mileto olim peracto, ut Amathuntei mysta sacelli subduxit et vulgavit Athenis.* Parisiis, an VI, in-8° de 312 pages.

Dans cet ouvrage, dont on pourra voir l'analyse et la critique dans le *Moniteur* (an VI, nᵒˢ 311 et 358), ainsi que dans le *Magasin encyclop.* de Millin (année 1802, t. 2, p. 482), Petit-Radel évoque les souvenirs d'une amante, comme Parny a chanté sa belle Éléonore. Il y a écrit, sur le *Mariage des Plantes,* un poème fort remarquable, qui a été traduit un grand nombre de fois.

2. *Érotopsie, ou coup d'œil sur la poésie érotique et les poètes grecs et latins, qui se sont distingués en ce genre.* Paris, 1802, in-8°. (A l'occasion de ce livre, voir : *Journal de l'Empire,* 2 avril 1810.)

3. *Hymnes de Callimaque le Cyrénéen,* traduites du grec en vers français, de même mesure que ceux de l'original, avec la version française, le texte et des notes. Paris, 1808, in-8°. On y trouve la versification latine, la traduction en prose en regard, et le texte grec à la fin.

4. *Longi sophistæ pastoralia Lesbiaca, sive de amoribus Daphnis et Chloes,* poëma erotico-poimenicon à textu Græco in latinum, numeris heroïcis deductum ;

cui accedit metaphrasis cujus verba genuinis Auctoris verbis consonant. Paris, 1809, in-8°.

5. Quelques poèmes, entre autres une pièce de vers latins pour célébrer le retour, en France, de Louis XVIII.

PÉTREQUIN (JOSEPH-ÉLÉONOR). Né à Ville-Urbane (Rhône), le 24 juin 1810, docteur en médecine de la Faculté de Paris (1835), ex-président de l'Académie des sciences et belles-lettres de Lyon, et de la Société de médecine de cette ville, professeur de pathologie externe, lauréat de l'Académie de médecine de Paris, etc.

Il est digne de remarque que, depuis quatre siècles, Pétrone a eu entre les classiques le privilége de délasser les disciples d'Hippocrate des travaux de leur austère profession. Cela tient, sans doute, à ce que ce charmant livre, cet ingénieux roman, le *Satyricon*, est obstrué de questions savantes, et que l'ouvrage comme son auteur sont entourés d'incertitudes et de mystères. M. Pétrequin a voulu aussi se joindre à tous ces commentateurs, ces critiques du poète le plus étonnant de l'antiquité. Ses *Recherches historiques et critiques sur Pétrone et sur les découvertes successives des principaux manuscrits du Satyricon* (Paris, 1869), sont un chef-d'œuvre de patience et d'érudition, qui ne laisse rien dans l'ombre, et qui a dû coûter un travail énorme à son auteur.

M. Pétrequin a aussi rendu en vers français plusieurs des pièces diverses qui suivent le *Satyricon* de Pétrone. A ce point de vue, il mérite une place distinguée dans ce dictionnaire.

C'est d'abord une sanglante épigramme contre la corruption et la vénalité de la justice :

> Quid faciant leges, ubi sola pecunia regnat,
>   Aut ubi paupertas vincere nulla potest?...
> Que peut la Loi quand l'or est la seule puissance?

> L'innocent, s'il est pauvre, est dès lors sans défense.
> Tel qui du stoïcisme affecte la roideur,
> Subira l'ascendant d'un métal corrupteur.
> Le prétoire n'est plus qu'un marché pour le vice :
> Le juge, au tribunal, met à prix la justice.

Le traducteur a été moins heureux lorsqu'il a voulu exprimer le sentiment de tristesse qui s'empare de Pétrone en face des faux amis et des tartuffes de l'amitié :

> Nomen amicitiæ, si quatenus expedit, hæret :
> Calculus in tabulâ mobile ducit opus ...

M. Pétrequin voit dans le *tabula mobile* un jeu d'échecs, et dans le *calculus*, un ivoire docile. Cette interprétation nous paraît fausse, et il semble que Pétrone ait voulu parler, non pas du jeu d'échecs, qui était, croyons-nous, inconnu de son temps, mais d'une machine à calculer, composée de petits grains (*calculi*) enfilés comme les grains d'un chapelet.

Mais passons... M. Pétrequin s'est montré trop habile pour qu'il ne nous pardonne pas cette petite chicane. Remarquons qu'avec Pétrone, il n'est guère possible qu'un traducteur ne tombe de Charybde en Scylla. Nous croyons, cependant, que si M. Pétrequin s'est laissé parfois choir dans le gouffre, il ne s'y est pas noyé. On se rattrape aisément aux branches avec deux interprétations fort difficiles, celle du morceau didactique sur *l'Éducation et l'Étude*, et celle du passage où le poète latin, traitant la *Vanité* des songes, s'applique à désabuser ceux qui cherchent dans le roman d'un rêve l'histoire du lendemain. On voudra lire, le texte de Pétrone en main, les très-beaux vers du savant professeur de Lyon.

PEYRILHE (BERNARD). Chirurgien-littérateur, né à Perpignan (1735), agrégé au collége de chirurgie (1769), mort en 1804. Peyrilhe est bien connu par la publication de l'*Histoire de la Chirurgie* qu'il mit au jour, avec Dujardin, en 1774-1780, in-8°. Il l'est moins comme rimailleur. Si l'on en croit une note manuscrite contemporaine, il serait pourtant le véritable auteur de stances intitulées : *Le Collége et Académie royale de chirurgie* (Paris, 1755, in-8° de 12 pages), et destinées à fêter l'ouverture et l'inauguration du nouveau collége de chirurgie, qui eurent lieu là où se trouve actuellement l'École de médecine de Paris, le 27 avril 1775 :

> Quel vaste et pompeux édifice
> Enchante mes yeux éblouis !
> Est-ce le palais de Louis
> Ou le temple de la Justice ?
> Aux ornemens de ce fronton.
> A ce mystérieux symbole ,
> Je reconnois la docte École
> De Podalyre et Machaon.

. . . .

PEYSSON (Jean-Claude-Anthelme). Né à Seyssel (Ain), le 25 décembre 1786, mort le 22 mars 1848, après avoir été médecin adjoint des armées, médecin ordinaire dans l'armée d'Espagne (1808), médecin en chef de l'hôpital de Sarrelouis (1815). Peysson s'est essayé sur le sujet de la vaccine. Son poème, lu le 15 août 1820, à la séance publique de la Société d'émulation de Cambrai, a été imprimé, la même année, sous un format in-8° de 24 pages.

Ce poème a des qualités que l'on pourra reconnaître dans ce fragment de la fin :

> Mais pardonne, ô Jenner, pardonne à mes transports !
> Jusqu'à toi que ne puis-je élever mes accords !
> Si la reconnaissance enfantait le génie,
> A ta gloire ma Muse, un jour, serait unie !
> O vous qui comme moi reculez ses bienfaits,
> Jeunes concitoyens, célébrez ses succès !
> Fêtez le nom chéri de ce Dieu d'Épidaure !

12***

Beautés, conservez-lui les prémisses de Flore !
Saisissez votre lyre , émules des Rousseaux !
Modernes Phidias , aiguisez vos ciseaux ;
Marbres, animez-vous ! Parlez, bronzes, portiques !
Peuples , en son honneur, entonnez les cantiques !
Chantez dans vos concerts ses travaux immortels !
Quel homme mieux que lui mérita des autels !

PHARAMOND (PIERRE). Docteur en médecine de
Montpellier (1777), né à Viala-du-Tarn , en 1759. Il
exerça d'abord son art, pendant 17 ans, en Amérique,
et revenait dans sa ville natale en 1794.

C'était en 1819, époque brillante de la médecine
broussaisienne. Un M. Vernil, chef de bataillon à demi-
solde, atteint depuis longtemps d'une affection rhumas-
tismale, quitta le 24 mai sa maison de campagne, pour
venir à Montauban, chercher un remède à ses maux, et
pour cela consulta un médecin. M. Tauriac, son ami,
capitaine retraité depuis vingt ans, détermina sa confiance en faveur du médecin Pharamond, malgré tous
les efforts de Mme Vernil sa sœur, qui combattait opiniâ-
trement pour le docteur Calvignac, son médecin ordinaire. *Inde iræ*, jalousie, querelles, bavardages, calomnies, comme cela se voit si fréquemment en province.
Bref, il paraît que M. le docteur Pharamond, préféré à
son concurrent, ne fut pas sur un lit de roses, et que,
durant les deux années qu'il séjourna à Montauban, il
eut à « éprouver toutes les noirceurs que peut imaginer
le sentiment infâme d'une épouvantable jalousie ». Il
est vrai que, grâce à « son extrême sagacité en matière
médicale », il avait mis sur pied le chef de bataillon à
demi-solde, Vernil. Quoi qu'il en soit, le docteur Pharamond, pour se venger, et aussi, sans doute, pour donner
un éclatant témoignage de ses talents poétiques, lança
en pâture aux bons habitants de Montauban son *Dialogue sur les sangsues*, poème qu'il confia aux presses de

Montpellier (1825, in-8°). Nous renonçons à analyser ce long morceau rimé où l'auteur fait ainsi parler Jeanneton Vernil :

> Oui , la Médecine moderne
> Ne saigne ni ne purge plus ;
> Elle craint tout remède interne ,
> Plusieurs sont jugés superflus.
> A la saignée on substitue
> Les pédiluves , la boisson ,
> Le sinapisme , la sangsue ,
> Les lavements avec du son.
> Si la langue est pâteuse et sale
> On a recours au vomitif :
> De craindre on n'a plus de motifs.
> Voilà l'infaillible méthode
> D'abattre et vaincre les maux ;
> Il faudra vous mettre à la mode
> Pour faire briller vos travaux.
> Enfin , tu vois , ma bonne amie ,
> Que je l'ai poussé vivement ,
> Toujours avec ma bonhomie ,
> Jusqu'au dernier retranchement,
>
> . . . .

PICAL. Dentiste à Paris. *Les Dentites peints par eux-mêmes.* Paris, chez l'auteur, rue du Bac, 38 ; 1845 ; in-8° de 16 pages.

Oyez la fin de cette rapsodie, et vous jugerez du reste :

> L'auteur demeure aussi , comme ses chers confrères,
> Au premier , à deux pas de tous les ministères ;
> Dans le noble faubourg; l'omnibus y conduit ;
> Dirai-je , rue au Bac, numéro trente-huit?

PICHOT (JEAN-BAPTISTE-AMÉDÉE). Docteur en médecine de Montpellier, rédacteur en chef de la *Revue Britannique*, né à Arles, le 5 novembre 1796.

Les ouvrages littéraires de ce médecin sont trop connus pour qu'il soit même besoin de les rappeler. M. Amédée Pichot a acquis depuis longtemps une célébrité justement méritée dans la république des lettres. Nous citerons seulement son dernier livre : *les Arlésiennes*, chroniques, légendes, contes et souvenirs biographiques et littéraires (Paris, 1860, in-8°). L'auteur, rassemblant toutes ses poésies, a glissé dans ce volume toutes celles qui exprimaient un souvenir heureux ou triste, un regret ou une espérance, un sentiment de tendre reconnaissance ou de pieuse affection. La plupart sont des morceaux sur Arles ou à propos d'Arles, mais il y en a qui sont plutôt des poésies d'un Arlésien. On trouvera même des poésies en patois provençal, et quelques Fables :

LE BOULEAU ET LE CHÊNE.

« La Nature, voisin, en mère partiale,
A fait entre nous deux la part trop inégale.
Plantés le même jour, par mon tronc élancé,
D'une coudée au moins le tien est dépassé.
Je réunis en moi l'élégance et la force.
En voyant au soleil briller ma blanche écorce,
Un poëte m'a fait un jour ce compliment :
« Salut, Hamadryade à la robe d'argent ».
Eh bien ! j'ai l'âme bonne, et vraiment je m'afflige
Quand je te vois, voisin, tortu, bossu, rugueux,
Croître péniblement près de ma droite tige. »

C'est ainsi que parlait, en jeune glorieux,
Le Bouleau s'adressant à son voisin le Chêne.
Celui-ci répondit : « La pitié vous entraîne
Beaucoup trop loin, seigneur, et, sauf votre respect,
J'entrevois nos destins sous un tout autre aspect.
Vous grandissez plus vite, et c'est votre avantage;
Mais, dites, qui de nous parvient au plus grand âge ?
Je vous accorde un siècle et je suis généreux.
Mon front, après mille ans, se dresse dans les cieux ;
Et de vous, que fait-on, ma belle Hamadryade?
Des fagots pour le four, des pieux de palissade.
Pour la voûte d'un temple ou les flancs d'un vaisseau,
Eut-on jamais recours à l'élégant bouleau ?
Ce trois-ponts qui parcourt de Neptune la plaine,
Pour découvrir un monde, était naguère un chêne. »

Du mérite sérieux l'épreuve, c'est le temps.
Que de brillants auteurs de mode passent vite !
Dorat est déjà vieux; au bout de deux mille ans,
Nous relisons toujours et Virgile et Tacite.

PICQUET fils (JEAN-BAPTISTE). Natif du département du Jura, Picquet était un amant passionné des Muses. L'abandon dans lequel était tombé la poésie, l'espèce de mépris, les malheurs de tous genres qui sont trop souvent le lot des amis du Parnasse, ont fait vibrer sa lyre. Son poème, en trois chants, le *Parnasse*, publié à Besançon (1828, in-8° de 24 pages), est loin d'être un chef-d'œuvre, mais il rachète de grands défauts par l'étincelle qui y brille souvent. Le premier chant est consacré à la Lyre, le second trace le portrait du vrai poète, le troisième pleure amèrement sur le destin du poète. La dédicace adressée aux poètes leur dit :

Honneur, honneur à vous, c'est le cri de la France,
Recevez le tribut de ma reconnaissance ;
A vos chants glorieux le monde a tressailli ;
Sur chacun de vos pas s'élève une immortelle ;
Loin de vous coule en paix le fleuve de l'oubli,
Car la gloire a trouvé des enfants dignes d'elle.

On ne se douterait guère que l'auteur de ces vers est le même que celui qui a écrit *l'Avis au public sur l'emploi raisonné des sangsues* (1825, in-8°).

PIERQUIN DE GEMBLOUX (CLAUDE-CHARLES). Ce médecin, ce savant, dont les ouvrages sont au nombre de plus de cent soixante, et roulent sur la médecine, la philosophie, l'archéologie, l'histoire et la poésie, bien que né à Bruxelles (le 26 déc. 1798), est Français, et appartient à ce dictionnaire, Bruxelles faisant alors partie du département de la Dyle. Pierquin était docteur de Montpellier (26 mars 1821), inspecteur de l'Académie de Grenoble (1830); puis il remplit les mêmes fonctions à Bourges, où il mourut en septembre 1863. De ses ouvrages poétiques, nous retenons les suivants : 1° *Télémaque*, chanson politique; 2° *Délassement de l'Iatrique;* Paris,1818, in-18; 3°*Héroïde à Belle et Bonne;* Strasbourg, 1820, in-8°; 4° *Nouvelles poésies;* Bruxelles, 1829, in-8°; 5° *Poèmes et poésies;* Bruxelles, 1829, in-8°; 6° *les Livres Saints,* poème; Grenoble, 1835, in-8°; 7° *Poésies françaises inédites du P. Bougeant, jésuite;* Bourges, 1839, in-32; 8° *la Bible poétique...* 1840, in-18; 9° *Fluretas nouveletas;* Paris, 1845-1846, in-8°.

Pierquin se distinguait dans le genre élégiaque, sentimental et mélancolique. C'était le fruit d'un cerveau profondément troublé par les amertumes de la vie et les souvenirs d'une affection brisée. Ses élégies, ses ballades, ses romances, ses apologues, se ressentent partout de la disposition de l'âme du poète, qui a écrit ces vers : *le Nœud de la vie :*

> Ange consolateur ! Esprit d'amour ! O femme !
> Le ciel est ton empire, et son pouvoir ta flamme.
> Tu vivais dans le sein de l'Être créateur,
> Qui conçut ton génie et composa ton cœur.
> A l'ennui de ses jours, à sa vague souffrance,
> A sa tristesse, Adam reconnut ton absence.
> Mais Dieu te réservait pour son dernier bienfait.
> Sans toi le paradis eût-il été parfait ?
> Sans l'espoir d'être aimé, sans ce bonheur suprême,
> Qui fait chérir nos jours pour plaire à ce qu'on aime,
> Qui borne l'existence aux battements du cœur,
> Le monde est sans plaisirs, flétri par la douleur ;
> Au cœur tout est pesant, à l'œil tout paraît sombre,
> La vie est un enfer dont rien n'adoucit l'ombre ;
> On frémit à l'aspect des plus simples désirs,
> On se désaime, on fuit jusqu'à ses souvenirs,
> On s'effarouche, on blâme une douce faiblesse ;
> De soi-même à la fin on se désintéresse,
> On se fatigue aussi du fardeau de ses jours,
> On appelle la mort, elle vous fuit toujours ;
> Rien dehors, rien dans nous, ne peut nous faire envie,
> L'amour est le seul nœud qui nous tient à la vie !

Au reste, quelques fragments de la préface que Pierquin a mise à son *Recueil de poésies*, publié en 1829, montrera l'homme tout entier :

« Les·médecins m'ont assuré que j'étais mélancolique, parce que j'étais malade, et que j'avais deux maladies cruelles, parce que l'une d'elles était incurable ; c'est possible, mais je n'y conçois rien ; d'après leurs conseils, j'ai parcouru l'Europe sans trouver cette bienheureuse santé qu'on m'avait promise ; on m'a offert des soulagements, je n'en ai point trouvé ; un seul s'est présenté, je l'ai saisi : c'est celui qui m'a réussi, puisse-t-il n'armer la colère de personne ! Le pardon que je réclame ici, l'indulgence à laquelle je sens vivement que je n'ai aucun droit, sont à chaque pas employés dans mes vers ; ma position physique est la clef de ma situation morale ; on sait déjà pourquoi je suis triste et religieux ; si je livre ces plaintes continuelles à l'impression, c'est pour laisser, en m'en allant, un souvenir à ceux qui m'ont aimé... »

PIGEON (Jean-Charles-Antoine). Docteur en médecine de la Faculté de Paris (31 août 1837), né à Château-Chinon (Nièvre), le 1ᵉʳ mars 1814, médecin des mines de Fourchambault, et des pauvres du canton de Pougues.

Le Morvandeau, qu'il a écrit en 1850, et qui a été imprimé, est un joli petit poème, dans lequel l'auteur chante son cher pays, son bien-aimé Morvand, que les merveilles de l'Italie, les beautés incomparables de l'Andalousie, ne sauraient effacer de son cœur :

> O mon pays, de tes montagnes
>   Que le souvenir
>   M'est un doux plaisir !
> J'ai vu de fertiles campagnes,
>   Le riche horizon.

La jaune moisson.
Sous le plus beau ciel,
J'ai vu l'Italie
Et l'Andalousie,
Parterre éternel !
Ce n'est rien pour moi.
Que j'aime de tes hautes cimes
Le front rocailleux
Se dressant aux cieux,
Quoique ton pied dans les abîmes,
A l'œil étonné,
Paraisse enchaîné.

. . . .

PILET de la MÉNARDIÈRE (HIPPOLYTE-JULES). Médecin-poète assez malmené par Boileau.

On ne lit guères plus Rampale et Ménardière,

. . . .

Un fou du moins fait rire, et peut nous égayer :
Mais un écrivain froid ne sçait rien qu'ennuyer. .

(*Art poét.*, chant. IV.)

De Sainct-Marc, éditeur des *Œuvres de Boileau* (1772, in-8°, t. 2, p. 408), va nous donner des détails intéressants sur La Ménardière. « Hippolyte-Jules Pilet de la Ménardière, docteur en médecine, écrivit, étant encore fort jeune, en faveur de la réalité de la possession des religieuses de Loudun, un ouvrage dont le titre est : *Traité de la Mélancolie, scavoir si elle est la cause des effets que l'on remarque dans les possédés de Loudun.* C'est un in-8°, imprimé à la Flèche en 1635. Cet ouvrage ne pouvait manquer de plaire au cardinal de Richelieu. Le succès qu'il eut fit venir La Ménardière à Paris. Il y fut d'abord médecin ordinaire de Monsieur Gaston, duc d'Orléans. C'est la qualité qu'il prend à la tête d'un de ses livres, qui parut à Paris, en 1638, avec ce titre : *Raisonnements de Ménardière, conseiller et médecin de S. A. R., sur la nature des Esprits qui servent aux sentiments*, et dans le privilége de sa *Traduction du Panégy-*

rique de Trajan, par Pline-Cécile Second, qui fut imprimée, in-4°, la même année, et réimprimée in-12 en 1642. La Ménardière acquit ensuite les charges de maître d'hôtel et de lecteur du roi. Il fut reçu à l'Académie française en 1655. Son plus considérable ouvrage est sa *Poétique,* qui n'est point achevée, et qui ne comprend presque que le *Traité de la Tragédie* et celui de l'*Élégie.* Elle est in-4°, 1650. Elle devait avoir deux autres volumes pareils. La mort du cardinal de Richelieu, par l'ordre duquel il avait entrepris ce grand ouvrage, l'empêcha de l'achever. Il a fait aussi deux mauvaises tragédies, qui sont : *Alinde,* et *la Pucelle d'Orléans.* Nous avons encore de cet auteur une traduction presque littérale des trois premiers livres des *Lettres de Pline le consul;* un recueil de *Poésies,* imprimées in-fol., en 1656 ; une critique de la Pucelle de Chapelain ; un *Chant nuptial,* d'environ 700 vers, pour le mariage du roi, et quelques relations de guerre ; in-8°, Paris, 1662. La Ménardière se piquait d'être *beau diseur,* et l'on peut appliquer à tous ses ouvrages, presque indifféremment, le quolibet latin : *Sunt verba et voces, prætereaque nihil.* Il mourut le 4 de juin 1663. »

PIORRY (PIERRE-ADOLPHE). Né à Poitiers, le 31 décembre 1794.

C'était en 1814... Le futur auteur du *Traité de la percussion médiate,* le champion, bientôt illustre, de la *Plessimétrie,* de l'engorgement de la rate dans la fièvre intermittente, était simple officier de santé dans l'armée de Catalogne, et renfermé dans les murs de Barcelone. La gloire, les exploits de Napoléon l'électrisent, et il compose une *Épopée* en plusieurs chants. Cette ébauche poétique d'un jeune homme de 19 ans a-t-elle été, à cette époque, imprimée ? Nous ne savons ; mais, chose curieuse, nous en avons lu le premier chant, transcrit à la main par Gerdy, sur un de ses cahiers scolaires de thèmes, de compositions, et de traductions latines. La dédicace : *A Sa Majesté Impériale Napoléon*, est datée de Paris, le 24 mars 1815.

Vers 1835, nous trouvons M. Piorry bien près de voir se réaliser son rêve favori : la conquête d'une chaire à la Faculté de médecine de Paris. Agrégé depuis plus de huit ans, médecin du Bureau central, ses travaux scientifiques sérieux, la rédaction de son *Traité sur l'irritation céphalique*, et d'un grand nombre d'articles pour le *Dictionnaire des Sciences médicales*, ne peuvent l'arracher encore au doux commerce des Muses, et il essaie un tableau des principaux événements de notre grande Révolution. Mais, dès le deuxième chant, l'auteur croit devoir renoncer à une entreprise qu'il considère, par excès de modestie, trop vaste, dont le plan était d'ailleurs incomplétement tracé.

Trois années après (1838), notre héros avait été battu, mais non vaincu, par Royer-Collard, dans un concours pour la chaire d'hygiène. A peu de jours de là, dans un dîner avec quelques amis, l'auteur de la *Némésis* lut, devant le candidat malheureux, sa pièce de vers, *Les Médecins du jour*, dans laquelle la noble profession était assez rudement traitée. C'était bien osé, se nommât-on Barthélemy, de critiquer la médecine à la barbe de l'un de ses représentants les plus illustres ! Le châtiment ne se fit pas attendre : la terre avait tourné à peine huit fois sur elle-même, que, à la table du même ami, le disciple d'Esculape, outragé dans ce qu'il avait de plus cher, décochait contre Némésis-Barthélemy non moins de 196 vers, qui durent faire crisper de jalousie et de haine l'implacable déesse de la vengeance et des représailles :

> Frappe d'un trait cruel ce charlatan ignare,
> Qui sur un sot public étend sa main avare ;
> De ta tranchante dent déchire ces menteurs,
> Qui d'un peuple insensé trafiquent les douleurs ;

> Ces gens qui, de nos maux disant savoir la cause,
> Affirment gravement que rien est quelque chose :
> Ces hommes éhontés qui, dans des lieux impurs,
> Vont de leurs noms fangeux salir encor les murs.
> Ce sont là des sujets qu'une noble colère
> Doit frapper sans pitié d'une critique amère ;
> Mais crois-tu qu'à son tour une équitable voix
> Ne puisse s'élever contre d'injustes lois ?

Enfin, en 1854, année glorieuse dans la carrière poétique de M. Piorry, paraît, chez J.-B. Baillière, le poème, *Dieu, l'âme, la nature*. Il n'a pas fallu moins de six chants — plus deux, dans la seconde édition, — pour dépléthorer ce vaste cerveau ruisselant d'imagination.

Après avoir affirmé l'existence de Diëu et de l'âme :

de Dieu,

> Un pur rayonnement de force et de pensée ;

de l'âme,

> Un atome du grand Être,
> S'harmonisant avec l'éternité,

le poète jette un rapide coup d'œil sur l'ordre qui règne dans l'univers, et sur l'admirable ensemble de la nature :

> De cette sublime harmonie,
> Le rouage sacré, l'impérissable essieu,
> L'animateur et le génie...
> C'est Dieu.

Le chant deuxième est destiné à faire voir que le progrès est une loi de la nature, qu'il est un des attributs de l'âme,

> . . . . un astre de feu
> Qui, parti du chaos en gerbe étincelante,
> Et portant en tout lieu sa splendeur bienfaisante,
> Ne s'arrête qu'au sein de Dieu !

Le troisième chant, après avoir donné une idée concise de l'éther, célèbre l'immense influence que l'attraction

exerce sur l'univers, laquelle, entre autres attributs, allume
l'amour et unit les sexes :

> La flamme du regard, qui dans l'œil étincelle,
> Entraîne l'homme aimé vers le cœur qui l'appelle.
> L'âme attire vers elle une vile poussière,
> Et change en corps vivant une morte matière.
> Deux âmes s'unissant par l'attrait de l'amour
> Aspirent une autre âme et la rendent au jour.

Dans le quatrième chant, le poëte rêve au jour où finira
la guerre, cet épouvantable fléau qui ravage l'humanité,
et qui,

> Surgissant du chaos et vomi par l'enfer,
> Il se repait d'entrailles palpitantes,
> Et frappe en rugissant de son sceptre de fer
> Les lambeaux mutilés de victimes sanglantes.

Le cinquième chant établit que l'instinct, l'intelligence
existent au moment même de la naissance de l'homme et
des animaux, ainsi que chez les infortunés privés de la
vue et de l'ouïe :

> Ainsi, tout ce qui naît, qui s'accroît et respire,
> D'une âme et de l'instinct obéit à l'empire;
> Et l'homme sent en lui dans les bras du sommeil
> Une faible raison qui s'éclaire au soleil.

Le sixième chant réunit un grand nombre de faits physiques et moraux qui conduisent à admettre l'existence de
l'âme. La locomotive à vapeur, cet animal de fer, moins
l'âme,

> Ce rapide monstre, cet acier stupide,
> Qui ne possède pas de raison qui le guide,

est peinte d'un pinceau large et puissant; et rien de mieux
touché que ces deux vers :

> Dans un poumon d'airain l'eau reçoit la chaleur,
> Comme l'air donne au sang le gaz animateur.

Enfin, dans les septième et huitième chants, l'auteur
combat les arguments que l'on a fait valoir contre l'exis-

tence de l'âme et de Dieu; et, dans un hymne final, qu'il désigne sous le nom de *Théophylisme*, il rattache à cette croyance les idées de justice, de morale, de vertu, qui seules président au bonheur de l'homme.

> Croyance en Dieu, croyance à l'âme,
> Augustes sentiments que la raison proclame,
> Que la science élève au rang des vérités,
> Et dont l'instinct du cœur pressentait les clartés;
>
> Adorables liens qui rattachez le monde
> A l'amour des devoirs, des vertus, de l'honneur;
> O vous! de charité source pure et féconde,
> Vous, les seuls fondements d'un solide bonheur,
>
> . . . .
>
> . . . .
>
> . . . .
>
> Notre âme est immortelle, et l'avenir est à Dieu!!!

Le poème, *Dieu, l'âme, la nature,* a été imprimé, avons-nous dit, en 1854 (grand in-8° de 336 p.). Il est suivi de la *Réponse des médecins du jour à Némésis-Barthélemy,* et de *Fragments poétiques,* tirés du *Chant napoléonien* de ·l'année 1814, et du poème sur la *Révolution française.*

Une seconde édition est devenue nécessaire en 1870 (in-8° de 304 p.); mais les amateurs y chercheraient en vain les *Fragments* dont nous venons de parler.

PIRON (Aimé). Apothicaire, né à Dijon, le 1er octobre 1640, mort le 9 décembre 1727. Il a publié un grand nombre d'opuscules bourguignons, pleins de saillies, de gaîté et d'à-propos, parmi lesquels nous citerons:

1. *L'ébaudisseman Dijonnoi su lai naiscance du duc de Bregogne.*
2. *Le privilège egaia.*
3. *Lai Comedie du bâ du bôr.*
4. *Opera grienche.*

5. *Des Noels*, qu'il enfentait tous les Avents, et cela pendant vingt-cinq à trente ans. Ils ont été recueillis, mis en ordre, et publiés par Mignard (1858, in-18).

6. *L'Evaireman de lai peste*. Poème bourguignon sur les moyens de se préserver des maladies contagieuses. Il a été mis au jour, avec une introduction et des notes, par Monsieur B***, d.-m. (Bourrée, docteur-médecin). Châtillon-sur-Seine, mars 1832, broch. in-8° de 52 pages.

Un des caractères de la Muse bourguignonne est une sorte de jovialité naïve, piquante et parfois énergique, qui se soumet rarement aux précautions d'employer des euphémismes. *L'Évaireman* commence brusquement, sans invocation à aucune muse, sans exposition du sujet :

> Ce gran déraingeman de l'ar
> Qui no calainge e qui no gate,
> No faisan tumbai bén ai l'hate
> Au moin de troi voü quatre jor
> Dans le sèjor triste dè mor.

Voir une analyse de ce poème dans le *Journal de Pharmacie*, t. XIX (1833), p. 35.

Du mariage d'Aimé Piron avec Anne Dubois naquit, en 1689, Alexis Piron, l'auteur de la *Métromanie*, le poète incomparable en son genre, que Grimm appelait « une machine à saillies, à épigrammes, à traits ». Alexis Piron a composé l'épitaphe de son père (*Œuvres inédites de Piron*, 1859, in-8°, p. 432).

PITARO (Antonio). Médecin à Paris; né à Borgia, petite ville de la Calabre ultérieure, en 1774, mais naturalisé Français en 1816. Pitaro, qui, en 1826, habitait la rue Hauteville, n° 2, a laissé, écrits en italien, deux livres de poésie :

1. *L'Ombra di Washington al sepolcro di Giorgio Canning*. Poëma in canti XVIII. Parigi, 1832, in-18, avec portrait.

2. *Poesie elegiache* del dotto fisico Antonio Pitaro. Parigi, 1832, in-8°.

PITON (A.-M.). Docteur en médecine, reçu le 5 juin 1868. Il exerce près de Paris, à Marly-le-Roy, où il est né. Sa chanson, *la Confraternité*, qui a chatouillé agréablement les oreilles des convives assez heureux pour se trouver au banquet de l'Association des médecins du département de Seine-et-Oise (9 septembre 1862), a été jugée digne d'être insérée dans le *Compte-rendu* de cette assemblée générale (in-8°, page 17). En voici un couplet :

> Certain convive à mon ombre s'attache,
> Et près de moi vient enfin s'installer.
> A peine assis : « Permettez que je sache
> A qui, Monsieur, j'ai l'honneur de parler ».
> — Je puis, docteur, vous servir à merveille :
> Le verre en main, cherchons l'intimité;
> Nous trouverons au fond de la bouteille
> La confraternité (*bis*).

PITT (Félix). Mort à Lyon en 1803, vers l'âge de 50 ans, Pitt, qui était docteur de Montpellier, avait d'abord été professeur distingué à l'Oratoire, qu'il quitta pour l'exercice de la médecine. Etienne Sainte-Marie assure qu'il « lisait souvent des vers à l'Académie de Lyon »; que les « almanachs, les journaux publiés dans cette ville depuis l'année 1780, sont remplis de ses poésies fugitives, la plupart très-agréables ». Il ajoute que Pitt a laissé en manuscrit quelques fragments d'un poème allégorique dans le genre du fameux poème de Casti. Nous avons dû faire des recherches sur les indications de Sainte-Marie, mais nous déclarons n'avoir trouvé de Pitt que deux morceaux : une chanson, *Frères, il faut vivre*, recueillie par le *Caveau moderne* (1813, in-16, t. VII, p. 261), et une réponse versifiée

à une Épître, également en vers, que Bérenger, de
l'Académie de Lyon, avait adressée à notre médecin, à
la suite d'une cure heureuse que ce dernier venait de
faire ·sur la personne d'un ami commun. Ce dernier
échantillon de la fibre poétique de Pitt donne une idée
assez mince, il faut le reconnaître, de ses talents littéraires :

> L'indulgence est votre partage;
> Je l'éprouve aujourd'hui, je l'éprouvai souvent.
> Du bon esprit, du vrai talent,
> Elle fut toujours l'apanage.

> Vous avez des jardins charmans,
> Où croissent à l'envi tous les présens de Flore,
> Et vous trouvez du prix à l'humble fleur des champs
> Que le zéphyr au hasard fait éclore.

. . . .

(*Journal de Lyon*, 24 mai 1786, n° 11.)

PLACET (FRANÇOIS). Ce médecin célèbre était
de Chartres. Reçu docteur à la Faculté de Paris,
le 15 juillet 1608, il mourut en 1616, après avoir été
attaché à Henri IV. Placet a voulu chanter le mariage
du prince Charles de Lorraine avec Catherine de Navarre. Il l'a fait, dans un *Epithalamium* de 136 vers, et
qui a été imprimé sous ce titre : *Illustræ principum
serenitati Carolo Heroï Lotharingo et Catharinæ, Navar-
rensi Heroïnæ christianissimi regis unicæ sorori, epithalamium dicatum.* Paris, anno domini unde-sex-centesimo;
in-8° de 11 pages.

PLANTOU (A.). D'abord aspirant à l'art dramatique,
puis chirurgien-dentiste. Ce dernier titre, il le prend
dans une pièce de vers intitulée : *Chant constitutionnel*
(Paris, 1829, in-8° de huit pages), et composée de vingt

et un quatrains exhalant une odeur de *Complainte de Fualdès*. Exemple :

> Longtemps, longtemps banni de sa chère patrie,
> A l'art de gouverner appliquant son génie,
> Un Bourbon apparaît, il vient gagner les cœurs :
> Je veux, s'écria-t-il, effacer vos malheurs.
>
> . . . .
>
> Grâce te soit rendue, immortelle est ta gloire !
> L'art de bien gouverner vaut mieux que la victoire.
> France régénérée, enseigne en tes leçons
> Que l'amour des lois est celui des Bourbons.
>
> . . . .

Mais ce qui rend intéressant le *Chant constitutionnel*, c'est la préface qui le précède. Comme on pourrait croire que nous inventons quelque chose, nous donnons cette prose *in extenso :*

« M. Plantou, il y a environ quatorze ans, débuta au Théâtre-Français avec un véritable succès. Il en fut repoussé parceque les chefs d'emploi y ont irrévocablement adopté la maxime : que le successeur doit toujours être inférieur à son prédécesseur. Il y joua les rôles du vieil Horace, de Joad, et d'Acomat. Il a vainement, depuis, deux fois traversé les mers et sollicité d'y reparaître, notamment il y a trois ans ; et maintenant encore, quoique Son Excellence le ministre de l'intérieur eût daigné apostiller sa demande, M. le vicomte de La Rochefoucault et M. le baron Taylor ont fermé l'oreille à ses justes réclamations. Les intrigues du comité ont étendu leurs prudentes influences jusqu'à l'empêcher de paraître à l'Odéon et ailleurs. »

PLANTY (Louis-Joseph, marquis du). Originaire de l'Artois, M. Du Planty est né à Londres, de parents français, le 3 août 1808. Outre son titre de marquis, il peut mettre sur son blason : Docteur en médecine de la Faculté de Paris (1830), licencié en droit, agronome,

ancien maire de St-Ouen, ex-conseiller général de la
Loire-Inférieure, président de la Société des sciences
industrielles, arts et belles-lettres de Paris, vice-président des sauveteurs de France, etc., etc. Il a donné plusieurs pièces au *Recueil du Caveau*. En voici les titres,
avec l'indication des volumes où on pourra les trouver :

1° *La Coupe de la vie* (1848, p. 243); 2° *la Gloire et
l'Envie* (1849, p. 212); 3° *Adieux à Julie* (1849, p. 320);
4° *l'Étoile* (1851, p. 51); 5° *le Nid* (1851, p. 108);
6° *le Piquet politique* (1851, p. 158); 7° *l'Immortalité*
(1858, p. 142); 8° *le Ruisseau* (1858, p. 380). Nous
savons aussi que M. Du Planty a travesti en vers burlesques tout le Télémaque.

Le Nid est une fort jolie chose. Écoutez :

Laisse, enfant, sur la branche,
Le petit nid d'oiseau
D'herbe et de laine blanche,
Où la mère se penche
Comme sur un berceau.

Laisse-la sous son aile
Abriter nuit et jour
Ses petits qui, comme elle,
Auront une voix belle
Pour chanter leur amour.

Écoute sous l'ombrage
Leur suave babil ;
Exilés dans la cage,
Ils perdraient leur langage :
Chante-t-on dans l'exil ?

Laisse à son espérance,
Par le rameau porté,
Ce nid qui se balance ;
Laisse-lui son silence,
Son ciel, sa liberté.

PONTOUX (CLAUDE DE). Célèbre médecin-poète de
la Bourgogne, né à Châlon-sur-Saône, en 1530, mort

en 1579. La plupart de ses poésies ont été réunies en un volume : *les Œuvres de Claude de Pontoux*, gentil-homme chalonnois, docteur en médecine..., et dont l'Idée, contenant environ 300 sonnets, n'a esté par cy devant imprimée. Lyon, 1579, in-16 de 347 pages.

Ce volume renferme les pièces suivantes :

1. L'Idée (288 sonnets) ;

2. Autres excellents sonnets du même auteur;

3. Trois Odes;

4. Prière;

5. Fantaisie;

6. Chanson imitée de Pétrarque;

7. Douze chansons;

8. Réponse palidonique, à la façon des Italiens;

9. Sept autres chansons;

10. Mignardise;

11. Sestine, traduite de Pétrarque ; vers sans rime;

12. Chapitre amoureux traduit de l'Arioste;

13. Deux épigrammes;

14. Éloge funèbre sur le trépas de très-illustre princesse Madame Isabelle de France, royne d'Espagne. (Cette pièce avait paru en 1569, in-8° de 8 ff. Isabelle de France était fille de Henri II. Cette élégie est en vers de douze et de dix syllabes.)

15. Élégies des troubles et misères de ce temps;

16. La Forest paranétique, ou admonitoire de maistre Ligier du Chesne, lecteur du Roy, à Paris, traduite de vers latins en vers français. (Ce morceau avait déjà paru en 1569, in-8° de 8 ff. Le texte latin de Ligier du Chesne suit la traduction de Claude de Pontoux. Ces vers sont adressés au Roy Charles IX, pour l'exciter à détruire les calvinistes.)

17. Chant patriotique... sur les triomphantes... entrées du très-chrétien... Roy de France Charles de Valois, IXe de ce nom; et de très-chrétienne Royne de France Elisabeth d'Autriche... qui furent faictes en la ville de Paris, les VIe et XXIXe jours du moys de mars 1571.

18. Eloge sur la mort d'un Couchon, nommé Grongnet.

19. Les tristes et lamentables vers de Philippe Beroalde sur la mort et passion de nostre Sauveur... rendus de latin en poésie française (vers alexandrins).

20. Cantique sur la douloureuse Passion et triomphante Résurrection de nostre Sauveur.

21. Cantique à Dieu au nom du Roy très-chrétien Charles IX.

Mais Claude de Pontoux avait encore donné au public d'autres poésies :

22. Ode française sur la prosopographie d'Antoine du Verdier; 1573.

23. Figures du Nouveau Testament, illustrées de huitains français. Lyon, 1570, in-8°.

24. La scène française, contenant deux tragédies et trois comédies sur les histoires de notre temps.

25. Gélodacrie amoureuse, contenant plusieurs aubades, chansons gaillardes, pavanes, bransles, sonnets, stances, madrigales, chapitres, odes, et autres espèces de poésies lyriques et nouvelles, fort plaisantes et récréatives tant à la lecture qu'au chant vocal ou organique, pour l'ébastement des dames...Lyon, 1576, in-16.

26. Le Philopomène, ou exhortation à la guerre pour extirper les ennemis de Dieu et du Roy. Lyon, 1569, in-8° de 12 ff. (Cette exhortation à la guerre est encore dirigée contre les protestants. Le poète engage le roi et la noblesse à faire le siége de la Rochelle, le boulevard du calvinisme.)

On peut voir dans Niceron (t. 34), dans l'abbé Goujet (t. 12), et dans de Mouhi, d'intéressants détails sur Claude de Pontoux et sur ses ouvrages. Le médecin châlonnais excellait surtout dans les poésies amoureuses. Sa *Gélodacrie* n'est qu'une suite de ris et de larmes. C'est l'amour qui l'a fait poète :

> Amour me veit d'un trop libre courage,
> Me print, et puis, me mettant en servage,
> M'apprint la danse et la muse des vers.

Rien de plus joli, mais un peu leste, que cette chanson, dont nous ne pouvons que donner un fragment :

> Accordez-moi de grâce,
> Maitresse, un doux baiser;
> Voudriez-vous refuser
> De me donner un bien
> Qui ne vous coûte rien?...
>
> Je n'ay autre maitresse,
> Je n'ayme autre que vous,
> Autre je ne caresse,
> Autre n'a mon cœur doux,
> Que vous qui le geinez
> Depuis que le tenez.
>
> . . . .
> . . . .
>
> Vous estes ma mignonne,
> Vous estes mon secours,
> Vous m'estes toute bonne,
> Vous estes mes amours.
> Vous estes mon soucy,
> Et je le veux ainsy.

PONTOUX (NICOLAS DE). Fils du précédent, et docteur de Montpellier. Il naquit à Châlon-sur-Saône en 1574, et mourut le 9 septembre 1620. Nicolas de Pontoux a composé une poésie française, qui a été imprimée à Châlon, et qui porte ce titre : *le Gentilhomme châlonnais*.

PORTEFAIX (Pierre). Médecin et apothicaire de Die (Drôme), réfugié, pour cause de religion, à Yverdon, en Suisse, où il obtint, le 25 août 1621, la permission d'exercer son art, et fut reçu bourgeois le 2 mars de l'année suivante. Ce fut, sans doute, pour témoigner sa reconnaissance au magistrat de cette ville, qu'il lui dédia, en 1623, un recueil de poésies, plus que médiocres, au jugement de l'abbé Goujet. Ce recueil, imprimé à Genève (1623, in-8°), contient une *Méditation sur la pénitence*, en vers héroïques, un *Hymne de la patience*, des *Cantiques*, la *Paraphrase des Psaumes XLVI et CXVI*, et d'autres poésies religieuses. L'auteur en a donné, à Genève (1646, in-12 de 181 pages), une seconde édition, revue et augmentée. Voici le début de la *Méditation* sur le saint sacrement de l'Eucharistie :

> Doncques, ô Tout-Puissant ! O grand Dieu des merveilles !
> Après tant de bienfaits, de faveurs nompareilles,
> Dont jusques à ce jour il t'a pleu me combler,
> Avec tes chers esleus tu daignes m'assembler,
> Et me semondre encore, par ta grâce ineffable,
> A m'asseoir avec eux à ta sacrée table,
> Pour y communiquer aux mets délicieux
> Offerts à ton banquet divin et précieux.....

POUGET (Jean-Baptiste-Augustin). Né à Nevers, en 1792, docteur en médecine (1828), mort à Paris, en 1859.

Ce médecin, honorable entre tous, et qui passa trente-cinq ans de sa vie dans le rude labeur de médecin de sociétés ouvrières, n'a pas voulu quitter ses pauvres et intéressants clients sans leur dire un adieu. Il l'a fait dans une épître dont on pourra lire un fragment dans le *Journal des connaissances médicales*, n° du 29 nov. 1859.

POULIN (J.). Nous savions que le poème justement célèbre de Thomson, *Les Saisons*, publié en 1730, avait été traduit en vers français par J. Poulin; mais nous ne savions pas que J. Poulin appartînt à la profession médicale. C'est Coste qui nous l'apprend dans ses *Notices sur les officiers de santé de la grande armée, morts en Allemagne* (Augsbourg, 1806, in-8°). Voici comment s'exprime Coste :

« Poulin fut un médecin très-instruit. Il avait professé « la rhétorique à l'Oratoire. Il fut encore un littérateur « distingué. Messieurs, je ne dis pas assez... Poulin fut « un GRAND POÈTE... Cette espèce de sauvage avait ce- « pendant passé huit ans de sa vie dans la maison et la « société intime de milord et milady Carnavon. C'est « là, c'est à leur belle campagne qu'il avait puisé une « telle connaissance de la langue anglaise, qu'ayant es- « sayé de traduire le beau poème des *Saisons de Thomson*, « il est parvenu à composer ce grand œuvre. Poulin y « est parvenu d'une manière si brillante, qu'en plaçant « sa traduction en regard de celle de Thomson, on est « souvent étonné de la fidélité, de l'élégance et de la « précision du traducteur. Mais, Messieurs, je ne vous « ai pas annoncé que cette traduction est en vers fran- « çais... et quelquefois notre poète a été si heureux qu'il « est telle des plus grandes tirades de Thomson qui, com- « parée aux beaux vers de Poulin, semble perdre quel- « que chose de son brillant coloris. »

L'admiration de Coste pour la traduction de Poulin n'est pas exagérée. Nous avons lu ce poème : *Les Saisons de J. Thomson*, traduites en vers français, par J. Poulin. Avec quatre gravures. Paris, 1802, in-8°. On jugera de sa valeur par le fragment suivant, qui chante, en vers admirables, le réveil du printemps :

> Sous l'aile des zéphyrs, la verdure naissante,
> S'étend sur les coteaux, dans la plaine riante,
> Et présente, en croissant, un aspect plus foncé.
> L'aubépine blanchit ; dans les bois dispersé,

Un suc réparateur, qui déjà les anime,
Des arbres rajeunis monte jusqu'à la cime :
Déjà le bouton perce, et déjà par degré
La feuille expose à l'œil son tissu diapré ;
Enfin on voit les bois étaler leur feuillage,
Où les oiseaux cachés unissent leur ramage
Aux langoureux soupirs d'un zéphyr caressant,
Et d'où le dain léger s'élance en bondissant.
Mais quels nouveaux parfums passent jusqu'à mon âme ?
Quel magique flambeau ! Quelle céleste flamme
Des jardins reverdis éclaire le séjour !
Ame de l'univers, impérieux Amour,
Je reconnais tes dons : la beauté de l'année,
Par ton souffle produite est par ton souffle ornée,
Et le bouton naissant recèle un embryon
Que développera la prochaine saison.
Loin du lâche repos d'une ville enfumée,
J'irai me promener dans la plaine embaumée,
Respirer du matin l'agréable fraîcheur,
Et des prés renaissants la bienfaisante odeur.
Laissant errer mes pas au gré de ma pensée,
J'agite des buissons la tremblante rosée.
Quelquefois, m'égarant au sommet d'un coteau,
Je vois se dérouler un immense tableau,
Et partout un tapis de couleur empourprée,
Dont les filles de Flore émaillent la contrée.
Mon œil troublé se perd dans un ravissement
Qui porte dans mon âme un doux saisissement;
Et dans les vifs élans de cette pure joie,
Au milieu de l'éclat que le printemps déploie,
L'imagination, active en ses transports,
Du libéral Automne entrevoit les trésors.

POUMIÈS DE LA **SIBOUTIE.** Docteur en médecine (12 août 1815), ancien interne des hôpitaux, médecin, pendant plus de trente ans, des établissements de bienfaisance, né à Saint-Germain-du-Salembre (Dordogne), le 8 juin 1789, mort à Montereau, le 19 octobre 1863.

Les biographes ont oublié ce médecin, qui a quitté ce monde à peu près ignoré, mais emportant la douce consolation d'avoir été un homme de bien. Ses poésies, *Les*

Moments perdus (Paris, 1860, in-12 de 124 pages, 2ᵉ édition), le dépeignent tout entier : praticien esclave de son devoir, l'ami du pauvre et de l'affligé, partageant son temps entre les labeurs de la grande ville et les charmes de sa petite maison de campagne de Ville-d'Avray, dont il chante le site, la verdure et les fleurs.

Le petit livre, *Les Moments perdus*, se compose de poésies fugitives, d'Épîtres, d'Envois, de Méditations, de Fables et de Chansons. Poumiès s'y montre fin, spirituel, railleur quelquefois, jamais mordant. Le tableau qu'il fait du caractère du vrai médecin est saisissant :

> Il laisse, sans se plaindre, aux puissants la grandeur,
> Mais il sait ce qu'il vaut dans le fond de son cœur.

Les conseils qu'il donne pour conserver la santé devraient être suivis par tous ceux qui en comprennent la valeur :

> Soyez de ce trésor sagement économe,
> Loin de diminuer, augmentez-en la somme:
> C'est par la tempérance et la sobriété
> Qu'on maintient l'âme saine et le corps en santé.

Poumiès flagelle impitoyablement le magnétisme et les magnétiseurs :

> . . . . . . Le magnétisme est une jonglerie,
> Quelquefois plus encor : c'est une fourberie.
> Dans ses nombreux agents, j'y vois peu de docteurs,
> J'y vois force jongleurs, des niais, des imposteurs...

Dans le morceau intitulé : *Mon Journal*, il dissèque curieusement cette feuille journalière, qui nous apporte, le matin, les nouvelles politiques, le cours de la bourse, les faits-Paris, les tribunaux, les modes, etc., et dont la quatrième page est couverte d'annonces, plus mensongères les unes que les autres :

> Nous avons mille maux, elle a mille moyens
> De les soulager tous ; elle connaît fort bien

> Nos désirs, nos besoins; c'est une bonne mère
> Qui sait pourvoir à tout ; mais elle est un peu chère.

Les chansons du Dr Poumiès sont charmantes, pleines d'entrain et de malice. *Ma Maison des champs*, sur l'air : *Muse des champs*, est une petite perle :

> J'ai donc enfin aux champs la maisonnette
> Que dans mon cœur je rêvai si longtemps !
> Quoique petite et dans tout incomplète,
> Pour la bâtir je fus plus de trente ans !
> Car mes ouvriers étaient tous mes malades,
> Tous à la diète, et tous gardant le lit,
> Au lieu de vin buvant tisanes fades !
> Avec cela lentement on construit.
> . . . .

Les autres couplets sont aussi jolis que celui-là.

POURRAT (J.-B.). Que les médecins-poètes se consolent des attaques injustes et immeritées dont ils sont tous les jours l'objet. Ils ont, dans leur confrère, le docteur Pourrat, un habile et spirituel défenseur. Le professeur Piorry, en particulier (*Voy.* ce nom), lui doit, comme on dit, une belle chandelle. Voici, en effet, quelques vers à l'adresse de l'auteur de la *Percussion médiate*.

> Que sur votre bon goût un Fréron vous chicane,
> Pour moi, je me souviens qu'en votre tilbury,
> J'ai rencontré Sophocle auprès d'Aristophane :
> Le miel du mont Hymète affriande Piorry !
>
> Dans un monde nouveau jeter la médecine,
> Refondre le métal que Broussais nous coula,
> Et semer sur Platon les perles de Racine,
> Où prenez-vous le temps de faire tout cela ?
> . . . .
> Faut-il qu'un médecin, pour plaire à son époque,
> Soit pesant quand il parle, et lourd quand il écrit ?
> Ne saurait-on porter le rabat et la toque
> Si l'on a le malheur d'avoir un peu d'esprit ?
> . . . .

Quoi ! l'on trouve excellent qu'un Purgon se délasse
A brûler tous les jours sa poudre à l'étourneau ;
Et l'on trouve mauvais que Piorry se prélasse
Une heure par semaine au métier de Boileau !

Zoïles empesés ! quoi ! pour calmer sa rate,
Faut-il qu'un médecin n'écrive jamais rien ?
Faut-il qu'il se contente, en vous prenant la patte,
De vous faire tirer la langue comme un chien ?

(Voir *Gazette méd.* de Lyon, 1858, p. 429, n° 20 ;
Union médicale, 1858, n° 136.)

PROCOPE-COUTEAUX (MICHEL). Né à Paris en 1684, docteur en médecine le 8 octobre 1708, Procope est mort le 29 décembre 1753, et a été enterré le surlendemain dans l'église de St-Pierre de Chaillot. C'était un homme plein d'esprit et d'enjouement mais contrefait, laid, et noir, au point qu'on disait qu'il suait l'encre ; avec cela caustique, et n'acceptant pas, néanmoins, la raillerie facilement. On devine ses colères et sa rage lorsque Piron lui lança en pleine poitrine ces deux vers sanglants :

Du Cèdre jusques à l'hysope,
De Sylva jusques à Procope.

Outre diverses pièces de poésies fort jolies, Procope est auteur des comédies suivantes :

1. *Arlequin Balourd,* comédie en cinq actes, en prose, composée sur un ancien canevas italien, représentée, et imprimée in-12 (Londres 1719). On peut voir dans l'avertissement qui se trouve à la tête de cette pièce, ce qui donna lieu à sa composition,

2. *L'Assemblée des Comédiens,* petite comédie donnée en façon de prologue avant plusieurs pièces, au Théâtre-Français, le 27 septembre 1724, et qui a eu douze représentations.

3. *La Gajeure,* comédie en vers, en 3 actes, donnée

au Théâtre-Italien, le 9 février 1741, et fort bien reçue. Cette pièce était suivie d'un divertissement. Elle a été imprimée en 1751.

4. *Les Fées* (en collaboration avec Romagnesi), comédie en 3 actes et en prose, avec divertissement, jouée pour la première fois, au Théâtre-Italien, le 14 juillet 1736. Le sujet de cette pièce est que l'esprit est préférable à la beauté.

5. *Le Roman, ou les deux Basiles* (en collaboration avec Guyot de Merville), comédie en 3 actes, en vers libres, donnée au Théâtre-Italien, le 22 mai 1743.

6. *Pigmalion* (en collaboration avec Romagnesi). Comédie en 3 actes, avec un divertissement, donnée sur le Théâtre-Italien, le 13 janvier 1741.

Il y a aussi de Procope-Couteaux un morceau d'autant plus curieux que c'est une satire dirigée contre les médecins par un médecin.

LA MORT ET LE MÉDECIN.

C'est à la seule mort que je suis redevable
　　D'avoir recouvré la santé.
La mort n'a pas raison d'être si charitable,
J'en conviens ; cependant, grâce à sa bonté,
　　Vous me voyez ressuscité.
Le monstre poursuivant sa fatale tournée,
　　S'avisa de passer chez moi ;
　Elle y trouva la fièvre accompagnée
De tous les maux qu'elle entraîne après soi.
　　J'étais dans un grand désarroi,
　　Pâle, défait, la face décharnée :
　　　Enfin, prêt à partir.
Un moine, à mon chevet, tâchait de me résoudre
　　A lui donner lieu de m'absoudre
　　　Par un sincère repentir.
Je contestais son zèle, et, d'une voix mourante,
Je disais *peccavi!*... lorsque la mort parut.
　　En cet état, elle me méconnut ;
　Et, me voyant la victime innocente
　　　De la célèbre Faculté,

D'un coup de sa faux menaçante,
Elle allait avancer le moment redouté.
— Arrête ! m'écriai-je, arrête, ô Mort cruelle;
Je suis de ton empire un apprenti-soutien,
A me prendre sitôt il y va trop du tien :
Je suis un médecin. — Toi, médecin ! dit-elle.
— Oui, dis-je, et de Paris. — Le pays n'y fait rien.
Tu t'appelles ? — Procope. — Eh ! ne me souviens guère
        D'avoir ouï ce nom là-bas.
        Pourquoi ne te connais-je pas,
        Comme je sais tous tes confrères ?
A l'envi, chaque jour, ils peuplent mes États;
Mais de toi rien ne vient ! — Le moyen ! répliquai-je :
        Je n'ai pas encor vingt-cinq ans :
        Je n'ai pas encore eu le temps
        De jouir de mon privilége.
Jusqu'à présent, par moi, peu se sont fait soigner ;
Et les premiers, j'ai cru les devoir épargner
        Pour attirer la confiance;
Mais à présent la pratique commence.

. . . .

Laisse-moi donc la vie, elle doit t'être utile.
        Pour ma rançon je vous en offre mille.
— Mille ! soit, dit la Mort; guéris, mais souviens-toi
        A quel prix je te laisse vivre.
        Pour le plus sûr, tu n'as qu'à suivre
        Mainte leçon de tes anciens.
Saigne, purge beaucoup ; c'est la plus courte voie.
        Adieu, le ciel te tienne en joie !

. . . .

Profitez, chers amis, d'un conseil salutaire :
        Pour échapper à la commune loi,
Gardez-vous, s'il se peut toujours, du ministère
        De mes confrères et de moi.

PROVENCHÈRES (Siméon de). Docteur en médecine de la Faculté de Montpellier, né à Langres, vers
1540, mort à Paris au mois de juillet 1617. Siméon de
Provenchères, qui a joui, dans son temps, d'une grande
réputation, et qui a été compté parmi les médecins de
Henri IV, a tourné en vers latins les Aphorismes d'Hippocrate :

Aphorismorum Hippocratis enarratio poetica. Senonis, 1603; in-8° de 57 pages.

Cette version est bien faite, et dénote un esprit lettré. Après la mort de Provenchères, les poètes chantèrent ses louanges. On peut consulter à ce sujet : *Simeonis Provencharii medici, tumulus, carmine latino et gallico.* Senonis, 1617, in-4°.

PRUNAY (CHARLES). Étudiant en médecine, mort le 4 décembre 1851, à l'Hôpital des Enfants-Trouvés, victime d'une épidémie de croup qui y sévissait. Il était né à Orléans, le 21 juin 1825. Musicien distingué, Charles Prunay a laissé de nombreux morceaux de sa composition, qu'on dit fort remarquables. Écrivain, il avait lu à ses amis des vers, des œuvres dramatiques, que ceux-ci s'empressèrent de recueillir et de publier sous le titre de :

Essais littéraires de Charles Prunay. Paris, 1852, in-8°.

On y trouve : *les Trois Rendez-vous*, comédie-vaudeville ; *Mathilde, ou le Dévouement d'une sœur*, drame en deux actes ; et enfin, différentes pièces de vers, dont quelques-unes sont datées de Provins.

(*Voy.* A. Fourtier, *Provins lettré;* Provins, 1869, in-8°, p. 95.)

PY (PIERRE). Natif de la commune de Pouzzoles (Hérault), docteur en médecine de Montpellier (an XII), ancien médecin de l'armée des Pyrénées orientales, puis attaché, avec le même titre, à l'hospice de Narbonne. Il est l'auteur d'une ode, *le Triomphe des lis,* qui a été imprimée à Narbonne, chez Caillard (1814, in-8° de 26 pages), et d'un *Chant lyrique pour la fête jubiliaire médicale de la Faculté de médecine de Montpellier.* C'est, en des vers assez ordinaires, la défense des principes hip-

pocratiques suivis par cette École. Le chant comprend :
un prologue, une invocation à Apollon, des morceaux
intitulés : l'État de santé, l'Hygiène, la Prophylactique,
la Gymnastique, l'État de maladie, la Thérapie; enfin, un
chœur composé du pontife, de jeunes gens et de jeunes
filles. Voici l'invocation au Dieu de la poésie et de la
médecine :

> Toi qui vis les mortels
> Répandus sur la terre
> Consacrer à ton nom l'hommage des autels,
> Comme un fils bien-aimé du maître du tonnerre ;
> Toi qui du gai langage as établi les lois,
> Et formé tous les chœurs aux charmes de ta voix ;
> Qui répandis, du Nil et du Gange à l'Euphrate,
> L'art devenu depuis l'art sacré d'Hippocrate ;
> Apollon, tu pressens les besoins et les vœux
> De ma Muse en travail d'un projet glorieux :
> De l'art qui t'a valu le temple de Mémoire
> Qu'Auguste édifia dans Rome en ton honneur,
> De l'art que ton génie a gravé dans l'histoire,
> Pour servir de dictame au cri de la douleur.
> Je vais dire aux humains ta puissance éternelle !
> Donne au tracé de mes pinceaux
> L'expression de la touche fidèle
> Qu'il faut à de graves tableaux.

QUARRÉ (Guillaume). Chirurgien de Paris
au xviie siècle, mais que Devaux a oublié dans son
Index funereus. Il a, chose bizarre, décrit en vers latins
les muscles du corps humain. Son ouvrage dédié à Bouvart, premier médecin de Louis XIII, porte ce titre :

Myographia heroïco versu explicata. Authore Guielmo
Quarré, chirurgico primi ordinis in academiâ Parisiensi.
Lutet, 1638; in-4° de 39 pages.

Après tout, Quarré sut assez bien se tirer de son difficile
sujet. Nous citerons, comme échantillon de son savoir-
faire, les muscles de la langue :

> Est eadem linguæ ratio, si nomina spectes.
> *Maxillam* numera, *Mentumque, Basimque, Stylumque*

Exilem : Antrorsum primus movit, atque secundus
Musculus ; adversum conniti tertius audet ;
Ad latus, adductam Linguam trahit ordine quartus.

QUILLET (Claude). Excellent poète latin, et l'un
des meilleurs parmi ceux qu'ont produits les temps modernes, Claude Quillet naquit à Chinon en 1602, étudia
d'abord la médecine, qu'il quitta pour prendre l'habit
ecclésiastique, et mourut en 1661. Son poème intitulé
Callipædia, seu de pulchræ prolis habendæ ratione (1655,
in-4°), publié sous le pseudonyme de *Cavidius Letus*,
traduit en français par Montenault d'Egly, Caillau, en
vers français par Lancelin de Laval, est un chef-d'œuvre,
par la juste distribution des parties, l'ingénieux emploi
de la fable, la variété des épisodes, et la versification
pleine de beauté et d'harmonie.

L'ouvrage est divisé en quatre parties. L'auteur débute par une peinture gracieuse de la beauté ; il retrace
son origine, et les influences du climat auxquelles elle
est soumise ; il donne des préceptes sur l'assortissement
des sexes, qui fait le charme de l'union conjugale ; il décrit les suites fâcheuses d'un mauvais choix. Le second
livre est plein d'idées superstitieuses et d'erreurs physiologiques ; mais le troisième contient les vérités les
plus utiles. Il a revêtu des plus belles couleurs les opinions de Galien sur le pouvoir de l'imagination des
mères, sur les effets funestes de la haine, de l'horreur,
de la crainte et du désespoir dans le cours de la gestation. A ce propos, il rappelle les feux du vieux Saturne
pour Phyllire, fille de l'Océan, d'où naquit le centaure
Chiron. Avec quel style agréable il a démontré le péril
des danses trop prolongées, les inconvénients des promenades tumultueuses, les délices des jardins solitaires,
la salubrité des bosquets fleuris, où l'air est continuellement rafraîchi par la douce haleine des zéphyrs !... Le
dernier chant est très-philosophique ; le poète fait voir
combien la beauté morale contribue au développement

de la beauté physique : on dirait que la vertu devient plus aimable sous son pinceau !... Ses vers sont remplis de douceur, ses tours sont vifs et animés, et les ornements qu'il emprunte de la fable y sont distribués de la manière la plus ingénieuse et la plus piquante.

RÉGNIER (JACQUES). Docteur en médecine, né à Beaune le 6 janvier 1589, de Benjamin Régnier, avocat, et de Théodorine Junos, mort le 16 juin 1653, accablé de misères et d'infirmités. Non-seulement on a de lui un poème latin à la louange d'une dame, et plusieurs comédies, mais encore un recueil de cent fables en vers latins et qui porte ce titre :

Apologi Phædri ex ludicris J. Regnerii, Belnensis, doct. med. Divione (1643) ; in-12.

Une des plus jolies est celle du Cochon et du Boulanger : *Porcus et Pistor :*

> Porcus saginæ pondere immani piger,
> In hara jacebat aut edens aut dormiens.
> Mures odore suos trahit vivens adeps,
> Non sententiis illius rodunt cutem,
> Lardumque multis in locis morsu excavant.
> Suem qui alebat pistor, huic escam ferens,
> Ut vidit illud, murium et novit notas,
> Risu profundo, bestia ô torpens, ait :
> Te dente vivam murium fers exedi ?
> Eosque nullo corporis motu fugas ?
> Sane sagina jam tua egregiè stupes !
> Tunc porcus illi : qui sit hoc factum haud scio,
> Cum nec *nocentes* viderim, nec senserim.
>
> Vitûs gravati divites sensu carent,
> Cum vulgus illos scommatis sœvis fodit.

(Part. II, Fab. 12.)

RENARD (ATHANASE). Docteur en médecine de la Faculté de Paris (28 déc. 1819), médecin inspecteur des

13**

eaux de Bourbonne-les-Bains(1830), maire de cette dernière ville (1831), député du département de la Haute-
Marne (1837), etc., etc...

M. Renard, qui est né à Bourbonne-les-Bains, le
29 avril 1796, a donc aujourd'hui soixante et treize ans,
qu'il a passés, sans perdre haleine, pour ainsi dire, dans
l'étude de la politique, de la philosophie, de l'histoire et
de la littérature, et dans la pratique professionnelle. La
liste de ses ouvrages serait trop longue à analyser ici;
nous devons, du reste, nous resserrer dans ceux qui ont
rapport à la poésie. Rappelons seulement que M. Renard
a engagé avec MM. Vallet de Viriville, Lepage, Quiche-
rat, et d'autres, une polémique fort intéressante et fort
instructive sur Jeanne d'Arc, et qu'il vient de terminer
un ouvrage en deux volumes, sous le titre de : *les Philosophes et la Philosophie*, ouvrage dans lequel, étudiant
successivement l'École de Bacon, l'École de Descartes,
l'École de tout le monde ou la philosophie du sens commun, il se range sous la bannière des penseurs et des
écrivains qui ont noms de Bossuet, Fénelon, Buffier,
Guénard, Royer-Collard, Cousin, Jouffroy, Bautain,
Lelut, etc. Chose singulière, M. Renard, après avoir, dans
sa thèse doctorale, subi, comme tant d'autres, l'influence
du milieu dans lequel il a tout d'abord été jeté, et
proclamé des idées essentiellement matérialistes, a fait
volte-face complète, radicale, et s'est constitué le champion ardent, convaincu, du spiritualisme et de la tradition
chrétienne.

Si nous mentionnons les principes philosophiques et
religieux que professe avec une ardeur encore toute
juvénile M. le Dr Renard, c'est qu'ils font comme la
base et la trame de ses ouvrages rimés. *L'Esprit nouveau*,
pièce de poésie publiée peu de temps après la *Vie de
Jésus* de Renan, et à l'occasion de ce livre célèbre, est,
en quelque sorte, la profession de foi du médecin ins-

pecteur de Bourbonne-les-Bains. Nous en donnons des fragments :

Nous ne demandons plus à Dieu, comme autrefois,
Le pain quotidien qui fait passer l'année ;
    Et le travail de la journée
Ne se met plus sous un signe de croix.

    La vieille foi nous incommode,
    Et notre humaine dignité
Nous fait cacher le peu qui nous en est resté,
    Comme un habit passé de mode.

La foi, de notre temps, c'est *le prix de revient*.
    Nous poussons nos dents de sagesse,
    Et l'âge de raison nous vient.
Nous voilà forts et grands : l'homme en nous se redresse ;

Il est émancipé : la famille n'est plus
    Que le bercail à l'enfant nécessaire,
Et le commandement d'*honorer père et mère*,
Un vieux lambeau de loi qui s'émarge en écus.

. . . .

    Loi du *succès*, doctrine impie,
    Vieille comme le monde, hélas !
Mais à laquelle encore a fait faire un grand pas
    L'*éclectique* philosophie.

    Le vieux monde croyait en Dieu:
    La conscience y gardait son empire,
    Et de science y tenait lieu ;
Le cœur humain vibrait comme une lyre,
    A l'unisson des grandes voix
    Conservatrices de ses lois.

Le mal était le mal : aujourd'hui, c'est un mythe,
Une création de notre esprit troublé,
    Sujet qu'en Sorbonne on médite,
Et dont le Christ aurait petitement parlé.

. . . .

Ah ! vous riez... très-bien... le *decorum* est là :
Nous savons ce que c'est... Voyons votre figure...
    Elle est bien celle d'un augure,
En peine de son rôle et qui craint le *Holà*.

Nous ne rions pas, nous : le temps n'est pas au rire ;
Il est à l'examen de vos *gestes et faits*.
Le grand mot qui vous aide à parler sans rien dire,
    Avouez-le, c'est le *progrès*.

Vous en mettez partout : c'est là votre *muscade*,
A l'usage des écoliers,
De la foule et des gazetiers,
Vos secrétaires d'ambassade.

. . . .

Où sommes-nous? Quel est ce tudesque jargon
Qu'on ose nous parler en France,
Au nom même de la *Raison*,
Dont il n'est que la déchéance?

Arrière qui venez nous disputer les lois
De notre Verbe *franc-gaulois*,
Baladins de la phrase, apôtres du sophisme,
Arrière *hégéliens*, remués du *Kantisme!*

. . . .

Ne quittons pas nos philosophes :
Il en est, vous savez, de toutes les étoffes,
Embusqués sur tous les chemins
Que nous suivons, pauvres humains.

Ne les a-t-on pas vus, dans la littérature,
Et dans l'histoire aussi, nous battant la mesure,
Y glissant, comme en tapinois,
Le mépris de toutes les lois?

. . . .

Que voulez-vous de moi, poursuivants de l'*Idée*,
Qui me la faites si ridée?
Vous voulez du progrès?... Sautons pour le *Progrès*...
Sautons, sautez... Nous compterons après...

Froids discoureurs, enfants du *Rationalisme*,
Où se meut le *Déisme* avec le *Panthéisme*, —
Exegètes, hébraïsants,
Dans le *pathos* agonisants, —

Apôtres de la *Femme libre*, —
Et vous, professeurs d'équilibre,
Habitués des hauts sommets,
Moïses de la loi qu'on nomme le *Succès*.

. . . .

Éclaireurs du monde nouveau
Que, dans les jours heureux de la *morphologie*,
Doit enfanter l'humain cerveau, —
Vous tous, heureux boursiers de la *Bulosophie*,
Sautez pour le *progrès sans fin* :
Nous vous tiendrons le tambourin.

Les Voix mystérieuses, Satan, les Scribes, l'Arbre de la science, le Christ, la Loi, le Verbe, Babel, Bélial, etc., etc., sont des poésies pensées et écrites dans le même ton que l'Esprit nouveau, et destinées à glorifier les vieilles croyances, à opposer une digue au courant révolutionnaire, et à saper les doctrines qui, selon l'auteur, ne tendraient à rien moins qu'à menacer la propriété, la famille, la liberté.

Nous avons la bonne fortune de posséder dans notre bibliothèque presque tous les ouvrages d'Athanase Renard. Nous ne pouvons d'autant moins résister au désir d'en donner la liste que plusieurs d'entre eux sont anonymes.

I. *Essai physiologique sur l'intelligence humaine.* Thèse inaugurale, 1819.

II. *Bourbonne et ses eaux thermales* ; 1826.

III. *De l'imitation théâtrale, à propos du romantisme.* Novembre 1829; réédité en 1842 et 1858.

IV. *Études littéraires et dramatiques.* Deux tragédies, les *Pélopides* et les *Vêpres siciliennes,* précédées d'un examen; 2ᵉ édition, 1861; la première en 1842.

V. *Un mot des réformes théâtrales,* appendice à l'ouvrage précédent. 1853; publié en 1865.

VI. 1848. *Avant, pendant et après,* comédie en cinq actes, en vers libres, composée de 1856 à 1859, publiée en 1865.

VII. *Jeanne d'Arc, ou la Fille du peuple au quinzième siècle,* drame historique en sept tableaux, en vers libres, suivi de commentaires historiques et littéraires, et d'un examen du caractère général des compositions poétiques dont Jeanne d'Arc a été le sujet. 1851-1854.

VIII. *Polémique sur Jeanne d'Arc et Charles VII:* Souvenirs du Bassigny champenois; Jeanne d'Arc et

43***

Domremi; Jeanne d'Arc était-elle Française? du Nom de Jeane d'Arc; la Mission de Jeanne d'Arc, etc.

IX. *Franc-Gauloises*, vers et prose à travers les vanités du siècle (1849-1866). 1866, 2 vol. in-8°; avec un « complément nécessaire », 1867, in-8°.

X. *Le Parlementarisme et le philosophisme révolutionnaire.* 1872, in-8°.

XI. *Les Philosophes et la philosophie*, ouvrage terminé, mais encore inédit, et qui doit avoir deux volumes.

RENAUDOT (Théophraste). Né à Loudun, et mort à Paris le 25 octobre 1653, Théophraste Renaudot s'est rendu à jamais célèbre par l'invention de la *Gazette*, la fondation du Bureau d'adresses, du mont-de-piété, et des consultations charitables. La postérité, par une colossale et éclatante démonstration, a consacré tout ce qu'il y avait de fécond et d'utile dans les conceptions de ce médecin, et elle a assez vengé ce dernier des difficultés sans nombre qu'il a dû vaincre pas à pas, des outrages qu'il a subis pendant sa vie, et de l'opposition haineuse qu'il a trouvée dans le sein de la Faculté de médecine de Paris.

Théophraste Renaudot était rimailleur à son heure; il dut employer souvent cette forme de langage pour répondre aux attaques dont il était abreuvé. Ses *factum*, ses libelles sont semés çà et là de vers, dans lesquels il flagelle ses ennemis. Une maladie dont souffrit Louis XIII, en 1627, lui fournit aussi l'occasion d'essayer des *Stances pour la santé du Roy*. A Monseigneur le cardinal de Richelieu. Paris, 1627, in-8° de huit pages.

> Il est vray, ce siècle pervers
> N'a rien qui ne soit à l'envers.
> Un Roy, miracle de nostre âge,
> Pour les maux qu'il n'a pas commis,
> Ha la fièvre que son courage
> Donnait à tous ses ennemis.

Tout cède à ta valeur, grand Roy;
Le danger ne l'est pas pour toy,
Et le ciseau des destinées,
Pour honorer tes faits guerriers,
Par plus de dix fois dix années,
Ne doit couper que des lauriers.

Il y a seize stances de cette force-là.

RENAUDOT (Eusèbe). Fils du précédent; né à
Loudun, mort à Saint-Germain-en-Laye le 19 novembre
1679. Il était docteur de la Faculté de médecine de Paris
(6 février 1648).

Eusèbe Renaudot joua un grand rôle dans la grande
affaire de l'antimoine, qu'il défendit avec passion et opi-
niâtreté. Ses deux factum : *L'Antimoine justifié*, *l'Antimoine triomphant*, sont en prose ; mais, sous le voile de
l'anonyme, il fit imprimer, au profit de l'agent purgatif,
les principales approbations versifiées que l'Antimoine
avait provoquées. Nous avons même quelques raisons de
croire que quelques-unes de ces pièces en vers sont d'Eusèbe Renaudot lui-même. Quoi qu'il en soit, le recueil a
paru sous ce titre :

*Prolusiones apologeticæ approbatorum stibii, adversus
Authorem libelli infandi, qui inscribitur* PITHŒGIA. Parisiis, 1654, in-4° de 62 pages.

Il contient :

1. *Stibium pro se* (130 vers).

2. *Metamorphosis obscuri, et mali ominis authoris
pithœgiæ in noctuam.* Satyra amœbæa (296 vers).

3. *Adversus alogias authoris pithœgiæ.* Carmen apolo-
geticum (37 vers). Ce morceau se termine:

Stibium vigebit semper, et triumphabit.

4. *Ad quendam stibii osorem illiteratum Antistrophe*
(26 vers).

5. *Ad quemdam nullius nominis, qui encomiastas libri de virtutibus stibii, a clarissimo viro Domin.* Renaudot, medico Parisiensi scripti, dicteriis et contumeliis proscidit (54 vers).

6. *Ad maledicum, et male feriatum aniatrum poetam, Epigramma* (6 vers). .

7. *In authorem Pithœgiæ literarum ac vocum Mangonem* (39 vers).

8. *Ad anonymum, qui contumeliosis dictis propugnatores stibii proscindere ausus est. Vaticinium* (60 vers). .

9. *In obtrectatorem anonymum atrabilarium, iatro-masti-gem, malæ causæ pessimum patronum.* Elegiacum Carmen amoibaïon (370 vers). .

10. *Saturnus stibio* (110 vers).

RENOU (J.-B.). Docteur de la Faculté de Paris (29 juin 1813), né à Saint-Georges-sur-Loire (Maine-et-Loire). Il est auteur d'une *Hygimédie, ou le monde médical réformé*, poème de près de 16,000 vers, imprimé en 1828 (Paris et Angers, in-8° de 520 pages). C'est une sorte de Traité d'hygiène en quatorze chants, que le savant *Nosofuge*, protégé par le premier ministre *Véri-phile*, a rédigé par les ordres de *Publiphile*, roi de la *Publiphilie*. L'invocation du poète poussera peut-être les intrépides à vouloir lire l'œuvre tout entière.

> D'un Roi qui, pour le peuple, au sein de la patrie,
> Sut conjurer du mal la puissance ennemie,
> Des sages dont l'effort seconda ses vertus,
> Je chante les travaux, les lois, les instituts.
> O toi ! qui des mortels, par ta voix expressive,
> Aux plus grands sujets rend l'oreille attentive,
> Muse, dont les accents et les charmes vainqueurs,
> Sur de sombres tableaux savent semer des fleurs, .
> En montrant au grand jour les erreurs et les vices
> D'où naissent des humains les maux et les supplices,
> Célèbre les douceurs et la félicité

Que donnent les vertus, la force et la santé ;
Viens de mille douleurs nous indiquer les sources,
Et de l'art de guérir viens régler les ressources,
Dis-en les résultats, montres-en les succès,
Le frauduleux désordre et les nombreux excès ;
Ose d'un art plus sûr signaler la puissance,
Qui peut de la douleur prévenir la naissance,
Et qui, contre elle, en nous, sait roidir les ressorts
Du cœur et de l'esprit, et de l'âme et du corps.
Pour confondre l'abus, pour éclairer le monde,
Détourner du malheur la source trop féconde,
Combattre, atténuer le principe du mal,
Poser les fondements du bonheur social,
Rendre l'homme fidèle aux principes d'Hygie :
Pour chanter la santé, prête-moi ta magie,
Viens mêler à mes chants tes sons harmonieux,
Et dicter à ma voix le langage des Dieux.   .

RHODES (J.-B.), de Plaisance. Il y a un petit village nommé *Plaisance*, dans le département de la
Haute-Garonne, non loin de Toulouse. C'est là, sans
doute, qu'est né, le 16 déc. 1793, et qu'est mort, le
26 mars 1856, J.-B. Rhodes, vétérinaire de son état, et
rimailleur à l'occasion. Nous avons vu de lui une brochure bien étonnante, ayant ce titre : *les Etangs du
Bas-Armagnac*, sur l'air : *Un Castel d'antique structure*,
etc., suivi de *la Céphalite, ou fièvre endémique de ce même
marécage*, par le vétérinaire J.-B. Rhodes, de Plaisance ;
15 août 1843, in-8° de 40 pages. La brochure commence
par une préface en prose, entrecoupée de quelques vers.
Puis viennent les couplets (trente-deux !) sur les étangs
fébrigènes; enfin, une prétendue description de la céphalite. M. Rhodes n'est pas difficile quant à la mesure de
ses vers ; il y en a qui dépassent les limites des vers
alexandrins, et l'auteur déclare « qu'il a eu ses raisons
pour adopter cette étendue ». Gardons son secret... que
nous ne connaissons pas. On cite encore de lui: *le Chant
napoléonien, ou le Président de la République française*,

cantate sur l'air *rhodien, en musique*, air et paroles de l'auteur, autographié par Joubert. Tarbes, 1852.

RICHELOT (Gustave-Antoine). Né à Nantes, le 31 mars 1807, docteur en médecine de la Faculté de Paris (2 août 1831). Nous avons l'honneur de connaître M. Richelot depuis trente ans. Nous l'avons vu à l'œuvre lorsqu'il a organisé le Congrès Médical de 1845, lorsqu'il a coopéré avec tant de zèle à la fondation de *l'Union Médicale*. Nous apercevons là, dans un coin de notre bibliothèque, ses traductions d'Astley Cooper, de John Hunter, de W. Mackenzie. On sait enfin qu'il est actuellement médecin inspecteur de l'établissement thermal du Mont-Dore. Mais nous étions à cent lieues de supposer que cet esprit positif, pratique, sérieux, eût jamais pu se laisser vaincre par les doux yeux des Muses. Rien n'est plus vrai cependant. Un ami nous a dévoilé des *Essais poétiques de M. G. R**** , de Nantes, qui ont été imprimés dans cette dernière ville en 1829, et qui forment un volume in-8° de 205 pages. Ah! on voit bien que M. Richelot avait alors 22 ans, l'âge des amours, des Chloris et des contemplations! Et ses vers avaient alors déjà plusieurs années d'existence.

Ici, dans une *Épître à M. de Lamartine*, à l'occasion de sa méditation : *Adieux à la poésie*, il adjure le poète de ne point abandonner ses doux chants :

. . . .
Chante encore ce lac et cette onde azurée
Que ta nef vagabonde effleure doucement,
Et les pâles flambeaux de la voûte éthérée,
Et l'ombre de la nuit qui descend lentement !

Là, dans une Élégie : *Ne le dis pas*, une tendre Chloris confie le secret de sa défaite à un arbre dont l'ombrage abrite ses amours, et termine ainsi :

Toi qui me prêtes ton ombrage
Contre les regards indiscrets,

Je veux, en soignant ton feuillage,
Payer le prix de tes bienfaits.
A mon bonheur, je dois le croire,
Arbre chéri, tu survivras;
Gardes-en la douce mémoire,
Mais sois discret: ne le dis pas !

Dans *les Détours*, j'aime à voir, dit le jeune poète,

J'aime à voir le serpent rapide
Doubler ses anneaux tortueux,
Et, dans les bois, le daim timide
Fuir le chasseur audacieux. . . .
J'aime à voir aimable coquette
Que poursuit le Dieu des amours,
Pour retarder une défaite,
Chercher mille et mille détours.

Nous n'osons pas déflorer, en les fragmentant, les pièces qui composent ce volume, où nous trouvons un poème héroï-comique en six chants, sur lequel seulement nous dirons quelques mots. Ce poème, intitulé : *les Quinze* ou *les Argonautes nantais*, a eu pour objet de célébrer un voyage entrepris par quinze jeunes gens, au milieu desquels était M. Richelot, et qui eut, dans le temps, à Nantes, un grand retentissement. Il s'agissait de remonter la Sèvre nantaise en canots, depuis l'île Gloriette, une des îles de la Loire, vis-à-vis le port de Nantes, jusqu'à Clisson, délicieuse petite ville, célèbre par ses riantes campagnes, son château en ruines et son parc magnifique traversé par la Sèvre, et appartenant alors au statuaire Lemot: six lieux à parcourir sur le dos capricieux et comme épileptique d'un courant entrecoupé de barrages, d'écluses, brisé par des rochers énormes, ensablé sur plusieurs points. Nos modernes Argonautes n'hésitent point. On dira :

Brisant l'effort jaloux des plus fougueux courants,
Leurs bras ont triomphé d'un fleuve téméraire,
Et fait sous l'aviron fléchir son onde altière !

Pour conquérir cette gloire, ils se font ouvriers,

> Et sur un bois tranchant qui doit fendre les flots,
> Construisent à l'envi leurs célèbres canots.

Sans oublier de garnir leurs faibles esquifs de

> Ce qui charme à la fois et soutient l'existence :
> Des pâtés de leur croûte artistement garnis,
> De vastes saucissons, des poulets tout rôtis....

Le voyage fut long, périlleux. La Sèvre, excitée par l'Orgueil, s'est écriée :

> . . . . Malheur au téméraire
> Qui, sur des ais légers, contre moi s'avançant,
> Déploiera sur mon sein son pavillon flottant !

La Déesse va implorer l'assistance du Dieu des tempêtes.

> Les Nymphes, les Tritons partout sont aux aguets,

Les flots furieux menacent vingt fois de submerger la flottille. Les Argonautes sont obligés de porter eux-mêmes leurs nacelles par-dessus les chaussées qui barrent la rivière. Des querelles, qui naissent des difficultés du voyage, vont les diviser. Un d'eux, un seul, se laisse un moment détourner par un amour inopportun. Mais, protégés par la Gloire, qui brille à leurs yeux et déjoue les complots des Dieux contraires, ils surmontent tous les obstacles, et arrivent sains et saufs à l'écluse de Vertou. Là se sont retranchés la Sèvre et l'Orgueil :

> La Sèvre avec fureur frappe le sein des eaux,
> Détache ses rochers, qui roulent dans les flots...

Peines inutiles! Gloire! Gloire! l'irascible déesse est vaincue par les *Quinze*.

> . . . . . . Sur le sable attirant leurs canots,
> Bravant d'un front d'airain le fracas des chaussées,
> Foulant sous l'aviron les ondes terrassées,
> Et jusqu'en des climats inconnus aux marins,
> Portant toute une flotte... aux périls de leurs mains !!!

Nos hardis navigateurs touchent enfin à Clisson, dont
tous les habitants sont accourus pour admirer tant de
courage et de vertu :

> On eût dit que Clisson, désertant ses foyers,
> Quittait, oubliait tout pour voir... quinze guerriers !

On a encore, de M. Richelot, une brochure de 41 pages,
imprimée aussi à Nantes (juillet 1825, in-8°; imprimerie
d'Hérault), et portant ce titre : *Exposition de Nantes en
1825*, par MM. G*** et V*** Aléthocrite. Elle est écrite
moitié en prose, moitié en vers. C'est une critique fine
et spirituelle des tableaux exposés par les artistes de
Nantes.

Cette brochure eut un succès considérable. Mais elle
souleva des tempêtes. G*** et V*** Aléthocrite répon-
dirent par : *Réponse aux détracteurs de la brochure intitulée : Exposition de Nantes en* 1825, 15 pages in-8°,
même imprimerie, avec une longue épigraphe tirée de
Boileau :

> Et je serai le seul qui ne pourrai rien dire !
> On sera ridicule, et je n'oserai rire ! etc. etc. etc.

RICHER (PIERRE). Docteur en médecine de la Faculté de Paris (12 février 1635), mort le 24 janvier
1644, et enterré à Saint-Pierre-des-Arcis.

Le jour de son doctorat, Pierre Richer a composé, pour
chanter les louanges de l'anatomie, une pièce de 125 vers,
qui a été imprimée (1635, in-8°).

Guy Patin parle avec éloges de ce médecin :

« Notre nombre est diminué d'un Pierre Richer, qui
est ici mort de la même maladie que le dernier roi, le
24 de janvier... M. Richer était un habile homme, savant
et bon médecin, encore bien qu'il n'eût que 24 ans. »
(*Lettres à Spon*, 1718, t. I, p. 57, lettre XV.) Nous

ferons remarquer que les éditeurs des Lettres de Guy Patin se sont encore trompés, comme dans tant d'autres endroits. Ils ont mis 24 ans pour 34 ans. Pierre Richer est mort, en effet, âgé de 34 ans, ainsi que le prouve son acte de décès, que nous avons relevé sur un registre (brûlé aujourd'hui) de la paroisse de Saint-Pierre-des-Arcis.

RICORD (PHILIPPE). Dès l'origine de ses recherches, l'auteur de ce dictionnaire, par une espèce d'intuition dont il ne se rendait pas compte, était persuadé que Ricord avait dû nécessairement commettre dans sa vie quelque morceau de poésie. La finesse de son esprit, sa fibre essentiellement artistique, ne pouvaient pas soustraire le maître que tout le monde savant, et autre, connaît, à l'agacerie enchanteresse des Muses. Nous avons cherché, et nous avons trouvé... une *Dhuisyade*...

Figurez-vous que Ricord, le conseiller des princes, le médecin le plus décoré de France et de Navarre, le praticien le plus répandu, le plus recherché, et qui remue les clients à la pelle, comme on dit, était, il y a quelque chose comme cinquante ans, un modeste médecin de village, bien ignoré, courant la visite du praticien de campagne, revenant le soir, harassé, dans sa maisonnette des champs, pour jouer son vingt-et-un avec le notaire et l'apothicaire de l'endroit.

C'était à Crouy-sur-Ourcq, petite localité de mille habitants, à quelques lieues de Meaux ; la fine partie de cartes était en train... Tout à coup on annonce que le feu est à Dhuisy, village des environs ; les pompiers se rassemblent, courent au lieu du sinistre, accompagnés de leur chirurgien, c'est-à-dire de Ricord. La campagne terminée, ce dernier s'en fait l'historiographe, et chante l'épopée dans un poème en trois chants.

Voilà l'origine de la *Dhuisyade*, qui n'a jamais été imprimée en son entier, mais qui a été, dans le temps, copiée et recopiée, distribuée aux joueurs de vingt-et-un, que le Dr Corlieu a eu la bonne fortune de retrouver, et dont il a donné un fragment. Faisons encore mieux que ce confrère; avec son aide, imprimons le poème entier, et vous tous, chers lecteurs, oyez l'œuvre juvénile d'un des plus aimés, des plus aimables et des plus illustres médecins de notre temps.

LA DHUISYADE

Poëme négligé en trois chants.

PRÉFACE.

Un vieil auteur de mes amis me disait qu'un livre sans préface était une face sans nez; comme notre *Dhuisyade* doit faire face à la critique, il importe que rien ne lui manque; elle aura donc sa préface, et nous dirons que le feu de Dhuisy méritait d'être chanté, non parce qu'il y *faisait chaud*, mais, au contraire, à cause du froid que les pompiers ont été obligés de braver pour y arriver. Quant à la versification, nous avons cherché une Muse de haute volée pour nous inspirer; mais les dames n'habitant pas la campagne dans la mauvaise saison, il a fallu se contenter de ce qui s'est trouvé sous la main.

AVANT-PROPOS.

Si j'avais pu prévoir que du haut du Parnasse,
Tu viendrais dans Crouy pour voir ce qui s'y passe,
Apollon, je le jure aux yeux de l'univers,
Non, je n'aurais jamais osé faire ces vers.

ÉPITRE DÉDICATOIRE

Au bon, à l'aimable Leroy, pharmacien à Crouy.

Lorsque, fuyant les rives de la Seine,
Sur les rives de l'Ourcq je vins fixer mes pas,
Pauvre exilé qu'on ne connaissait pas,
J'y trouvai des amis que je laisse avec peine!
Oui, j'y trouvai des cœurs qui comprirent mon cœur,
Et l'amitié sincère, allégeant mon malheur,
Dût me faire oublier ma fortune passée.
Toi, surtout, toi, Leroy, tu compris ma pensée;
Fils chéri d'Apollon, favori des neuf Sœurs,

Ton luth harmonieux a su tarir mes pleurs ;
Sans toi, dans ces déserts, j'aurais gémi sans cesse,
Et j'aurais regretté les plaisirs de Lutèce ;
Ma lyre aurait ici rendu des sons plaintifs ;
Mes novices crayons devaient rester oisifs.
Plus de chants ! Plus de vers !... Mais les bords du Permesse,
Entendant tes accords et tes chants d'allégresse,
Je sentis tout à coup une nouvelle ardeur,
La poésie encor vint ranimer mon cœur.
Je chantai !... Tu daignas, ami plein d'indulgence,
Bien accueillir mes vers... Aimable récompense !
Tes applaudissements furent mon seul désir,
Et mes vœux sont comblés, si j'ai pu réussir.

Ton ami,
Ph. R. D. M. P.

LA DHUISYADE.

CHANT Ier.

Sommaire : Les habitants de Crouy dorment; une partie, cependant, joue au vingt-et-un; on vient annoncer que le feu est à Dhuisy ; rassemblement des pompiers; un officier manque à l'appel : il préfère la couche de sa femme à la gloire d'accompagner ses camarades.

Écoutez et tremblez ! car déjà la nuit sombre
Enveloppait Crouy du voile de son ombre,
Ses paisibles bourgeois, plongés dans le sommeil,
Attendaient en dormant le moment du réveil.
Cependant, quelle horreur ! ô vice épouvantable !
Mornes, silencieux à l'entour d'une table,
Les cartes à la main, il en était plus d'un
Qui, fuyant le sommeil, jouait au vingt-et-un.
Là, sur le tapis vert, et d'une main tremblante,
Un docteur hasardait sa fortune naissante ;
Un notaire crispé, qui crevait à tous coups,
Voyait avec dépit s'en aller tous ses sous.
Prudent en ses calculs, risquant peu, perdant guère,
Deux liards étaient l'enjeu d'un sage apothicaire.
Le maître du logis, moins prudent que Nestor,
Jouait un plus gros jeu, parfois cinq sous : c'est fort !
Mais ce n'était pas tout : le jeu, monstre cupide,
A l'œil louche, au front pâle, à la main homicide,
De son souffle empesté fanait le teint divin
D'un sexe séduisant qui ne visait qu'au gain.
Pour cette table, hélas ! la nature était morte...

Quand quelqu'un tout à coup vint frapper à la porte,
Demandant à grands cris le maire de l'endroit.
— « Le feu brûle Dhuisy, dit-on, et le beffroi
« Des pompiers endormis éveille le courage ;
« Donnez ordre qu'on parte avec armes et bagages. »
Le notaire aussitôt prend un autre maintien,
Car contre l'air d'un maire il a changé le sien.
On donne le signal ; il sort, et le jeu cesse. . .

Où donc est le tambour pour qu'il batte la caisse ?
Cet illustre tapin, qui fit pendant quinze ans
Un vacarme infernal dans tant de régiments,
Dormant sur son grabat d'un sommeil bien tranquille,
Est captif, quand sa femme au voisinage file.
Le maire le réveille en disant : « Vite à nous !
— Mais je suis enfermé : comment sortir? — Qui? vous?
Dans un temps où l'amour animait vos baguettes,
Quand vous battiez la charge après quelques grisettes,
Une porte aurait-elle arrêté vos transports?
— Je vous entends ! j'y suis ! » Par la fenêtre alors
Le tapin descendu battit la générale.

Le corps de nos pompiers, que nul autre n'égale,
Se recruta fort bien; mais à l'appel, pourtant,
On eut à regretter un officier absent !
Couchée à ses côtés, sa compagne fidèle
Le rend sourd un moment à l'honneur qui l'appelle.
Le bruit de nos tambours, la voix du commandant,
Rien ne peut de son lit arracher l'adjudant ;
Et ce nouveau Renaud, près sa nouvelle Armide,
Quand le combat l'attend, suit l'Amour qui le guide.

CHANT II.

Sommaire : Invocation; — Accoutrement de quelques personnes ;
— Départ, route, arrivée à Dhuisy.

O vous, soldats, héros ! honneur de la patrie,
Qui sur les champs de Mars terminez votre vie,
De la nuit des tombeaux un moment sortez tous !
Venez voir les pompiers aussi braves que vous !
L'un, en dépit des pleurs d'une épouse éperdue,
Court comme un possédé, rien aux pieds, tête nue,
Plein des feux de Bacchus ; quand le tocsin sonnait,
La main du pharmacien le coiffa d'un bonnet.
Un autre, — c'est le maire — il fallait voir sa mise !
Inaccessible au froid, aux frimas, à la bise,

Un mouchoir sur son chef, un chapeau par-dessus,
Un minet à son col, un grand collet de plus :
On eût dit Robinson un peu plus à la mode...
Employant comme lui cette mise commode,
Notre bon pharmacien, plein du plus noble élan,
Aurait dans leur pays passé pour un Uhlan.
L'homme est fragile, on sait : Ricord, que rien ne lasse,
Fut avec les pompiers, répondant de la casse.
Ainsi, tout allant bien, notre expédition,
Pour arriver plus tôt, prit un chemin très-long.

On vous a trop souvent parlé de la Russie ;
Pour les anciens grognards le froid fut une scie ;
Leurs sacrés N... de D... restaient glacés dans l'air ;
Chacun de nos pompiers, de givre tout couverts,
Bravait, comme à Moscou, et la glace et la neige,
Sous lesquelles parfois un grand trou, comme un piége,
Attrapait des pompiers, comme on prend des renards.

Après bien des tourments, après bien des retards,
Nous arrivâmes tous au lieu de l'incendie.
Une heure avait sonné ! L'astre de la folie,
De ses rayons douteux paraît au ciel d'azur...
Chacun aussitôt crie : « Voilà le feu !... c'est sûr ! »
Le zèle redoubla...; mais, charge peu commune,
Ce feu, ce premier feu, ce n'était que la lune !...
On rit de la méprise, et pourtant on craignit
Que comme ce feu-là l'autre ne s'éteignît.
Des pompiers congelés veulent un feu qui brille.
Ils veulent voir la flamme, il faut qu'elle pétille.
Cependant, à Dhuisy, dès que l'on put entrer,
On demanda le feu, qu'on ne put nous montrer.
Il était à couvert dans une grange immense,
Où d'un maître imprudent, comme chacun le pense,
Une récolte impure, en fermentation,
Fournit les éléments de la combustion.

CHANT III.

Sommaire : Activité des pompiers ; — tranquillité du fermier. — Le maire, le pharmacien et le docteur au cabaret ; — Retour ; — Danger du tambour-major Anglebert.

Qui de vous n'a pas vu l'épouvantable Rhône
Roulant avec fracas son onde qui résonne,
Quand des monts descendus, mille nouveaux torrents
Rendent son cours terrible et ses flots effrayants !

Rien ne peut résister à ce fleuve indocile.
Cependant vous voyez, dans son sein immobile,
Un pont que son courroux ne saurait ébranler :
Tel était le fermier dont je vais vous parler.

Tandis que nos pompiers, pleins du plus noble zèle,
Versent de toutes parts l'eau qui dans leurs seaux gèle ;
Lorsque, — gloire à son nom ! — nous vîmes l'un d'entre eux,
Suivant dans l'incendie un chemin hasardeux,
Sur des débris brûlants, sur des poutres en pente,
D'un toit presque tombant rassurer la charpente,
Le maître de la ferme, assis à son foyer,
Chauffait ses deux grands bras qu'il devait employer.
On n'aurait jamais dit, tant il était tranquille,
Que le feu le brûlait : homme sans cœur, sans bile,
Qu'on le livre à la honte et que l'on sache, enfin,
Que personne chez lui n'eut un verre de vin.
Morts de faim, morts de froid, le pharmacien, le maire,
Ainsi que le docteur qui n'avait rien à faire,
Dans ce désastre affreux, hélas ! qui le croirait ?
Pour boire et pour manger furent au cabaret.

O vous, café de Foy, Tortoni, lieux aimables !
Où tous les élégants vont s'asseoir à vos tables,
Pour parler politique, ou passer tour à tour
Du trafic de la Bourse au trafic de l'Amour,
Qu'êtes-vous à côté du cabaret vulgaire ?
Vrai temple de Bacchus, enivrant sanctuaire,
Où sans cérémonie, et sans même s'asseoir,
On peut boire à longs traits son vin sur le comptoir ;
Où l'homme, sans détour et sans hypocrisie,
Se montre tel qu'il est. Content, son ambroisie
C'est du vin à cinq sous; triste, il fume en un coin;
Tandis qu'en vos salons l'étiquette a pris soin
De rendre à tous les yeux l'homme méconnaissable !
Le cabaret est donc en tous points préférable.

Cependant le feu cesse, et Phœbus, de retour,
Entend, en se levant, battre notre tambour :
Le capitaine, alors, ordonnait la retraite.
Chacun s'en retournant, et, la campagne faite,
On revint à Crouy, content d'y recevoir
Pour notre brave corps le surnom d'*Éteignoir*.

Mais je n'ai pas tout dit. Est-il une campagne,
Tant faible qu'elle soit..., même celle d'Espagne,
Qui ne coûta jamais quelque grande douleur?

Non, sans doute ; et pour nous, redoutant un malheur,
On craignit qu'Anglebert, terminant sa carrière,
Des champs de Dhuisy ne fût au cimetière.
Trop de zèle enflamma ses deux vastes poumons
De feux dévastateurs, d'affreuses fluxions.
C'en était fait de lui... Mais la Parque ennemie
N'osa pas entamer le beau fil de sa vie !
Gloire encor à son nom, à ses nobles travaux !
La mort, en l'épargnant, a fait grâce au héros !

Là finissent nos chants. Les beaux traits, le courage,
L'ardeur de nos pompiers ne finiront jamais.
Ah ! que la Renommée, en citant leurs hauts faits,
Fasse chérir leurs noms, leurs vertus d'âge en d'âge !

Voilà de la poésie légère, fantaisiste, négligée. Mais la Muse de Ricord est capable d'aspirations beaucoup plus élevées, et plane alors dans les régions de l'éther et de l'inconnu. Il y a quelque part, dans la collection de l'*Union médicale*, une *Epitaphe d'un croyant*, laquelle n'est pas signée, mais que nous pouvons en toute sécurité attribuer à l'illustre spécialiste :

Aux portes de l'Eternité,
Quand j'aurai fini ma carrière,
S'il me reste un peu de poussière
De cette triste humanité,
Que le tombeau seul s'en empare,
Et que de mon âme se sépare
Cette cause de mes douleurs ;
Car l'âme pure et sans matière
Doit être un rayon de lumière
Que ne troublent plus les pleurs.

Enfin, de ce bouquet poétique, nous cueillons cette fleur née tout à coup à une séance de l'Académie de médecine, alors que Ricord présidait, et que Depaul venait de lire un rapport sur le lait artificiel de Liebig :

De son lait Liebig veut nourrir notre enfance,
Il prétend réussir chez ses jeunes Teutons ;
Mais Depaul nous apprend que nos enfants de France
Se trouvent beaucoup mieux du bon lait de tétons !

RIFFAULT (François-Denis). Médecin, né à Saumur, le 2 janvier 1750, mort le 1ᵉʳ janvier 1815. Il a publié, à l'âge de 20 ans, un volume de poésies érotiques qui fut son titre d'adoption à l'Académie d'Angers.

RIGAUD (Jean-Cyrille). Ce médecin, né à Montpellier le 28 janvier 1750, et mort dans la même ville le 20 janvier 1824, appartient à une famille de littérateurs distingués. Lui-même cultiva avec succès la poésie. On lui doit :

1° Une *Épître à MM. les étudiants en médecine de la Faculté de Montpellier*, 1823; in-8° de huit pages; 2° un morceau en deux chants, et fort badin, intitulé : *Las amours dé Mounpéïè*, et inséré dans le Recueil des *Pouësias patouèsas* d'Auguste Rigaud, son frère, 1806, in-12 de 121 pages (le poème de Cyrille Rigaud est à la page 47); 3° un recueil de *Poésies diverses;* 1821, in-12 de 134 pages. La Muse de Cyrille Rigaud est facile, légère, et enjouée. Ses fables, — il y en a huit, — sont fort médiocres. Ses chansons, ses élégies valent mieux. Les couplets dans lesquels il célèbre une tendre Virginie, sont fort gracieusement tournés, et se chantent sur l'air : *O toi qui n'eus jamais dû nuire :*

> O mon aimable Virginie !
> Lorsque je suis auprès de toi,
> Fortune, honneurs, je les oublie,
> Le monde entier n'est rien pour moi.
> Quand nous nous sommes dit, ma chère,
> Mille fois, que nous nous aimons,
> Sais-tu ce qui nous reste à faire ?
> Recommençons, recommençons.
>
> En promenant dans la campagne,
> Nous voyons les oiseaux joyeux,
> Avec leurs gentilles compagnes,
> Enlacer leurs becs amoureux.
> Après que nous avons pu, ma chère,
> Bien mettre à profit leurs leçons,

14*

Sais-tu ce qui nous reste à faire ?
Recommençons, recommençons.

. . . .

Les amateurs de poésie provençale liront aussi avec plaisir *Las amours dé Mounpéïè*, dont voici la dédicace :

A LAS FÏÉTAS DÉ MOUNPÉÏÈ.

Jouinas Fias dé Mounpéïè,
Vous oufrisse un pichot ouvrage
Sus un sujet, dins un léngage
Qué déou vous estré famïè.
Én passan per vostra bouquéta,
Aquél léngagé s'émbélis.
S'una dé vaoutras mé légis,
Aou soun dé sa voix doucéta,
Mous versés plaïran toujour.
Per musas, volé pas qué vaoutras,
Sou trop frégéludas , las aoutras,
Ét counouissou pas prou l'amour.

ROBELIN (Jean). Voici un médecin-poète que nous ne trouvons cité dans aucune biographie. Il méritait, pourtant, cet honneur. La Bourgogne peut le compter parmi ses enfants les plus distingués. Robelin n'était que licencié en médecine lorsque furent imprimées, soit par ses soins, soit par ceux de ses amis, ses *Juvenilia* (Paris, 1585, in-12), composées de cinq odes et d'une foule de petites pièces détachées, madrigaux, épigrammes, quatrains, épitaphes, etc. Les odes flagellent la dépravation des hommes, l'avarice, l'orgueil ; il y en a une qui chante la vraie amitié. Robelin a la fibre sarcastique, mordante, satirique, et parfois joyeuse.

Une femme, qui était morte en mal d'enfant, lui inspira ce quatrain :

Lucia quæ strictum sine vulnere vulnus habebat,
Angustam periit fœtu obeunte viam.
Mirum, si cæsos necat amplo vulnus hiatu,
Vulnera non læsam cur nimis arcta necant.

Sa pièce : *De gemellis fratribus itemque geminis sororibus*, n'est pas moins drôle :

> Agnosco viduas duas sorores,
> Agnosco viduos duos gemellos ;
> Captant hos viduos duas sorores,
> Captant has viduas duas gemelli;
> Nec quærunt juga conjugum sorores,
> Nec quærunt juga conjugum gemelli;
> Sed sese absque jugo jugant sorores,
> Sed sese absque jugo jugant gemelli;
> An sunt hæ viduæ duæ sorores?
> An sunt hi vidui duo gemelli ?

ROCHE (Jules). Docteur en médecine (18 juin 1824), exerçant en 1846 à Belleville, rue de Paris, n° 97. Il a écrit plusieurs morceaux de poésie qui ont été imprimés par Galban, et forment une brochure de 20 pages. Nous copions textuellement le titre : *A la mémoire de ma mère! Fais ce que dois! Advienne que Dieu voudra! Poésies morales et religieuses. Épître au Pape*, dédiée à Sa Sainteté le Pape Pie IX! *Épître au Peuple*, épithalame improvisé à un mariage. *Feuilles d'Automne*, opuscules religieux, par le docteur J. Roche, de Belleville. Se distribue à la mairie de Belleville, au profit des indigents, sous le bienveillant patronage de son honorable maire, M. C.-F. Pommier, chevalier de la Légion-d'Honneur, président du Bureau de Bienfaisance de cette ville, 26 octobre 1846, in-8°.

ROLLAND. Il était médecin de Nevers. Comme poète, il a réuni en un petit volume publié à Paris, en 1625, une foule d'écrits en vers et en prose, en l'honneur des eaux de Pougues.

ROSSET ou ROUSSET (François). Ce médecin, qui était de la Faculté de Montpellier, et qui florissait à la fin du XVI° siècle, est bien connu par les ouvrages qu'il a composés pour défendre l'opération césarienne, ouvrages qui lui ont valu tant d'injures de la part de ses contemporains. Ce sont précisément ces attaques passionnées qui ont excité la verve poétique de Rosset, et qui ont donné naissance aux deux ouvrages suivants :

1. *Scleropalæcyematis, sive Lithopædii Senensis, id est fœtus lapidii vigeoctennalis causæ*, 1690, in-8°.

2. *Dialogus apologeticus pro cæsario partu, in malevoli cujusdam pseudopretei dicteria*, 1590, in-8°.

Ce sont des dialogues versifiés, d'une part, entre *Pirologistes* et *Palæomanes*, d'autre part, entre *Sozometer* et *Catagelastes*. L'auteur y déploie un véritable talent de poète satirique. Un ce ces poèmes n'occupe pas moins de 69 pages, le second en a 50. C'est aussi en vers que Rosset s'adresse, en guise de préface, à ses lecteurs. L'invocation aux Muses a demandé 134 vers.

ROUCH (P.). Docteur de Montpellier. C'était un bel esprit, recherché dans les salons. A une jeune demoiselle qui lui demandait comment il traitait le mal d'amour, il répondit aussitôt par ce quatrain :

> Contre le mal d'amour qui nous fait tant souffrir,
> Tu demandes, Eglé, quel remède j'ordonne ?
> J'ignore si quelqu'un a l'art de le guérir,
> Pour moi j'aimerais mieux savoir comme on le donne.

ROUCHER-DERATTE (Cl.). Officier de santé, professeur de physique et de chimie à l'École centrale du département de l'Hérault. Ses ouvrages littéraires sont fort nombreux, et roulent sur la poésie et le théâtre. Nous donnons la liste des principaux : ̄

Poésie. — 1° *Placet sur la césure et le mécanisme des vers;* en trois cents vers. Montpellier, 1816, in-12 de 12 pages; 2° *Chanson pastorale dialoguée.* Montpellier, 1816, in-8° de 4 pages; 3° *Idylle sur la sécheresse et sur la canicule*, en cent vers. Montpellier, 1817, in-8° de 4 pages ; 4° *Idylle* en trois cents vers, sur l'apothéose du poète Roucher, auteur du poème *des Mois*, mort victime. Montpellier, 1817, in-8° de 12 pages; 5° *Idylle* ou *Bucolique* en trois cent trente-quatre vers, sur les avantages de la nouvelle méthode de cultiver la terre. Montpellier, 1817, in-8° de 16 pages ; 6° *Eglogue*, en quatre cent trente-six vers, sur la jalousie. Montpellier, 1817, in-8° de 12 pages ; 7° *Idylle*, en trois cent dix vers, sur le dévouement de l'amour. Montpellier, 1817, in-8° de 12 pages ; 8° *Conte Indien* (en vers). Montpellier, 1818, in-8° de 8 pages; 9° *Petit art poétique*, en vers, 1818, in-12; 10° *Elégie funèbre pour Mgr le Duc de Berry*.... Montpellier, in-8° de 4 p.; 11° *Elégie sur la mort de dame Hachette*, veuve Roucher. Montpellier, 19 février 1822, in-8° de 4 pages; 12° *Bases d'une doctrine sur le vitalisme* (en vers). Montpellier, 5 décembre 1822, in-8° de 4 pages ; 13° *Poème sur l'hygiène*, en 2 volumes et en 6 chants.... Montpellier, avril 1832, in-8°.

THÉATRE. — 14° *Restauration des jeux ruraux*, scène pastorale en trois Eglogues ; 1815, in-8° de 56 pages ; 15° *Les Jeux ruraux sur l'éducation des troupeaux et la fête de la bergerie;* scène pastorale en trois Eglogues ; 1815, in-8°; 16° *Jeux ruraux et chalumiques* sur la régie des bois et forêts, et sur l'éducation des bœufs, vaches, chèvres, cochons, etc., scène pastorale en 3 Eglogues, avec la fête de Pan, de Sylvain, des Faunes et des Naïades; 1815, in-8° de 84 pages; 17° *les Jeux ruraux, ou la fête des Ruches*, scène pastorale en deux Eglogues; 1815, in-8° de 60 pages; 18° *la Fête des Vendanges*, ou celle de l'avénement au trône de Charles X, pastorale en deux actes, suivie du ballet des Treilles, 1824, in-8°; 19° *Jean-Baptiste*, martyr, au fort de Marechonte... Tragédie en cinq actes, en 1,850 vers environ; 1830, in-8°; 20° *Jeux ruraux et chalumiques*. Le Triomphe des arts et de la nature, ou l'inauguration du buste de Pétrarque au temple de la gloire, comédie en trois actes, en vers, terminée par une pantomime chinoise, et le ballet de Pégase ; 1830, in-8°; 21° *la Reddition de Paris*, ou la chute de Napoléon du trône, tragédie en cinq actes, en vers; 1831, in-8°; 22° *Jeux ruraux et chalumiques*, ou la Fête des Moissons, avec celle de l'avénement de Philippe au trône, et celle du drapeau tricolore, pièce en trois actes, en vers; 1831, in-8°; 23° *La Mort de Louis XVI*, tragédie en cinq actes, 1834, in-4°; 24° *Henri IV*, roi de France, assassiné par Jean Chatel...; 1834, in-8°; 25° *La Mort héroïque de J.-A. Roucher*, homme de lettres, victime de la tyrannie décemvirale..., tragédie en cinq actes, en vers ; 1834, in-8°; 26° *Judas Machabée*, tragédie héroïque sacrée, en cinq actes, en vers, dédiée, sous l'Empire, à Pie VII; 1834, in-8°; etc.

ROUSSE (A.). *L'Officier de santé*, satire par A. Rousse fils. Brignolles, 1841, in-8° de 8 pages.

Tel est le titre d'une pièce de 90 vers, d'une violence inouïe contre ces officiers de santé, sortis d'un jury médical peu sévère, espèces de rebouteurs abrités sous les plis d'un diplôme de mauvais aloi. La Muse indignée de M. Rousse lui inspire des vers comme ceux-ci :

> Les uns prenant en main la lancette rouillée,
> Et puis d'un bistouri la lame dentelée ;
> D'autres, garçons tailleurs, armés de gros ciseaux,
> Plus propres à couper les habits que la bande,
> Donnent de la charpie à celui qui demande,
> Sans savoir dans quel but elle est aux hôpitaux.
> Un autre, raisonnant d'une manière fade,
> Porte ses doigts rugueux sur le pouls du malade,
> Annonce que la fièvre a fait bien des progrès.
> Et pour résolutif, ordonnant la volaille,
> Il promet que bientôt et sur foi de canaille,
> La fièvre descendra de quelques bons degrés.
> Le malade grossier, charmé de sa promesse,
> Anticipe déjà sur ce moment d'ivresse :

Le poulet est rôti, tout chaud, et le glouton
Humecte ce purgon de sa langue fiévreuse,
Et prenant aussitôt une humeur radoteuse,
Il s'envole au trépas sur l'aile d'un chapon.

. . . .

ROUSSEAU (Pierre). D'abord étudiant en chirurgie, puis abbé, enfin vaudevilliste, ce personnage était né à Toulouse vers 1725, et mourut à Bouillon, dans les Basses-Pyrénées, dans le mois de novembre 1785.

Pour ne pas être confondu avec Jean-Baptiste ni avec Jean-Jacques, Pierre Rousseau se faisait appeler Rousseau de Toulouse. Cette précaution inutile et ridicule fit naître l'épigramme suivante :

Trois auteurs que Rousseau on nomme,
Connus de Paris jusqu'à Rome,
Sont différents; voici par où :
Rousseau de Paris fut grand homme ;
Rousseau de Genève est un fou ;
Rousseau de Toulouse un atome.

Voici, d'après Quérard, les pièces qu'il a laissées :

1° *L'Année merveilleuse*, comédie en un acte et en vers. Paris, 1748, in-8°; 2° *la Coquette sans le savoir*, opéra comique en un acte. Paris, 1744, in-8° (avec Ch. S. Favart) ; 3° *L'esprit du jour*, comédie en un acte et en vers. Paris, 1754, in-8°; 4° *les Méprises*, comédie en un acte et en vers. Paris, 1754, in-8°; 5° *la Mort de Bucéphale*, tragédie burlesque en un acte et en vers. Paris, 1749, in-8°; 6° *la Rivale suivante*, comédie en un acte et en vers. Paris, 1747, in-8°; 7° *la Ruse inutile*, comédie en un acte et en vers. Paris, 1749, in-8°.

ROUSSET. Ce médecin, que nous croyons être Jean-Baptiste Rousset, né à Avrigney (Haute-Saône) en 1761, et qui fut reçu docteur à Besançon en 1782, a rendu en français le *Faust* de Gœthe. Cette traduction a été publiée sous ce titre :

Faust, ou les premières amours d'un métaphysicien romantique, pièce de théâtre de Gœthe, arrangée pour la scène française, en quatre actes, en prose. Paris, 1829, in-8°.

ROUX (Elzéar-Louis-Albert). Docteur en médecine de Montpellier (1833), né à Nimes (Gard) en 1810, mort à Paris le 16 décembre 1859, après avoir été rédacteur en chef de la *France médicale*, collaborateur à l'*Esculape*, à l'*Echo du monde savant*, etc. Roux avait une imagination de feu. Ses talents littéraires étaient assez appréciés pour que les éditeurs des *Français peints par eux-mêmes* lui aient confié les articles : le Médecin, la Sage-femme, le Forésien.

En 1845, il écrivait ses *Méridionales*, imprimées in-4°, et qui n'ont eu que trois livraisons : la première est consacrée à Barthélemy, la seconde s'adresse au Roi et aux Princes, la troisième fustige les charlatans :

> . . . . Ma Muse qui s'éveille,
> Sans cesse vous criera : Charlatans ! à l'oreille,
> Et faisant jusqu'à terre incliner votre front,
> Elle vous marquera d'un éternel affront.

En 1846, notre poète lançait sa *Tisiphone médicale* (in-8° de 16 pages), malheureux pamphlet dialogué contre Jean Raymond (Amédée Latour), Fabre, et d'autres.

Le 17 juillet 1857, l'inauguration de la statue de Bichat dans la cour de l'école de médecine de Paris inspirait à Roux une *Cantate* qui fut publiée par plusieurs feuilles de l'époque, et qui fait grand honneur à son auteur :

> Réveille-toi, Bichat, sors de la tombe ;
> Parmi les dieux jadis on t'eût fait un autel !

Car après des travaux pareils aux tiens, s'il tombe,
L'homme se retire immortel.

Tu parais, et notre art, grâce à toi, s'élargit,
Sous tes doigts, chaque jour, surgit
Quelque découverte nouvelle.
L'étude de la mort offre enfin des attraits ;
Notre œil pénètre ses secrets,
Et la vie à lui se révèle.

Réveille-toi, etc.

. . . .

Honneur et gloire à toi, créateur dont la main
Traça légèrement le chemin
Qui mène aux sources de la vie !
Va, sur ton piédestal les siècles passeront
Sans pouvoir toucher à ton front,
Vainqueur du temps et de l'envie.

Réveille-toi, etc.

La lyre de Roux vibra encore au souvenir de ces
nobles médecins militaires que la guerre d'Italie avait
trouvés, comme d'habitude, là où est le devoir, là où est
le danger, et le poète exhala une *Ode*, dont nous détachons ces deux strophes :

Mais au milieu du sang, des douleurs et des larmes,
Que le fer et le feu déversent par torrents,
Quel est ce bataillon de braves qui sans armes
Heurtent de front la mort dont l'aile bat nos rangs ?

Les voyez-vous épars au fort de la bataille,
Cherchant dans la mêlée un homme à secourir ;
Les voilà maintenant penchés sous la mitraille,
Pour sauver un blessé : que leur fait de mourir !

Roux a été pendant trois ans, avec Joulin, le feuille-
toniste du *Moniteur des Hôpitaux*. C'est dans ce journal
qu'il faut aller chercher une foule de morceaux poétiques
dont il a entremêlé sa prose, et parmi lesquels nous citerons : une pièce satirique sur le concours ; Moi et ma
Muse ; Eloges historiques des vivants ; le Vieux Fou ;
la Clientèle en omnibus; Aurore ; des Chansons ; des
Contes en vers : les Deux Charlatans, etc. ; un appel

chaleureux en faveur des veuves des médecins morts
pendant l'expédition d'Orient ; au moins sept Fables :
le Lion et l'âne ; l'Ane et le lion ; l'Immortel et le ver ;
le Père mourant ; un Bossu ; le Billet de Banque ; le
Rossignol et le Seigneur ; le Colimaçon. Voir : *Moniteur des Hôpitaux* : année 1857, 17, 28 février, 3 mars,
14, 28 avril, 12 mai, 9 juin. Année 1858, 28 février,
20 avril, 18 mai, 24 avril, 6, 20 juillet.

SACOMBE (JEAN-FRANÇOIS). Docteur en médecine
de la Faculté de Montpellier, médecin accoucheur, né à
Carcassonne, vers 1760, mort en 1822. On pourrait hardiment graver sur le tombeau de Sacombe cette épitaphe : *Cigît un homme de talent, noyé dans la fange du
charlatanisme*. Cet homme, doué d'une vive imagination
et d'une intelligence hors ligne, ne sut faire servir ces
dons enviés qu'au profit de sa cupidité. Sur l'un de ses
livres on lit pour épigraphe : *Verax et audax*. Biffez le
premier mot, et vous aurez le personnage tout entier. Et
pourtant, nous le répétons, Sacombe avait du talent. Son
premier ouvrage poétique, *La Luciniade, ou l'art des
Accouchements*, poème didactique (Paris, an Ier de la
République, in-8° de 112 pages), est une œuvre remarquable comme versification. Dans l'exemplaire que nous
avons sous les yeux, — exemplaire fort rare, puisqu'il contient une préface que l'auteur fit enlever dans les autres,
Sacombe, s'adressant à Pétion, maire de Paris, s'écrie,
enthousiasmé :

> Magistrat-citoyen, dont le noble courage,
> Du haut du Capitole affrontant chaque orage,
> A cent fois déjoué les complots des méchants,
> Reçois, cher Pétion, l'hommage de mes chants.
> Puissent les Francs, un jour exempts d'idolâtrie,
> Ne brûler d'autre encens qu'aux dieux de ma patrie !

Plus tard, en 1816, le même homme muselait son

« cher Jacobinisme », et faisait retentir sur sa lyre les
vertus de Louis XVI, de « son roi », qui :

> Pour un Malesherbe, un Desèze,
> Avait trois cent trois vingts bourreaux !

La Luciniade est un composé des plus bizarres de tout
ce qui se rapporte, directement ou indirectement, à l'obstétrique ; le sérieux y cotoie le grotesque, la raison
marche de front avec le délire. Nous n'en citerons qu'un
fragment, mais il vaut son pesant d'or :

> Quelques physiciens ont traité de chimère
> Certains cris du fœtus dans le sein de sa mère ;
> Ce fait, quoique étayé de vingt autorités,
> N'est point encore admis au rang des vérités.
> A l'y classer enfin ma Muse ose prétendre ;
> Ces cris, je n'ai pas cru seulement les entendre,
> Je les ai bien ouïs ; je dis plus, une fois
> J'entendis un fœtus chanter à haute voix.
> Une nobilissime et ci-devant comtesse
> Daigna me consulter à neuf mois de grossesse :
> « Docteur, prenez pitié de l'état où je suis,
> « Vous seul pouvez porter remède à mes ennuis, »
> Dit-elle. — Cependant votre teint? — Est horrible.
> — La rose est moins vermeille, et le pouls? — Est terrible.
> « Mais, docteur, ce n'est point pour mes jours que je crains,
> « Je porte dans mon sein l'auteur de mes chagrins. »
> — Par une chute, un coup, vous êtes-vous blessée,
> D'une perte prochaine êtes-vous menacée? —
> « Non, docteur, apprenez la cause de mes maux :
> Déjà mon enfant parle, articule des mots. » —
> Un fœtus de sept mois ! Vraiment c'est un prodige !
> « Il parle, il va parler; paix, docteur, paix, vous dis-je :
> « Eh bien ! docteur, eh bien, l'avez-vous entendu?
> « L'entendez-vous encor ! » — Je reste confondu.
> Oh ! d'un siècle étonnant, étonnante merveille !
> — Madame, je ne sais si je dors, si je veille ;
> La postérité même à peine le croira :
> J'entends, ou crois entendre : *Ah! ça ira, ça ira.*
> « Jugez donc quel tourment pour une aristocrate,
> « De porter dans son sein un enfant démocrate,
> « Un jacobin, peut-être, un mauvais citoyen !
> « Ne pourriez-vous point m'indiquer un moyen

« D'empêcher ce marmot, ce jeune petit drôle,
« De chanter nuit et jour un air qui me désole ? »
— Madame, il n'en est qu'un, le voici : dès ce jour,
A Coblentz pour jamais fixez votre séjour;
Loin d'un sol infecté par le patriotisme,
Allez-y respirer l'air du pur despotisme ;
Et du lait maternel ce noble enfant nourri
Oubliera le refrain des Français si chéri.

Le second ouvrage poétique de Sacombe est son : *Vénus et Adonis*, poème sur l'origine, la cause, les symptômes et le traitement de la Vénusalgie ou maladie de Vénus, 1816, in-16 de 144 pages. C'est encore plus extravagant que la *Luciniade*. Un exemple entre mille : Sacombe raconte qu'atteint lui-même de vénusalgie, et convaincu que les animaux trouvent les remèdes les plus propres à la guérison de leurs maladies, il imbiba du virus un morceau d'éponge qu'il fourra bien avant dans la vulve d'une chienne de chasse. Ainsi contaminée, la bête fut lâchée dans la vallée de Montmorency, et ne tarda pas à trouver la plante qui lui convenait. C'était la *Diane*, nom qui fut bien vite donné au végétal et qui fit merveille sur plusieurs syphilitiques. Ce qu'il y a de singulier, c'est que le poème de la *Vénusalgie* n'est pas mauvais, que le rhythme et la cadence règnent dans les vers. Jugez-en par ce début :

Je chante la Vénusalgie,
Je vais apprendre à l'univers,
De cette horrible maladie
La cause et les effets divers.
Je dis que cette lèpre immonde,
Œuvre de Dieu et de Cypris,
Depuis la naissance du monde
Du libertinage est le prix.
. . . .

Et cette dédicace :

A MA MINERVE.

La fortune aveugle et jalouse
De mon bonheur, de mon repos,
M'arrache des murs de Toulouse,

Pour aider Lucine à Bordeaux.
Mais quand aux eaux de la Gironde
La Garonne unira son onde,
BEUDOT, nos cœurs seront unis.
Accepte mon dernier ouvrage,
Daigne honorer de ton suffrage
Ma Vénus et son Adonis.

Te souvient-il que jeune encore,
A l'âge où naissent les amours,
Mon nom fut au temple d'Isaure
Inscrit au rang des Troubadours?
Cadette alors fut ma Minerve.
Dans ses yeux je puisai la verve
Qui rendit mon luth si touchant !
De feux dont je brûlais pour elle,
Sans doute une seule étincelle
Fit tout le succès de ce chant.

SAINTE-MARIE (ETIENNE). Docteur en médecine de la Faculté de Montpellier (Frimaire an XII), membre du Conseil de salubrité de Lyon, de l'Académie, de la Société de médecine et du Cercle littéraire de la même ville, etc., etc. Ce médecin n'a laissé, que nous sachions, aucun morceau écrit en vers. Mais nous étions tenu de donner une place fort distinguée, dans ce dictionnaire, à l'auteur de la *Dissertation sur les médecins-poètes* (*Voir* notre introduction).

Etienne Sainte-Marie était fort lettré. Dès l'année 1812, il avait lu, dans une séance du Cercle littéraire de Lyon (1809), un *Discours sur les médecins-poètes*, et, à l'Académie de Lyon (séance du 18 mars 1813), un autre discours sur la littérature du médecin. Sa thèse doctorale — *De phænomenis et morbis ex imitatione* — prouve encore le caractère littéraire qu'il donnait à tous ses écrits.

SAINT-URSIN (MARIE DE). Né à Chartres en 1763. Reçu docteur en médecine à l'Université de Caen, il devint premier médecin de l'armée du Nord, en 1793, et

bientôt après inspecteur général au conseil sanitaire. S'é-
tant fixé à Paris en 1800, il releva l'ancienne *Gazette
de santé*, qui prit sous sa direction une nouvelle vie, et
mourut à Calais en 1808. De Saint-Ursin était un littérateur fort distingué. Son livre : *l'Ami des femmes*, en est
une preuve. La naissannce du Roi de Rome lui inspira
une *Ode* en neuf strophes de dix vers chacune, laquelle
commence ainsi :

> Jusques à quand, dans un délire
> Désavoué par Apollon,
> Lasserons-nous de notre lyre
> Les échos du sacré vallon ?
> Homère manque à notre Achille;
> Auguste règne, et de Virgile
> On n'entend point les sons touchants.
> Henry reparaît sur la terre;
> Ne verrons-nous point un Voltaire
> Ressaisir l'objet de ses chants ?

> Jamais pourtant plus de prodiges
> Etonnèrent-ils l'univers ?
> La Fable même, en ses prestiges,
> N'offre pas plus d'exploits divers.
> Un héros, par ses seules armes,
> A de tout un peuple en alarmes
> Terminé les trop longs malheurs;
> Et, généreux dans sa vaillance,
> NAPOLÉON, dans notre *France*,
> Ne veut régner que sur les cœurs.

. . . .

Cette *Ode* a eu la bonne fortune d'être insérée dans un
recueil officiel intitulé *Hommages poétiques à Leurs Ma-
jestés impériales et royales, sur la naissance de S. M. le
Roi de Rome*, recueillis et publiés par J.-J. Lucet et Eckard.
Paris, 1811, in-4°, t. I, p. 171.

SALINS (HUGUE DE). Docteur d'Angers, agrégé, le
5 janvier 1688, au Collége des médecins de Dijon, Hugue
de Salins était né le 3 décembre 1632, et mourut le

28 septembre 1710, à Beaune, où son épitaphe fut placée dans l'église.

On lui doit: 1º Vingt-quatre vers lyriques sur la mort de l'abbé Boisot; Dijon, 1694 ; 2º une longue Ode latine, en vers hendécasyllabes, adressée à Pierre Taisand, qui l'inséra à la tête de son Commentaire sur la coutume de Bourgogne, 1698, in-fol.

SALINS (CLAUDE DE). Fils du précédent, né à Beaune en 1664. Il fut tout à la fois docteur en médecine et maître de la Chambre des comptes, à Dijon. Il a fait imprimer deux ouvrages tournés en vers, savoir : 1º *Paraphrases* en vers sur le premier et le cinquième Psaumes de David; Dijon, 1714, in-4º; 2º *Paraphrases* en vers sur les psaumes 41 et 136;1716, in-4º.

SARAZIN (JEAN). Docteur en médecine de la Faculté de Paris (2 floréal an XIII, 1805) ; natif du département de la Charente. Son bagage, comme poète, est assez considérable. Nous connaissons de lui au moins treize morceaux, dont il est intéressant de donner la liste dans l'ordre de leur production : 1º *Saphici ad Archiatrum illustrissimum Portalem*. C'est une des pièces qui font partie de la Guirlande de fleurs, offerte par Dussi, élève en médecine (1819). 2º *L'Amour maternel, ou de l'avantage d'allaiter ses enfants*, poème en quatre chants.... Paris, 1821, in-8º de 212 pages. 3º *La Bienfaisance*, ode, suivie de notes. Paris, 1824, in-8º, 60 p. 4º *Ode aux Grecs, sur l'expédition française en Morée*. Paris, 1828, in-8º, 44 p. 5º *Cantate sur le retour de S. A. R. Mgr le duc d'Orléans à Paris;* 1830, in-4º, 4 p. 6º *Lettre au roi, ou demande de secours pour les indigents du deuxième arrondissement pendant l'hiver* (en vers). Paris, 25 nov. 1830, in-8º, 8 p. 7º *Victoria Juliana, vel commemoratio adeptæ libertatis Gallicanæ Tribus julii diebus anni* 1830, ode; 1831, in-8°, 8 p. 8° *Les Français de décembre* 1830, *ou l'Indulgence nationale*, ode ; 1831, in-8°, 36 p. 9° *Depulsio somni, carmen in regem Batavorum propter acerrimam ejus perspicaciam in rebus belgicis non statuendis;* 1832, in-8°, 8 p. 10° *Carmen triumphale, Epos ad ducem Oreliani, fratremque ejus, ducem Nemosii, ob illorum animi fortitudinem in obsidione arcis Anhtuerpiæ;* 1833, in-8°, 12 p. 11° *Napoleo reversus, vel de ejus statuâ in suo sedili rursus collocatâ, die 28 mensis julii, anno* 1833 (ode); 1833, in-8°, 8 p. 12° *Calumnia, carmen solemne, julio revertente in populares tumultus;* 1834, in-8°, 8 p. 13° *Gratitudo. Carmen solemne ad Ludovicum Philippum, Gallorum regem, pro die festo illius...* 1835, in-8°, 8 p.

Les titres seuls de la plupart de ces ouvrages indiquent assez les tendances du médecin-poète, qui s'est fait le chantre de Louis-Philippe et des princes d'Orléans. Son poème sur l'*Amour maternel*, sans être un chef-d'œuvre, mérite d'être lu. Sarazin s'y montre plein de sensibilité, d'enthousiasme, et enflammé par le ravissant tableau qu'offre l'allaitement maternel :

> Se peut-il qu'outrageant la nature et les cieux,
> Sourde aux cris du remords, et brisant tous les nœuds,
> D'une mère, un instant, la coupable faiblesse
> A de vains préjugés immole sa tendresse !
> Et comment, sans frémir, peut-elle de sa main
> Repousser son enfant, lui refuser son sein?
> Quoi ! l'innocent sourire ou la plainte touchante
> En vain réclamerait la pitié consolante !
> Ah ! Plaignons le destin de ces infortunés,
> Par des parents cruels flétris, abandonnés.....

SAUVAGES (François **BOISSIER** DE LA CROIX DE). Oui, il s'agit du célèbre auteur de la *Nosographie méthodique!* Cet esprit calme avait, pourtant, cultivé les Muses. Il touchait à peine à ses vingt ans que, pour recevoir le bonnet doctoral, il soutenait une thèse qui lui valut le surnom épigrammatique de *médecin de l'Amour.* Cette thèse discutait, en effet, une question intéressante : L'amour peut-il être guéri par les plantes ? A peine revêtu de la robe rabelaisienne, Sauvages, qui n'avait pas encore « découvert sa voie », se lançait dans les régions éthérées du Parnasse. Il paraît, d'après son biographe, L.-A. d'Hombres-Firmas, « que, connu par « ses vers dans sa jeunesse, on pouvait juger de ses ta- « lents par les Madrigaux, les Élégies, les Sonnets im- « primés dans les *Mercures...* »

SAUX. Docteur en médecine. Il habitait, au milieu du siècle dernier, son village natal, Valentine, situé dans la Haute-Garonne. Il a concouru, en 1743, pour un des prix de l'Académie des Jeux Floraux, et a envoyé pour cela une élégie en 102 vers, intitulée : *Éléonore.* Le prix de la Violette lui échappa ; pourtant, son poème a eu les honneurs de l'impression (*Recueil des Jeux Floraux,* 1743, p. 85). Il est plein de sentiment. Éléonore, la pauvrette, délaissée par son amant, s'adresse ainsi aux lieux enchanteurs témoins de ses amours :

> Beaux lieux, que j'ai depuis arrosés de mes pleurs,
> Vergers délicieux, vallons, forêts tranquilles,
> Des amants fortunés agréables asiles,
> Pour calmer la rigueur des maux que je ressens,
> Que peuvent vos détours, vos charmes innocents !
> Ne me prêtez donc plus vos favorables ombres :
> Il est passé ce temps où vos retraites sombres
> Me voyaient, dans le sein d'une profonde paix,
> Me jouer de l'amour et défier ses traits.
> Et vous qui fredonnez sans art et sans mesure,
> Élèves innocents de la simple nature,
> Oiseaux, votre bonheur excite mes soupirs ;
> Tout s'oppose à mes vœux et rien à vos désirs :
> Aux plaisirs les plus doux vous vous livrez sans cesse,
> Tandis que sans espoir je nourris ma tendresse ;
> Tout retentit au loin de vos concerts charmants ;
> Mais, hélas ! tout est sourd à mes gémissements...

14**

SÉGURET (François-Aimé). Membre du Conseil
général de l'Aveyron, médecin adjoint des hôpitaux et
du lycée de Rodez, médecin de l'École des sourds-muets,
du Chemin de fer d'Orléans, inspecteur de la pharmacie,
secrétaire de la Société des médecins de l'Aveyron, officier d'Académie, etc., M. le Dr Séguret est né à Ségur
(Aveyron), le 29 septembre 1819, et a été reçu docteur
à Montpellier, le 9 juillet 1850. Ses nombreuses et importantes fonctions le poussent, comme malgré lui, à
demander aux Muses quelques heures de repos et de distraction. L'occasion était belle en 1863 ; il en a profité
pour plaisanter fort agréablement une discussion qui venait d'avoir lieu au congrès archéologique de France, et
dans laquelle il s'agissait de savoir si on restaurerait,
maintiendrait à sa place le jubé de la cathédrale de Rodez, ou si on le porterait ailleurs ; si, enfin, il ne serait
pas bon de percer à jour les stalles du chœur et d'en
remplacer les panneaux par des carreaux de verre, qui
auraient l'avantage de mettre les chanoines à l'abri des
courants d'air. Le Jubé, poème héroï-comique (Rodez,
1863, in-8° de 32 pages), est en quatre chants, et renferme 666 vers.

Il y a de la verve, de l'entrain ; mais,

> Comment d'ailleurs de l'immortel Boileau,
> Sans être un fat, ressaisir le pinceau ?
> Où retrouver cette fine ironie
> Qui sent toujours la bonne compagnie,
> Ce sel attique et ce rire malin
> Qu'à chaque ligne on trouve en son Lutrin ?

M. le Dr Séguret ne se fait donc pas illusion sur la
valeur poétique de son œuvre. Il fait, du reste, bon mar-
ché de la critique qui pourrait s'attaquer à lui :

> Aux faveurs des Muses point trop je n'ose croire ;
> Au demeurant, je n'aspire à la gloire,
> Et d'Apollon, s'il nous manque l'appui,
> Tâchons, ma foi, de nous passer de lui.

On ne peut être plus accommodant. Je tiens cependant à dire que ce poème est fort amusant, et qu'il y a des portraits tracés de main de maître. Témoin celui d'un chanoine :

> Un beau chanoine, à la face arrondie,
> Où chaque oreille est presque ensevelie,
> A son menton d'un étage et demi,
> Du temporel on reconnaît l'ami.
> Lorsqu'en avant son ventre s'achemine,
> A l'opposé, l'on voit sa large échine,
> Dont le sommet cherche à se reculer,
> Aux seules fins de tout équilibrer.

SÉNAUX (CHARLES-F.). Docteur en médecine, exerçant à Aurillac en 1822. Il avait été reçu à Paris, le 5 février 1820. Quérard cite de lui deux pièces versifiées.

1. *Courses de chevaux qui ont eu lieu à Aurillac, chef-lieu de préfecture du département du Cantal, les 3 et 5 mai 1822*. Aurillac, in-8° de 8 pages.

2. *Réflexions, Lettres, Discours et Ode;* 1822, in-8° de 8 pages.

Nous n'avons vu que la première, qui comprend 104 vers, et est ainsi signée : Par le Docteur Sénaud.

Cela n'a aucune valeur.

SEURRE-BOUSQUET (J.-B.). De l'école de Paris, reçu docteur le 26 août 1829, né à Treignac (Corrèze). Les graves études de la science hippocratique n'ont pu refroidir la verve poétique de ce médecin. Étant encore sur les bancs de la Faculté, sa muse, inspirée par la mort du général Foy, lui dicta une *Elégie* qui a eu l'honneur d'être attachée à la *Couronne poétique du général Foy*, publiée par Magalon (1826, in-8°, p. 106). Elle se termine par ces stances :

> Qu'un monument funèbre, élevé par la France,
> Domine la colline où Foy repose en paix ;

Qu'il porte vers les cieux nos douleurs, nos regrets,
Et montre à l'univers notre reconnaissance.
Dieu des arts, pour l'orner, daigne prêter ta main ;
Sous ton divin ciseau rends animé l'airain.
Terre de liberté, Paros, riche contrée,
Qu'un marbre précieux soit tiré de ton sein ;
Donne à ton défenseur une pierre sacrée ;
Etale tes trésors dans un climat lointain.
Que le cyprès, autour de cette enceinte sombre,
A l'ombre du laurier mêle toujours son ombre ;
Et qu'aux restes chéris du héros demi-Dieu,
Le monde vienne dire un éternel adieu !

On trouve de la poésie de Seurre-Bousquet jusque dans sa thèse doctorale, dont le sujet, pourtant, était bien prosaïque : *Considérations générales sur l'empoisonnement par l'acide arsénieux*. Sa dédicace, à « ses meilleurs amis, à son père et à sa mère », est en 21 vers alexandrins.

SILBERLING. Médecin de Strasbourg. Il aurait, d'après Alibert, composé un poème intitulé : *Genethleïa, sive de arte obstetriciâ*, qu'une mort prématurée l'aurait empêché d'achever. Voici, au reste, comment s'exprime le célèbre médecin de l'hôpital St-Louis :

« Je ne saurais terminer ces réflexions sans appeler les regrets des gens de notre art sur la mort d'un homme qui aurait enrichi la littérature médicale, si les circonstances lui avaient permis de mettre la dernière main à ses ouvrages : je veux parler de M. Silberling, estimable praticien de Strasbourg ; il nous avait communiqué, dans les derniers temps de sa vie, quelques fragments d'un poème intitulé : *Genethleïa, sive de arte obstetriciâ*. Une matière aussi sèche s'était embellie par la richesse et par la magie du style. Je n'en citerai qu'un épisode, dont on n'a pu me fournir qu'une bien faible traduction ; il a pour objet de retracer les ruses dont on se sert pour tromper le beau sexe : « Mais Fauna, se ressouvenant des supercheries que Lucine avait racontées précédemment, s'écria : Hélas! de combien de vierges n'a-t-on pas abusé par le très-ingénieux stratagème de l'illusion!... Parle, Léda, tu en es un exemple. Un jour que tu te baignais dans l'Erotas, tu reçus bonnement sur ton sein ce cygne qui était poursuivi par un aigle. Tu sais que les Tyndaries tirent leur origine de cette compatissante imprudence. Il est vrai que tu n'accouchas que d'un œuf, et qu'il en naquit Castor et Pollux, qui furent la source de tes plaisirs les plus purs par la tendre amitié qu'ils eurent toujours l'un pour l'autre.

« Toi, Europe, que t'a attiré la blancheur de ce taureau si doux qu'il mangeait dans tes mains?... Ne te rendit-il pas mère de Minos?

« Toi, belle Sangaride, que t'ont fait les fruits de l'arbre en lequel Phylis fut métamorphosé, que tu cueillis et mis dans ton sein...? Ne t'ont-ils pas rendue mère d'Athys?

« Et toi, ravissante Tyro, ne fut-ce pas le doux sommeil que Neptune te procura, à qui les trop célèbres Péliàs et Nérée doivent le jour? aventure dont tu ignoras longtemps la cause. De plus, si on veut en croire bien des histoires, combien de femmes de tout âge n'ont pas, à l'exemple de Danaé, été séduites par une pluie d'or!... Et combien même n'y a-t-il pas de familles qui doivent leur accroissement à la soif des richesses! Et toi, Calisto, garderas-tu le silence? Avoue qu'éprise de la beauté et de la blancheur éblouissante du Dieu qui t'apparut sous la figure de Diane, tu devins mère de Pan sur le mont Lycée.

« Enfin toi, belle Astérie, mère d'Hercule le Tyrien, qui t'a séduite? Fut-ce l'aigle du grand Jupiter, ou ce Dieu lui-même sous cette forme? Hélas! innocente victime de l'inconstance de l'amour et de la surprise de l'aigle séducteur! tu perdis les bonnes grâces de ce Dieu, qui te changea en caille pour gémir tristement sous cette métamorphose. C'est ainsi que l'on trompe, par mille ruses différentes, les filles trop crédules. »

SIBYLLE (GUILLAUME). Docteur en médecine, natif de Sens, attaché tout à la fois au prince de Condé et à l'archevêque de Sens (1602). Il était très-estimé de son temps comme poète. Nous pourrions citer de lui plusieurs poésies légères, qui se trouvent dans plusieurs recueils ; nous nous contenterons de recommander aux amateurs les suivantes :

1° Une ode de 112 vers, adressée à l'archevêque de Sens, à l'occasion de son entrée dans cette ville, et imprimée avec ce titre : *In adventum ad senonas Reverendiss. ac Illustriss. D. D. Reginaldi de Beaulne, archiepiscop. Senonensis...* Paris, 1602, in-8° de huit pages. 2° Un poème funèbre, à l'occasion de la mort de Simon de Provenchères, médecin célèbre, natif de Sens. On le trouve dans un recueil publié précisément à la mort de Simon de Provenchères; 1617, in-4°. Il contient 125 vers; 3° une élégie ayant toujours pour objet Simon de Provenchères (même recueil, p. 70, 48 vers).

SIMON (EDOUARD-THOMAS). Médecin et littérateur, né à Troyes, le 16 août 1740. Il vint habiter à Paris, et s'y trouvait à l'époque de la Révolution. Il mourut à Besançon, le 4 avril 1818. Simon a publié un grand nombre d'ouvrages de poésie dont le petit dieu Cupidon faisait le plus souvent les frais; voici les titres des principaux :

1° *Epître à M. C. D. V. D. S.*, sur le respect dû aux grands hommes; Troyes, 1765, in-8°; 2° *les Brochures*, dialogue en vers entre un provincial et un libraire; Paris, 1788, in-8°; 3° *Galanterie française*, recueil de compliments, étrennes, bouquets, félicitations de mariage, etc.; Paris, 1791, in-12; 4° le Badinage (*Alma-nach des Muses*, 1782, p. 19); 5° le Sort digne d'envie (*ibid.*, 1783, p. 29); 6° Épitaphe d'un petit chien (*ibid.*, 1783, p. 162); 7° la Recherche de la vérité (*ibid.*, 1783, p. 220); 8° *les Muses provinciales*...; 1788, in-12; 9° *Saint Louis*, poème héroïque et chrétien; 1816, in-8°; 10° *l'Ami d'Anacréon*, ou choix de chansons; 1804, in-16, recueil de 134 chansons, la plupart amoureuses. Simon les dédie à sa femme :

> Tous ces couplets, chère Colette,
> Sont inspirés par le plaisir ;
> Lorsque ta bouche les répète,
> Ta bouche appelle le désir.
> Tes accents sont bien sûrs de plaire,
> Et dès qu'on t'entendra chanter,
> Si c'est l'amour qui les fit faire,
> L'amour voudra les répéter.

SONNET (Thomas DE COURCAL). *Voy.* COURVAL.

SPON (Charles). Né à Lyon, le 26 septembre 1609, mort le 21 juillet 1684. Ce médecin célèbre, l'ami et le correspondant de Guy Patin, a eu le courage et le talent, non-seulement de tourner en vers latins, sous le titre de *Sibilla poetica*, les Prognostics d'Hippocrate, de rendre dans le même langage les *Aphorismes*, d'écrire en vers latins une *Mythologie*, mais encore d'exprimer, par la bouche des Muses, les muscles du corps humain, leurs insertions, les fonctions qu'ils remplissent. Ce tour de force, Spon passa une partie de sa vie à l'accomplir, et la veille de sa mort — il était octogénaire — on le vit, la plume à la main, corriger, châtier et perfectionner son œuvre. Ce fut son fils, Jacob Spon, qui offrit généreusement le manuscrit à Le Clerc et Manget, lesquels, on le devine, s'empressèrent d'en enrichir leur *Bibliotheca anatomica*, publiée à Genève, 1680, in-fol. C'est dans ce recueil qu'il faudra aller chercher (t. II, p. 585-597) cette *Myologia heroïco carmine expressa.*

STÈVE (Pierre-Jacques). Médecin de Valence (Drôme), qui vivait au milieu du xvIe siècle. Il a traduit du grec en vers latins, le traité de la Thériaque de Nicander : *Nicandri Colophonii poetæ et medici antiquissimi clarissimique theriaca,* Petro Jacobo Steve medico Valentino, interprete et enarratore. Valentiæ, 1552, in-8°.

On y trouve le texte grec, la versification latine, et des commentaires en prose.

STURMIUS (Laurent). Il était de Soissons, ou au moins du diocèse de Soissons, et a paraphrasé les *Aphorismes d'Hippocrate.* L'ouvrage, que nous n'avons pu voir, a été imprimé sous ce titre :

Laurent. Sturmii ad aphorismos paraphrasis poetica. Lyon, 1583, in-8°.

SUCRET (Étienne). Ce médecin exerçait son art en 1820, à Villeneuve-Larchevêque, dans le département de l'Yonne. Natif de Vitaux (Côte-d'Or), il fut reçu docteur à Paris le 2 août 1808. Le prix fondé par Louis XVIII, le 12 décembre 1821, pour récompenser le meilleur poème sur la fièvre jaune de Barcelone, l'incita à se mettre sur les rangs. L'inspiration était mauvaise. Sucret n'était qu'un aligneur de rimes ; son œuvre n'a qu'une valeur : sa longueur, et 609 vers péniblement agencés. Mais la critique se tait lorsqu'elle entend le brave médecin bourguignon déclarer qu'il a plus consulté son zèle que ses forces ; que s'il était assez heureux pour remporter le prix (1,500 fr.), il pourrait avec cela aider davantage son fils, qui étudiait alors la médecine à Paris, et il ajoute : « Je n'étais pas

encore aux trois quarts de ce poème, que j'appris sa
mort inopinée. Je n'avais que lui d'enfant mâle. Alors je
ne fus plus capable de continuer mon ouvrage ni le corriger; cependant, je l'envoyai, tout informe qu'il était,
au temps voulu. »

SUE (MARIE-JOSEPH, dit EUGÈNE). Né à Paris, le
10 décembre 1804, et mort à Annecy, le 3 août 1857,
cet illustre romancier ne pouvait pas être oublié dans ce
dictionnaire, car, avant d'embrasser une carrière dans
laquelle il devait acquérir tant de réputation, il avait
été, sous l'inspiration de son père, chirurgien chef de la
garde impériale, aide-major d'une compagnie des gardes
du corps du roi, puis chirurgien de marine. C'est en
cette qualité qu'il assista en 1823 à la prise de Cadix.

SUSSANNEAU (HUBERT). Docteur en droit et en
médecine, professeur d'éloquence à Poitiers et à Paris,
né à Soissons, en 1512.

Il doit être rangé parmi les poètes latins les plus remarquables du XVIᵉ siècle. Ses ouvrages sont nombreux;
nous citerons les principaux, renvoyant, pour le surplus,
à Bayle, Moréri et Niceron :

1. Un poème d'environ 350 vers, sur la levée du siége
de Péronne en 1536; le titre est : *Perona obsessa.*

2. *Hub. Sussanæi, legum et medicinæ doctoris, Ludo-*
rum libri nunc recens conditi atque editi; accessit enodatio
aliquot vocabulorum, quæ in aliis dictionariis non expe-
riuntur... Paris, 1538, in-8°.

Ces *Ludi*, en quatre livres, sont des petits poèmes sur
différents sujets.

3. *Lamentatio Europæ carmine heroïco descripta.*

Ce petit poème est à la suite de l'*Oratio laudatoria*

pro Francisco Valesio, rege Francorum, per L. Campes-
trum canonicum regularem, 1538, in-8°.

4. *P. Virgilii Maronis opera omnia...* Paris, 1539, in-4°.

5. *Annotationes in contextum totius artæ versificatoriæ*
quam Jo. Despauterius carmine complexus est. Adjectum
est Epithalamium D. Michaelis Hospitalis et D. Mariæ
Morinæ. Item, ecloga, sylvius inscripta, et carminum Fer-
rago. Paris (2ᵉ édit.), 1543, in-8°.

6. *De resurrectione Domini nostri J. C. carmen.* Paris,
1544, in-4°.

SYLVIUS (Jacques). Ce grand médecin, né à
Amiens en 1478, mort le 14 janvier 1555, a rimé quelques vers latins, lesquels, sous le titre de *Carmina*, ont
été insérés par René Moreau dans l'édition qu'il a donnée des œuvres de Sylvius (Genève, 1630, in-fol. p. 882).
Ces vers sont adressés à Henri II, roi de France, aux
mânes d'Hippocrate, aux médecins en général, à Pierre
Castellan, évêque de Mâcon, à Symphorien Champier...

TAILLEFER (Louis - Auguste - Horace - Sydney -
Timoléon). Docteur en médecine (16 juin 1826), député
de la Dordogne en 1848 et en 1857, né à Domme
(Dordogne), le 2 décembre 1802, mort à Paris, le 28
mars 1868. Taillefer n'était, en 1825, qu'étudiant en
médecine, lorsque la gloire naissante de Casimir Delavigne lui inspira une Epître en 162 vers. Pour un
jeune homme de vingt-deux ans, et pour un début, ce
n'est pas mal tourné : le feu, l'inspiration, le rhythme
et la cadence s'y marient agréablement. Quelques fragments feront juger de la valeur de ce petit poème :

> Un nourrisson de Cos, transfuge d'Epidaure,
> Ose invoquer le Dieu que Delavigne adore.
> Empruntant de ton nom le talisman vainqueur,
> S'il t'adresse ces vers, échappés à son cœur,

Souviens-toi qu'Apollon d'Esculape est le père.
Et que du médecin le poète est le frère.
Souris à ses efforts; qu'un peu de parenté
Calme l'effroi qu'inspire un juge redouté.
Il cède à son démon ; car, folle en ses caprices,
Sa muse, vierge encor, veut t'offrir ses prémices.
Convive rejeté du banquet d'Apollon,
Inconnu des neuf Sœurs dans le sacré vallon,
Présenté par tes mains, que leur faveur m'accueille.
De tes nombreux lauriers du moins sur une feuille,
Si j'inscris mon nom, pardonne... Quel affront !
Elle serait ternie en effleurant mon front...

Épître à Casimir Delavigne. Paris, 1825, in-8° de
6 pages; imprim. Moreau, r. Montmartre, 39.

TAVENOT. Médecin de la Faculté de Paris. Florissait en 1675.

Des attaques dont un médecin célèbre, De la Vigne,
avait été l'objet, inspirèrent à Tavenot une Epître en
84 vers, qui porte ce titre :

Épître à M. De la Vigne, premier médecin de la Reine;
1675, in-8° de sept pages. Cela est vivement touché et
plein d'entrain :

Fils d'Esculape, et son émule,
Expert en la docte formule
Qui de la frêle humanité
Sait extirper l'infirmité ;
Il faut que je vous raconte
Et les forfaits et le mécompte
D'un trop redoutable trio,
Comme je l'ai su de Clio.
Ce sont ces tristes Filandières,
De Pluton sombres émissaires,
Qui dans leur infernal courroux
Osaient conjurer contre vous.

Pourquoi filons-nous cette trame ?
Dit Lachesis, au noir jupon ;
Je me dessèche le poulmon.
Avons-nous le diable dans l'âme,

De prolonger ainsi les jours
De ce docteur à vieux grimoire,
Qui sans cesse de notre gloire
S'étudie à borner le cours !
Cet Hippocrate, ce Boerhave,
Nous met toujours nouvelle entrave ;
Et quand nous croyons bonnement
Faire descendre au monument
Tels gens, dont nous avons fait note,
Le sire en ordonne autrement,
Guérit et nous les escamote.

TELLIER (F.). Docteur en médecine, chirurgien d'armée. Nous avons de lui une pièce joliment tournée : *A ma pipe*, ode trouvée dans les papiers de mon grand-oncle. A mes amis les fumeurs; in-8° (s. l. n. d.) de 8 pages :

O pipe ! mes amours, il faut que je te chante,
Que je te montre à tous, toi qui fus mon amante;
Que je dise tout haut tes grâces, ta douceur ;
Que je te peigne, enfin, compagne toujours chère,
Gaie aux jours de bonheur, triste aux jours de misère,
        Tantôt amante, toujours sœur.

Au jour où je te vis intacte, vierge, blanche,
Au milieu de tes sœurs, droite sur une planche,
Elançant dans les airs ton col si gracieux ;
Lorsque je vis ta tête et si pure et si belle,
Et ta taille si fine; oh ! criai-je, c'est elle,
        C'est elle que je veux !

. . . .

TESSON (Charles-Gustave). Né à la Rochelle, docteur de Montpellier (18 mai 1839), et aujourd'hui retiré dans son ermitage de Pavant (Aisne), M. Tesson est resté vingt et quelques années en Afrique, comme chirurgien-major, d'abord dans la marine, puis dans les équipages, enfin dans l'infanterie; c'est lui qui fut donné comme médecin à Abd-el-Kader, qu'il accompagna dans sa résidence d'Amboise. M. Tesson est, de plus, poète, mais un de ces poètes qui trouve l'inspiration dans les impressions du moment, dont les vers sont les reflets de son âme, l'image, le journal, pour ainsi dire, de la vie intime, des entretiens de famille, des causeries au coin du feu. Aussi ne sont-ils guère connus que d'amis, qui, aimant l'homme, ayant la clef de son âme, s'identifient mieux avec les chants qu'il exhale.

CE QU'ON AIME ENCORE SOUS LES CHEVEUX BLANCS.

(Fragment.)

Des divers amours de chaque âge
L'image reste chère à tous ;
Le cœur, sous leur tendre servage.
S'est fait affectueux et doux,
Et nous chérissons davantage,
Rendus au terme du voyage,
Tout ce qui vit autour de nous.

On aime le petit enfant
Qui s'endort sous l'œil de sa mère,
Puis ouvre en riant sa paupière,
Et gazouille son premier chant :
On aime la blonde fillette
Qui, gravement sur son giron,
Balance la bercelonnette
Où dort son bébé de carton.

On aime, au fond du sanctuaire.
La jeune fille, en voile blanc,
Offrant au ciel un cœur fervent
Qui n'a point encor de mystère.

. . . .

Ainsi, charmant notre destin,
Partout l'aimante fille d'Eve,
Soit qu'il commence ou qu'il s'achève,
Nous suit tout le long du chemin

. . . .

18 août 1873.

THÉVART (Jacques). Médecin de Marie de Médicis, d'Anne d'Autriche et de Louis XIV, mort le

45

15 décembre 1674, et inhumé à Saint-Paul. Il fut un
de ceux qui contribuèrent le plus à défendre l'émétique
et les antimoniophiles. A beaucoup de piété, de politesse
et de science, il joignait une grande habileté dans la
poésie, et il se servit de ses talents pour encourager les
médecins de Paris à user d'un médicament, lequel, manié avec soin et discrétion, peut rendre tant de services.

La première pièce de vers qu'il composa est celle
qu'il adressa à Godard, conseiller au Parlement, qui,
dans le grand procès de l'antimoine, avait pris le parti
de cet agent. C'est assez maigre et mesquin.

La même année, Thévart chanta encore, en 260 vers
latins, les vertus de l'antimoine : *Apologia approbatorum
stibii...* Paris, 1654, in-4°.

Enfin, Carneau, qui d'avocat s'était fait moine célestin, ayant écrit en faveur de l'émétique son curieux
et très-beau poème : *la Stimmimachie,* 1656 ; in-8°,
Thévart parvint à y faire glisser des vers de sa façon.
A la page 120, on peut y lire une *Réponse apologétique,*
signée Thévart, D. M. orthodoxe; à la page 123, un
sonnet; à la page 130, une pièce intitulée : *Contre un
poétastre.* Le sonnet de Thévart mérite d'être reproduit :

Guénault, à qui le ciel ses plus beaux dons partage,
T'escrit avec raison des merveilles du vin
Fait de ce métal qu'on dit estre un venin,
Pour n'en connoistre pas la bonté ny l'usage.

Esculapes François, lumières de nostre aage,
Fernel, Haultin, Dubois, Martin, Mollier, Séguin,
Vallot, Esprit, Guénault, Yvelin et Daquin,
Jugez où va l'excès d'une ignorante rage !
Des ennemis cachés, par d'infâmes écrits,
Ont tasché de noircir les plus rares esprits,
Pour avoir défendu l'émétique breuvage :
De nostre *Dieu-Donné* l'illustre guérison
Fait voir que ce métal ne fut jamais poison :
Il a sauvé le Roy, que veut-on davantage !

THORIUS (RAPHAEL). Médecin et poète latin, naquit en France, mais passa, pour cause de religion, la
plus grande partie de sa vie en Angleterre, où il
fut conduit très-jeune et où il mourut en 1625, laissant
un fils, Jean, qui fit ses études à Oxford, et fut agrégé
au collége des médecins de Dublin, en 1627.

Raphael Thorius a écrit : *Hymnus Tabaci et Cheimo-
nopegnion.* Leyde, 1622, 1625, 1628, in-4°; Londres,
1627, in-8°; Utrecht, 1644, in-12; en latin et en anglais, 1651, in-8°.

Cette pièce a aussi été insérée dans le livre d'Everart :
De herbâ panaceâ quam alii tabaccum..., vocant, 1644,
in-12. Le poème de Thorius y occupe les pages 235-296.
On conserve des lettres des deux Thorius au British
museum (Mss. Burn. n° 367-369), entre autres celle
où Raphael annonce un essai de traduction latine d'une
Homélie de Chrisostome sur saint Matthieu.

TICIER (MICHEL). Docteur en médecine de Montpellier (25 juin 1855), médecin inspecteur des eaux de
Capvern, né à Brignemont (Haute-Garonne). Il exerce
à Puisségur.

Brave et digne confrère! Charmant poète! Je viens
de lire votre *Riposte d'un passant piqué par les taons*
(Toulouse, 1870, in-8° de 32 p.); vos vers indignés se
révoltent contre le triste état de la médecine moderne,
contre les charlatans qui pullulent comme des cham-
pignons véreux, contre certains docteurs « pour de
vrai », mais astucieux, trop adroits, et dangereux. Votre
Muse, incitée par une noble colère, ne fera rien contre
ces imposteurs et ces infâmes!... Comme vous le dites
très-justement :

> La médecine, ami, n'est pas ce qu'on suppose...
> Et trop souvent, ici, l'épine est sous la rose !
> On traîne le boulet, on a le pied meurtri.

Et, sur son oreiller, rarement on repose !
Pour se vouer à l'art, qui jadis m'a souri.
De l'argile des forts il faut être pétri !

On travaille, trente ans, comme un forçat au bagne;
Sous le givre, l'hiver, gelé, dans la campagne,
On chevauche le jour, on court la nuit aussi ;
En été l'on rôtit comme un Cafre... et l'on gagne,
Au bout de tout cela, rhumatisme et souci.
Et des coupons ? néant ! Ils n'ont pas cours ici...

. . . .

Vivoter en esclave, et mourir cul-de-jatte,
Sentir flasque toujours son phthisique gousset,
Tel est notre destin, disciples d'Hippocrate !

. . . .

Nous connaissons encore, de M. Ticier, un bien charmant morceau, — *Joies intimes*, — et qui, présenté à
l'Académie des Jeux Floraux, a été inséré dans ses
Recueils (année 1865, p. 191).

A MA FILLE.

Enfant, quand tu pleurais, loin du toit de ton père,
Ma Muse, en soupirant, essuya ton œil bleu ;
Et baisant ton front pur, elle dit : « Espère !
Car dans ton nid aimé te reconduira Dieu ».

Et le bon Dieu, ma fille, à ton nid t'a rendue,
Comme l'oiseau bruyante, et blanche comme un lis ;
Et je te vois courir, de bonheur éperdue,
Sur les gazons du parc que juillet a jaunis.

Oh ! qu'il est doux alors le bonheur qui m'inonde,
Quand la brise du soir baise tes blonds cheveux ;
Je ne me souviens plus des choses de ce monde,
Mon âme réjouie est toute dans tes yeux !

J'aime tes petits pieds dansant sur la pelouse;
J'aime autour de mon cou tes deux bras arrondis ;
Sur le sein maternel, j'aime ta sœur jalouse
S'éveillant pour troubler la chanson que tu dis !

Oh ! vous êtes, enfants, les lis que le ciel donne
A nos tristes foyers, lorsqu'il veut les bénir;
Et vous êtes aussi la riante couronne
Qui tombe de nos fronts, lorsqu'il veut nous punir !

Venez, enfants, venez rire sous la tonnelle;
A l'écho de nos bois jetez votre chanson ;
Grandissez, chérubins, sous l'aile maternelle,
Et répandez toujours le bruit dans ma maison.

De votre gaîté folle... oh ! qu'elle soit remplie !
La demeure sans vous, c'est la ruche sans miel.
Le nid vert sans oiseaux... Avec vous on oublie
Ce qu'au fond de nos cœurs la vie a mis de fiel !

Le rayon de mes jours est votre doux sourire ;
C'est sous vos petits doigts que chante mon clavier...
Poète, je ne veux pour Muses de ma lyre
Que vous, blondes enfants, anges de mon foyer !

Que m'importe le monde en sa joie importune !
Que m'importe la gloire et son char triomphant !
Dans mon châtel béni j'ai mieux que la fortune :
Un air pur, de l'ombrage, et des baisers d'enfant !

Germaine, quand le soir, à genoux sur la pierre,
Pour prier le Seigneur, tu joins tes blanches mains,
Dis-lui de nous laisser jusqu'à l'heure dernière
Nos filles aux yeux bleus, jouant sous les jasmins.

TILLÉ (Nicolas-Maximilien). Docteur en médecine, reçu en 1836. Il exerce à Augé, sa patrie, petit village du département des Deux-Sèvres, canton de Saint-Maixent. Il est bien connu de ses confrères comme un nourrisson du Parnasse, et ce n'est jamais en vain que l'on fait appel à ses talents toutes les fois qu'il s'agit de jeter quelques fleurs au milieu des comices annuels de l'Association des médecins de France. Nous ouvrons les *Compte-rendus de la Société des médecins des Deux-Sèvres*, pour les années 1860, 1861 et 1862, et nous tombons sur trois pièces du médecin distingué d'Augé.

La première est intitulée : *Fraternité médicale*, se compose de 50 vers, et a été dite le 5 octobre 1860.

La seconde : le *Charlatanisme médical*, a vu le jour le 22 août 1861, et a même été imprimée à part (Niort, in-8º de 4 pages). Elle a 186 vers.

La troisième porte ce titre : *Première illusion et der-nières espérances :*

> Quand la fleur du jeune âge en nous se décolore,
> On aime à rappeler l'éclat de son aurore ;
> Notre œil cherche à percer la trame du rideau
> Qui finit à la tombe et commence au berceau.
> Revenez, revenez, illusions frivoles
> Des jours où nous cueillions les palmes de l'Ecole !
> Beaux jours où la fortune et les riants festins
> Semblaient nous convier à de joyeux destins !
> D'un œil ambitieux nous lisions à distance,
> Dans un vaste avenir, la page d'espérance :
> Nous cultivions des fleurs, nous espérions des fruits.
> Mais l'automne a passé !... Les a-t-elle produits?

Écoutez le Dr Tillé faire défiler la bande immonde des charlatans de toute espèce :

> Tantôt, vous le savez, on le voit revêtu
> Des dehors empruntés à l'aimable vertu ;
> Tantôt vous le voyez, avec verve et jactance.
> Etaler en plein air ses trésors d'éloquence ;
> Sous l'orgueilleux turban d'un luxe oriental.
> Il offre sa liqueur, spécifique à tout mal.
> De charlatans il est une nombreuse espèce
> Qui trompe, mais avec des dehors de noblesse ;
> Elle se fait comtesse, et marquise parfois.
> Vous la voyez cueillir dans les prés, dans les bois.
> Des simples qu'employait une vieille grand'mère,
> Pour soulager les maux de l'humaine misère ;
> C'est à son lit de mort, assise à son chevet,
> Qu'elle lui confia son merveilleux secret.
> Telle autre espèce, enfin, sous des dehors mystiques.
> Guérit au seul contact de puissantes reliques,
> Et par le seul toucher du doigt ou de la main,
> De maux invétérés conjure le levain.....

TILLOT (EMILE). Inspecteur des eaux de Saint-Christau, né à Rouen, en 1829, docteur en médecine de la Faculté de Paris (27 févr. 1860). Voilà un charmant poète, que les Muses ont tenu sous leur tutelle lorsqu'il était encore fort jeune et interne des hôpitaux de Paris.

Aussi, quelle fête pour les joyeux convives des banquets de l'Internat, lorsqu'ils avaient au milieu d'eux leur chansonnier aimé! Comme les verres tintèrent, lorsqu'il récita son poème plein de verve et d'entrain, intitulé : *le Vin!* et qu'il chanta, sur l'air du *Grenier* de Béranger, ses *Présents d'Artaxercès!* Et, que de mains vinrent serrer la sienne, lorsqu'il fit entendre son *Médecin de campagne*, hommage pieux et vrai rendu à la plus méritante des professions!...

Reçu d'hier, il a quitté la ville
Pour exercer dans un hameau lointain.
Au fond d'un bois est un modeste asile ;
C'est là que doit s'écouler son destin.
Dans l'avenir qui pour lui s'inaugure,
Voit-il briller de l'argent, de l'honneur ?
Non, car sa vie est à jamais obscure;
Mais un pays bénira son docteur.

Le voyez-vous, sous la neige, à la pluie,
Par la campagne affronter les frimas?
Qu'un homme souffre, et du froid il oublie
L'âpre rigueur, quand on l'attend là-bas.
Mais, en revanche, on guette son passage,
Chacun s'incline, et d'un bonjour flatteur
Le saluera quand il rentre au village ;
On dit déjà : c'est notre bon docteur.

De grand matin, il quitte sa demeure;
A ses clients il se doit tout entier.
Il partira nuit et jour, à toute heure;
Car le malade est un dur créancier.
Au doux sommeil que de fois on l'arrache :
« Monsieur, ma femme expire de douleur,
Mon enfant souffre et gémit sans relâche ! »
Pas de repos pour le pauvre docteur !

Aussi parfois ses yeux s'appesantissent,
Au coin du feu, de fatigue accablé,
Et devant lui des images se glissent,
Doux souvenir d'un temps vite écoulé.
Le mot Paris résonne à son oreille,
Il voit au loin un mirage enchanteur ·

Mais c'est un songe, et triste il se réveille :
Que de regrets pour le pauvre docteur !

. . . .

Courage donc ! plus la tâche est pénible,
Et mieux on fait, quand on sait la remplir.
Aux coups du sort montre une âme insensible,
Fais ton devoir, sans jamais défaillir;
Et de tes jours quand finira la somme,
Les paysans se diront : quel malheur !
Il a vécu comme un brave et digne homme:
Dieu fasse paix à notre bon docteur !

TIPHAIGNE DE **CHARTRES** (MICHEL). Ce médecin, qui ne nous est connu que de nom, a écrit une comédie intitulée : *les Enfants,* et qui a été imprimée en 1756.

TOIRAC (ALPHONSE). Né à Saint-Dominique, en 1791, docteur en médecine (1823), dentiste fort accrédité, Toirac est mort d'un anthrax, à Paris, le 22 août 1863, laissant, sans doute, une foule de poésies inédites, non imprimables, et qu'il récitait ou chantait avec un goût et une verve incomparables. Quel causeur plein de charme et d'entrain ! Quel tour brillant dans ses chansons ! Et ses contes... Il excellait dans ce genre, et ses productions n'auraient pas été désavouées par Lafontaine, tant elles étaient remplies de grâce et d'enjouement ! Son talent était tout à la fois la philosophie d'Horace avec la grâce, un peu critique, de Catulle. Il y avait aussi du Piron et du satire dans ce joyeux convive, autour duquel les vieux, particulièrement, se groupaient pour se regaillardir, et rappeler à leurs souvenirs des années passées sans retour.

Les poésies de Toirac, — à part, bien entendu, celles qu'il disait quand les femmes n'y étaient pas, — mériteraient d'être réunies en un recueil. On s'étonne que le poète se soit en allé sans qu'une main pieuse ait songé à rendre ainsi hommage à son talent hors ligne. Le cadre de ce dictionnaire nous force à nous restreindre à deux chansons, et à des strophes élégiaques qu'il exhala quelques mois avant de rendre l'âme.

LE PLATINE.

Air : Bataille, bataille !

Platine, platine,
Est une mine,
Un vrai trésor;
Platine, platine,
Remplace l'or !

C'est bien un métal que je chante,
Mais par tournure plus piquante,
De la façon que je l'entends,
Grâce à mon sujet, dans ce temps,
On enfonce les gens.
Platine, platine, etc.

Durant le siècle d'or, sans doute,
Vite on faisait fortune en route :
Le siècle d'argent vint après,
Celui de fer suivit de près,
Et pour dernier progrès,
Platine, platine, etc.

C'est bien aboyer à la lune,
Que de parler de la tribune;
Quand j'entends certain orateur
Vanter la sagesse et l'honneur,
Je me dis, vieux blagueur !
Platine, platine, etc.

Au chevet d'un Robert-Macaire,
Tout près de son heure dernière,
Voyez les abbés réunis
Parler d'un prochain paradis
Et de péchés remis !
Platine, platine, etc.

Si par hasard une douairière
Me présente sa tabatière,
Pour provoquer de doux ébats,

Me dit: Venez, j'ai des appas
  Qui ne sont point à bas.
    Platine, platine, etc.

Si votre colonne dorsale
Au rang des bossus vous ravale,
Chez l'orthopédiste en renom,
Courez, il vous rendra, dit-on,
  Plus droit qu'un Apollon !
    Platine, platine, etc.

O vous, gourmands, dont la mâchoire
Ne peut plus mastiquer ni boire,
Pour mieux broyer vos aliments,
Venez, je vous mettrai des dents
  Sans vous mettre dedans !
    Platine, platine, etc.

Pour une langue bien pendue,
Mon œuvre est-elle bien conçue !
On peut en douter, pas du tout,
Car j'ai mis de l'esprit partout,
  Et cela sans bagout.

    Platine, platine,
    Est une mine,
    Un vrai trésor;
    Platine, platine,
    Remplace l'or !

* *

LE MÉTÉORE.

Air de la Nostalgie.

Le ciel en feu menace notre terre,
Le foudre éclate et redouble ses coups,
Le firmament n'est plus qu'une rivière
Qui dès demain peut nous inonder tous.
Que nous importe ! épuisons notre amphore.
Vins généreux, entretiens, long amour;
Car l'ouragan n'est qu'un beau météore
Qui brille au soir et pâlit au grand jour *(bis)* !

Ne craignons pas de tristes catastrophes;
Le ciel pour nous sera moins périlleux
Que ces rêveurs, soi-disant philosophes.
Qui dans le fond ne sont que vaniteux !

Si le vulgaire un instant les honore,
A ses dédains il les livre à son tour,
Et leur triomphe est comme un météore
Qui brille au soir et pâlit au grand jour !

Voyez de loin, se cachant sous le voile
Cette coquette en son boudoir obscur;
Son œil scintille, et vous semble une étoile
Qui resplendit au sein d'un ciel d'azur.
Courez, courez, jeunes fous que dévore
L'appât trompeur d'un dangereux amour :
Plus d'une femme est comme un météore
Qui brille au soir et pâlit au grand jour !

Jeune poète, en ton heureux délire,
Tu donnes cours à tes nobles accents;
Fier de penser que chacun va te lire,
Un doux émoi vient enivrer tes sens !
A ton erreur tu voudrais croire encore,
Mais la critique est un cruel vautour;
Et l'espérance est comme un météore
Qui brille au soir et pâlit au grand jour !

Dans les salons, ce beau traîneur de sabre,
Qui va partout affichant un grand cœur,
Qui, pour un mot, et s'emporte et se cabre,
Veut qu'on lui croie une haute valeur.
Sur le terrain poussez ce matamore,
Et vous verrez, par un subtil retour,
Que son courage est comme un météore
Qui brille au soir et pâlit au grand jour !

Quittons les cieux, revenons sur la terre :
Le positif a bien son agrément;
Laissons en paix tempêter le tonnerre,
Tomber la pluie et murmurer le vent.
Un bon dîner que gaîment l'on dévore
Nous met souvent l'abdomen en tambour;
Ce qui s'ensuit n'est plus qu'un météore
Qui brille au soir et pâlit au grand jour !

**
**

STROPHES ÉLÉGIAQUES.

A l'occasion des pertes récemment faites par le Careau.

Pourquoi, temple joyeux, pourquoi tant de tristesse ?
Pourquoi d'un crêpe noir entourer ton grelot?

Reprends tes doux accents, et que la folle ivresse,
Par de légers refrains, remplace les sanglots.

Ah ! que je plains celui dont la misanthropie
De longs habits de deuil affuble ses beaux jours !
Qui transforme en hiver le printemps de sa vie,
Et qui pense à la mort... qui pense à nous toujours !

Songer à son trépas, déjà ce n'est plus vivre !
Au banquet de la vie asseyons-nous gaîment !
A de nouveaux transports que notre âme se livre,
Dérobons au chagrin jusqu'au moindre moment !

Ainsi je me disais, lorsque, plein de jeunesse,
Devant moi je voyais un immense avenir ;
Je ne comprenais pas ce qu'était la vieillesse,
Je croyais que le temps pouvait se retenir.

Bientôt de l'âge mûr je sentis les approches,
Et les soucis nombreux sans cesse renaissants ;
Et quand je vis mourir mes amis et mes proches,
De la nature alors je compris le vrai sens.

Capricieuse autant qu'elle est impitoyable,
Elle brise le soir ses œuvres du matin.
Et la terre toujours, toujours insatiable,
S'enrichit à sa voix d'un lugubre butin.

En vain de mon passé j'invoquai le prestige,
Et les illusions qui font battre les cœurs,
Le temps, de mon bonheur avait brisé la tige,
Et ma vie est restée et sans fruits et sans fleurs !

Sans retour, renonçant à mon erreur profonde,
A regret je connus la triste vérité,
Que tout ce qui respire, hélas ! en ce bas monde,
Est soumis à jamais à la fatalité.

Toirac était depuis longtemps un des membres les plus chéris du Caveau, et c'est dans les recueils de cette joyeuse société qu'il faut chercher les nombreuses et charmantes productions de son esprit. Nous en donnons ici la liste, avec l'indication des volumes où elles ont été insérées :

Les Vivants du vieux temps (1842, p. 261). — La Cerise (1843, p. 77). — La Vieille Marquise (1843, p. 289).

— Le Platine (1844, p. 350). — Les Joujous (1845, p. 19). — Le Nez (1846, p. 450). — Le Couloir (1847, p. 277). — Remerciement (1847, p. 298). — La Vérité sera de toute éternité (1847, p. 198). — A la garde nationale d'Auvières (1849, p. 259). — Le Décret (1849, p. 369). — La Femme de chambre (1850, p. 49). — Le Météore (1850, p. 332). — Le Gourmand (1852, p. 402). — La Soixantaine (1853, p. 136). — Le Cousin (1853, p. 406). — Un Bienfait n'est jamais perdu (1854, p. 410). — L'Arsenal (1855, p. 34). — Une Présidence à un banquet médical (1855, p. 436, et *Union Médic.*, 1855, p. 29). — La Vieillesse (1856, p. 189). — L'Etang (1858, p. 386). — Prouesses (1859, p. 325). — Hébé (1861, p. 129). — Le Cœur (1862, p. 54). — Gloire et honneur (1863, p. 39). — Vers élégiaques (1863, p. 406). — La Retraite, poème composé à l'occasion du banquet de l'Union Médicale (*Union Méd.*, 1859, p. 36).

TRANT (PATRICE). Il paraît prouvé que ce médecin, qui était de l'ancienne Faculté de Paris, et qui y prit le bonnet le 26 novembre 1720, est le véritable auteur du *Mariage des fleurs* (Connubia florum), magnifique poème latin de 526 vers, que l'on a comparé aux Géorgiques. Ce poème a été imprimé pour la première fois en tête du *Botanicon Parisiense*, de Vaillant, édition de Boerhaave (Leyde, 1727, in-fol.), sous ce titre : *Fratris ad Fratrem de connubiis florum Epistola prima*, et est signé de ce nom : *Mac-Encroe hybernus, medicinæ doctor*, que l'on a traduit en français, par Lacroix (Demetrius de). Mais, d'après L.-T. Hérissant, Demetrius de Lacroix, ou mieux Mac-Encroe, ne serait qu'un pseudonyme, et le poème aurait réellement pour auteur Patrice Trant. Il est de fait que d'Olivet, ayant inséré le *Mariage des fleurs* dans le premier volume de ses *Poëmata didascalica* (1813, in-8°, t. I, p. 315), le signe sans hésiter de Patrice Trant.

TRINQUIER (Louis-Achille). Médecin aide-major au 28ᵉ de ligne (26 déc. 1852), mort du choléra, à 33 ans et à son retour de la campagne d'Orient. Ses amis ont publié, après sa mort, ses mélanges poétiques : le Giaour, — Parisina, — la Bataille perdue, — Moralités. Paris, 1857, grand in-8° de VIII-142 pages. Mais nous n'y voyons pas figurer un morceau, les Étudiants en carnaval, et qui a vu le jour en 1846, in-18.

Comme beaucoup de poètes trop modestes pour se faire valoir, Trinquier était resté dans l'ombre; la mort seule a pu l'arracher à l'oubli. Les poésies qu'il a composées méritaient de voir le jour. Ses Moralités, ou fables, au nombre de 36, ne sont pas sans valeur; on en jugera par une que nous prenons un peu au hasard, et qui a pour titre : le Paon et le Dindonneau.

> L'oiseau cher à Junon,
> Un paon, au superbe plumage,
> Voyait autour de lui, l'acclamant au passage,
> Des groupes qu'il plongeait dans l'admiration :
> — « Qu'il est beau, s'écriaient mille voix enfantines ! »
> Le paon de s'étaler.
> « Ces couleurs sont divines ! »
> Le paon de se gonfler.
> Un dindon qui, par là, becquetait dans la fange
> Quelques grains enfouis,
> Attiré par ces bruits
> D'enivrante louange,
> Accourut lourdement : ce triomphe si beau
> Lui fit perdre la tête.
> « Je veux prendre ma part d'une si belle fête,
> Dit-il, ne suis-je pas un maître dindonneau ? »
> Sitôt dit, sitôt fait ; dans le groupe il se glisse
> Et déploie en roulant un plumage terni :
> On le siffle, on le hue, et le pauvre jocrisse,
> Ridicule et honni,
> Regagne en glapissant la basse-cour impure.
> Aurait-il essuyé cette mésaventure
> S'il n'eût été pris du désir de briller ?
> Résistons à l'appât des hautaines visées ;
> On s'expose aux risées
> Lorsqu'à plus haut que soi l'on ose s'égaler.

TRIPIER (François). Né à Evaux (Creuse), docteur
en médecine de Montpellier (9 févr. 1830), correspondant de la Société d'histoire naturelle de la Creuse. On a
de lui deux morceaux de poésie : 1° *Sur le désastre de
Constantine*, chant (Paris, 1837, in-8° de 8 pages); 2° une
Épître au roi sur la prise de Constantine (Paris, 1838,
in-8°), 4 p. Nous n'avons vu que la première pièce, qui
contient 100 vers. L'auteur rend ainsi hommage à la
mémoire du général Danrémont, frappé d'un boulet devant Constantine :

> Voulant à Constantine être au feu des premiers,
> Et montrer de la ville aux soldats le passage,
> Danrémont accourut, tout chargé de lauriers,
> Tout enflammé d'ardeur, tout bouillant de courage.
> Il mesure la brèche, et, dès les premiers pas,
> Il tombe en expirant sous les murs de la place...

URSINUS (Jean). Il était de Vienne, dans le Dauphiné, et a laissé en vers des élégies sur la manière de
se nourrir dans les temps de peste, et une Prosopopée
des animaux, relativement à leur emploi en médecine.
Ce dernier ouvrage est fort curieux, et mériterait d'être
réédité avec notes et commentaires. Ursinus y chante
successivement : le lion, l'éléphant, le sanglier, l'âne, la
chèvre, le chevreuil, le bélier, le cheval et la jument, le
chameau, le caméléon, le chat, le chien, le cerf, le taureau, l'ours, le loup, le lièvre, le renard, le castor, le lapin, la belette, la souris, le loir, la taupe, le crapaud, le
millepied, la vipère, la céraste, l'aspic, la sauterelle, les
mouches, la cigale, les lombrics de terre, les lombrics de
l'homme, l'araignée, la punaise, le poulx, le scarabée, le
crabe, le lézard, le dragon, la mouche cantharide, la li-
mace, la fourmi, la grenouille, la colombe, l'aigle, le
vautour, le paon, le corbeau, le milan, le coq, la poule,
l'oie, le canard, la grue, la tourterelle, le pigeon ramier,
la colombe, le concou, le rossignol, le loriot, l'hirondelle,

la huppe, le passereau, la chouette, la corneille, l'éper-
vier, la perdrix, la pie, l'anguille, le dauphin, la sèche,
le bombix, etc.

Ai-je besoin de dire les merveilleuses propriétés attribuées à chacun de ces êtres pour la guérison des maux
qui affligent notre pauvre humanité? Les deux fort curieux livres d'Ursinus portent ces titres :

1. *Elegiæ de peste.....* 1541, in-8°.

2. *Prosopopeia animalium aliquot.....* Vienne, 1541,
in-8°.

VALETIUS (ANTOINE). Docteur régent à la Faculté
de médecine de Paris (1569), né à St-Junien (H.-V.).
Il acquit la réputation d'un poète fort distingué, et d'un
helléniste habile; et, à l'occasion d'une licence passée à
l'École de Paris, il prononça un discours fort remarquable, dans lequel il démontra l'antiquité de la médecine,
par l'étude approfondie des œuvres d'Homère : *Oratio in
scholis medicorum ante licentiarum habita; quâ medicinæ
antiquitas ex antiquissimo poetarum Homero, obiter et
allegorice describitur.* Paris, 1570, in-8°.

VALLEIX (FRANÇOIS-LOUIS-ISIDORE). Né à Toulouse, le 14 janvier 1807, mort à Paris, le 12 juillet
1855. On ne s'en douterait pas : la main qui a écrit la
Clinique des maladies des nouveau-nés, le *Traité des né-
vralgies,* le *Guide du médecin praticien,* etc., a tracé des
poésies charmantes que les feuilles du temps se sont dis-
putées. On cite surtout *les Naïades et les Arbrisseaux,*
qu'un journal de Toulouse aurait insérés en 1823, mais
qu'à notre grand regret, nous n'avons pas pu trouver.
Nous avons été plus heureux à l'égard d'une Ode que
Valleix a écrite pour honorer la mémoire du général
Foy, ode qui a eu, comme celle de Seurre-Bousquet

(*voy.* ce nom), l'honneur d'être attachée à la *Couronne
poétique du général Foy,* publiée par Magalon (1826, in-8°,
p. 175). Remarquons qu'à cette époque Valleix n'était
qu'étudiant en médecine, qu'il n'avait pas vingt ans, et
qu'on peut bien lui pardonner quelques imperfections,
quelques négligences de style :

> Mais dès longtemps de si rudes travaux
> Avaient usé la trame de sa vie,
> Et de la mort l'impitoyable faux
> L'a surpris occupé du soin de sa patrie.
> Il n'est plus ! Couverte de deuil,
> La France, mère désolée,
> Baigne de pleurs le mausolée
> Où gît sa gloire et son orgueil.

> Citoyens, consolez sa veuve infortunée ;
> D'un nouvel Aristide adoptez les enfants...
> Tous l'ont compris ! O Grecs ! de votre Prytanée
> Nous allons ranimer la belle destinée ;
> Comme vous, les Français seront reconnaissants !

> Déjà, pleine d'un noble zèle,
> La nation remplit son généreux serment ;
> Et, pour mieux honorer la mémoire immortelle
> De celui qui vécut et qui mourut pour elle,
> Elève en son honneur un pieux monument !

> Oui, Français, vous savez ce qu'on doit à la cendre
> De nos sublimes défenseurs ;
> Vous êtes dignes de répandre
> Sur leur tombeau des lauriers et des pleurs ;
> Et par vos pleurs leur cendre ranimée
> Enfantera de nouveaux défenseurs,
> Dignes soutiens de votre renommée,
> Et de vos droits intrépides vengeurs.

VAN-DEKEERE (P.-L.). médecin, reçu en 1854.
Il exerce à Charmes-en-l'Angle, tout petit hameau du
département de la Haute-Marne.

En qualité de membre de l'association des médecins
de l'arrondissement de Wassy, M. Van-Dekeere, dans un

banquet qui suivit l'assemblée générale du 19 février
1863, a voulu porter un toast au président, le docteur
Alipe. Il eût pu le faire en prose... Mais non. Les Muses étaient là qui tenaient le disciple d'Esculape sous
leur empire, et qui lui inspirèrent une tirade de 47 vers,
commençant et se terminant par cette ritournelle :

> Je porte la santé de notre Président,
> Glorieux vétéran que nous légua l'empire,
> Qui sut en d'autres temps, au milieu du délire
> D'un peuple libre et fier, rester sage et prudent.
> Et qu'un Prince éclairé, respectant nos suffrages,
> Et des cercles savants les antiques usages,
> A voulu parmi nous placer au premier rang.

En 1860, M. Van-Dekeere avait déjà récité, à ce
même banquet, une autre tirade d'alexandrins.

VÉDIE (HENRI-LOUIS-ALPHONSE). Né à Rouen le
24 nov. 1847, reçu docteur le 26 juillet 1872; et actuellement médecin adjoint à l'Asile des aliénés de St-Luc,
près de Pau, M. Védie a donc aujourd'hui 25 ans et
demi. Des études sérieuses et persévérantes sur l'aliénation mentale ne l'empêchent pas de demander à la versification des délassements salutaires. Son cœur, jeune,
bouillant, généreux, se laisse volontiers égarer dans le
champ de l'imagination. Grâce à la bienveillance d'un
correspondant, nous avons pu nous procurer quelques
poésies du Dr Védie : un morceau intitulé *l'Orphelin*,
composé en 1863; une ode, *Regrets causés par la mort
d'une jeune fille;* une fable, *les deux Cigales;* une *Ode à
la Pologne;* une *Ode à Napoléon III;* enfin, une *Ode sur
l'Isthme de Suez.* Tout cela se lit avec plaisir, parce que
la science, l'habileté n'y sont pour rien, que le vers
coule harmonieux, facile, et que le poète fait plus appel
à son cœur qu'à son esprit.

Pour défendre la cause polonaise et encourager nos

anciens alliés à la résistance, M. Védie a trouvé de beaux accents :

> Courage, ô Polonais ! Défendez votre cause !
> En vain le despotisme arrête vos efforts.
> Vengez-vous des affronts et des maux qu'il vous cause !
> Contre l'oppression le droit vous rendra forts.

Il a aussi, hélas ! chanté le second empire et le chef de ce régime :

> Oui, toi, fils du progrès, et nourri de génie,
> Toi, l'orgueil du pays qui te donna le jour,
> L'Europe te redoute, et la France ravie
> Entre, en voyant ta gloire, en des transports d'amour.

Mais c'était en 1864. Le poète n'avait que dix-huit ans... A cet âge un enthousiasme irréfléchi vous saisit aisément. Les années s'écoulent, la froide raison prend le dessus, les infamies de Sedan font voir ce qu'étaient cet Empire et cet Empereur... Et alors, le Dr Védie de s'écrier :

> Chères illusions de mes jeunes années,
> Quand, naïf, j'admirais l'empire triomphant,
> Qui m'eût dit que sitôt je vous verrais fanées,
> Je me croyais un homme, et n'étais qu'un enfant !

Dans l'*Ode à l'Isthme de Suez*, il y a de très-belles strophes :

> . . . . . . On voit surgir ces splendides machines,
> Ouvrières valant mille bras humains ;
> Par les immenses chocs de leurs vastes échines,
> Le roc craque, s'ébranle, éclate, et tombe en grains !

VÉNOT (JEAN-BAPTISTE). Né à Bordeaux, à la fin du mois de novembre 1800, docteur de la Faculté de Paris (1824), chirurgien de l'hôpital Saint-Jean (vénériens), mort à Bordeaux, d'une affection du cœur, le 22 mai 1871.

On m'écrit de Bordeaux que Vénot avait su conquérir dans cette dernière ville, et à dix lieues à la ronde, une juste renommée ; qu'il y était très-aimé, gai, spirituel, et que c'était à qui se l'arracherait. On le croit sans peine en lisant les poésies qu'il a laissées, qui ont été imprimées, et qui ne sont, pourtant, qu'un mince fragment de toutes celles restées en portefeuille. Mais, je ne sais· pourquoi, les poésies de Vénot ont perdu quelque chose de leur parfum par cela seul qu'elles ont été réunies en recueil. C'est, du reste, une observation applicable à plusieurs autres enfants chéris des Muses, dont les poésies légères, les chansons, prises isolément, charment l'oreille et l'esprit, tandis que, incapables de constituer une chaîne non interrompue, elles se déflorent, en quelque sorte, par leur assemblage.

Les *Loisirs poétiques d'un spécialiste* (1865, in-8° de 200 pages) sont une collection de 36 morceaux, toasts, épîtres, épithalames, mais surtout chansons dites aux banquets confraternels, où les convives étaient toujours heureux de rencontrer le Ricord du midi. Nous n'analyserons pas ce volume, qui est entre les mains de tous les amateurs de jolies et fines poésies. Avertissons seulement le lecteur qu'il y chercherait en vain une autre chanson du Dʳ Vénot, chantée au banquet de la Société médicochirurgicale des hôpitaux de Bordeaux. C'est peut-être sa meilleure pièce. On la trouvera dans le *Journal de médecine de Bordeaux*, année 1867, p. 239. Elle est intitulée : *les Nourrissons du troisième compartiment*, et se chante sur l'air : *Il pleut, il pleut, bergère.* Voici le 2ᵉ et le 3ᵉ couplets :

> Fruits tarés des amours,
> Semences infertiles,
> Vous n'eûtes plus d'asiles
> Dès qu'on ferma les tours.
> D'un manteau sans doublure
> On couvrit vos haillons,
> Chétives créatures ! } *bis.*
> Malheureux nourissons ! }

Chers produits de Vénus,
Race qu'on croit immonde,
Aux bords de la Gironde
Soyez les bienvenus !
O, de l'espèce humaine,
Précieux embryons !.
Nous sauverons la graine } bis.
Des pauvres nourrissons.

VIDAILLET (JEAN-BAPTISTE). Né à Frayssinet (Lot), au commencement de ce siècle, docteur en médecine de l'École de Montpellier (24 févr. 1826), professeur de belles-lettres, attaché à la maison du roi; puis receveur des finances à Saint-Flour. Son bagage poétique est considérable. Nous citerons :

1° *Au Pacificateur de l'Espagne*, in-8°, s. l. n. d. (1823), 4 p. ; 2° *Ode sur la mort de Louis XVIII;* Paris, 1824, in-8°, 12 p., quatorze strophes, de 8 vers chacune; 3° *Epître à Victor Hugo*, 1830, in-8°, 14 p., 188 vers; 4° *Perception, ou l'Art de recouvrer l'impôt*, poème en six chants, précédé d'un nouvel aperçu sur les caractères du poème didactique, et suivi d'un mémoire adressé au ministre des finances, sur le paiement des contributions directes, par voie de termes compensés; Saint-Flour, in-8° de 12 feuilles ; 5° *la Providence*, 1867, in-8° de 336 p.

Le « pacificateur de l'Espagne ». On devine là le héros grotesque du Trocadero. Vidaillet n'a pas eu besoin de moins de 98 vers pour célébrer les hauts faits du duc d'Angoulême :

Prince, objet de ces vers, qu'un zèle pur inspire,
A leur sincérité daigne du moins sourire;
D'un jeune ami des lys reçois ces faibles chants:
Pour célébrer ta race, il rima dès quinze ans :
Aux cyprès de Berry sa muse printanière
Suspendit de ses pleurs le tribut funéraire.
Ciel ! quel destin cruel nous l'a sitôt ravi?
Vivant, à la victoire au loin il t'eût suivi,

T'eût disputé l'éclat des faveurs de Bellone,
Partagé les lauriers que ton seul bras moissonne,
Allié ses exploits à tes faits immortels,
Et, comme ton grand cœur, possédé des autels

L'*Épître à Victor Hugo* est meilleure : il y a de la cadence, du rhythme et du trait :

Grand homme, jeune auteur, dont les précoces veilles
Raniment l'Hélicon déjà vieux de merveilles ;
Toi qui dans l'art des vers, éclatant novateur,
Quand Racine imitait, tentes d'être inventeur :
Du milieu des bravos prodigués à ce titre,
Ainsi qu'à tes lecteurs, souris à mon épître.

. . . .

Est-il un sentiment, ou touchant, ou sublime,
Que ta Muse en nos cœurs n'éveille ou ne ranime ?
Un objet noble, grand, que son culte pieux
Ne fasse encor plus noble, et plus grand à nos yeux ?
Ces idoles, *vertu, liberté, roi, patrie,*
France, amour, amitié, sagesse, poésie,
Sont debout dans tes vers comme sur nos autels,
Et, comme ces grands noms, tes vers sont immortels.

Le poème, *la Providence*, est suivi d'un autre sur l'*Immortalité de l'âme*. Il fallait être un poète vraiment inspiré pour oser, tout en évitant la forme strictement et froidement didactique, jeter un œil de contemplation sur les merveilles du ciel, descendre de ces hauteurs sur la terre, considérer notre planète en elle-même sous le rapport de l'air qui l'environne, de sa surface extérieure, des eaux qui la baignent ; célébrer ensuite les bienfaits que Dieu a répandus pour nous dans les plantes et dans les animaux, et finir par arriver à l'homme même, le chanter eu égard aux manifestations d'amour dont la bonté divine a comblé personnellement ce roi du monde. Pour démontrer poétiquement la Providence, notre médecin ne pouvait faire mieux que de peindre, ou du moins esquisser à grands traits, la série des merveilles dont elle a semé l'univers. Il a, à notre sens, bien fait d'éviter la méthode rigoureuse de l'argumentation ordinaire, et de chercher moins à parler au jugement, que de frapper l'imagination et d'entraîner le cœur. Le lecteur trouvera donc, dans les quatre chants consacrés à la Providence, un *poème* et non un *Traité*.

VIGNÉ (Jean-Baptiste). Docteur en médecine, né à Rouen, le 22 juin 1771, mort dans la même ville le 7 octobre 1842. Il avait été chirurgien auxiliaire de la marine, médecin en chef de l'Hospice général de Rouen, membre de l'Académie des sciences et belles-lettres. On pourra lire le catalogue complet de ses œuvres dans le *Précis analytique des travaux de l'Académie de Rouen;* année 1844, p. 31 à 50.

Vigné débuta dans le Parnasse par de charmantes *stances à la bienfaisance*, dédiées aux mânes de Marc-Antoine Petit. Rouen, in-8° (1814), 5 pages. Elles ont été lues, le 1ᵉʳ mai 1813, dans une séance publique de l'Académie des Jeux Floraux de Toulouse. Puis vinrent:

Le Rocher et les Oiseaux de passage; la Rose et le Lys; Allégories. Rouen, 1814, in-8°, 15 p.

Le Papillon et la Rose, stances allégoriques (*Précis analyt. des trav. de l'Acad. de Rouen*, 1815, p. 145).

Hommage à Louis le Désiré, idylle (même recueil, 1816, p. 73).

La Violette et le Lys. Rouen, juillet 1815, in-8°, 15 pages.

Ode au Silence (même recueil, 1817, p. 176).

Regrets d'un fils sur la mort de sa mère (même recueil, 1818, p. 170).

La Mère mourante. Touchantes stances, pleines de sensibilité, composées à l'occasion du rétablissement d'une dame que le poète-médecin avait sauvée (même recueil, 1819, p. 180).

La Petite Centaurée, ou la Vierge du Chêne, idylle (même recueil, 1820, p. 189).

Le Convoi du pauvre, élégie inspirée par cette gravure où l'on voit un chien suivre seul le convoi de son maître (même recueil, 1822, p. 171).

Recueil d'Elégies, 1822.

Epître à l'amitié; à mes chers collègues, les docteurs Godefroy, Flaubert et Burel, qui m'ont prodigué leurs soins dans ma dernière maladie (*Acad. de Rouen*, 1830, p. 358).

Plusieurs de ces ouvrages expriment, sous une forme charmante et allégorique, une pensée politique, des hommages à rendre à la légitimité, à laquelle le médecin de Rouen semble avoir été constamment attaché. Vigné ne s'en cache pas, du reste : « J'ai désiré, écrit-il, faire con- « naître les dangers de la flatterie, mon amour pour la « vérité, ma joie de voir les lois divines et humaines en- « tièrement satisfaites par le retour de Louis le Bien- « Aimé. J'ai désiré offrir mon humble tribut à la digne « fille d'un roi qui fut le père de ses sujets, et dont « l'infortune a néanmoins égalé les vertus. » Le poème de *la Rose et le Lys* a été surtout inspiré par cet attachement immuable à la monarchie du droit divin. Le Lys y joue le principal rôle, et donne à la beauté présomptueuse la leçon qu'elle mérite.

> Certaine rose
> A peine éclose
> Et digne de l'empressement
> Du plus volage amant,
> Rose, en un mot, parfaite
> Extérieurement,
> Mais souverainement
> Dédaigneuse, indiscrète,
> Exaltait sans ménagement
> Les dons brillants que la nature
> Lui départit aveuglément.
> Et lui fit payer chèrement,

Ayant par aventure,
En la formant,
Beaucoup trop épargné l'esprit, le sentiment.
Près de moi, disait-elle,
Quelle fleur oserait se flatter d'être belle?

. . . .

Voisin de cette Rose, un Lys, dont la sagesse
Relevait l'unique noblesse,
Plus las de ce discours qu'il n'en était aigri,
Répond d'un air modeste,
Digne de sa splendeur, de sa forme céleste :
Le nom d'Irma, le mien, excitent la tendresse ;
A mon sort comme au sien l'univers s'intéresse,
Et pour qu'il soit heureux, et le soit à jamais,
On se livre partout aux plus ardents souhaits.

. . . .

Le Lys, dans cette repartie,
Fit preuve de bon jugement :
Une belle sans modestie
N'est qu'un objet de fantaisie,
Ne captive qu'un seul moment.
S'offre-t-elle sous l'apparence
De la décence,
On éprouve à la voir un doux ravissement ;
Pour jamais elle inspire un tendre attachement.

VILLEMIN (Eugène-H.). Docteur en médecine de la Faculté de Paris (24 août 1839), né à Orléans, vers 1812.

Nous avons là, sous les yeux, *l'Herbier poétique* que ce médecin-littérateur fort distingué a lancé sur les ailes de la critique, en 1842 (in-12 de 324 pages). C'est charmant d'un bout à l'autre, et un de nos botanistes les plus habiles, M. Auguste de Saint-Hilaire, a encore enrichi le volume de notes savantes et instructives. Quoi de plus fait, au reste, pour inspirer un vrai poète, que les fleurs! Que ne puis-je offrir à mes lecteurs un gros bouquet cueilli dans ce jardin enchanté de M. Villemin?

On voudra lire tout entier le morceau consacré aux *Noces des plantes* :

> La corolle des fleurs qui s'ouvre façonnée
> En roue, en tube, en cloche, en coupe, en entonnoir,
> Est bien le plus joli boudoir
> Où chaque végétal fête son hyménée.
>
> De ce petit harem, sultanes et maîtresses,
> Au centre les pistils règnent de par l'amour :
> Ils attendent que tour à tour,
> A leurs pieds l'étamine apporte ses caresses.
>
> . . . .

N'oubliez pas, non plus, l'Hellébore, les Ravenelles, le Ciste odorant, le Lilas et la Pervenche, la Violette, etc. La Violette, surtout :

> Donc, en ces jours qu'à présent je regrette,
> J'ai bien des fois, à l'ombre d'un buisson,
> Cherché sous l'herbe une pâle fleurette,
> Présage ami de la belle saison.
> Sa feuille est ronde, élégante et bien faite,
> On l'aperçoit poindre modestement ;
> Un tendre azur la veine et la colore,
> Et sa corolle est un vase charmant
> D'où la rosée en parfums s'évapore.

Et les *Saules pleureurs!*... Nous ne pouvons résister à la tentation d'en enrichir ce Dictionnaire :

> Comme un lézard doré qui glisse entre les fleurs,
> Plus prompt que l'étincelle,
> A travers les rameaux des grands saules pleureurs,
> Descends, ô ma nacelle !
>
> Sur le cristal mouvant qui réfléchit les cieux,
> Berce mon indolence ;
> Fais passer devant moi les objets gracieux
> Que son miroir balance.
>
> Oh ! qui m'expliquera le prestige attrayant
> D'une eau pure et sereine ,
> Où, comme en un palais diaphane et brillant,
> L'œil plonge et se promène !

D'où vient qu'à tous les maux le souvenir s'endort
    En un vague délire,
A voir cette eau couler et caresser le bord
    Qui s'émeut et soupire ?

Quand un soleil d'été, sur l'heure de midi,
    Illumine et dessèche
Des monts resplendissants le sommet arrondi,
    L'onde paraît si fraîche !

Il fait si bon d'errer sous les ombrages verts
    Que répandent les aulnes ;
C'est un si bel aspect que ces flots tout couverts
    De grands nénufars jaunes !

Heureux qui, d'une main, de son esquif joyeux
    Faisant mouvoir la rame,
De l'autre peut froisser les plis doux et soyeux
    D'un corsage de femme ;

Sentir un cœur qui bat sous un léger rempart
    De gaze ou de dentelle,
Respirer une haleine, et baigner son regard
    Au fond d'une prunelle !

Alors, soit que le saule épandant les réseaux
    De sa fraîche tenture,
Cascade verdoyante, échappe dans les eaux
    En nappes de verdure ;

Soit qu'une Libellule aux plus riches couleurs,
    Qui voltige et qui rôde,
Dans son vol saccadé déploie au sein des fleurs
    Ses ailes d'émeraude ;

Soit qu'en se reflétant, le jour sur les roseaux
    Brille en gerbes de flamme ;
Soit que des sons confus de zéphyrs et d'oiseaux
    Fassent rêver mon âme ;

Il peut, il peut jouir d'un spectacle aussi beau !
    Au comble de l'extase,
Une voix lui répond à chaque objet nouveau
    Qui le touche et l'embrase.

II.

    Moi, comme la nuit,
    Mon cœur se fait sombre ;
    Sous des pleurs sans nombre
    Mon espoir s'enfuit...

A travers mes larmes,
Hélas ! ces oiseaux,
Ces bords, ces roseaux,
Seraient-ils sans charmes !

D'où vient qu'à mes yeux
Le jour s'affaiblisse,
Et que tout pâlisse,
La terre et les cieux ?

C'est que le zéphyre,
Les ombrages frais,
L'onde et ses attraits
Ne peuvent suffire...

C'est trop peu pour moi,
Oublié, dont l'âme
Vainement réclame
Un regard pour soi...

Nulle qui s'empresse
De sentir aussi
Ce qui peut ici
Causer mon ivresse.

Seul à tous moments !
Nulle qui partage
De mon plus bel âge
Les rêves charmants !

Et la vie est prompte,
Les moments sont chers !
Les jours que je perds...
Le temps me les compte...

. . . .
. . . .

Arrête, ô ma nacelle, et berce mes douleurs
Avec moins de vitesse ;
Le funèbre couvert des grands saules pleureurs
Convient à ma tristesse.

L'Herbier n'est pas la seule œuvre poétique de M. Villemin, qui s'est aussi essayé dans le drame, dans les comédies de sociétés, et auquel on doit aussi :

1. *Sophocle à l'Odéon*, 1844, in-8° de 66 pages.

2. *Le Chevrier des Cécènes*, drame en trois actes et en vers, 1847; in-8° de 72 pages.

3. *Gymnase dramatique des salons : Intermèdes et comédies*; 1856, in-18. *La Juive de Sébastopol; les Tourterelles; les Robes font peur; le Binocle de Madame; le Quart d'heure de Ninon; Colibri Durosel; les Chercheurs d'or.*

4. *Le Siècle d'Auguste*, poème tragique en cinq actes; 1853, grand in-8°; dédié à Napoléon III, avec ces deux sixains adressés à l'impératrice Eugénie :

> Les plus fiers sentiments dont vibre l'âme humaine.
> Chez deux peuples, MADAME, ont fixé leur séjour,
> Deux peuples où la Gloire est fille de l'Amour.
> Mais l'Espagne eut le Cid, mais les pleurs de Chimène
> On réveillé la France, et son Rodrigue altier
> Des sublimes hauteurs nous fraya le sentier.
>
> Ainsi, depuis Corneille, aimons-nous la Castille,
> Espagnols et Français ne sont qu'une famille;
> Venez donc et régnez! Nos cœurs vous sont dévoués!
> Venez! Apportez-nous la beauté, la jeunesse;
> A leur prestige aimé, faites que l'art renaisse,
> Et qu'un nouveau grand siècle étonne l'univers!

Paris, 24 janvier 1853.

VILLEPIGUE (ISIDORE). Docteur en médecine, reçu le 23 décembre 1837, né à Champignelles (Yonne), où il exerce aujourd'hui. L'Association générale des médecins n'a pas eu un plus chaud défenseur, et, dans le mois de juillet 1861, il écrivait en sa faveur une pièce de poésie dont nous n'avons pu nous procurer que ce fragment :

> Qui ne sait que l'injuste Fortune,
> Sans loi, sans choix, dispense ses faveurs,
> Et que souvent une grande infortune
> S'attache encor à de nobles labeurs!
> S'il se trouvait quelques-uns de nos frères
> Que la déesse aveugle eût oubliés.
> Pour soulager d'honorables misères.
> Soyons associés.

45***

VINSON (Philippe-Auguste). Ce médecin est né
à l'Ile-Bourbon, mais il est issu de parents français, et
il fut reçu docteur à Paris, le 7 décembre 1844, après
avoir été un élève fort distingué de Rayer. Les sévères
études de la médecine ne l'ont pas empêché de cultiver
les Muses. La fin lamentable de Marie-Antoinette l'a conduit, un jour, sur le Pinde, et lui a inspiré : *la Mort de
Marie-Antoinette;* 16 octobre 1793; poème; Paris, 1842,
in-8° de 48 pages, avec les notes. Il n'y a pas moins de
424 vers dans ce poème, qui est ainsi divisé : Prologue,
Versailles, le Jugement, le Passé, la place Louis XV.
On pourrait faire mieux, mais on pourrait aussi faire
pire. Le drame de la place Louis XV est ainsi rendu :

> La reine à son réveil achève sa toilette,
> Et pour le dernier jour veut qu'elle soit complète;
> Comme pour une fête au calme lendemain,
> Ses boucles de cheveux ont roulé sous sa main.
> Tant qu'un pénible exil l'arrêta sur la terre,
> Loin du royal époux tombé devant Santerre,
> Sa tête se couvrit de longs voiles de deuil :
> Mais du palais des cieux près de franchir le seuil,
> Aux humaines douleurs quand la mort la dérobe,
> Alors de l'allégresse elle adopte la robe ;
> Et d'un blanc vêtement enfermant son beau front,
> Peigne encore ses cheveux, qui dans peu tomberont.
>
> Bientôt elle paraît sur la sombre charrette,
> Et sur le peuple entier son doux regard s'arrête.
> Oui, c'est lui qui naguère, encombrant les chemins,
> T'accueillait de vivats, de battements de mains;
> Regarde : il est changé ! Cependant, à ta vue,
> Tout son sang s'est glacé d'une crainte imprévue :
> Entends ces bruits confus, cet océan vivant
> Qui promène à tes pieds son flot noir et mouvant,
> Où l'on voit s'agiter, comme au vent des tempêtes,
> L'éternel mouvement de ces torrents de têtes ;
> On dirait que Paris, dans cet étroit quartier,
> Comme au fleuve agrandi s'est versé tout entier.
>
> . . . .
>
> Des légions d'enfants, des femmes accourues,
> D'une foule compacte ont inondé les rues :

On voit parmi leur nombre, en sillage de sang,
Marcher la République au bonnet rougissant;
Des hommes aux bras nus, aux robustes poitrines,
Nouveaux Titans soufflant le feu par leurs narines ;
Et toujours au-dessus, calme et douce apparait
La Reine que frappe le redoutable arrêt.
Aux faces des maisons, de flammes pavoisées,
Des groupes gracieux se penchent aux croisées,
Des corsages de femmes échappées des salons,
Sur les balcons dorés versant leurs cheveux blonds.

. . . .

Mais, hâtons-nous ; marchons, la scène se déroule;
Voilà la vaste place et son immense foule ;
De pesants cavaliers, les armes à la main,
Parmi les flots épais s'entr'ouvrent un chemin ;
Des fantassins nombreux, escortes éclatantes,
S'avancent gravement sous leurs plumes flottantes.
De longs cris, de la Reine ont annoncé l'aspect,
Et tout s'est tu, frappé d'un sublime respect.
Sous leur dôme pesant, leurs noires galeries,
Son œil a rencontré les tristes Tuileries.
Reine, baisse ton front, cache tes yeux en pleurs.
Oh ! que de souvenirs ont ouvert tes douleurs !
Pleure ton diadème aux splendeurs profanées !
Pleure ta royauté morte en si peu d'années !
Hélas ! des rois de France insigne monument,
Leur front grave et bruni règne éternellement ;
Que de fois, sur leur coupe arrondie et plombée,
La foudre du nuage en passant est tombée !

Silence ! elle est montée à son trône dernier.
Celui qu'avant le Ciel Dieu donne au prisonnier.
Un prêtre l'accompagne à cette heure sinistre,
Du culte catholique officieux ministre.
Tous les yeux sont fermés, c'est le suprême instant,
L'heure de liberté que la victime attend;
Vers les cieux, où son œil s'élève avec envie,
Son limpide regard aspire une autre vie ;
Sa tête est courbée... et comme un bruit sans noms,
On entend retentir le terrible chaînon...
Alors, une voix part, sombre, horrible, étouffée,
Et le licteur à tous montre un sanglant trophée.
On dit qu'en la touchant le bandeau du trépas
Effleura ses beaux yeux, mais ne les ferma pas ;
Qu'un nerveux tremblement, image de la vie.

Emouvait, rose encore, sa lèvre inassouvie ;
Qu'un lent et doux reflet, vers son front descendu,
Semblait sur son visage un voile répandu ;
Pareil à la pâleur, qu'à l'aube blanchissante,
Laisse au sortir d'un bal la danse éblouissante.
Quand le jour, entr'ouvrant les ombres du matin.
Projette sa lueur à l'horizon lointain.

VIR-LIBER. Pseudonyme du Dr GAILLOT.

VIRO (PROSPER). Pseudonyme de ANDRY (Félix).

WARMONT (AUGUSTE). Médecin adjoint à la manu-
facture des glaces de Saint-Gobin, membre correspondant de l'Académie des Sciences, Lettres et Arts de
Padoue; né à Nevers, le 9 mai 1827. Il exerce aujour-
d'hui à Chauny (Aisne). M. Warmont est auteur de
quelques poésies fugitives, presque toutes du domaine
de la chanson. Nous en connaissons une qui a été imprimée, et qu'il a chantée le 28 septembre 1865, à
Château-Thierry, au banquet qui a suivi la séance générale de la Société des médecins des arrondissements
de Vervins, de Laon, et Château-Thierry. Elle se chante
sur l'air: *Femmes, voulez-vous éprouver*.

En venant à Château-Thierry;
J'avais arrangé dans ma tête
Un petit discours bien senti
Pour célébrer ce jour de fête;
Mais c'est en vain que je voulus
Exhiber les fruits de ma veine,
Car les bêtes ne parlent plus   } *bis.*
Dans le pays de La Fontaine.   {

J'avais loué résolûment
Les bienfaits de la médecine,
Les vertus du médicament,
Même celles de la cuisine;
Je voulais chanter, je ne pus :
(J'avais d'ailleurs la bouche pleine).
Car les bêtes ne parlent plus   } *bis.*
Dans le pays de La Fontaine.   {

J'avais sur l'association
Préparé de fort belles choses;
Mais j'ai perdu l'inspiration,
Et me voilà les lèvres closes.
Que faut-il pour me ranimer?
Est-ce la source d'Hippocrène?
Non. Le vin qu'on va me verser
Vaut mieux que l'eau de la fontaine. *bis.*

YSABEAU (ALEXANDRE-VICTOR-FRÉDÉRIC). Né à Rouen, le 14 mars 1793, mort en mai 1873, ce médecin, qui était fils du fameux conventionnel A. B. Ysabeau, a écrit un grand nombre d'ouvrages pour la jeunesse, des *Contes*, un *Traité de perspective*; il a fait un *Almanach du cultivateur et du vigneron*; il a travaillé avec Bixio, à la rédaction de la *Maison rustique*. Enfin, il a publié, sous le titre de *L'Aiguillon*, chansonnier nouveau dédié aux gueux (Paris, 1831, in-18, de 260 pages), un recueil de soixante-dix-neuf chansons, dont le titre dit assez la tendance et l'esprit. En voici deux qui feront juger les autres :

LA CANAILLE.

Air : *Les maris ont tort.*

Pauvre artisan, souffre, travaille,
Sois bon époux, bon citoyen,
Tu compteras dans la canaille,
Parmi les gueux, les gens de rien *(bis)*.
Mais joins la souplesse à l'audace,
Mérite la faveur d'en haut;
Fais-toi mouchard, et prends ta place
Parmi les gens comme il faut *(bis)*.

Je vois des gens de la canaille
Partager avec un voisin
L'abri, le pain noir et la paille
Dont ils manquent le lendemain; *(bis)*.
Je vois des faquins en voiture
Écraser le peuple badaud,
Et rire quand il en murmure:
Ce sont des gens comme il faut. *(bis)*.

Sous les boulets, sous la mitraille,
Nos guerriers volaient au trépas :
C'était de la franche canaille,
La France ne s'y trompait pas: *(bis)*.
D'autres que l'Europe apprécie
Restaient au lit le jour d'assaut.
Vendaient Paris à la Russie :
C'étaient des gens comme il faut. *(bis)*.

*
* *

LES GANTS.

Air : *Tiens, Victor a trop de jeunesse.*

Je n'ai pas la grâce un peu prude
De maint rimeur très comme il faut ;
Mon coup de lime est un peu rude,
Je le sais, c'est mon grand défaut;
J'aurai grand'peine à m'en défendre :
Que voulez-vous ? c'est dans le sang :
Je suis peuple; ma main grossière
Est maladroite avec un gant.

Courrier, quand ta plume sévère
Jusqu'au vif mordait les tyrans.
Ta verve, toute populaire.
Dédaignait les tours élégans ;
J'ai vu sous ta rude puissance
Pâlir prêtres et chambellans;
Pour les souffleter d'importance.
On sait si tu prenais des gants.

Sexe adorable dont en France
Dieu plaça le vrai paradis.
Le goût, la grâce, l'élégance
De ses attraits doublent le prix.
Mais si quelque tendre faiblesse
Vient couronner mes soins constants.
Je n'aurai pas la maladresse
D'en profiter avec des gants.

Public, soutiens mon pauvre livre
Comme on aide un enfant trouvé;
Il n'a que ta gaîté pour vivre :
S'il te fait rire, il est sauvé;
Mais si son austère franchise,
Dans ses écarts un peu mordants.

Te chagrine ou te scandalise...
Désormais, nous prendrons des gants.

YVAREN (JOSEPH-PROSPER). Né à Avignon, en
1808, docteur en médecine (14 janvier 1831). Nous saluons dans M. Yvaren un des meilleurs médecins-poètes
modernes. Et pourtant, malgré son talent, il n'a pu, que
nous sachions, s'asseoir au milieu des quarante de
l'Académie des Jeux Floraux. Plusieurs fois il tenta
l'aventure, et toujours il échoua. Seulement, la célèbre
Académie, tout en lui refusant les palmes d'Isaure, a
enrichi ses recueils annuels de quelques-unes des pièces
du Dr Yvaren. Nous y voyons :

1. *Le Génie*, ode de dix-neuf strophes ; vers très-
beaux, mais un peu froids, trop didactiques, faibles et
languissants à la fin. La découverte de l'Amérique y est
exprimée ainsi :

> L'onde n'a pas d'écueils, le ciel point de tempêtes
> Qui-puissent du génie arrêter les conquêtes...
> Un monde loin du nôtre avait été jeté ;
> En vain autour de lui, par delà le tropique,
> L'indomptable Océan, comme un cercle magique,
> Etendit son immensité.
>
> Un instinct créateur à Colomb le révèle ;
> Soudain Colomb se fraie une route immortelle,
> Et désormais ce Monde, à l'ancien Monde ouvert,
> Semble avoir vu deux fois le jour de sa naissance.
> Soit qu'un souffle divin lui donne l'existence,
> Soit que Colomb l'ait découvert.

2. *La jeune Abeille*, conseils donnés par un père à son
jeune fils, pièce charmante, dans le genre Idylle, et qui
commence ainsi :

> Que la nature est belle à son réveil !
> Mon fils, viens avec moi t'asseoir sous la feuillée :
> Vois comme elle scintille aux rayons du soleil
> De mille perles émaillée.
>
> C'est l'heure où tout un peuple ailé
> Dans sa cité de bois en bourdonnant s'éveille.

> Et vers les prés fleuris jusqu'au soir exilé.
> Reprend ses travaux de la veille.

3. *Cromwell*, ode de 18 strophes.

4. *L'Enfant et le Châtelain*, ballade.

Voir, pour ces morceaux : *Recueil de l'Académie des Jeux Floraux*, année 1832, p. 4, p. 27; année 1834, p. 101; année 1835, p. 104.

M. Prosper Yvaren a encore rendu en vers français le célèbre poème, *la Syphilis*, de Fracastor (Paris, 1847, in-8°), ainsi que les *Odes d'Anacréon*, avec texte en regard (Avignon, 1854, in-12). Il a écrit, en vers français, un *Oratorio*, intitulé : *le Christ au jardin des Oliviers*, avec la musique de Béethoven, arrangée pour le piano (Avignon, 1836, in-4°), ainsi qu'un autre morceau, *l'Harmonie*, triologie-lyrique, musique de Séguin fils (Avignon, 1839, in-4° de 20 pages).

YVES (JEAN-BAPTISTE-AIMÉ). Pharmacien à Hérisson (Allier). Il est né à Montluçon en 1824, et est membre de la Société d'émulation du département de l'Allier. En fait de morceaux rimés, M. Yves a publié : une *Ode à la République* (1848); un *chant national*, avec musique et illustration (1870); des *Romances*, mises en musique par Hypolite Wetter, et éditées par Colombier; enfin, un *Faust*. Arabesques en vers et dialoguées (Paris, 1861, in-8°). Nous transcrivons une partie de la préface :

> Je rougirais, Messieurs, de faire une préface,
> Antichambre de l'œuvre, où l'on demande grâce
> D'une rime appauvrie ou mise de travers.
> Je ne suis pas de ceux qui quêtent pour leurs vers
> Des approbations, louanges mensongères.
> Pour moi, quelques bravos sont choses trop légères :
> Vous ne me verrez pas, d'un ton câlin et doux,
> Dans un alexandrin me mettre à vos genoux.
> Le fond de mon sujet est tiré de Goëthe;

Ceci ne prouve pas que j'ai de ce poëte
Suivi l'imbroglio, l'intrigue pas à pas.
A mon tempérament cela ne convient pas !
Diantre !... Je m'aperçois d'une grosse bévue,
D'une rime chocante et bonne pour la vue
D'un profane ou d'un sourd, mais heurtant le tympan.
Faut-il la réformer ?... Si quelque chenapan
La trouve mal sonnante ou rebelle à l'oreille,
Je lui dirai que rien ici ne me conseille,
Que mon propre caprice, ou que le vent follet,
Qui, là, brise une fleur, plus loin baise un volet.
Je n'ai pas de Pégase et n'aime point la muse,
Qui, pour le moindre écart, toujours cherche une excuse.

. . . .

J'ai fait un Faust à moi, j'ai taillé Marguerite
Dans un bloc à mon choix, et je me félicite
De n'avoir, à l'instar du poëte allemand,
Fait une gueuse, offrant sa gorge à tout venant,
Comme dans un tableau d'Ostade ou bien de Greuse.
J'ai peint, selon mon rêve, une fille amoureuse.

. . . .

46

SUPPLÉMENT

BAROT (Pierre-Désiré). Docteur en médecine
(18 févr. 1818), ancien garde d'honneur de Napoléon Ier,
M. Barot est né le 11 février 1795, et exerce présen-
tement à Gençay, dans le département de la Vienne.
Outre un *Souvenir poétique*, en 80 alexandrins, adressé
à l'illustre M. Thiers, et un morceau de 42 vers, *A mon
pays* (Poitiers, s. d., in-8° de 6 pages), il a publié :
*Médecine poétique, ou l'art de conserver sa santé et de vivre
vieux.* Avec description sommaire et indication curative
des maladies, qui sont le plus souvent occasionnées par
l'inobservance des principes de l'hygiène. Poitiers, 1872,
in-8° de 74 pages. Ouvrage utile et à la portée de tous
les gens du monde, où l'hygiène médicale se trouve traitée en vers avec clarté et précision, comme préserva-
trice de toute affection, suivie d'avis très-importants pour
les hommes de cabinet et de profession, et où les beautés de la science et le dévouement du médecin sont
fidèlement tracés.

BROCA (Paul). Oui ! Le savant professeur de la
Faculté de médecine de Paris, le grand prêtre de l'É-
cole anthropologique moderne, avait sa place marquée
dans ce dictionnaire. Il s'est caché sous le pseudonyme
de *Bap. Lacour.* Qu'il nous jette à la tête tous les crânes
de sa collection, s'il peut nous convaincre d'erreur.
  Donc, Bap. Lacour (*lisez :* Paul BROCA) a rimé une

curieuse boutade, qui lui a été inspirée par l'apparition du poème, tout fraîchement éclos, de Piorry : *Dieu, l'âme, la nature* (*Voy.* notre article PIORRY). Tout pénétré encore du souffle parnassien, il s'adresse ainsi au rédacteur en chef de la *Gazette hebdomadaire* (1854, 3 févr., n° 18, p. 267).

Mais, que dis-je?
Que vois-je? qu'ai-je fait? qu'ai-je écrit? O prodige !
Funeste résultat d'un exemple pervers !
Sans le savoir, hélas ! je viens d'écrire en vers !
Hier j'étais innocent comme Ève avant la pomme ;
J'aurais rendu des points au Bourgeois gentilhomme :
Pour mesurer des vers j'aurais pris un compas,
Et j'en fais aujourd'hui, quand je ne voudrais pas !
Mes phrases malgré moi se scandent ; — l'hémistiche
Me poursuit sans relâche ; — une muse postiche
Se dresse devant moi, m'enlève la raison,
Et me jette la rime en place ! O trahison !
J'ai beau frapper mon front, j'ai beau tailler ma plume,
J'ai beau forger mes mots comme sur une enclume,
Ainsi que Mazeppa, sur Pégase enchaîné,
A rimer sans raison je me sens entraîné !
J'écris, je parle en vers ; c'est en vers que je rêve ;
Je pense en vers, Monsieur ! Si je demande trêve,
Mon implacable muse, à mes côtés debout,
Me répond : Marche ! marche ! — Et la rime est au bout.
Je suis rongé de vers ! Contagieuse peste !
Maudit soit ce poème et son auteur funeste !
Principiis obsta, Monsieur le rédacteur,
Ne lisez pas ce livre et fuyez cet auteur.
Quiconque lira l'un ou prêtera l'oreille
A l'autre, sera pris d'une rage pareille.
Prévenez vos lecteurs, montrez-leur le danger :
Il en est temps encor ! — Moi, je vais me purger.
Je compte sur l'effet d'un sel de magnésie
Pour détourner de moi ce flux de poésie.
Prose ou vers, quel qu'en soit le résultat final,
J'en ferai profiter votre honnête journal.
En attendant, veuillez agréer l'assurance
Des sentiments de déférence,
Avec lesquels, je suis, Monsieur, etc.,
Votre tout dévoué confrère,
Bap. LACOUR.

DUBAIL (Eugène). Nous avons attribué par erreur
à M. Dubail la jolie pièce : *Assis au rivage des mers*
(*Voir* p. 179). Cet excellent homme ne nous pardonne-
rait pas si nous ne faisions pas cette rectification. Nos
lecteurs n'y perdront rien, car nous donnerons, cette fois
bien signée de M. Dubail, une fort jolie Epître, qu'en
1847 il adressa à son ami Cap, à propos de son éloge de
Casimir Delavigne, couronné par l'Académie de Rouen
(*Voir* l'article CAP de ce dictionnaire). Il faut savoir,
pour l'intelligence de ce morceau, que M. Cap, ayant envoyé à l'auteur un exemplaire de son œuvre, avec une
dédicace, avait, par manière de plaisanterie, substitué au
mot *Monsieur* celui de *Madame*. C'est à cette équivoque
que répond l'Épître.

> D'une main que la fièvre agite,
> Et de mes deux doigts éclopés,
> Pour l'instant fort mal équipés,
> Coiffés d'un capuchon d'ermite,
> A cette heure où Morphée invite
> Les humains doucement pipés
> A poursuivre leur somme au gîte,
> Hors les voleurs et les grippés,
> Grippé donc, afin de répondre
> D'avance aux propos que ferait
> Votre malice, qui rirait,
> Et qui, malignement, serait
> Capable parfois de confondre...
> Grippé, dis-je, et luttant en vain
> Contre la toux et l'insomnie,
> Ah ! que chacune soit bénie
> Pour avoir éveillé soudain
> Ma muse longtemps endormie !
> Songeant au poète divin,
> Dont, seule, au gré de notre envie,
> On a vu votre habile main
> Noblement retracer la vie,
> Je vous crayonne avec bonheur
> Quelques mots de la douce ivresse
> Dout pénètre et charme mon cœur
> L'aspect du portrait enchanteur
> Qu'en traits si remplis de tendresse

46*

A tracé votre heureuse adresse
Avec tant d'art et de couleur !

Me voici donc en tête à tête
Avec votre noble poète
Qui sortit de votre palette
A la fois vaillant et prudent,
Et pour qui le peintre sublime
De Marguerite et de Monime
Fit un admirable pendant.

Et d'abord une dédicace,
A l'ami cause un doux émoi.
-Lisons : « A Madame ». — Eh ! de grâce,
Le cadeau n'est donc pas pour moi ?
— Pourtant ! — confrère ! — sur mon âme.
Ce ne peut être pour ma femme...
Ami ! pour ceci, je réclame !
Ou plutôt, ce n'est pas douteux ,
Le mot s'adresse à tous les deux.
Poursuivons... et d'ailleurs qu'importe ?
Aux bagatelles de la porte
Ne nous tenons point arrêté ;
Nous pénétrerons le mystère
Sitôt que nous aurons pris terre
Au seuil de la réalité.

M'y voici ! — Ces tapisseries
Qui brillent à mon œil surpris ;
Ces délicates broderies
Où folâtrent Grâces et Ris,
Ces points que la plus fine aiguille,
Autour du cadre qui scintille,
A tissés du fil le plus doux :
Tout trahit l'auteur de la trame.
Ah ! monsieur, si ce n'est pas vous,
Ce ne peut être que madame...

La dédicace et le portrait
Ensemble donc nous viendraient d'elle...
— Poursuivons ; — mais ce mâle trait,
Vengeur de la France immortelle,
D'une main délicate et frêle
Peut-il jaillir ? -- Non, s'il vous plait :
Un bras tout viril le réclame ;
L'ennemi tombe sous ses coups !

Ah ! monsieur, puisque c'est bien vous,
Ce ne peut donc être madame.

Je sens croître mon embarras ;
Là je vois, nous tendant les bras,
La Grèce mourante, éplorée,
La Grèce qui, dégénérée,
Grâce à toi ne périra pas,
Poète, champion de la gloire !
Vous par qui cette noble histoire
Revit en traits si fiers, si doux.
D'où nous vient cette ardente flamme ?
Nous vient-elle de vous, madame ?
Monsieur, nous vient-elle de vous ?

Retracer d'une main si ferme
La loyauté de Lorédan ;
Des sombres vêpres de Palerme
Suivre le poète mordant,
Au milieu de ce peuple ardent
Que Thalie en son temple enferme,
Et lui flageller l'épiderme
De son fouet vengeur et strident ; —
De là voler aux bords du Gange,
Sous ce beau ciel qui révéla
La candeur, la pureté d'ange
d'Idamore et de Néala !
Puis, dans la ravissante Hortense,
Peindre l'imprudente innocence
Succombant, sans l'heureux époux
Tout-à la fois austère et doux,
Qui, de la raison sûr modèle,
La garde à la vertu fidèle !
Puis encor ce tableau touchant
De la tendresse maternelle
Protégeant un couple innocent
Dont le sang va jaillir sur elle !
Louis onze, ce sombre roi !
Faliero, doge parjure,
Contre sa conjugale injure
Brisant son pays et sa foi !

Jugements tout pleins de science,
Sentiment, goût, expérience,
Et délicatesse et vigueur,
Et le dessin et la couleur !
Comment seul y trouver l'époux ?

Comment seule y trouver la femme ?
Ah ! monsieur, si c'est trop pour vous,
C'est trop pour vous aussi, madame.

Le mystère est donc éclairci,
Et de moitié dans tout ceci,
Vous, madame, apportez la grâce,
Le sentiment, que rien n'efface,
La délicatesse, l'esprit !
— A vous, monsieur, plus haute place ;
A vous, la vigueur et l'audace,
L'art, la science et tout le fruit
D'une étude rude et vivace.
Ah ! je comprends la dédicace ;
Et puisqu'une commune loi
Confond l'époux avec sa dame
Depuis le berger jusqu'au roi,
Vous, madame, merci pour moi !
Vous, ami, merci pour ma femme !

                   E. Dubail aîné.

GAGNIÈRE. Rétablir cet article ainsi :

Gagnière (Joachim). Il vivait en 1773, à Saint-Vallier (Drôme), et publiait, cette année-là, un curieux livre en vers : *les Principes de la physique* (Avignon, in-8°), après avoir tenté, mais en vain, d'en faire subir la lecture à J.-J. Rousseau. L'intrépide rimailleur raconte même qu'il fit exprès le voyage de Saint-Vallier à Monquin, dans le château de M. de Sezarge, où résidait alors le philosophe, lequel ne voulut voir ni l'auteur ni le poème. De dépit, Gagnière fit imprimer son œuvre. Voici la lettre de Rousseau et la réponse du pauvre poète :

MONQUIN.

Pauvres aveugles que nous sommes !
Ciel démasque les imposteurs,   13
Et force leurs barbares cœurs   17—70
De s'ouvrir aux regards des hommes !   2

Je ne sais point du tout, Monsieur, ce qui convient ou ne convient pas au public, et suis un très-maladroit donneur d'éloges : ainsi, n'ayant pas l'honneur de vous connoître, et ne pouvant vous être utile à rien, je ne veux pas voir votre Poëme.

Je vous salue, Monsieur, très humblement.

ROUSSEAU.

Réponse de Gagnière à Rousseau.

Voici, Rousseau, ce que nous sommes :
Le ciel rendit bons tous nos cœurs ;
Mais, n'écoutant point ses faveurs,
Nous vivons le jouet des hommes !

Vous ne sçavez point du tout, Monsieur, à ce que vous me faites l'honneur de m'écrire, ce qui convient ou ne convient pas au public. Pourquoi donc vous êtes vous avisé d'en être le réformateur, soit dans l'éducation, soit dans la législation, soit dans le sacerdoce, et enfin de vouloir nous persuader que nous devions marcher à quatre pieds. Au reste, mon intention étoit de demander votre avis sur quelques morceaux de mon ouvrage, et non pas de mandier des éloges. Si un disciple de Socrate s'étoit mis en chemin dans la rigueur de la saison pour le consulter, je vous demande, ce sage l'auroit-il renvoyé sans l'entendre. Mais chez vous

La science n'est qu'un vain nom;
Elle parle par jalousie ;
Le plus souvent, dans son jargon,
La haine se mêle à l'envie.
Quittez cet esprit pointilleux !
Ne vantez plus votre sagesse !
Et, devenant moins orgueilleux,
Vous connoîtrez là la politesse.

GUIDE (PHILIPPE). Docteur en médecine de l'École de Montpellier, mort à Londres en 1718. Il était fils de Daniel Guide et de Anne Poin, et petit-fils de Philibert Guide, ou Hégémon, procureur du roi au bailliage de Chalon-sur-Saône, bien connu dans la littérature par ses *Fables*, publiées en 1583 (in-8°). Poëte comme son aïeul, Philippe Guide composa un grand nombre de vers en latin et en français, qui n'ont point été publiés (Haag., *la France protestante*, t. V, pag. 388).

HOUZELOT (PIERRE-CRESCENT-XAVIER). Docteur de l'École de Paris (juin 1827), médecin en chef de l'Hôpital général de Meaux, correspondant des Sociétés de chirurgie et de médecine légale, M. Houzelot est né à Jouy-sur-Morin (Seine-et-Marne), le 1er septembre 1802. Il y a, de lui, deux chansons qui ont été dites au banquet de l'Association des médecins de l'arrondissement de Meaux. L'une, *Étude medico-philosophico-bachique sur le vin*, a vu le jour, croyons-nous, en 1855, à la Saint-Côme, et n'a pas moins de quinze couplets, avec refrain :

> Medice, cura te ipsum,
> Gais confrères, vidons nos verres ;
> Medice, cura te ipsum,
> Fi du quina, du laudanum.

L'autre, *les Lamentations d'Hippocrate*, date de 1857, et se chante sur l'air : *Ah! que de chagrins dans la vie!* Nous relevons ces deux couplets :

> S'agit-il des maux d'Aphrodite,
> Charles Albert et Giraudeau ;
> Le grand Bénech pour la gastrite ;
> Quant au catarrhe, Duvignau (*bis*).
> L'annonce, enfin, par vous règne avec pompe,
> Vous en faites un en-tout-cas ;
> Vous adorez jusques au Clyso-pompe...
> Non, non, je ne vous connais pas (*bis*).

> Que vois-je?... L'hydrothérapie
> Chez vous a porté ses courants !
> D'Hanemann aussi l'utopie
> A su trouver place en vos rangs (*bis*) !
> Tonne, Jupin... encensant mainte idole,

Brûlez vos dieux, ô fils ingrats;
Avec le camphre allez... faites école :
Non, non, je ne vous connais pas (*bis*).

MATTOT (Paul). Docteur en médecine de la Faculté de Paris (17 janvier 1668), mort le 12 janvier 1692. Il était fils de Pierre Mattot, chirurgien, et de Marguerite Gillot, et naquit le 7 décembre 1636. C'était, dit Devaux, un « savant dans les belles-lettres, et qui écrivait en vers fort agréablement. Il avait fait une traduction de la satire de Pétrone, dont il avait mis les vers sur les vaudevilles les plus connus de son temps. » Son fils, Alexandre-Pierre Mattot, également médecin (7 oct. 1692), et qui mourut le 31 août 1739, « avait aussi du génie pour la poésie latine et française ».

MONY (Adolphe-Stéphane-Paul-Désiré). Né à Paris le 23 mars 1831, docteur en médecine de la Faculté de Paris (1860), membre fondateur de la Société des secours aux blessés, membre de la Société des gens de lettres, M. Adolphe Mony exerce habilement son art, et principalement l'ophtbalmologie, dans l'Allier, à Blomard, petite commune de ce département. Il s'est fait avantageusement connaître dans la république des lettres par trois drames historiques, dont voici les titres :

1. *Alfred*, drame en cinq actes et neuf tableaux; Paris, 1863, in-8°, 325 p.

2. *Sœur Louise*, drame en cinq actes, en vers, précédé d'une préface par M. Louis Reybaud ; Paris, 1865, in-8°, 254 p.

3. *La Reine noire*, drame en cinq actes, en vers, précédé d'une préface par M. Jules Simon; Paris, 1866, in-8°, 326 p.

C'est une idée heureuse de prendre ses sujets de tragédies dans notre histoire nationale, ce que n'ont fait ni Corneille, ni Racine, ni Voltaire. La France n'a pas été chantée : elle n'a été que racontée, et M. Mony a eu une pensée toute patriotique en mettant en scène Mlle de La Vallière et Louis XIV, le roi Soleil et la révocation de l'Édit de Nantes.

POITIERS. — TYPOGRAPHIE H. OUDIN.